Neuromechanics of Human Movement

ニューロメカニクス
身体運動の科学的基盤

著
ロジャー・M・エノーカ

総監訳
鈴木秀次

監訳
関口浩文　井上 恒　小川哲也
植松 梓　小林裕央

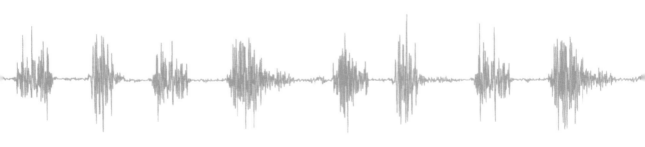

西村書店

わが弟，John Arnot Enoka（1950-2014）を追悼して

Neuromechanics of Human Movement
Fifth Edition

Roger M. Enoka
University of Colorado, Boulder, USA

Copyright © 2015, 2008, 2002, 1994, 1988 by Roger M. Enoka

All rights reserved. Except for use in a review, the reproduction or utilization of this work in any form or by any electronic, mechanical, or other means, now known or hereafter invented, including xerography, photocopying, and recording, and in any information storage and retrieval system, is forbidden without the written permission of the publisher.

Japanese edition copyright © 2017 by Nishimura Co., Ltd.
Printed and bound in Japan

総監訳者序文

　私は，日常生活やスポーツ中の動きを観察し，それらの動きが持つ特徴を運動制御とバイオメカニクスの見地から科学的に研究することに生きがいを覚える。例えば，2009年世界選手権の男子100 m決勝でウサイン・ボルト選手（ジャマイカ）が驚異的な世界新記録（9秒58）を打ち立てた要因は何なのか，またイチロー選手がメジャーリーグで長年に渡り好成績を残せる原因は何なのかといったことである。これらを明らかにするためには，単にヒトの動きの一部分を観るだけでは不十分であり，いろいろな知識を総合的に加味して考察しなければならない。そのために私が用いている研究方法を簡単に述べると，1) 動物と外部環境とがどのように相互作用をし合って動きが成り立っているか（バイオメカニクスの観点），2) 動物はどのように動きを準備し，実行しているか（運動制御の観点）に焦点をあて，総合的な考察を行って結論を導くというものである。つまり，身体の動きは「生物系とそれを取り巻く環境によって決まる」と捉えるため，私の研究方法は基礎医学（身体の機能と構造，特に神経・筋・骨格系）と物理学（力学の原理の応用）が基盤となる。

　なぜ，私がこの分野に興味を持ったのか。私は中学生，高校生時代に陸上競技に没頭し，全国大会で上位入賞を果たした。その後，早稲田大学に進学し競走部に所属したが，怪我などもあり思うように活躍することが適わなかった。そこで私は，この原因を究明したいという強い思いからアメリカへの留学を決意し，ワシントン大学のハットン教授に師事することにした。ハットン教授は，学部では動きの起こりを主に筋肉生理学，神経生理学，バイオメカニクスの領域から講義され，ご自身では特に脊髄レベルにおける神経制御機構の研究をされていた。私は直感的にこの研究に興味を持った。ハットン教授に掛け合って勉強させてほしいと申し出たが，神経系に関する基礎知識が全くなかったことから，神経機能解剖学を医学部で，人の行動を心理学部で受講して単位を取得すれば研究を許して頂くことになり，一心不乱に取り組んだ。その結果，ハットン教授の下で大学院生としての研究生活が始まった。ハットン教授は私の手先が器用なことを喜ばれ，動物実験での手術を任せてくれた。そして，私たちは筋求心性活動で起こる筋収縮後の運動ニューロン発射活動を調べ，その成果を論文発表した（Suzuki & Hutton, *Med. Sci. Sports*, 8：258-264, 1976）。

　私は修士課程修了で帰国した。そして運良く，千葉大学医学部生理学教室で本間三郎教授のご指導のもと，動物とヒトにおける反射活動の実験研究を続けることができた。

　本書『ニューロメカニクス 身体運動の科学的基盤』は，ワシントン大学大学院からの親友ロジャーが若くして亡くなられたハットン教授の後を継ぎ，バイオメカニクスと神経生理学を融合して運動のしくみを解き明かすために執筆した，これまでに類を見ない斬新な書である。今回で第5版にいたるが，ロジャーの労に深く感謝する。

　2017年3月末をもって私は早稲田大学を定年退職する。私の志を受け継ぎ，大学等で活躍されている若い門下生たちが本書を翻訳し，私の教育研究活動の集大成として出版することとなった。本書だけでなく，門下生たちのこのような心遣いと協力そのものも，私の大きな財産である。

　早稲田大学に着任した直後の一時期，私は競走部のコーチとして指導していた。停滞気味で記録が伸び悩んでいた学生も，私から何かを得ることで記録を伸ばし，何人もがオリンピックに出場した。また私のゼミ生であった1人の若者（青木宣親君）が現在アメリカのメジャーリーグで活躍している。彼は大学入学当初，普通の野球好きな学生であった。私は彼らに"科学的根拠"を説明しつつ接したのである。本書にはその科学的根拠がたくさん詰まっている。みなさんが本著からその知識をつかみ，少しでも問題解決の糸口となればこの上ない幸せである。

鈴木　秀次

日本語版刊行に寄せて

　私は1988年に出版された本書の初版で，ヒトの運動に関する研究における新たなアプローチを提示し，「ニューロメカニクス」と名づけた。そのアプローチを用いて，私は物理法則（生体力学）による制約の中，神経系がどのように運動を制御するのかという神経生理学の問題を理解しようと試みた。

　「ニューロメカニクス」を提唱した当時，私はツーソンにあるアリゾナ大学の運動・スポーツ科学部で助教授の職に就いていた。しかし，私が自身の研究にこのアプローチを導入し始めたのは，まだシアトルのワシントン大学大学院キネシオロジー研究領域に在籍していた1970年代半ばにまでさかのぼる。当時，修士課程バイオメカニクス専攻で研究を行っていた私は，同じ領域で神経生理学を専門とする鈴木秀次（以下，親しみを込めて「シュウジ」と呼ばせてもらう）という学生と親しくなった。シュウジは，彼が師事するロバート・S・ハットン教授と共に，ヒトや実験動物における単一運動単位の活動や特性に関する研究を行っていた。やがて，私は彼らの研究に惹かれていった。それは運動の機械的特性（バイオメカニクス）を単に説明するというものではなく，彼らの研究がきっかけで，私は脊髄からの運動出力（神経生理学）を特徴づける機会を得たからである。

　修士課程を修了する頃には，私はヒトの運動の神経生理学により興味を抱くようになっていた。そして，シュウジやハットン教授と共に研究を行い，共同で論文を発表するようにもなった（Hutton et al., *Brain Research* 307：344-346, 1984）。その後，私は同専攻の博士課程への進学を決め，バイオメカニクスと神経生理学の融合を目指した。1981年，博士号を取得した私は，アリゾナ大学で教鞭をとるダグラス・G・スチュワート教授の神経生理学研究室にポスドクとして着任した。

　数年後，私は同大学の運動・スポーツ科学部助教授になった。そして，独立した研究プログラムを発展させ，教授への階段を上っていった。1993年，私はクリーブランド・クリニック財団に研究員として招かれたが，1996年にはコロラド大学ボルダー校に教授として着任した。ワシントン大学大学院時代以来，シュウジ・スズキと育んだ変わることのない友情の足跡を記すために簡単に経歴を述べてみたが，このように職場を転々としたにもかかわらず，私はシュウジと1970年代以来，連絡を絶やすことはなかった。アメリカスポーツ医学会や国際バイオメカニクス学会をはじめとする様々な学会で顔を合わせただけでなく，シアトル，ツーソン，クリーブランド，ボルダーと，私が職場を変わるたびにシュウジは私と家族のもとを訪ねてくれた。また，サバティカル期間の滞在先として，クリーブランドにある私の研究室を選んでくれた。その間，私たちは共著論文も発表した（Laidlaw et al. *Journal of Applied Physiology* 87：1786-1795, 1999）。シュウジの教え子の1人であるヒロ（関口浩文氏）が，ボルダーにある私の研究室で数ヶ月間研究したこともあった。私も所沢に住むシュウジや彼の家族を訪ねたことがあり，たくさんの楽しい思い出を作った。

　今回，本書の翻訳をシュウジの教え子たちが担当してくれたことを誠に嬉しく思う。このことは，鈴木秀次教授の学生指導面での成果を示すものともなろう。親愛なる我が友シュウジのその功績に，心から祝福のことばを捧げたい。

ロジャー・M・エノーカ

著者について

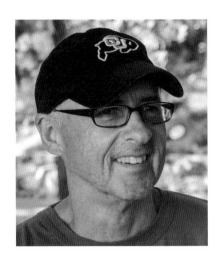

ロジャー・M・エノーカ（Roger M. Enoka）

　コロラド大学ボルダー校教養学部統合生理学部門，およびコロラド大学デンバー校医学部（老年医学）神経学部門の教授。運動神経生理学研究室室長も務める。クリーブランド・クリニック財団の生物医工学部門でバイオメカニクスの研究者として，またアリゾナ大学で生理学部の教授として勤務していた。

　30年以上にわたって，バイオメカニクスと運動神経生理学を組み合わせることに重きを置いて研究と教育を行ってきた。教育者として，また研究者としての実績は国際的にも知られており，頻繁に引用されている論文「筋疲労の神経生物学」（*Journal of Applied Physiology* に掲載）をはじめ，およそ350の研究論文，書籍，章，総説，要約などを著している。アメリカスポーツ医学会，アメリカ生理学会，国際バイオメカニクス学会，アメリカ神経科学学会の会員である。また，アメリカバイオメカニクス学会の現会員であり，過去に学会長を務めている。

訳者一覧

総監訳者

鈴木秀次（すずき・しゅうじ）　早稲田大学人間科学学術院教授

監訳者　＊は監訳担当箇所を表す

関口浩文（せきぐち・ひろふみ）　上武大学ビジネス情報学部スポーツ健康マネジメント学科准教授　＊第2部

井上　恒（いのうえ・こう）　香川大学工学部助教　＊第1部

小川哲也（おがわ・てつや）　東京大学大学院総合文化研究科生命環境科学系助教　＊第3部

植松　梓（うえまつ・あずさ）　獨協医科大学基本医学基盤教育部門助教　＊用語集

小林裕央（こばやし・ひろふみ）　東京大学大学院総合文化研究科生命環境科学系特任研究員　＊第3部

訳者　五十音順。＊は翻訳担当箇所を表す

井上　恒（いのうえ・こう）　香川大学工学部助教　＊第1章, 第3章, 第4章, 第5章, 用語集

植松　梓（うえまつ・あずさ）　獨協医科大学基本医学基盤教育部門助教　＊第1章, 第2章, 第4章, 第2部扉, 第5章, 第8章, 用語集

小川哲也（おがわ・てつや）　東京大学大学院総合文化研究科生命環境科学系助教　＊第5章, 第6章, 用語集

垣花　渉（かきはな・わたる）　石川県立看護大学看護学部看護学科准教授　＊第1章, 第4章

金　祉希（キム・ジーヒー）　元国立精神・神経医療研究センター神経研究所研究員　＊第5章

倉持梨恵子（くらもち・りえこ）　中京大学スポーツ科学部講師　＊第8章

小林裕央（こばやし・ひろふみ）　東京大学大学院総合文化研究科生命環境科学系特任研究員　＊第1章, 第5章, 第3部扉, 第8章, 第9章, 用語集

佐藤広之（さとう・ひろゆき）　目白大学保健医療学部理学療法学科教授　＊第1部扉, 第1章, 第9章

城内泰造（しろうち・たいぞう）　大阪赤十字病院整形外科医師　＊第1章, 第8章

関口浩文（せきぐち・ひろふみ）　上武大学ビジネス情報学部スポーツ健康マネジメント学科准教授　＊第5章, 第7章, 第9章, 用語集

序文

『ニューロメカニクス 身体運動の科学的基盤』（原題：*Neuromechanics of Human Movement Fifth Edition*）は，周辺環境に力を発揮し運動を生成する筋の活動を，神経系がどのように制御しているかという研究に対し，その基盤を提供することを目的としている。運動は物理法則による制約を受けるため，神経系が発する賦活信号と筋が発揮する力の双方がそれらの制約に対応しなくてはならない。したがって，本書は，ヒトの運動の研究に神経力学的な視点を提供するため，神経生理学（ニューロ）と物理学（メカニクス）双方の領域に由来する内容となっている。

本書は3部構成である。第1部では，ニュートンの運動の法則とヒトの運動の研究への応用に焦点をあてている。通常，物理学の教科書では力学として知られるこの題材は，運動の特性を規定する物理法則を概説する。第1部の4つの章では，走行，跳躍，投動作などの例を挙げ，動作の記述に必要な概念，ヒトの身体に作用する外力，ヒトの身体内部に存在する力，運動の分析に用いる手法についてそれぞれ検討する。第4版からの最も大きな変更点は，第2章と第3章を再編した点にある。第2章は新たに，ヒトの運動に影響する3種類の力（体重に起因する力，周辺環境に起因する力，筋骨格力）を含んでおり，また第3章は，力と動きの相互作用に関する研究の方法に焦点をあてている。

第2部では，神経系と筋がどのように運動を生成するか，それを理解する上で必要な神経生理学の基本概念を紹介する。運動の生成に関与するこれらの身体部位は，運動系として称される。第2部の3つの章では，興奮性膜，筋と運動単位，随意動作について扱う。第5章では，電気，静止膜電位，ニューロンの特性，シナプス伝達，筋電位について説明する。第6章では，興奮-収縮連関，運動単位，筋の力学，筋組織と賦活について扱う。第7章では，脊髄反射，中枢パターン発生器，脊髄より上位による随意運動制御について検討する。第4版からの主な変更点は，筋電図，イメージング手法，姿勢制御に関する内容の拡大と，運動単位のタイプに関する内容の削除，第7章における随意動作の制御に関する内容の再編成である。

第3部は，身体運動によって運動系に起こりうる急性および慢性の変化に焦点をあてる。急性の調節には，ウォームアップ効果，柔軟性，筋痛と筋損傷，疲労，筋力増強，覚醒，が含まれる。一方，慢性の適応には，筋力トレーニングやパワートレーニング，使用の低下，神経系損傷後の運動回復，加齢が含まれる。第4版からの主な変更点は，柔軟性を制限する機序，疲労性と疲労の知覚の相互作用から生じる症候としての疲労の概念化，最大のパフォーマンスを制限するペース配分戦略，神経筋電気刺激の有効性とその機序，筋力増強の原因となる適応，神経系損傷後の運動回復能力，加齢に伴う運動系のパフォーマンス能力に関する題材の改訂である。第3部では，より最近の概念や新しい図表を取り入れるために大幅な改訂が行われた。

全章に関して，より新しい研究や引用を反映するための改訂が行われた。参考文献の総数は，全体に必要な情報量を維持しつつ，読みやすさを改善し，学生により身近な内容となるよう最小化した。

本書を授業で使用する教員に対して，第5版は，使用されている大部分の図表を章ごとに収めた「画像バンク」を提供している。これらは，テストや配布物，プレゼン用スライドや他の教材にも容易に使用できるよう，個別のファイルで提供されている。授業担当者はこの画像バンクを www.HumanKinetics.com/NeuromechanicsOfHumanMovement より無料で使用できる［訳注：画像バンクは本書英語版のために提供されているものである］。

本書の目的は，ヒトの運動に関する研究の科学的基盤を提供することにあるため，考え方や原理は科学的用語により説明され，日常会話で一般的な言語の使用よりも，より多くの注意が，正確な定義や測定値に向けられた。また本書では，その正確な定義と科学での一般的な慣用のため，推奨されているメートル単位系（巻末の付録）を使用している。現状において，ヒトの運動のニューロメカニクスに対する我々の理解はまだ初歩的ではあるが，本書は，ヒトの運動の研究を発展させる強固な基盤を読者に提供する。本書の目的は，『シャーロック・ホームズ』の中の以下の問い

「ホームズはいかにワトソンの意図を知ったのだろうか」にとても近いものがある。もちろん彼は，その有名な能力を用いて演繹的推理を行った，というのが答えである。同じように，運動はある過程の結果として捉えることができる。我々の課題は，厳密に定義された用語や概念に基づいて，出発点と結果の間の足跡を同定することである。本書が貴重な情報源となり，新しい発想への刺激になることを願っている。

THE STRAND MAGAZINE.

Vol. xxvi. DECEMBER, 1903. No. 156.

THE RETURN OF SHERLOCK HOLMES.

By A. CONAN DOYLE.

III.—The Adventure of the Dancing Men.

HOLMES had been seated for some hours in silence with his long, thin back curved over a chemical vessel in which he was brewing a particularly malodorous product. His head was sunk upon his breast, and he looked from my point of view like a strange, lank bird, with dull grey plumage and a black top-knot.

"So, Watson," said he, suddenly, "you do not propose to invest in South African securities?"

I gave a start of astonishment. Accustomed as I was to Holmes's curious faculties, this sudden intrusion into my most intimate thoughts was utterly inexplicable.

"How on earth do you know that?" I asked.

He wheeled round upon his stool, with a steaming test-tube in his hand and a gleam of amusement in his deep-set eyes.

"Now, Watson, confess yourself utterly taken aback," said he.

"I am."

"I ought to make you sign a paper to that effect."

"Why?"

"Because in five minutes you will say that it is all so absurdly simple."

"I am sure that I shall say nothing of the kind."

"You see, my dear Watson"—he propped his test-tube in the rack and began to lecture with the air of a professor addressing his class—"it is not really difficult to construct a series of inferences, each dependent upon its predecessor and each simple in itself. If, after doing so, one simply knocks out all the central inferences and presents one's audience with the starting-point and the conclusion, one may produce a startling, though possibly a meretricious, effect. Now, it was not really difficult, by an inspection of the groove between your left forefinger and thumb, to feel sure that you did *not* propose to invest your small capital in the goldfields."

"I see no connection."

"Very likely not; but I can quickly show you a close connection. Here are the missing links of the very simple chain: 1. You had chalk between your left finger and thumb when you returned from the club last night. 2. You put chalk there when you play billiards to steady the cue. 3. You never play billiards except with Thurston. 4. You told me four weeks ago that Thurston had an option on some South African property which would expire in a month, and which he desired to share with him. 5. Your cheque-book is locked in my drawer, and you have not asked for the key. 6. You do not propose to invest your money in this manner."

"How absurdly simple!" I cried.

"Quite so!" said he, a little nettled. "Every problem becomes very childish when once it is explained to you. Here is an unexplained one. See what you can make of that, friend Watson." He tossed a sheet of paper upon the table and turned once more to his chemical analysis.

Note. From The Illustrated Sherlock Holmes (p. 369) by A.C. Doyle, 1985, New York: Clarkson N. Potter, Inc. Copyright 1985 by Clarkson N. Potter, Inc. Reprinted by permission.

目次

総監訳者序文 iii
日本語版刊行に寄せて iv
著者について v
訳者一覧 vi
序文 vii

第1部　力と運動の関係 1

第1章　運動の記述 2
測定の規則 2
運動を記述する用語 3
等加速度運動 6
放物運動 9
スカラーとベクトル 11
並進運動と回転運動 14
曲線近似と平滑化 17
まとめ 23

第2章　運動の力 24
運動の法則 24
ヒトの身体運動における力の記述 25
身体質量に由来する力 27
周辺環境から受ける力 34
筋骨格の力 42
まとめ 53

第3章　運動の解析 54
静的解析 54
動的解析 59
運動量 68
仕事 76
まとめ 81

第4章　走動作，跳躍動作，投動作 82
歩行と走行 82
跳躍動作 94
投動作と蹴動作 100
まとめ 102

第1部のまとめ 103

第2部　運動系 105

第5章　興奮性膜 107
電気の本質的要素 107
静止膜電位 112
ニューロン 115
シナプス伝達 120
筋電図 127
まとめ 133

第6章　筋と運動単位 134
筋 134
興奮-収縮連関 137
運動単位 141
筋力学 151
まとめ 165

第7章　運動の神経制御 166
脊髄反射 166
自動運動 183
随意動作 195
まとめ 205

| 第2部のまとめ | 206 |

第3部　運動系の適応能力　207

第8章　急性適応　208

ウォームアップの効果 208
柔軟性 210
筋痛と筋損傷 213
疲労 217
筋力の増強 240
覚醒度 243
まとめ 247

第9章　慢性適応　248

筋力 248

筋パワー 271
活動量低下への適応 275
神経系損傷後の運動回復 286
年齢に伴う適応 292
まとめ 302

第3部のまとめ 303

SI系 304
用語集 306
参考文献 320
索引 326

第1部

力と運動の関係

　Aristotle（紀元前384～紀元前322年），Borelli（1608～1679年），Marey（1830～1904年），Sherrington（1857～1952年），Bernstein（1896～1996年）らの先駆的な業績から，我々は運動が物理学の法則に支配されていることを知ることとなった。このため，ヒトの身体運動の研究では，周辺環境が身体に課す物理的な制約を正しく理解しなければならない。本書は主として神経系による運動の制御について扱っているが，その基礎となるのは力学の原理である。本書の第一版（1988年）で述べているように，このような研究手法は**ニューロメカニクス**として知られている。

　第1部では，運動が生じる世界と運動する身体各部位間の力学的相互作用について述べる。解説の中では，運動を記述するにあたって一般的に用いられる用語や概念，ヒトの身体運動を可能にする様々な力，運動の解析に用いられるバイオメカニクス的な研究手法を紹介する。

目　標

　本書の目的は，私たちの行う身体運動をヒトの身体と私たちの生きる物理的な世界との間の相互作用として記述することである。第一部の目的は，ヒトの運動の**バイオメカニクス**を定義することである。具体的には，以下の通りである。
・運動を力学の用語で記述する。
・**力**を定義する。
・運動を生み出す力について考える。
・運動の解析に用いられるバイオメカニクス的な解析手法を示す。
・基本的なヒトの身体運動をバイオメカニクス的に表現する。

第 1 章

運動の記述

ヒトの身体運動を正確かつ精密に記述するためには，**位置**，**速度**，**加速度**という用語を用いなければならない。運動の原因を無視し，運動そのものを記述する方法は**キネマティクス**の記述と呼ばれる。こうしたキネマティクスの用語は日常的会話の中でもよく使われるが，運動を科学的に記述するには，運動を記述するこれらの用語を正確に定義する必要がある。精密さが必要であることを強調するために，まずは物理的な量を測定する際に重要なことから述べる。

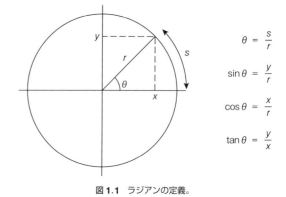

図 1.1 ラジアンの定義。

測定の規則

本書では，SI系（Le Système Internationale d'Unites）として知られている国際的なメートル法を使用する。SI系は7つの独立した基本単位から成り，そこから他の全ての測定単位が派生している（巻末の「SI系」参照）。

●国際単位系（SI系）●

第1部では，基本的な量である長さ，質量，時間とそれらの派生形に焦点を置いている。**長さ**の測定単位は**メートル**（m）であり，1 m は光が真空中を 1/299,792,458 秒の間に進む距離として定義される。**質量**の測定単位には**キログラム**（kg）が用いられる。1 kg の基準となる国際キログラム原器は，フランスのセーヴルにある国際度量衡局に保管されている。**時間**の測定単位には秒（s）が用いられる。1 秒は原子時計によって測定され，セシウム 133 原子の基底状態の 2 つの超微細準位間の遷移に対応する放射の周期の 9,192,631,770 倍の継続時間と定義される。

7 つの基本となる単位（巻末の「SI系」）に加えて，角度を測定する単位に**ラジアン**（rad）がある。円の半径（r）と弧の長さ（s）の比が 1：1 であるとき，角度（θ）は 1 rad（57.3°）となる（図 1.1）。ラジアンは 2 つの長さの比であるので，無次元の数量である。ラジアンによる角度の測定に慣れると，直角は 1.57 rad，腕を伸展したときの肘関節の角度は 3.14 rad，そして，完全な円は 2π rad であると理解できる。

数値は 0.1 から 9999 の範囲が扱いやすいので，それより小さい量やより大きい量は，基本となる単位に接頭辞をつけて表すこともできる（表 1.1）。例えば，マラソンは 42400 m よりも 42.4 km と表した方がよい。キロ（k）は 1000 を意味し，1 km = 1000 m である。同様に，短い距離を表すために用いられる接頭辞もある。例えば，筋線維の太さ（径）は，マイクロメートル（μm；1 μm = 0.000001 m）で表記するのが最も適切であり，標準的な太さは 55 μm である。

●単位の換算●

SI系以外の単位系（例：イギリスの単位系）からSI系への換算が必要となることがある。巻末にSI系と他の単位系の換算法を示してある。1 つの単位系から他の単位系に換算する際には，必要な計算式を起こし，他の単位を約分して目的とする単位が残るように計算する。例えば，身長（約 5 フィート 8 インチの場合）を SI 系に変換するには，1 フィートが 12 インチであ

■ 第 1 章 運動の記述

表 1.1 SI 単位に用いる接頭辞

接頭辞	記号	累乗
ヨタ yetta	Y	1 000 000 000 000 000 000 000 000 = 10^{24}
ゼタ zetta	Z	1 000 000 000 000 000 000 000 = 10^{21}
エクサ exa	E	1 000 000 000 000 000 000 = 10^{18}
ペタ peta	P	1 000 000 000 000 000 = 10^{15}
テラ tera	T	1 000 000 000 000 = 10^{12}
ギガ giga	G	1 000 000 000 = 10^{9}
メガ mega	M	1 000 000 = 10^{6}
キロ kilo	k	1000 = 10^{3}
ヘクト hecto	h	100 = 10^{2}
デカ deca	da	10 = 10^{1}
—	—	1 = 10^{0}
デシ deci	d	0.1 = 10^{-1}
センチ senti	c	0.01 = 10^{-2}
ミリ milli	m	0.001 = 10^{-3}
マイクロ micro	μ	0.000 001 = 10^{-6}
ナノ nano	n	0.000 000 001 = 10^{-9}
ピコ pico	p	0.000 000 000 001 = 10^{-12}
フェムト femto	f	0.000 000 000 000 001 = 10^{-15}
アト atto	a	0.000 000 000 000 000 001 = 10^{-18}
ゼプト zepto	z	0.000 000 000 000 000 000 001 = 10^{-21}
ヨクト yocto	y	0.000 000 000 000 000 000 000 001 = 10^{-24}

で覚える方がよい。同様に，ある運動が速いのか遅いのかを判断するには，100 m を 10 秒で走る人の平均速度（10 m/s）と比較してみるのもよい。

面積の単位を換算するときは，係数を 2 乗しなければならない。例えば，平方センチメートルを平方メートルに換算するには，一辺 1 m（100 cm）の正方形を思い浮かべ，100 × 100 cm² または 1 × 1 m² という面積を考える。これにより，正方形の面積は 10000 cm² または 1 m² であり，1 m² = 100² cm² であるとわかる。同様に，体積の単位を換算するときは，係数は 3 乗しなければならない。

●正確度と有効数字●

物体の物理的性質を測定するとき，我々はその真の値を推定していることになる。そして，真の値に対して推定値がいかに近いかということが，その測定の**正確度**を示す。正確度は測定装置の能力に依存する。例えば，実際には 79.25 kg の質量を持つ人の体重を測定する場合，正確な推定値を得るためには 1 kg の 100 分の 1 を計量できる尺度が必要になる。測定の正確度を示す桁数は**有効数字**と呼ばれる。79.25 という数値は 4 つの有効数字を持ち，79.3 という数値は 3 つの有効数字を持つ。そして，79，790，7900，0.79，0.079 の有効数字はいずれも 2 つである。データを報告するとき，何桁の有効数字を使用するべきか決める方法の 1 つに，標準偏差を 2 桁の有効数字に丸め，平均値の小数部分の桁数を標準偏差の桁数に合わせるというものがある（Hopkins et al., 2009）。

計算を行うときは有効数字に関して 2 つの点に留意しなければならない。1 点目は，加算，減算における計算結果の有効数字の桁数は，計算する数値の中で小数点以下の桁数が最も少ないものに合わせなければならないということである。これは，乗算，除算でも同様である。2 点目は，測定値の差がわずかなときに，3 桁の有効数字でその差を評価する場合は，より高い正確度で測定する必要があるということである。例えば，被験者の 1 つの群がある運動を行ったとき 1.2503 秒かかり，別の群が 1.2391 秒かかった場合，2 群間の差は 0.0112 秒となる。3 桁の有効数字（0.0112）で 2 群間に差があるというためには，運動に要した時間を 5 桁の有効数字で測定する必要がある。

ることから全体を 68 インチとし，これにインチとメートルを換算する係数を乗じる。

$$(68 \text{ インチ}) \cdot \left(\frac{0.0254 \text{ m}}{1 \text{ インチ}}\right) = 1.73 \text{ m}$$

同様に，マイル毎時（mph）からメートル毎秒（m/s）に速さを換算するには，以下のように，時間を秒に，マイルをメートルに換算する係数を乗じる。

$$(65 \text{ マイル毎時}) \cdot \left(\frac{1 \text{ h}}{3600 \text{ s}}\right) \cdot \left(\frac{1609 \text{ m}}{1 \text{ マイル}}\right)$$
$$= 29.1 \text{ m/s}$$

こうした手順をふむ利点は，単位を約分することに注意すれば，係数をあやまって逆数にして乗じてしまわずに済むことである。SI 系に精通していない人が SI 系に慣れようとする場合は，身近な単位系からの換算法を記憶するよりは，むしろ参考になる数値，例えば自分の身長（m），質量（kg）と体重（N）を SI 系

運動を記述する用語

運動には，ある場所から別の場所への移動が伴う。そして運動は，移動の量（変位）とそれが生じる比率（速度と加速度）によって記述することができる。

物体の**位置**は，ある基準となる場所に対する，その物体の空間上の場所のことである。例えば，陸上競技の 100 m 走はスタート位置から見たゴールラインの位置のことをいい，身長は頭の下方にある足の位置を特定し，サッカーのゴールの幅は一方の端に対するもう一方の端の位置を示し，バレエの 3 番や 5 番のポジションは一方の足に対する反対の足の位置を指す，といった具合である。物体の位置が変化するとき，物体は移動しており，**運動**が起こっている。運動が起こっているかどうかは，物体のある瞬間における位置と同じ物体の別の瞬間における位置とを比較することによってのみ知ることができる。したがって，運動は空間的および時間的に発生する事象といえる。

変位は位置の変化の大きさを表す。他方，**速度**と**速さ**は運動の空間的特徴と時間的特徴の両方を表す。速度は，どのくらい速く，どの方向に移動したかを定義する。一方，速さは，どのくらい速く移動したかのみを定義する。**速度**は大きさと方向の両方を含むため，時間に対する位置の変化を定義するベクトル量となる。つまり，どのくらい急速に位置変化が起こったかと，位置変化が起こった方向が示されているということである。これに対し，**速さ**は単純に速度ベクトルの大きさであり，変位の方向は示さない。なお，変位は位置変化を表すため，速度は変位の時間的変化率（微分係数）として表される。微分積分学の用語において，速度は時間に対する位置の微分係数である。

図 1.2 はある基準値の上方に位置する物体の，2 つの異なる瞬間における鉛直位置を示す。図は，物体が 3 秒間で 2 m 変位し，そのとき 1 の位置から 2 の位置へ平均速度 0.67 m/s で変位したことを示している。なお，m/s はメートル毎秒を表している（この測定単位は m・s^{-1} としても表記される）。速度をより明確に記述すると，次式のようになる。

$$速度 = \frac{\Delta 位置}{\Delta 時間} \quad (1.1)$$

Δ（デルタ）はそれぞれの変数の変化を示す。グラフの場合，速度は位置-時間関係の傾きで示される。図 1.2 のような散布図は 2 変数間の関係を示すため，観測値を結ぶ直線の傾きの増減は変数間の関係性の変化を意味する。実際に行う計算としては，最後の位置から最初の位置を引き（Δ 位置），この位置の変化（変位）を所要時間（Δ 時間）で割ることで，直線の傾きを求める。したがって，**傾き**は変数の変化率を表し，急な傾きは大きな変化率を，反対に緩やかな傾きはゆっくりとした変化率を示す。

本書で扱う概念の多くは，変数間の関係性を示すグラフ形式で提示されている。図 1.2 は位置と時間の関係性を示している。その関係性は，グラフ上では線お

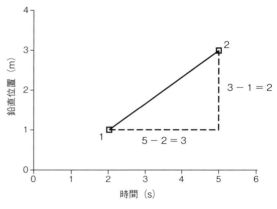

図 1.2 位置-時間関係。

よび点で表される。グラフの主な目的は，変数間の関係の傾向やパターンを示すことである。より詳細な定量的データについては表などで扱う。グラフを読み取るには，まずは軸が表す変数を確認し，次に変数間の関係性を検討する。図 1.2 における位置と時間の関係性は比較的直線的であるため，直線の傾きを求めることでその関係性を示すことができる。

物体の変位は，大きさと方向の両方が変化しうる。図 1.3a は 5 つの瞬間における物体の鉛直位置を表している。それぞれの変位に対する平均速度は式 1.1 で求められ，位置 1 から 2 への速度は 0.75 m/s，位置 2 から 3 は 1.5 m/s，位置 3 から 4 は 0 m/s，位置 4 から 5 は −1.0 m/s である。これらの値は，図 1.3b に点として描かれている。速度は位置-時間関係のグラフ（図 1.3a）の傾きに伴って変化している。例えば，位置 2 から 3 への速度は 1.5 m/s であるのに対し，位置 1 から 2 への速度は 0.75 m/s である。変位の向きの変化は，2 つの位置を結ぶ直線の傾きの違いで表される。位置 4 から 5 への右肩下がりの傾きは鉛直下向きの変位を示し，それは図 1.3b では負の速度として示されている。反対に，位置の変化がない場合（例：位置 3 から 4）は速度ゼロと対応する。これらは速度に関して重要な意味がある。それは，速度の符号（正，負，ゼロ）が変化するときに，運動は向きを変えるということである。また，運動の向きが変化するときには，速度-時間関係のグラフは必ずゼロを通過する。図 1.3b は，物体が最初ある向きへ動き（仮に正の向きと呼ぶ。図 1.3a では正の傾き），その後に静止し（速度ゼロ），最後に反対向きに動いた（負の傾き）ことを表している。

運動の状態を記述するには，変位と速度の観点だけでは十分ではない。例えば，地面から 1.23 m の高さで静止しているボールが落下を始めて 0.5 秒後に地面に落ちる場合の速度は一定ではない。位置の変化は

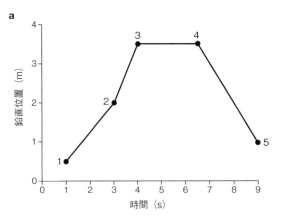 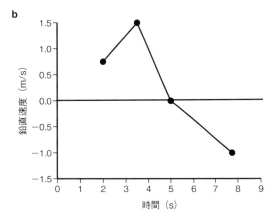

図1.3 （a）速度の大きさと向きが変化する位置-時間関係，および，（b）変位の平均速度。

1.23 m なので平均速度は 2.46 m/s（1.23 m/0.5 s）である。しかし，速度は時間と共に変化している。空中に放たれた瞬間のボールの速度はゼロであるが，1.23 m 落下して床面に接地する直前には 4.91 m/s にまで増大する。この速度の変化率を**加速度**と呼ぶ。加速度は時間に対する速度の微分係数，あるいは時間に対する位置の二階微分係数のことである。ボールが落下する際の加速度は一定で，その値は 9.81 m/s² である。このように，加速度は 1 秒ごとの速度の変化（m/s²）を表す。これは次式のように示される。

$$加速度 = \frac{\Delta 速度}{\Delta 時間} \quad (1.2)$$

仮に**図1.3a**の縦軸を速度とすると，位置2では時間が3秒のときに速度が 2.0 m/s で，位置3では時間が4秒のときに速度が 3.5 m/s ということになる。これを使って位置2から位置3への変化の比率（加速度）を**式1.2**から求めると，以下のようになる。

$$加速度 = \frac{3.5 - 2.0 \, m/s}{4 - 3 \, s}$$
$$= 1.5 \, m/s/s \, （または \, m/s^2, \, または \, m \cdot s^{-2}）$$

同様に，他の鉛直速度の変化に対する平均加速度を求めると，以下のようになる。位置1から2は 0.75 m/s²，位置3から4は 0 m/s²，そして位置4から5は -0.83 m/s² である。したがって，速度と同様に，加速度も大きさと方向の両方を持つベクトル量なのである。また，速度が位置-時間関係の傾きとしてグラフに表されるように，加速度は速度-時間関係のグラフの傾きに相当する。

1.23 m の高さから落下するボールの加速度は，2つの質量間，すなわち地球とボールの引力により生じる。また，**重力**が引き起こす加速度は，海水面レベルでおよそ 9.81 m/s² となる。これは通常，下向きであることを示すために，-9.81 m/s² と記述される。一定の力は常に一定の加速度を生み出す。反対に，物体に力が作用していない場合や作用している力が釣り合っている場合，その物体は加速せず，静止しているか一定の速度で移動している。

例1.1　100 m 走のキネマティクス

位置，速度，加速度の関係性の例として，100 m を全力で走っているときのキネマティクスを考えてみよう。運動中のキネマティクスを記述するには，レース中の様々な時点における走者の位置を求める必要がある。そのための1つの方法は，走者をビデオで撮影して股関節の変位を測定することである。**図1.4a**は，レースが始まった瞬間からゴールラインを越える 10.8 秒まで，1秒ごとの走者の股関節の位置を示している。**図1.4a**における連続した2つのデータ間の位置の変化は，全て1秒間に生じた変位を表している。**図1.4a**のデータは100 m 走における股関節の位置-時間関係を示している。

図1.3aから，位置-時間関係の傾きによって速度がわかることは既に述べた。走者は走行中ずっとゴールラインに向かって移動しているため，速度の方向は変化せず，向きも正のままである。各時間間隔の変位に**式1.1**を適用することでその間の平均速度を求められ，**図1.4b**の速度-時間関係を図示することができる。走者の速度は 0 m/s から始まるが，最初の時間間隔（0〜1秒）における平均速度は 2.8 m/s となり，その時間間隔の中間点に描画される。同様に，**式1.2**を用いて各速度間で加速度を求めることで，**図1.4c**の加速度-時間関係を図示することができる。それぞれの加速度の値は対応する速度間隔の中間点に描画されている。**図1.4c**の正および負の値は，加速度の向きが最初は正（前方）で，やがてわずかに負（後方）になったことを示している。

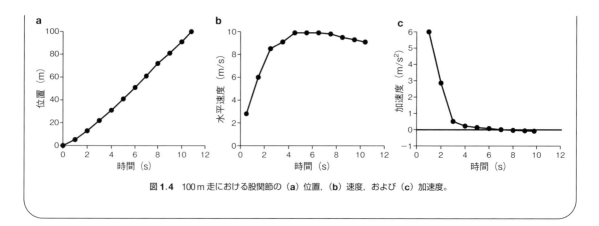

図1.4　100 m 走における股関節の（a）位置，（b）速度，および（c）加速度。

等加速度運動

　加速度が一定であるとき，運動はいくつかの単純な式で記述することができる。それらの式を用いて，加速した後の物体の速度や動いた距離を求めることが可能である。速度（**式 1.1**）や加速度（**式 1.2**）の基本的な定義から，時間（t），位置（r），速度（v），および加速度（a）が含まれる代数式を導くことができる。これらの運動に関する式において，下付き文字 i と f は対象となる時間（t）間隔の始まりと終わりの値を示している。また，加速度は一定であるため，平均の加速度（$\bar{a}$）と瞬間の加速度（a）の値は同じである。これにより得られる式は以下のようになる。

$$a = \frac{\Delta \text{速度}}{\Delta \text{時間}}$$

$$a = \frac{v_f - v_i}{t}$$

$$v_f = v_i + at \quad (1.3)$$

　前述のように，1.23 m の高さから落下したボールは 0.5 秒後に速度 -4.9 m/s で地面に到達する。**式 1.3** によって，終わりの速度に影響する変数は，ボールの初速度（v_i），ボールの加速度（a），および落下時間（t）である。この例では，v_i は 0，a は重力加速度（-9.81 m/s^2），そして t は 0.5 秒である。同様の手順で，等加速度運動による物体の変位（Δr）を求めることができる。その式は速度の定義から導出される。

$$\text{平均速度} = \frac{\Delta \text{位置}}{\Delta \text{時間}}$$

$$\frac{v_f + v_i}{2} = \frac{r_f - r_i}{t}$$

これに**式 1.3** の v_f を代入すると以下のようになる。

$$r_f - r_i = \left(\frac{v_i + at + v_i}{2}\right)t$$

$$r_f - r_i = \left(\frac{2v_i + at}{2}\right)t$$

$$r_f - r_i = v_i t + \frac{1}{2}at^2 \quad (1.4)$$

この式は，物体の位置の変化（変位）が，初速度（v_i），等加速度（a），時間（t）の 3 つの変数で決まることを示している。この関係は，運動中の物体の位置変化を求めるのに用いることができる。例の 1 つとして，10 m の塔から飛び降りる人物（ダイバー）を考えてみよう。t の値を 0 から 1.5 秒まで 0.1 秒刻みで変化させることで，0.1 秒の時間間隔ごとに位置の変化（$r_f - r_i$）を測定できる。これにより，ダイバーが飛び降りるときの軌跡（位置-時間関係）を得ることができる。この例のように，ダイバーの初速度がゼロのとき，**式 1.4** は以下のようになる。

$$r_f - r_i = \frac{1}{2}at^2$$

空気抵抗の影響が無視できるほど小さいと仮定した場合，飛び降りている最中の加速度は重力によるもの以外はなく一定となる。**式 1.4** を用いて 0.1 秒間隔ごとの変位を求めると，ダイバーの**軌跡**を表す一連の位置-時間データを算出することができる。

　同様にして，時間の関数（**式 1.4**）ではなく，変位の関数として速度を求める式（**式 1.5**）を導くことができる。

$$\text{平均速度} = \frac{\Delta \text{位置}}{\Delta \text{時間}}$$

$$\frac{v_f + v_i}{2} = \frac{r_f - r_i}{t}$$

t が未知のため，**式 1.4** を変形して $t = (v_f - v_i)/a$ とし，t に代入する。

$$\frac{v_\mathrm{f} + v_\mathrm{i}}{2} = \frac{r_\mathrm{f} - r_\mathrm{i}}{(v_\mathrm{f} - v_\mathrm{i})/a}$$

$$\frac{v_\mathrm{f} + v_\mathrm{i}}{2} = (r_\mathrm{f} - r_\mathrm{i})\frac{a}{v_\mathrm{f} - v_\mathrm{i}}$$

$$2a(r_\mathrm{f} - r_\mathrm{i}) = (v_\mathrm{f} + v_\mathrm{i})(v_\mathrm{f} - v_\mathrm{i})$$

$$2a(r_\mathrm{f} - r_\mathrm{i}) = (v_\mathrm{f}^2 - v_\mathrm{i}^2)$$

$$v_\mathrm{f}^2 = v_\mathrm{i}^2 + 2a(r_\mathrm{f} - r_\mathrm{i}) \qquad (1.5)$$

物体の運動が静止状態から始まる場合のように,時間間隔の初速度がゼロのとき,この式は以下のように単純化できる。

$$v_\mathrm{f} = at$$
$$r_\mathrm{f} - r_\mathrm{i} = \frac{1}{2}at^2$$
$$v_\mathrm{f}^2 = 2a(r_\mathrm{f} - r_\mathrm{i})$$

例 1.2　サッカーのペナルティーキック

サッカーのペナルティーキックにおいて,ペナルティースポット(ゴールから 11 m 前方)上にボールが置かれて,ゴールキーパーはゴール(幅 7.32 m)の真ん中に立って構えている。ペナルティーキックを蹴るキッカーの足から放たれたボールの初速度は 63 mph で,ボールはゴールポストのすぐ内側へ地面とほぼ水平に飛んで行き,最終的な速度は 54 mph だったとする。

a．SI 単位でボールの初速度と最終的な速度を表せ。

$$v_\mathrm{i} = 63\,\mathrm{mph} \times 0.447\,\frac{\mathrm{m/s}}{\mathrm{mph}} = 28.2\,\mathrm{m/s}$$

$$v_\mathrm{f} = 54\,\mathrm{mph} \times 0.447\,\frac{\mathrm{m/s}}{\mathrm{mph}} = 24.1\,\mathrm{m/s}$$

b．ボールがペナルティースポットからゴールまで移動した距離(位置変化)を求めよ。

$$r_\mathrm{f} - r_\mathrm{i} = \sqrt{\left(\frac{7.32}{2}\right)^2 + 11^2}$$

$$\Delta r = 11.6\,\mathrm{m}$$

c．足からゴールまでの間のボールの平均加速度を求めよ。

$$v_\mathrm{f}^2 = v_\mathrm{i}^2 + 2a(r_\mathrm{f} - r_\mathrm{i})$$

$$a = \frac{v_\mathrm{f}^2 - v_\mathrm{i}^2}{2(\Delta r)}$$

$$a = \frac{24.1^2 - 28.2^2}{2 \times 11.6}$$

$$a = -9.24\,\mathrm{m/s^2}$$

d．ボールが蹴られてからゴールに入る前まで,ゴールキーパーがボールに触ることができた時間を求めよ。

$$\text{平均速度} = \frac{\Delta\,\text{位置}}{\Delta\,\text{時間}}$$

$$\frac{v_\mathrm{i} + v_\mathrm{f}}{2} = \frac{\Delta r}{t}$$

$$t = \frac{\Delta r}{\bar{v}}$$

$$t = \frac{11.6}{\left(\frac{28.2 + 24.1}{2}\right)}$$

$$t = 0.444\,\mathrm{s}$$

例 1.3　速度と加速度の算出

キネマティクスの解析は,通常,ビデオカメラのようなモーションキャプチャシステムで得られる位置-時間関係を示すデータに基づいている。運動を記録したビデオで個々の静止画像(フレーム)が得られ,対象の標点の位置が測定される。標点の位置は x-y 座標で表されることが多い。位置-時間関係のデータが得られれば,式 1.1 と式 1.2 を使って測定した位置間の平均速度や平均加速度を求めることができる。表 1.2 に,この計算の例を示す。

表 1.2 は異なる 13 の瞬間における物体の位置である。物体が最初の位置(0.0 m)から高さ 1.0 m の地点へ上がった後,最初の地点を通過して -1.0 m 落下し,最初の位置に戻ったことが示されている。式 1.1 を使い,得られた位置の時間間隔から物体の速度を計算する。

表 1.2 に,2 つの位置測定時の時間間隔で得られる速度を示す。例えば 1 番目の速度では,1 番目の時間間隔における変位($0.59 - 0.0 = 0.59$ m)をそれが経過した時間($0.100 - 0.000 = 0.100$ s)で割ることで,その時間間隔の速度($0.59/0.100 = 5.9$ m/s)を得ている。計算結果(5.9 m/s)は,その時間間隔での平均速度を表しているため,表 1.2 の時間の中間点(0.050 s)に記録する。同様にして最初の加速度の値(-23.0 m/s²)を求め,最初の速度の間隔($0.050 - 0.150$ s)の中間点に記す。この計算を行うことで,速度の平均はそれぞれの位置の間隔で求められ,加速度の平均はそれぞれの速度の間隔で求められる。このようにして 13 個の位置を測定すると,12 個の速度の値と 11 個の加速度の値が算出される。

表 1.2 に示されたデータは,位置が正の方向に増える(位置 1~4 と位置 10~13)と速度も正になり,位置が

負の方向に増える（位置 4〜10）と速度も負になる。同様の関係性は，速度の変化の傾き（増加または減少）や加速度の符号にも見られる。このような位置，速度，加速度の関係性を図 1.5 に示す。

表 1.2　位置-時間の関係を示すデータから算出した速度と加速度

位置番号	位置 (m)	時間 (s)	速度（△位置/△時間）(m/s)	加速度（△速度/△時間）(m/s²)
1	0.00	0.000		
		0.050	$(0.59 - 0.00)/(0.100 - 0.000) = 5.9$	
2	0.59	0.100		$(3.6 - 5.9)/(0.150 - 0.050) = -23.0$
		0.150	$(0.95 - 0.59)/(0.200 - 0.100) = 3.6$	
3	0.95	0.200		$(1.0 - 3.6)/(0.255 - 0.150) = -34.7$
		0.225	$(1.00 - 0.95)/(0.250 - 0.200) = 1.0$	
4	1.00	0.250		$(-1.0 - 1.0)/(0.275 - 0.225) = -40.0$
		0.275	$(0.95 - 1.00)/(0.300 - 0.250) = -1.0$	
5	0.95	0.300		$(-3.6 - [-1.0])/(0.350 - 0.275) = -34.7$
		0.350	$(0.59 - 0.95)/(0.400 - 0.300) = -3.6$	
6	0.59	0.400		$(-5.9 - [-3.6])/(0.450 - 0.350) = -23.0$
		0.450	$(0.00 - 0.59)/(0.500 - 0.400) = -5.9$	
7	0.00	0.500		$(-5.9 - [-5.9])/(0.550 - 0.450) = 0.0$
		0.550	$(-5.9 - 0.00)/(0.600 - 0.500) = -5.9$	
8	-0.59	0.600		$(-3.6 - [-5.9])/(0.650 - 0.550) = 23.0$
		0.650	$(-0.95 - [-0.59])/(0.700 - 0.600) = -3.6$	
9	-0.95	0.700		$(-1.0 - [-3.6])/(0.725 - 0.650) = 34.7$
		0.725	$(-1.00 - [-0.95])/(0.750 - 0.700) = -1.0$	
10	-1.00	0.750		$(1.0 - [-1.0])/(0.775 - 0.725) = 40.0$
		0.775	$(-0.95 - [-1.00])/(0.800 - 0.750) = 1.0$	
11	-0.95	0.800		$(3.6 - 1.0)/(0.850 - 0.775) = 34.7$
		0.850	$(-0.59 - [-0.95])/(0.900 - 0.800) = 3.6$	
12	-0.59	0.900		$(5.9 - 3.6)/(0.950 - 0.850) = 23.0$
		0.950	$(0.00 - [-0.59])/(1.000 - 0.900) = 5.9$	
13	0.00	1.000		

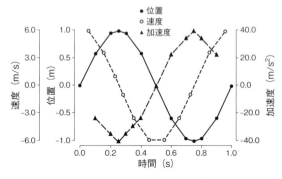

図 1.5　表 1.2 で得られたキネマティクスのデータを図示したもの。

放物運動

物体が空中に投げられる，蹴られる，打たれる，あるいは人が地面から跳び上がる場面を考える．空気抵抗が無視できる場合，質量中心の運動は予測でき，運動に関する式（式1.3，式1.4，式1.5）で示される法則に従う．このような空中にある物体は**投射物**と呼ばれる．**投射物**の運動は以下の特徴を有する．

- 重力によって軌跡は直線からそれて，放物線と呼ばれる曲線に変化する．
- 投射点と着地点が同じ高さで起こるとき，物体が軌跡の頂点に達するまでに要する時間と，頂点から着地に要する時間は同じである．
- 投射物の鉛直方向速度（v_v）は，投射時の上方への値（正）から，軌跡の頂点でゼロになり（向きを変えて），地面へ戻るときは下方への値（負）へと変化する．
- 空中にある物体が受ける唯一の力は重力であり，重力は鉛直方向に$-9.81\,\mathrm{m/s^2}$の加速度を生じさせる．
- 水平方向に働く力が存在しないため，物体の水平加速度はゼロである．このことは，物体の水平方向の速度（v_h）が一定であることを意味する．その結果，物体が移動する水平方向の距離は水平速度と投射物の滞空時間の積として求められる．
- 滞空時間は，発射時の鉛直速度と，着地地点に対する発射地点の高さで決まる．

物体の軌跡は放物線を描くが，放物線の形は発射時の速度——大きさと方向の両方——で決まる．異なる3つの放物線を図1.6に示す．ハンマー投げのハンマーの軌跡からいくつかの瞬間を選び，水平方向と鉛直方向の速度ベクトルを示してある．この軌跡では，水平速度は一定，上昇局面での鉛直速度は正，下降局面での鉛直速度は負，そして軌跡の頂点での鉛直速度はゼロである．鉛直速度の大きさは，軌跡の最初と最後で最大となる．投射されたハンマーの上昇局面と下降局面における鉛直速度の対称的な変化は，速度-時間関係を示したグラフでは直線的な関係として表される（図1.7）．これらの特徴は，砲丸投げの砲丸，跳馬を行う体操選手，バーを越える走高跳選手，走動作の滞空局面，ジャンプショットするバスケットボール選手の軌跡にも当てはまる．

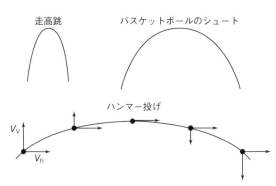

図1.6 投射物を表す放物線の軌跡．

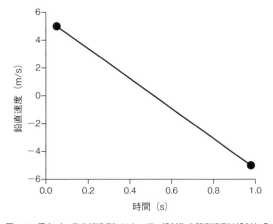

図1.7 重力（一定の加速度）によって，投射物の鉛直速度は投射から着地までの間に直線的に減速する．投射物の鉛直速度は軌跡の頂点で0 m/sとなる．

例1.4 ボールの軌跡

地上2.5 mの高さから水平に対して上方へ1.05 radの角度で，速度6 m/sで投げられたボールを考えてみよう．投射物の運動の問題を解くとき，初期条件の見取り図を描くことから始めると便利である（図1.8参照）．

a. ボールが最高到達点に達するまでにかかる時間を求めよ．軌跡は放物線を描くので，ボールは鉛直方向速度がゼロに達するまで上昇を続ける（このとき，$\bar{a}$＝鉛直方向の平均加速度＝$-9.81\,\mathrm{m/s^2}$，鉛直方向の初速度＝$6\sin 1.05 = 5.2\,\mathrm{m/s}$）．

$$\bar{a} = \frac{\Delta v}{\Delta t}$$

$$\bar{a} = \frac{v_f - v_i}{t}$$

$$-9.81 = (0 - 5.2)/t$$

$$t = -5.2/-9.81$$

$$t = 0.53\,\mathrm{s}$$

b. ボールの最高到達点の高さを求めよ．頂点の高さは，投射速度の鉛直成分に加えて，ボールが放たれるときの地面からの高さで決まる．初期条件から，投射

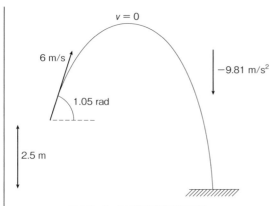

図1.8 ボールの放物運動の初期条件。

時の鉛直速度（5.2 m/s），軌跡の頂点での鉛直速度（0 m/s），鉛直加速度（−9.81 m/s²），投射点の高さ（2.5 m），頂点に達するまでの時間（0.53 s）は既知である。式1.1によってまず平均速度 $\bar{v}$ を求めると，以下のようになる。

$$\bar{v} = \frac{\Delta r}{\Delta t}$$

$$\frac{5.2 + 0}{2} = \frac{\Delta r}{0.53}$$

$$\Delta r = \frac{0.53(5.2 + 0)}{2}$$

$$\Delta r = 1.38\,\text{m}$$

高さの合計 $= \Delta r +$ 投射点の高さ
$= 1.38 + 2.5$
高さ $= 3.88\,\text{m}$

c．ボールが地面に着く直前の鉛直速度を求めよ。この問いに答えるために，軌跡の後半部分，つまり頂点から地面に着地するまでを考えてみよう。初速度は0 m/s で，ボールは頂点から3.88 m落ちる間に−9.81 m/s² の加速度を受けるため，**式1.5** を使うことができる。

$$v_f^2 = v_i^2 + 2a(\Delta r)$$
$$v_f^2 = 2 \times -9.81 \times -3.88$$
$$v_f^2 = \pm 76.1\,(\text{m/s})^2$$
$$v_f = -8.72\,\text{m/s}$$

d．ボールが頂点から地面に着地するまでにかかる時間を求めよ。v_i, v_f, a は既にわかっているので，**式1.3** を使うことでボールが地面に到達するのにかかる時間を求めることができる。

$$v_f = v_i + at$$
$$-8.72 = 0 + (-9.81)t$$
$$t = \frac{-8.72}{-9.81}$$
$$t = 0.89\,\text{s}$$

e．ボールの滞空時間を求めよ。

$$t = t_{up} + t_{down}$$
$$t = 0.53 + 0.89$$
$$t = 1.42\,\text{s}$$

f．ボールが着地する水平距離を求めよ。これまでの計算とは異なり，この問いに答えるためには，水平方向の情報を使う必要がある。投射時の速度が与えられているので，投射時の水平速度を求めることができる（$v_i = 6\cos 1.05 = 2.99\,\text{m/s}$）。水平方向速度は一定であり，空気抵抗は受けないものとする。

$$\bar{v} = \frac{\Delta r}{\Delta t}$$
$$\frac{v_i + v_f}{2} = \frac{\Delta r}{t}$$
$$\frac{2.99 + 2.99}{2} = \frac{\Delta r}{1.42}$$
$$\Delta r = 1.42 \times 2.99$$
$$\Delta r = 4.25\,\text{m}$$

この例は，投射物の滞空時間が，投射時の鉛直速度と投射点の高さによって決まることを示している。投射時の鉛直速度は，投射物の最高到達点とそれにかかる時間を決定する。放物線の軌跡は左右対称であるため，投射時の高さまで戻る時間は頂点に達するまでにかかる時間と同じである。しかし，着地点の高さが投射点の高さよりも低い場合の滞空時間を求めるには，追加された距離を移動するのにかかる時間も考えなければならない。

目的が水平方向の変位を最大にすることである場合，滞空時間（鉛直速度＋投射点の高さ）と水平速度の最もよい組み合わせは，初期条件によって変わる。投射点と着地点の高さが同一であるとき，最適な投射角は0.785 rad（45°）である。また，着地点が投射点よりも低いときの最適投射角は0.785 rad より小さく，着地点が投射点よりも高いときは0.785 rad より大きくなる。しかしながら，投射点の高さが決められている場合，投射速度が増加すると最適投射角は0.785 rad に近づき，投射速度が減少するとその値から離れる。

例 1.5 走幅跳の跳躍角度

走幅跳で遠くに跳ぶことができる熟練した選手は、踏切速度がおよそ 9.95 m/s にまで達する。また、跳躍角度（θ）によって、跳躍高、滞空時間、水平方向の跳躍距離が決まる（図1.9）。離地と着地の高さがほぼ同じと仮定すると、放物線の運動に関する以下の式を使ってこれらを求めることができる。

$$跳躍高 = \frac{1}{2a}(v_i \sin \theta)^2$$

$$滞空時間 = \frac{2}{a}(v_i \sin \theta)$$

$$跳躍距離 = \frac{2v_i^2}{a}(\sin \theta)(\cos \theta)$$

a は重力加速度の大きさ、v_i は踏切速度である。これらの式を使って跳躍角度がそれぞれの変数に及ぼす影響を計算することができる。図1.9 は、踏切速度の方向が鉛直（1.57 rad）であるとき、跳躍高と滞空時間が最大になることを示している。しかしながら、跳躍距離は跳躍角度が 0.785 rad のとき最大となる。

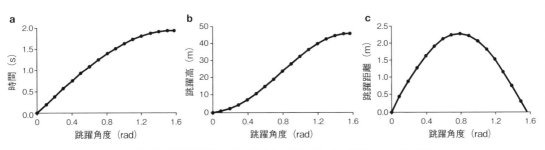

図1.9 走幅跳の跳躍角度に伴って変化する（a）滞空時間、（b）跳躍高、（c）跳躍距離。

スカラーとベクトル

大きさと方向を伝える量、具体的には変位、速度、加速度、力、運動量、トルクなどを**ベクトル**と呼ぶ。大きさのみの変量、具体的には質量、長さ、速さ、時間、気温、仕事などを**スカラー**と呼ぶ。この2種類の量を区別するために、本書ではベクトルを太字で表す。ベクトルは、ある長さと方向を持つ矢印として表すことができる。例えば、図1.10a の位置ベクトル（**r**）は、ある物体の位置が、水平に対して 0.4 rad の方向に、原点から 15 m 離れた所にあることを示している。ベクトルの方向は**作用線**と呼ばれることもある（図1.10b）。

複数のベクトルによる正味の効果、または1つのベクトルが持つ異なる方向への効果を調べる必要が頻繁に起こる。これらの分析は平行四辺形の法則を使って行うことができる。図1.11a には、物体に作用する2つの力（**F**$_p$ と **F**$_q$）から、それらの合力（**F**$_r$）を求める方法が示されている。ベクトル **F**$_p$ とベクトル **F**$_q$ で平行四辺形をつくり、その平行四辺形の対角線を引くと、それが合力の効果を表すことになる。同じ始点（矢印の根元）を持つ3つのベクトルに着目すると、2つ以上のベクトルが1つのベクトルにまとめられている。これをベクトルの**合成**と呼ぶ。すなわち、2つのベクトルを加算することで合力となる。

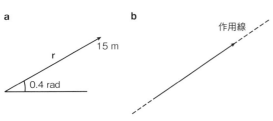

図1.10 （a）大きさと方向を含んだ位置ベクトルの特徴、および（b）作用線として示される位置ベクトルの方向。

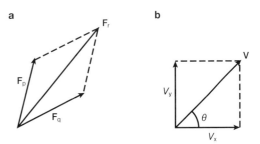

図1.11 ベクトルにおける平行四辺形の法則。

$$\mathbf{F}_r = \mathbf{F}_p + \mathbf{F}_q$$

　この逆の手続きをベクトルの**分解**と呼び，1 つのベクトルを 2 つ以上の成分に分解することをいう。x 方向と y 方向のように，2 つの直行する方向にベクトルの成分を取ると便利な場合が多い。大きさと方向を持つベクトル $\mathbf{V}$ が与えられた場合，その x 成分と y 成分は一般的な三角関数を使って求めることができる（図 1.11 b）。

$$V_y = V\sin\theta \text{ および } V_x = V\cos\theta$$

反対に，成分 V_x と V_y が与えられたとき，以下に示される関係から合力の大きさ（V）と方向を調べることができる。

$$V = \sqrt{V_x^2 + V_y^2}$$
$$\theta = \tan^{-1}\frac{V_y}{V_x}$$

例 1.6　筋力の合力

　図 1.12 は，大胸筋の異なる部位が同時に活動するとき，それらが合わさった正味の効果を合成を用いて求める方法を示している。図 1.12 a には，大胸筋の鎖骨部と胸骨部で発揮された力（それぞれ $F_{m,c}$ と $F_{m,s}$）の大きさと方向が示されている。鎖骨部は水平から上方 0.55 rad の方向に 224 N の力を発揮し，胸骨部は水平から下方 0.35 rad の方向に 251 N の力を発揮しているとする。ここで，合力を得るために，始点が同じ 2 つのベクトルの一方を他方の作用線に沿って移動させ，ベクトルの端同士（一方の始点と他方の終点）をつなぐ（図 1.12 b）。こうすれば，2 つのベクトルを足し合わせて合成ベクトルとなる（図 1.12 c）。

　合力の大きさは，余弦定理を利用して求められる。余弦定理では，三角形の二辺の長さとその間の角度がわかれば，残りの辺の長さが決まる。これを利用し，以下のように F_m の大きさを求めることができる。

$$F_m^2 = F_{m,c}^2 + F_{m,s}^2 - (2 \times F_{m,c} \times F_{m,s} \times \cos\beta)$$
$$F_m = \sqrt{224^2 + 251^2 - (2 \times 224 \times 251 \times \cos 2.24)}$$
$$F_m = 428 \text{ N}$$

正弦定理を利用すると，角度 γ が求められる。

$$\frac{\sin\beta}{F_m} = \frac{\sin\gamma}{F_{m,s}}$$
$$\gamma = \sin^{-1}\left[F_{m,s} \times \frac{\sin\beta}{F_m}\right]$$
$$= \sin^{-1}\left[251 \times \frac{\sin 2.24}{428}\right]$$
$$\gamma = 0.478 \text{ rad}$$

$F_{m,c}$ の方向は水平から 0.55 rad 上方であることから，F_m の方向は以下のようになる。

$$\theta = 0.55 - \gamma$$
$$\theta = 0.072 \text{ rad}$$

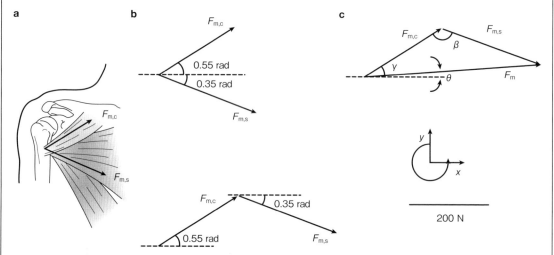

図 1.12　大胸筋の鎖骨部（$F_{m,c}$）と胸骨部（$F_{m,s}$）が共に活動するときの合成筋力（F_m）の幾何学的構成。(**a**) 2 つのベクトルの方向，(**b**) 2 つのベクトルの図形的加算，(**c**) 合成ベクトルの計算（$\beta = 3.14 - 0.55 - 0.35 = 2.24$ rad）。

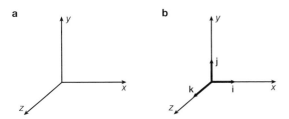

図 1.13 （**a**）右手座標系と（**b**）各軸の単位ベクトル．

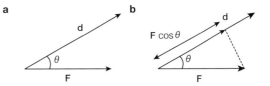

図 1.14 2つのベクトルのスカラー積では，（**a**）**F** が **d** と同じ方向にどのくらい作用するかを求め，（**b**）2つの項を乗じる．

●右手座標系●

運動には，空間上のある点から別の点への物体の移動が伴う．したがって，運動を記述するためには，異なる時点ごとに物体の位置を特定することが必要となる．一般的に，この位置の特定には，その方向が互いに直行する一組の xyz 軸を用いる（図 1.13）．各軸の正の向きは以下のように定義される．x 軸方向に右手の親指以外の4本の指をそろえ，そこから y 軸の正の向きにそれらの指を曲げていく．このとき，立てた親指の指先の向きが z 軸の正の向きとなる．このような理由から，xyz 軸の配置は右手座標系として知られている．

右手座標系内の任意のベクトルを明示するには，各軸で多くの単位を用いることになる．各軸の方向は単位ベクトル **i**, **j**, **k** で示され，**i** は x 方向，**j** は y 方向，**k** は z 方向を表す．例えば，$-286\mathbf{i} + 812\mathbf{j} + 61\mathbf{k}$ という式で表されたベクトルは，x の負方向に286単位の成分を，y の正方向に812単位の成分を，z の正方向に61単位の成分を持つ．このベクトルの大きさは**ピタゴラスの定理**で求められる．

$$v = \sqrt{(-286)^2 + 812^2 + 61^2}$$
$$v = 863$$

xyz 軸のような座標軸は，空間内に設定することもできるし，三次元の空間内を動く物体に設定することもできる．ヒトの運動を記述するときは，一般的に，xyz 座標系が身体の質量中心に設定される．このとき，y 軸は頭部-つま先の上下方向，x 軸は前後方向，z 軸は左右方向に取られる．ヒトの運動は，3つの平面（x-y, x-z, y-z）の1つ以上の平面内で起こり，また3つの軸（x, y, z）の1つ以上の軸に対して起こる．x-y 平面は**矢状面**と呼ばれ，身体を左右に分ける．x-z 平面は**水平面**と呼ばれ，身体を上下に分ける．y-z 平面は**前額面**と呼ばれ，身体を前後に分ける．通常，3つの軸には各軸で行われる回転運動の種類に基づいて名前が付けられており，本書では，x 軸は**側転軸**，y 軸は**捻り軸**，z 軸は**宙返り軸**と呼ぶ．

●ベクトル代数●

ベクトルは，運動の解析では頻繁に代数式で用いられる．ベクトルの加算，減算は単純に **i**, **j**, **k** の項をそれぞれ加えたり，引いたりすればよい．例えば，$\mathbf{F}_p$ に $\mathbf{F}_q$ を加えると以下のようになる．

$$\mathbf{F}_p = 10\mathbf{i} + 28\mathbf{j} + 92\mathbf{k} \text{ および } \mathbf{F}_q = 3\mathbf{i} - 11\mathbf{j} + 46\mathbf{k}$$
$$\mathbf{F}_p + \mathbf{F}_q = (10 + 3)\mathbf{i} + (28 - 11)\mathbf{j} + (92 + 46)\mathbf{k}$$
$$\mathbf{F}_p + \mathbf{F}_q = 13\mathbf{i} + 17\mathbf{j} + 138\mathbf{k}$$

乗算はスカラー積，またはベクトル積と呼ばれる．これらはそれぞれ，ドット積，クロス積としても知られている．スカラー積（ドット積，内積）とベクトル積（クロス積，外積）の2つの演算の区別は，結果の性質によってなされる．つまり，結果がスカラー量かベクトル量かで決まる．

スカラー積の定義は次の式で与えられる．

$$\mathbf{d} \cdot \mathbf{F} = dF\cos\theta \qquad (1.6)$$

2つのベクトル **d** と **F** のドット積（**d** と **F** の間の点に注目，内積）は，**d** の大きさ（d），**F** の大きさ（F），およびこれら2つのベクトルのなす角（θ）の余弦を掛け合わせることで算出される（図 1.14a）．この計算では，**F** が **d** の方向に持つ大きさに d の大きさを掛けたものが得られる．**F** が **d** の方向に持つ大きさは，直角三角形の底辺，および $\mathbf{F}\cos\theta$ として図 1.14b に示されている．このように，スカラー積では単純に d に $\mathbf{F}\cos\theta$ を掛ける．

スカラー積によるベクトルの乗算によって，スカラー量が算出される．例として，力と変位（距離）の積として定義される仕事が挙げられる．力と変位は共にベクトルであるが，仕事は変位と同じ方向の力の成分に変位の大きさを掛けたものとして算出される．つまり，力によってなされた仕事ということなる．

別の乗法では，2つのベクトルが掛け合わされたときに，その積が大きさと方向を持っていた場合，その演算はベクトル積（クロス積，外積）と呼ばれる．ベクトル積の大きさは次の式で与えられる．

$$|\mathbf{r} \times \mathbf{F}| = rF\sin\theta \qquad (1.7)$$

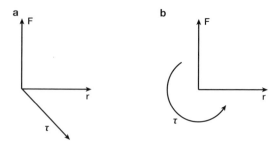

図1.15 rとFのベクトル積がベクトルτである。(a) ベクトルτはrとFを含む平面に垂直なベクトルとして示されている。(b) 上記aのような三次元での図示が難しいため、一般的に第3の次元は曲がった矢印で表される。

この式は、「r掛けるFの大きさは、rの大きさ（r）、Fの大きさ（F）、およびこれら2つのベクトルのなす角（θ）の正弦を掛け合わせたものと等しい」と読むことができる。したがって、ベクトル積の大きさは、2つのベクトルの大きさとこれらのなす角（θ）の正弦の積に等しい。また、r×Fの方向はベクトルrがベクトルFへ向かって回転する（rからFに移動する）軸と一致する。つまり、ベクトル積の方向は積をとる2つのベクトルが含まれる平面に垂直で、その軸は2つのベクトルの始点（交点）に位置する。この関係は図1.15に示されている。

ベクトル積には、位置と力、位置と角速度、位置と運動量の組み合わせによるものがある。図1.15に示されているように、位置（r）と力（F）のベクトル積はトルク（τ）である。このベクトル積は物体を回転させる効果を表し、その大きさは力の大きさと回転軸から力の作用線までの距離（モーメントアーム）によって変わる。また、トルクのベクトルの方向は力の作用によって物体が回転する軸と一致する。このように、トルクは力とモーメントアームの積と等しい。例えば、もし正味の筋力と力の作用線までの距離がこの紙面を含む平面内にあるならば、正味の筋トルクの方向はこのページに対して垂直になる（図1.15a）。一般的に、そのようなベクトル積の方向は、読者に向かうか読者から離れる向きになり、積をとる2つのベクトルの向きによって決まる。三次元の方向を紙面で示すことは困難であるため、紙面に対して垂直なベクトルは曲がった矢印として描かれることが多い。図1.15bは、曲がった矢印でトルク（τ）を表しており、右手の法則に従って、紙面から出てくる向きのベクトルを意味している。

並進運動と回転運動

ここまでは、変位はメートル（m）もしくはラジアン（rad）で測定されていた。2つの変位の違いは、物体の位置が直線的に変化するか、物体の角度が変化するかである。物体の位置が直線的に変化する運動では、その物体の各部分の全てが空間内で等しく変位する。これを**並進運動**と呼ぶ。一方、物体の各部分の全てで等しい変位（Δ位置）が見られないとき、その物体には何らかの回転（角変位）が起こっている。つまり、**回転運動**が生じている。並進運動と回転運動の組み合わせが1つの平面内で生じた場合、それを**平面的な運動**と呼ぶ。これには、回転の中心自体が動くような運動も含まれている。ヒトの身体運動の大半では、身体セグメントにおいて並進運動と回転運動の両方が生じている。

●測定の単位●

並進運動に対する測定単位であるメートルは、約300000分の1秒の間に光が真空中を進む距離である。他方、ラジアンは円の半径に対する弧の長さの比である（図1.1）。弧の長さが半径と等しいとき、その比は1であり、物体の回転は1 rad（57.3°）となる。試しに、肩から円盤まで距離が63 cmの投擲選手が円盤を投げるところを考えてみよう。肩関節を通る捻軸に対して腕が回転することで、円盤の運動は円軌道を描く。円盤がこの円軌道に沿って63 cm（腕の長さに等しく、したがって円の半径に等しい距離）動いたとき、腕と円盤は1 rad回転したことになる。

表1.3 並進運動と回転運動で用いられる記号と測定におけるSI単位

変数	並進運動の記号			回転運動の記号		
	スカラー	ベクトル	単位	変数	記号	単位
位置	r	**r**	m	角度	θ（シータ）	rad
変位	Δr	**Δr**	m	角変位	$\Delta \theta$（シータ）	rad
速度	v	**v**	m/s	角速度	ω（オメガ）	rad/s
加速度	a	**a**	m/s^2	角加速度	α（アルファ）	rad/s^2

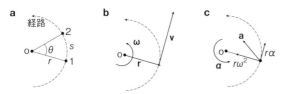

図1.16 長さ（r）の変わらない剛体における回転運動と端点の運動の関係。（**a**）位置，（**b**）速度，（**c**）加速度。ベクトルωとαは紙面に対して垂直になる。

並進運動と回転運動における位置（角度），速度（角速度），加速度（角加速度）に対して，一般的に使われる記号とその測定単位を表1.3に示す。これらの記号では通常，並進運動に対してはラテン文字が，回転運動に対してはギリシャ文字が使われる。

●回転運動のキネマティクス●

一般的に，ヒトの身体運動には並進運動と回転運動の両方が含まれているため，位置，速度，加速度と角度，角速度，角加速度の間の関係を理解する必要がある。長さ（r）が変わらない剛体の一端を中心として，その剛体の反対側の端点が図1.16aの点1から点2まで移動するように剛体が回転するとき，式1.8を用いて剛体の端点の変位（s）を求めることができる。

$$s = r\theta \tag{1.8}$$

剛体の端点の速度（v）は，円軌道の接線方向におけるsの変化率として求められる。

$$\frac{\Delta s}{\Delta t} = \frac{\Delta(r\theta)}{\Delta t}$$

rの大きさは常に一定で時間による変化がないため，この式は以下のように簡略化できる。

$$\frac{\Delta s}{\Delta t} = \frac{\Delta(r\theta)}{\Delta t}$$
$$v = r\omega \tag{1.9}$$

式1.9が示すことは，剛体のいかなる点の速度vも，回転軸からその点までの距離（r）と剛体の角速度（ω）の積で表される，ということである。したがって，剛体上で対象となる点の位置によって，rとvは様々な値を取りうる。例えば，スケートで大勢で手を繋いだ状態で回転した経験があればわかるように，回転軸から一番遠い場所にいるほど大きな速度で移動することになる。また，速度のベクトル（**v**）の方向は，剛体内の対象点の移動経路に対して接線方向となる（図1.16b）。

変数**r**, **v**, **ω**はベクトルであり，大きさと方向を持っている。**r**と**v**の大きさと方向は，図1.16bに示されているように直線的に取られる。ベクトルが曲線の矢印として表されるとき，実際の方向はこの紙面に対して垂直であり，その位置は曲線の回転中心となる。そのため，図1.16bの**ω**は実際には紙面から飛び出す方向をとる。式1.9は速度と角速度の関係をスカラーで表しているが，これをベクトルで表記すると式1.10のようになる。

$$\mathbf{v} = \boldsymbol{\omega} \times \mathbf{r} \tag{1.10}$$

式1.10は，速度（**v**）は角速度（**ω**）と位置（**r**）のクロス積（×，外積）として求められることを示している。クロス積はベクトルを掛け合わせる演算である。その計算結果（積）は，掛け合わせる2つのベクトルを含む平面に対して垂直なベクトルとなる。ベクトル**ω**は対象物が運動する平面に対して垂直となる。

加速度と角加速度の関係を表すには，それぞれの速度ベクトル（**v**と**ω**）の大きさと方向の変化を扱う式1.10を用いる必要がある。

$$\frac{\Delta \mathbf{v}}{\Delta t} = \frac{\Delta(\boldsymbol{\omega} \times \mathbf{r})}{\Delta t}$$
$$\mathbf{a} = \boldsymbol{\omega} \times \frac{\Delta \mathbf{r}}{\Delta t} + \frac{\Delta \boldsymbol{\omega}}{\Delta t} \times \mathbf{r}$$
$$= (\boldsymbol{\omega} \times \mathbf{v}) + (\boldsymbol{\alpha} \times \mathbf{r})$$
$$\mathbf{a} = \boldsymbol{\omega} \times (\boldsymbol{\omega} \times \mathbf{r}) + (\boldsymbol{\alpha} \times \mathbf{r})$$

スカラーで加速度の大きさ（a）を表すと以下のようになる。

$$a = \sqrt{(r\omega^2)^2 + (r\alpha)^2} \tag{1.11}$$

$r\omega^2$は**v**の方向の変化をもたらす加速度で，$r\alpha$は**v**の大きさ自体を変化させる加速度を表している（図1.16c）。回転運動中の**v**の方向は常に変化し続けるので，$r\omega^2$は決してゼロになることはない。しかし，**v**の大きさが一定である場合には，$r\alpha$はゼロになり，等速円運動となる。速度と角速度のスカラーの関係（式1.9）から，等速円運動時（$r\alpha = 0$）の加速度を表すこともできる。

$$a = \frac{v^2}{r} \tag{1.12}$$

$r\omega^2$は加速度の法線成分あるいは動径成分（a_n）と呼ばれ，$r\alpha$は接線成分（a_t）と呼ばれることもある。これらの名前は，剛体が移動する経路に対してそれぞれの成分が持つ方向を示している。運動がある平面上で行われているとき（回転軸が固定されているとき），**ω**と**α**の方向は回転軸と共線的な関係になる（同一線となる）。

例 1.7　ボールの蹴動作

ボールを蹴った際，足から離れたボールの鉛直速度（v_v）は 25.9 m/s，水平速度（v_h）は 14.2 m/s であった。

a．合成された速度の大きさを求めよ。

$$v = \sqrt{v_v^2 + v_h^2}$$
$$v = \sqrt{25.9^2 + 14.2^2}$$
$$v = 29.5 \text{ m/s}$$

b．合成された速度の方向（水平に対する角度）を求めよ。

$$\tan\theta = \frac{v_v}{v_h}$$
$$\theta = \tan^{-1}\frac{v_v}{v_h}$$
$$\theta = 1.07 \text{ rad}$$

c．脚（股関節から足関節までの長さは 0.53 m とする）がボールと接触したときに真っすぐだった場合の，脚の角速度を求めよ。

$$v = r\omega$$
$$\omega = \frac{29.5}{0.53}$$
$$\omega = 55.7 \text{ rad/s}$$

d．速度の方向の変化をもたらす加速度成分の大きさを求めよ。

$$r\omega^2 = 0.53 \times 55.7^2$$
$$r\omega^2 = 1644 \text{ m/s}^2$$

例 1.8　肘の関節運動のキネマティクス

肩関節と同じ高さの水平面における肘関節の伸展-屈曲運動を考えてみよう（図 1.17）。まずは上腕を体幹の横で水平になるまで上げる。このとき，肘関節の角度は 0.70 rad（40°）である。上腕が固定された状態で，肘関節を水平面で 3.14 rad（180°）まで伸展させ，その後，屈曲させて最初の位置（0.70 rad）に戻す。この運動を，適度な速度で途中で止めずに行う。

a．この運動の角度-時間関係のグラフの形状を示せ。
前腕は肘関節で回転するのに対して上腕は静止し続けるため，肘関節の角度を時系列でグラフ化することで，この運動を適切に記述できる（図 1.17 a）。

b．いつ角速度がゼロになるのかを述べよ。
角変位がないとき角速度はゼロになる。具体的には，動き始めと終わり，および動きの向きが伸展から屈曲に変わる瞬間，つまり肘関節の角度が最大になる瞬間である。角速度のグラフ（図 1.17 b）が示しているのは，角速度が正（ゼロより上）のとき肘関節は伸展しており，角速度が負のとき肘関節は屈曲しているということである。また，例えば，正から負への変化など，角速度の符号の変化は動きの向きが変化することを示している。

c．いつ角加速度がゼロになるのか述べよ。
角速度の値が最大と最小のときに，角加速度はゼロになる。これは図 1.17 b で 2 回起こっている。つまり，グラフの中で速度の傾きがゼロになるときである。

d．角加速度のグラフ（図 1.17 c）に 3 つの局面が現れる理由を述べよ。
第 2 章と第 3 章で詳しく述べるが，系（この例では前腕部と手部を 1 つの系とする）の角加速度は，そこに作用する力に依存する。肘関節をまたぐ筋群がこの動きを制御しているので，角加速度のグラフに現れる 3 つの局面は，これらの筋群の正味の活動によるものである。運動の最初の局面では，腕は伸展方向に加速（このグラフでは正の値）している。中間の局面では，腕は肘関節の屈曲方向に加速している。最後の局面では，再び肘関節の伸展方向へ加速している。伸筋（上腕三頭筋）は伸展方向の角加速度を生み出し，それに対して屈筋群（上腕筋，腕橈骨筋，上腕二頭筋）は屈曲方向へ角加速度を生み出す。

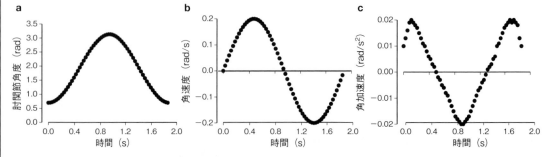

図 1.17　前腕-手部の肘関節での屈曲・伸展運動におけるキネマティクスのグラフ。

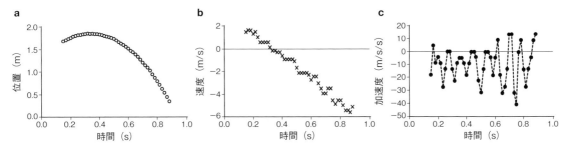

図 1.18 空中に投げ上げられたボールのキネマティクス。ボールは 0.15 秒のときに手から離れ，0.88 秒のときに地面に落ちる。ボールの位置はビデオから測定され，運動解析システムにより（**a**）位置，（**b**）速度，（**c**）加速度の曲線が求められる。

曲線近似と平滑化

運動の測定には，技術の限界や解析中の不正確な処理による誤差が必ず含まれる。例として，真上に投げ上げたボールの軌道をビデオ映像から解析する場合を考えてみよう。ボールはある頂点の高さに達してから，地面に向かって落ちてくる（図 1.18a）。前述のように，ボールの鉛直速度は軌道の頂点でゼロになる。また，滞空中の鉛直方向の加速度は一定で $-9.81\ \mathrm{m/s^2}$ である。しかし，動作解析システムは，ボールに生じた鉛直方向の加速度は一定ではないという不正確な結果を出すことになる（図 1.18c）。この不一致の原因は，動作解析システムによるボールの位置の測定には小さな誤差が含まれ，この誤差が微分係数（速度と加速度）を求める際に増幅されることにある。位置の測定における誤差をそのままの状態で加速度の計算まで用いると，誤差は約 20 倍に拡大されてしまう。

誤差の伝搬を最小限にするために，**曲線近似と平滑化**がデータ処理の方法として用いられている。曲線近似では，データ全体を代表するような関数を数学的に導き出す。一般的な曲線近似の手段として，多項式関数（式 1.13）やフーリエ級数（式 1.14）が用いられている。誤差を減らす別の方法として平滑化がある。平滑化では，一連のデータの異常な部分を減らすために平均化が行われる。バイオメカニクスでは，データの平滑化にデジタルフィルタ（式 1.15）がよく用いられる。これら多項式関数，フーリエ級数，デジタルフィルタはそれぞれ以下に記す構成となっている。

$$x(t) = a_0 + a_1 t + a_2 t^2 + \cdots + a_n t^n \quad (1.13)$$

$$x(t) = a_0 + \sum_{i=1}^{n}\left[a_i \cos\left(\frac{2\pi t}{T}\cdot i\right) + b_i \sin\left(\frac{2\pi t}{T}\cdot i\right)\right] \quad (1.14)$$

$$x'(i) = a_0 x_i + a_1 x_{i-1} + a_2 x_{i-2} + b_1 x'_{i-1} + b_2 x'_{i-2} \quad (1.15)$$

●多項式関数●

データを代表する関数の近似で最も単純なものは，直線による近似である。直線で代表させることができるデータは一次関数として記述される。直線の式の一般的な形は以下になる。

$$y = mx + b$$

y は従属変数（結果変数），m は直線の傾き，x は独立変数（予測変数），b は y 軸の切片である。m が 1 で，b が 0 のとき，この式は y が x と一致する直線となる。m の効果は直線の傾きを変化させることであり，正の値も負の値も取りうる。データに最も適合する直線は，通常，**回帰分析**によって求められる。回帰分析は統計学の分析手法の 1 つで，実際のデータとの差が最小になる直線の当てはめを行う。

直線がデータを十分に代表できない場合，曲線の関数を用いる。例えば，曲線の関数では独立変数の累乗の項が入った式を用いることができる。関数の形は累乗の数［訳注：次数の大きさ］に依存する。また，その関数の式は，複数の項で構成したり，変数に係数を掛けたり，定数を加えたりすることで調整できる。変数の累乗の項の合計が**多項式関数**である（式 1.13）。例えば，$f(x) = x^3 + 3x^2 - 8x$ という関数は三次の多項式である。また，二次多項式は二次関数としても知られており，三次多項式は三次関数と呼ばれる。直線の近似と同様に，データに対する多項式の近似は回帰分析によって行われる。

キネマティクスの変化を時間の関数として表すために多項式が使われることがある。例えば，動作中の位置のグラフは五次あるいは七次の多項式によって表されることがある。すなわち，その式には 5 乗あるいは 7 乗の累乗の項があることになる。そのような位置データをひとたび多項式で表せば，その多項式関数から時間に関する一次導関数（速度）と二次導関数（加速度）が得られるため，速度と加速度のグラフを描くのは簡単になる。しかし，位置データ全体を単一の多項式関数で近似する場合，一般的には十分に正確な導

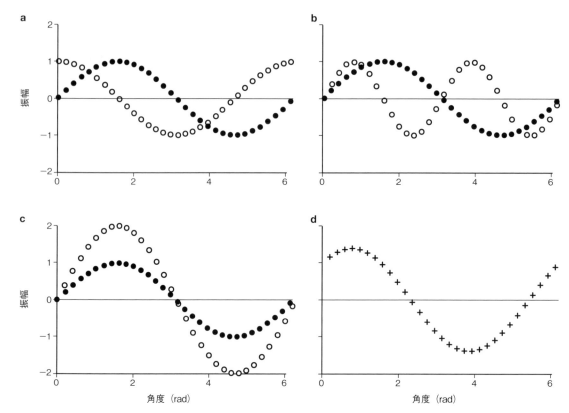

図 1.19 正弦波および余弦波の関数の特性。(**a**) 標準の正弦波(●)と余弦波(○)は 1 回転(2π rad)の間に波が 1 回現れ,そのときのピーク値が ±1 である。関数の係数によって元の正弦波(●)から(**b**)1 回転の間に生じる波の数が変化した正弦波(○)と,(**c**)振幅が変化した正弦波(○)。(**d**)正弦波と余弦波を足すことによって波の数と振幅が変化した波形。この図に示した関数は(**a**)$y = \sin x$ と $y = \cos x$,(**b**)$y = \sin x$ と $y = \sin 2x$,(**c**)$y = \sin x$ と $y = 2\sin x$,(**d**)$y = \sin x + \cos x$ である。

関数を得ることは難しい。代替案の 1 つとして,データ全体をいくつかの部分に分けて,それぞれに多項式関数の近似を行い,それらの関数をつなぎ合わせるという方法がある。

●フーリエ解析●

あらゆる信号は,正弦波(sin)と余弦波(cos)の一組みを 1 つの要素とし,その要素をいくつも重ね合わせることで表すことができる。その重ね合わせ全体は**フーリエ級数**(式 1.14)として知られている。信号を表す正弦波と余弦波の重ね合わせの導出の仕方を理解するには,正弦波と余弦波の関数の基本的な特性を知る必要がある。x の関数 $y = \sin x$ と $y = \cos x$ は,x が 0 rad から 6.28(2π) rad まで 1 回転すると一通りの変化を終え(図 1.19 a),それ以降はその波形を x に対して周期的に繰り返す。両関数とも y のピーク値は ±1 であり,それが 1 回転のどこで現れるかは関数によって異なる。これら基本的関数を特徴づけるものは以下の 3 点である。

1. 1 回転の間に見られる波の数。この数を変化させるためには,1 以外の係数が x の前に必要となる。図 1.19 b では,$y = \sin 2x$ という式は 1 回転(2π rad)の間に y の波が 2 回含まれていることを示している。単位時間における波の数は周波数と呼ばれる。1 秒間に波が 1 回現れることは周波数が 1 Hz,1 秒間に 2 回波が現れることは,周波数が 2 Hz と表記される。

2. 頂点から頂点までの振幅。これを変化させるためには 1 以外の係数が sin もしくは cos の前に必要となる。図 1.19 c では,$y = 2\sin x$ の頂点の値は ±1 の 2 倍であることが示されている。同様に係数が 1 未満ときは,頂点の値が ±1 未満となる。

3. 位相。正弦波と余弦波が足し合わされた関数の振幅は 1 以上の値をとり,位相は x 軸上で変化する。すなわち,関数の値がゼロとなる角度が x 軸上で変化することになる(図 1.19 d)。

時間の関数になっている信号に対するフーリエ級数の導出(式 1.14)は,**高速フーリエ変換(FFT)**のアルゴリズムで行われる。フーリエ級数の導出には以下の項目が含まれる。

・**平均**:正弦波および余弦波の関数の値が正しい基準

■ 第1章 運動の記述

値に対して推移するように，信号の平均値（a_0）を計算する。

- **基本周波数**：回帰分析を利用して，信号全体の変化を最もよく表す一組の正弦項と余弦項を求める（この正弦項と余弦項の組み合わせによる波の周波数が基本周波数）。正弦項と余弦項による関数は，1周期の時間（T）で正規化された時間（t）を用いて算出される。ビデオカメラから得られるデータであれば，データの時間間隔である一定の Δt（例えば0.1秒間隔）を利用して関数の値が算出される。

- **倍音**：基本周波数の整数倍の周波数を持つ成分（倍音）を求める。xの前に整数の係数（1, 2, 3, …n）を置くことで倍音が求まる（図1.19b）。これは式1.14では括弧内の i で表されている。信号を表現するのに必要な倍音の数（n）はデータの平滑性によって変わる。データの中で信号のピークが多いほど，信号を表現するフーリエ級数に必要となる倍音の数は多くなる。

- **重みづけ係数**（フーリエ係数）：それぞれの倍音における sin + cos の振幅を，係数（a_i, b_i）を用いて調整する（図1.19c）。一般的に，高周波の倍音ほど，重みづけは低下する。これは，高周波の倍音が信号の再現にあまり貢献しないことを意味する。**重みづけ係数**は以下の式で求められる。

$$a_i = \frac{2}{T}\int_0^T x(t) \cos \frac{2\pi t}{T} i \cdot dt$$

$$b_i = \frac{2}{T}\int_0^T x(t) \sin \frac{2\pi t}{T} i \cdot dt$$

そして，倍音の振幅（c_i）は重みづけ係数の二乗和平方根で求められ，倍音の位相（θ_i）は重みづけ係数の逆正接によって得られる。それぞれ以下の式で求まる。

$$c_i = \sqrt{a_i^2 + b_i^2}$$

$$\theta_i = \tan^{-1} \frac{a_i}{b_i}$$

- **要素の合計**：重みづけられた倍音と信号の平均値を足し合わせる。これにより，正弦項と余弦項の級数（Σ）から成る式を作る。基本周波数を含む倍音が5

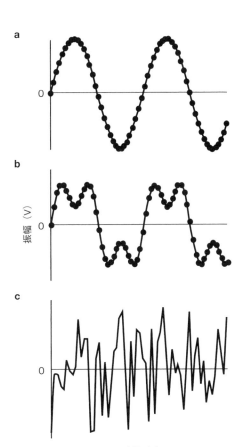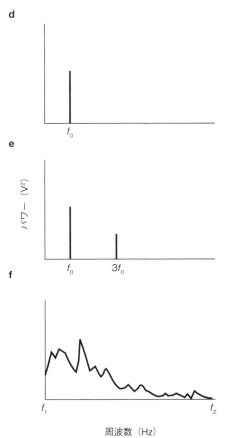

図1.20 時間領域（左）から周波数領域（右）への信号のフーリエ変換。
Reproduced with permission of Wiley and Sons, from *Biomechanics and motor control of human movement*, Transformations (Fourier) of signals from the time domain to the frequency domain, D. A. Winter, pg. 28, 1990 ; permission conveyed through Copyright Clearance Center, Inc.

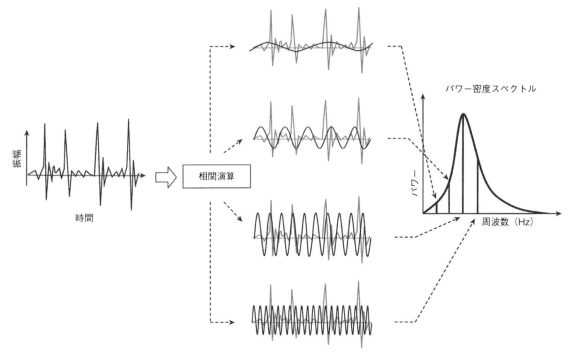

図1.21 時間領域（左）から周波数領域（右）のパワー密度スペクトルへの信号の変換。真ん中の列は，周波数領域のグラフにおける4つの成分（パワー密度スペクトルの縦線）の振幅（パワー）と周波数を表している。
Figure developed by François G, Meyer, PhD.

つの場合，フーリエ級数は以下のようになる。

$$x(t) = a_0 + \left[a_1 \sin\left(\frac{2\pi i}{T} \cdot t\right) + b_1 \cos\left(\frac{2\pi i}{T} \cdot t\right)\right]_{i=1}$$
$$+ \left[a_2 \sin\left(\frac{2\pi i}{T} \cdot t\right) + b_2 \cos\left(\frac{2\pi i}{T} \cdot t\right)\right]_{i=2}$$
$$+ \left[a_3 \sin\left(\frac{2\pi i}{T} \cdot t\right) + b_3 \cos\left(\frac{2\pi i}{T} \cdot t\right)\right]_{i=3}$$
$$+ \left[a_4 \sin\left(\frac{2\pi i}{T} \cdot t\right) + b_4 \cos\left(\frac{2\pi i}{T} \cdot t\right)\right]_{i=4}$$
$$+ \left[a_5 \sin\left(\frac{2\pi i}{T} \cdot t\right) + b_5 \cos\left(\frac{2\pi i}{T} \cdot t\right)\right]_{i=5}$$

多項式関数と同様に，正弦項や余弦項から時間に関する導関数を導出するのは，さほど困難なことではない。そのため，速度と加速度を求めることも難しくはない。

フーリエ解析の重要な応用の1つに，信号のスペクトル解析がある。スペクトル解析は，基本周波数（1秒間あたりの繰り返しの数），倍音の数，倍音ごとに重みづけられた振幅を求めることで行われる。そこでは，信号は**時間領域**から**周波数領域**へと変換される（**図1.20**）。例えば，一定周期の正弦波（**図1.20**の上段）は，周波数領域ではある周波数（f_0）におけるパワーもしくは振幅として表される。同様に，2つの正弦波を重ね合わせた場合（2つ目の正弦波の周波数は1つ目の3倍，**図1.20**中段），振幅（ピーク値）の異なる2つのデータ（f_0と$3f_0$）として周波数領域に現れる。一般的に，生体信号を表すにはフーリエ級数として多くのシヌソイド（正弦項と余弦項）が必要である。つまり，生体信号には下限（f_1）から上限（f_2）まで多くの周波数成分が含まれている（**図1.20**の下段）。通常，筋活動中に記録される筋電図に含まれる周波数は10 Hzから500 Hzまでである。

このような周波数領域における信号の表現は，対象とする周波数帯における各周波数の相対的な振幅（パワー）を表した分布（スペクトル）となるため（**図1.21**），**パワー密度スペクトル**と呼ばれる。一般的に，信号中に多数のピークが存在するほど，その信号に含まれる周波数の帯域幅は広くなる。つまり，パワー密度スペクトルにおける上限の周波数はより高くなる。このように，スペクトル解析によって信号中の変動の速さに関する情報が得られ，そうした情報が生体反応における様々な要因の影響を比較するときに有用となる場合がある。

例 1.9 パワー密度スペクトルの比較

信号の変動の速さがパワー密度スペクトルで必要な周波数の幅を決定する。例えば，加速度データの変動は位置データよりも速いため，これを周波数領域で表現するにはより高い周波数成分が必要となる。図 1.22 は，等尺性収縮させているときの人差し指の加速度（上段）と，低速での外転・内転運動させているときの人差し指の位置（下段）を示している。被験者が行った2種類の運動は，動かないように固定された拘束具を指を動かす筋（第一背側骨間筋）の等尺性収縮によって押す運動と，人差し指に吊るされた軽い重りを短縮性収縮で持ち上げた後に伸張性収縮で下ろす運動であった。被験者はどちらの課題においても可能な限り一定の運動を行うよう指示された。それでも，運動中の加速度や位置には変動が生じていた。加速度データの変動は位置データよりも高い周波数成分を示していた。

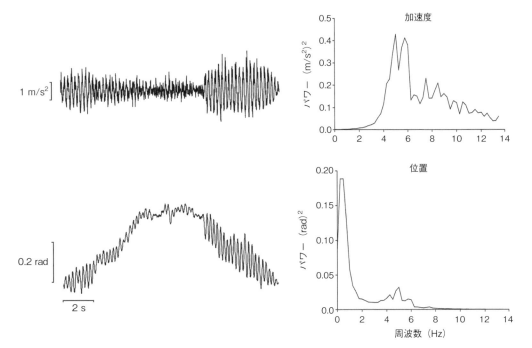

図 1.22 時間領域（左列）と周波数領域（右列）における，等尺性収縮中の人差し指の加速度（上段）と低速（12秒）での外転・内転運動中の人差し指の位置（下段）。
Data from Shinohara et al., 2008.

●デジタルフィルタ●

デジタルフィルタは平滑化の方法の1つである。フーリエ解析とは異なり，デジタルフィルタは信号を表す式を導出するものではない。より正確には，信号中に見られる好ましくない変動を減少させる平均化手法である。通常，このような変動は測定誤差によるものであり，位置データから速度や加速度を求める際にそれらの値を大きく歪ませてしまう。ビデオカメラを用いたモーションキャプチャシステムで物体の位置を測定するときには，データに含まれる種々の誤差から対象の標点の座標を正確に見積もることが必要になる。データの誤差は，カメラの振動，ビデオや投影装置の歪み，位置測定を行う際のカーソル位置のずれなどによる影響で生じる。一般的に，これらの要因による誤差（ノイズ）はランダムに生じ，パワースペクトルでは高周波域に位置する。デジタルフィルタは，パワースペクトルにおいてノイズが存在すると考えられる帯域に対して修正を加えることができる数値的手法である（図 1.23）。

デジタルフィルタにおける重要な手順に，ノイズと望ましい信号を区別する周波数の特定がある。この周波数のことを**遮断周波数**（f_c）と呼ぶ。望ましい信号とノイズの周波数帯は一部重複してしまうため，遮断周波数の決定は単純な問題ではない（図 1.23a）。入力信号の周波数スペクトルを操作して，f_c よりも高い周

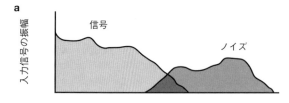

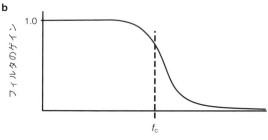

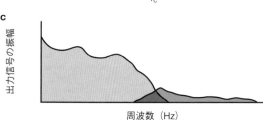

図1.23 仮想的な信号の周波数成分へのデジタルローパスフィルタの効果。(**a**) 望ましい情報（信号）とノイズの両方を含んだ元の入力信号。ノイズは一般的にパワー密度スペクトルの高周波帯域に位置する。(**b**) デジタルフィルタが異なる周波数の振幅に及ぼす効果。遮断周波数（f_c）では、元の信号の振幅が70%まで減衰している。(**c**) デジタルフィルタを通した後の出力信号のパワー密度スペクトル。

示してある（図1.23aの入力信号 [$x(f)$] と図1.23cの出力信号 [$x'(f)$] における振幅-周波数のグラフを比較されたい）。

通常用いられるデジタルフィルタ（二次の**バターワースフィルタ**）は以下の式で与えられる。

$x'(i) = a_0 x_i + a_1 x_{i-1} + a_2 x_{i-2} + b_1 x'_{i-1} + b_2 x'_{i-2}$

　x = フィルタ前の元（入力）データ
　x' = フィルタ後の出力データ
　i = データの i 番目のフレーム
　$i-1$ = i 番目の1つ前のフレーム
　a_0, a_1, a_2, b_1, b_2 = フィルタ係数

この式から，出力信号 [$x'(i)$] は，現在（i）および過去のフレーム（$i-1, i-2$）におけるフィルタ前のデータ（a の係数）と，フィルタ後のデータ（$i-1, i-2$；b の係数）の加重平均となっていることがわかる。

デジタルフィルタを実行するには，各係数（a_0, a_1, a_2, b_1, b_2）の値を求める必要がある。しかし，その前にまず**残差分析**によって f_c を決定する必要がある（Winter, 1990）。残差分析では，幅広い遮断周波数でフィルタ後とフィルタ前の信号の差（残差）を比較し，信号の歪みとフィルタを通過するノイズの量が最小限になる f_c を選択する。一般的に，f_c を 6 Hz とするのがヒトの運動の多くに適当であるとされている。f_c が決まれば，サンプリング周波数（f_s, 毎秒のコマ数）と f_c の比からフィルタ係数が得られる。60 Hz で撮影されたビデオで f_c を 6 Hz にする場合，その比は 10 となり，フィルタ係数は以下になる。

　$a_0 = 0.06746$
　$a_1 = 0.13491$
　$a_2 = 0.06746$
　$b_1 = 1.14298$
　$b_2 = -0.41280$

上記以外の f_s と f_c の比に対するデジタルフィルタの係数の求め方は，Winter（1990）の書籍に記載されている。

波数成分を大幅に減衰させた出力信号を得る数値的手法がデジタルフィルタである。デジタルフィルタの数値的効果を示した図（図1.23b）を見ると，そのまま残る（f_c よりも低い）周波数成分と，減衰する（f_c よりも高い）周波数成分があることがわかる。遮断周波数は，出力信号の振幅が入力信号の70%まで減衰する周波数と定義される。これは，パワーでいえば，約半分に減衰する周波数ということである。仮想的な周波数スペクトルにおけるフィルタの効果を図1.23aに

例1.10　フィルタ係数の計算

バターワースフィルタの係数は，単純なアルゴリズムを用いて f_s と f_c から計算することができる。例えば，f_s が 200 Hz で f_c が 8 Hz と与えられた場合，その計算は以下になる。

$$S = \sin\left(\pi \times \frac{8}{200}\right) = 0.1253$$

$$C = \cos\left(\pi \times \frac{8}{200}\right) = 0.9921$$

$$SC = \frac{S}{C} = 0.1263$$

$$K = 2SC \times \sqrt{0.5} = 0.1787$$
$$L = SC^2 = 0.0160$$
$$M = 1 + K + L = 1.1946$$

これらの変数から，係数が計算される。

$$a_1 = \frac{L}{M} = 0.0134$$

$$a_2 = 2\frac{L}{M} = 0.0268$$

$$a_3 = \frac{L}{M} = 0.0134 \qquad b_2 = \frac{K-L-1}{M} = -0.7009$$

$$b_1 = 2\frac{1-L}{M} = 1.6474$$

　最後の検討事項は，デジタルフィルタによる位相ずれの補正である。位相ずれは横軸に沿った正弦波の移動として現れる。1 周期が 2π rad の場合，$\pi/2$ rad の位相ずれは，正弦波が 1/4 周期移動することである。このような位相ずれは，二次のバターワースフィルタによってもたらされる。位相ずれを除去するためには，データをデジタルフィルタに 2 回通す必要がある。1 回は順方向，もう 1 回は逆方向からである。順方向ではデータの一番最初からフィルタにかけ，逆方向ではデータの一番後ろからフィルタにかける。二次のフィルタを順・逆方向に 2 回かけることで，位相ずれのない四次のフィルタとして作用する。

　運動中の位置データをデジタルフィルタによって平滑化すると，**有限差分法**と呼ばれる数値解析の手法で微分係数（速度と加速度）を求めることができる。この手法では，平滑化された位置データ（x）を用いて，時間の関数として速度（**式 1.16**）と加速度（**式 1.17**）を算出する。

$$\dot{x}(i) = \frac{x_{i+1} - x_{i-1}}{2(\Delta t)} \qquad (1.16)$$

$$\ddot{x}(i) = \frac{x_{i+1} - 2x_i + x_{i-1}}{(\Delta t)^2} \qquad (1.17)$$

四次のバターワースフィルタの効果は**図 1.24** に示

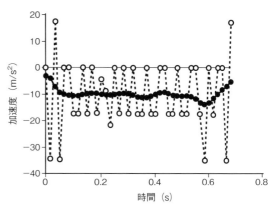

図 1.24　空中に投射されたボールの鉛直加速度。フィルタ前の位置データから求めた加速度（○）とフィルタ後の位置データから求めた加速度（●）。フィルタ処理が行われていない加速度データは，ビデオカメラで得た位置データから算出された。

されている。空中に投射されたボール（**図 1.8**）の鉛直位置にフィルタ（$f_c = 6$ Hz）をかけ，ボールの鉛直加速度を有限差分法（**式 1.17**）で算出した。実際のボールの加速度は約 -9.8 m/s² であり，フィルタ後の位置座標から得られる加速度データはほぼ同じ数値となった（**図 1.24**）。

まとめ

　本章では，ヒトの運動の研究に関する基礎事項を扱った。並進運動と回転運動における位置（角度），速度（角速度），加速度（角加速度）の間で厳密に規定された関係を確認し，正確な用語で運動を記述するために必要な概念と定義を示した。キネマティクスは物理学を基礎としているものの，ヒトの身体運動へ応用する場合には，それらの関係の理解だけでは限界がある。しかし，これらの原理を正しく理解していないと，ヒトの身体運動の研究において次の段階に到達することは難しい。なお，本章では，身体運動の研究で用いられる手法もいくつか紹介した。

第 2 章

運動の力

力は，物体とそれを取りまく周辺環境との物理的な相互作用を記述することに用いられる概念である。力は物体の運動状態に変化をもたらす，あるいはもたらそうとする作用として定義できる。つまり，物体を加速させるものである。例を挙げると，ビリヤード台の上で静止しているボール（速度ゼロ）は，力がボールに働くまでその位置を変えることはない。アイススケートで滑走している人は，力が運動を変化させるまで一定の速度を維持する。また，日常生活で我々が行う活動は身体内部での力を必要とする。運動の原因として力を検討する動作の研究を**キネティクス**という。

運動の法則

アイザック・ニュートン（Isaac Newton, 1642～1727 年）は，運動の法則として総称される 3 つの法則によって力と運動の関係を特徴づけた。これらの法則は，本来は質点について定められたものであったが，ヒトの身体セグメントのような剛体にも適用できる。

●慣性の法則●

ニュートンの**慣性の法則**は，質点に力が作用しなければその質点は静止状態，あるいは等速直線運動を続けることを述べている。もっと単純に言うと，運動を止める，開始させる，または変化させるためには力が必要である。第 1 章で述べたように，運動とは物体がある時間間隔で 1 つの場所から別の場所へ移動することであり，その量は速度として定量化される。慣性の法則は，力が物体に作用したときにのみ，物体の運動，つまり物体の速度が変化することを示している。**慣性**の概念は物体の速度変化の困難さを示しており，それは物体が力によって加速されているときに明らかになる。

物体の速度の大きさと方向は力が作用することによってのみ変化するため，曲線運動には物体が直線運動をしようとすることを阻害する力が必要になる。曲線運動中において速度ベクトルの方向を変える力は求心力（F_c）と呼ばれ，次式で定義される。

$$F_c = \frac{mv^2}{r} \quad (2.1)$$

m は質量，v は速度，r は曲線軌道の曲率半径を表している。F_c は物体が回転している軸に向かう。**式 2.1**が表しているのは，F_c の大きさが最も影響を受けるのは運動の速度（v^2）であるが，物体の質量が増えることで増加したり，曲線軌道の曲率半径が大きくなることで減少したりもするということである。

●運動方程式●

ニュートンの**運動方程式**は，外力が作用して質点が動いているとき，その力は運動量の時間変化率と等しいことを述べている。**運動量**（G）という用語は物体が有する運動の量を意味しており，質量（m）と速度（v）の積として定義される。例えば，速さ 8 m/s で水平に動いている質量 60 kg の走者は 480 kg・m/s の運動量を有していることになる。運動量は次式で表される。

$$G = mv \quad (2.2)$$

そして，運動量の変化率は次のように表すことができる。

$$\frac{\Delta G}{\Delta t} = \frac{\Delta (mv)}{\Delta t}$$

m はヒトの運動中には変化しないため，作用する力（F）は質量と速度の変化率の積に比例する（$\Delta v/\Delta t =$ 加速度）。

$$F = \frac{\Delta G}{\Delta t} = \frac{m\Delta v}{\Delta t}$$

$$F = ma \quad (2.3)$$

このように，**式 2.3**はニュートンの運動方程式とな

り，力は質量と加速度の積に等しいことを述べている。概念上は，この式は因果関係を示している。左辺（F）は系とその周辺環境における物理的な相互作用を表しているため，それを原因と見なすことができる。一方，相互作用が系にもたらすキネマティクスの影響（ma）を示すため，右辺は結果を表しているといえる。このことから，式2.3は物体に作用した力を測る最も直接的な方法である。

●作用-反作用の法則●

ニュートンの作用-反作用の法則は，2つの質点が互いに力を及ぼし合うとき，力は2つの質点を通る直線に沿って作用することと，2つの力ベクトルは大きさが等しく向きが反対であることを述べている。

作用-反作用の法則は，バスケットボールでジャンプシュートを行う人が地面に対して力を発揮するとき，それと同時に地面からその人物に反力（地面反力）が働くことを示している。作用-反作用の法則は，人と地面との間の力が，大きさは等しいが向きは反対であることを述べている。この相互作用の結果として，それぞれの物体（人と地面）にはその質量に依存した加速度（$F = ma$）が生じる。

作用-反作用の法則により，力を測定する数々の機器における基礎が得られる。例として，ひずみゲージ，ばねばかり，圧電性結晶，コンデンサーが挙げられる。力がこれらの機器に作用したとき，機器は微小に変形し，その変形量が力の単位（ニュートン）に変換される。変形に対応する信号は，ひずみゲージの伸張（ひずみ），ばねばかりの変位，圧電性水晶の電荷，およびコンデンサーの電流である。既知の力に対する変形を測定しておくことによって各機器は較正される。それにより，その後に生じる変形から，物体に作用した力の大きさを見積もることが可能になる。

ヒトの身体運動における力の記述

ニュートンの運動の法則をヒトの身体運動の研究に適用する前に，運動に含まれる力を特定するのに役立つ作図の技術について述べる。その後，ヒトの身体セグメントの運動の記述に対して，特に重要となる力の回転作用，つまりトルクの概念を紹介する。

●フリーボディダイアグラム●

バイオメカニクスでは，フリーボディダイアグラムをヒトの動作解析の補助として頻繁に使用する。フリーボディダイアグラムによって解析の範囲が定義され，運動にとって重要な力が明らかになる（Dempster,

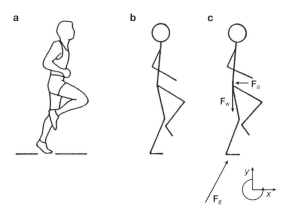

図2.1 フリーボディダイアグラム作成の過程。（**a**）実生活の図から，（**b**）系の特定と（**c**）周辺環境から系に作用する力の追加まで。

1961）。一般的なフリーボディダイアグラムはスティックピクチャで描かれ，座標系や周辺環境による力を表す矢印なども記される。図2.1に見られるように，フリーボディダイアグラムのスティックピクチャ部分は，解析対象となる系を示している。また，対象となる力がフリーボディダイアグラム上に描画されている。

図2.1では，ヒトの走動作が対象となっている。今回は，走者が地面に及ぼす力の大きさと方向を求めることとする。作用-反作用の法則に基づくと，走者が地面に及ぼす力は地面反力という地面からの反力を記録することで測定できる。解析の第一段階は，系を明確にするフリーボディダイアグラムを描くことである。ここでは，走者の身体を解析対象の系とする（図2.1b）。次の段階は，系に作用する外力を全て表示することであり，それぞれの力を適切な長さ（大きさ）と方向を持った矢印として示す（図2.1c）。図2.1cに示された力は，空気抵抗（F_a），重力による体重（F_w），そして地面反力（F_g）である。一般的に，フリーボディダイアグラムに含まれる力は，系の重量および周辺環境の接触面から生じる力である。

フリーボディダイアグラムは周辺環境から系に作用する力のみを示しており，系内部の力は示していない。したがって，関節に生じる力のようなヒトの身体内部の力を分析したい場合は，他の系を定義しなければならない。具体的には，対象となる関節を系の端にすることで，周辺環境がその関節に及ぼす力を特定することが可能となる。こうした解析では，関節における2種類の力が特定される。1つは正味の筋力（F_m）で，もう1つは隣接する身体部分からの反力（F_j）である。図2.1bに示された瞬間における正味の筋力の大きさと方向を求めるのに適切なフリーボディダイアグラムを図2.2に示す。

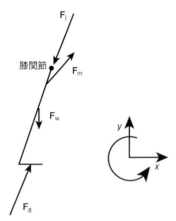

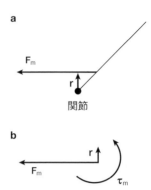

図2.2 4つの外力が作用している系（下腿＋足部）のフリーボディダイアグラム。F_g＝地面反力；F_j＝近位セグメントからの関節反力；F_m＝膝関節伸筋群による筋力の合力；F_w＝系の重量。

図2.3 筋トルク（τ_m）ベクトルの向きを求める右手の法則の適用。(a) 筋トルクはモーメントアーム（r）と筋力（F_m）の積である。(b) rとF_mの始点が一致するように再配置し，右手の法則を適用することでτ_mの向きを求められる。

フリーボディダイアグラムの目的は，解析の範囲となる状況を定めることである。フリーボディダイアグラムの作成には2つの段階がある。第1段階は，知りたい情報を得るために必要な系を定義することである。これは通常，系のスティックピクチャを描くことで満たされる。第2段階は，系とその周辺環境の間に働く力を特定し，矢印（力ベクトル）としてフリーボディダイアグラムに描き加えることである。どのような力がフリーボディダイアグラムに含まれるべきかは本章の残りの部分で述べる。

●トルク●

全てのヒトの運動には，1つまたは複数の関節における身体セグメントの回転が含まれている。これらの運動は，周辺環境および筋収縮によって生じた力の相互作用の結果である。ヒトの運動は関節まわりの回転を生み出す力の効果が不均衡になることで生じる。力が回転を生み出す作用は，**トルク**または**力のモーメント**と呼ばれる。トルクはある軸まわりの力の回転効果を表している。つまり，トルクは力が生み出すことのできる回転の量である。

トルクは，力の大きさと回転軸から力の作用線までの垂線の長さとの積を大きさとするベクトルである。この垂線の長さが**モーメントアーム**であり，スカラー量として表される場合と，ベクトル量として表される場合がある。スカラー量としては回転軸から力の作用線までの距離がモーメントアームの大きさとなる。ベクトル量としては回転軸から力の作用線へ垂直に向かう向きを持っている。式で表すと次のようになる。

$$\tau = r \times F \qquad (2.4)$$

τはトルク，rはモーメントアーム，Fは力である。モーメントアームは垂線の長さであるため，回転軸（支点）から力の作用線までの最短距離となる。そして，トルクベクトルの方向は，力ベクトルとモーメントアームベクトルを含む平面に対して垂直となる。第1章で説明したように，2つのベクトル量の乗算の結果がベクトルである場合，積の方向は乗算される2つのベクトルを含む平面に常に垂直となる。この手続きは**ベクトル積またはクロス積（外積）**と呼ばれる。トルクはベクトル積である。トルクの測定単位はニュートン×メートル（N·m）であり，力（N）と距離（m）の積である。

トルクはモーメントアームおよび力ベクトルと同一の平面上に曲がった矢印として図示されることが多い。図2.3に示したように，**右手の法則**を適用すれば，曲がった矢印の向きを決定することができる。掛け合わせる2つのベクトルの始点が共に回転軸（関節）になるように描き，伸ばした親指以外の4本の指をモーメントアーム（r）の向きから力（F_m）の向きに向かって曲げることで，右手の法則を適用する。これがr×F_mになる。この例において，立てた親指はページから飛び出す向きを持つ積（τ_m）を示しており，この積は反時計回りに回転する曲がった矢印として表される。

例2.1 モーメントアームの影響

ヒトの運動におけるトルクの役割の例として，ベンチに座って膝関節の伸展運動（図2.4）を行う人を考えてみよう。この人は膝関節のケガからのリハビリ中であり，運動の負荷を変えるために下腿に重りを取り付けている。この運動を行う際に，重りを足首に取り付けるのと下腿の中央部分に取り付けるのでは，どちらにおいてより強い筋収縮が必要だろうか？

膝関節伸展運動では，重りを取り付けた脚を動かすトルクを発揮するために，膝関節まわりの筋群を収縮させなくてはならない。したがって，筋活動の量は重りの重量によって変わる。この例では，系の質量（取り付けられた重りの質量＋下腿および足部の質量）に由来する膝関節まわりのトルクが負荷となる。それは次の関係式から算出される。

$$\tau_l = r \times F_w$$

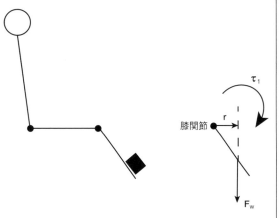

図2.4 膝関節まわりに生じるトルク（τ_l）に対して，下腿における重量（F_w）とその位置（r）の影響を求める解析。

τ_lは負荷のトルク，rはモーメントアーム，F_wは系の重量（$F_w = mg$で，mは系の質量，gは重力加速度）である。τ_lの向きは，右手の法則によって求められる（$r \times F$）。図2.4に基づいて，右手の親指以外の指をrの向きに合わせてから，その指をF_wの向きに曲げる。このとき立てた親指の向きがτ_lの向きとなる。親指の向きからτ_lが紙面の奥を指すベクトルであることがわかる。

この例において，系の重量（F_w）は変化しないため，τ_lはモーメントアーム（r）の長さに応じて変化する。そうすると，先ほどの疑問は，重りが足首と下腿の中央部のどちらに付いているときにrがより大きくなるかというものになる。膝関節伸展運動の可動域全体で，重りが足首に取り付けられている方がrは長くなる。したがって，重りを取り付ける場所が回転軸から遠くなるほど，膝関節伸展運動の負荷は増加する。

身体質量に由来する力

系をフリーボディダイアグラムで定義すると，系とその周辺環境との間に存在する力を考慮することが可能になる。一般に，ヒトの身体運動に関与する力には，身体質量に由来するものと周辺環境との接触に由来するものがある。これらの力はヒトの身体全体にわたって分布し，本章と次章で述べる方法を用いて推定することができる。

●重力●

ニュートンは**万有引力の法則**で重力を特徴づけた。そこでは，全ての物体は互いに引き付け合い，その力は引き合う2つの物体の質量の積に比例し，物体間の距離の2乗に反比例する。これは次式で示される。

$$F \propto \frac{m_1 m_2}{r^2} \quad (2.5)$$

m_1とm_2は2つの物体の質量で，rは物体間の距離である。

これらの引き合う力は，地球と物体間の引力を除き，ヒトの運動の研究では通常，無視できるとされている。

重量は物体と地球との間における引力の大きさを意味する。力としての重量はニュートン（N）を単位として測定される。重量は質量に比例して変化する。つまり，質量が大きいほど引力は大きいということである。しかし，質量と重量は異なる量である。重量（力）はSI系において組立単位であり，質量は基本単位である（巻末の「SI系」参照）。万有引力の法則に従うと，物体の重量は物体と地球の中心との距離に応じて変化する。したがって，高い標高での重量は海抜0mよりもわずかに小さくなる。

身体全体の重量ベクトルの大きさは，重量計の値を読み取ることで求めることができる。この方法の妥当性の証明は，ニュートンの運動方程式（式2.3）に基づいた単純な解析で示される。

$$\sum F = ma$$

この式は，力（F）の和（Σ ＝ シグマ）が系の質量（m）に依存する比率で系を加速させる（a）ことを示している。重力は鉛直方向（y）に作用するため，解析はこの方向に限定される。重量計に立っているヒトに作用する力は，下向きで負の値として表される重量としての体重（F_w）と，上向きで正の値として表される地面

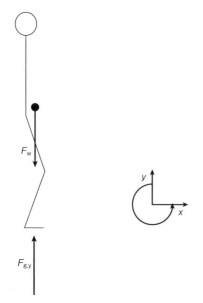

図2.5 重量計に立っている人のフリーボディダイアグラム。この場合，身体全体が1つの系である。

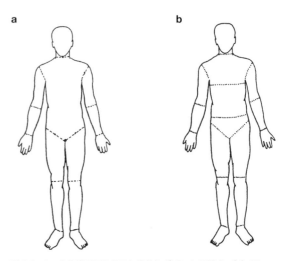

図2.6 2つの研究で用いられた身体セグメントの構成。(**a**) Chandlerら (1975) の構成は，頭部，体幹部，左右上腕部，左右前腕部，左右手部，左右大腿部，左右下腿部，および左右足部の計14セグメント。(**b**) ZatsiorskyとSeluyanov (1983) の構成は，頭部，上胴部，中胴部，下胴部，左右上腕部，左右前腕部，左右手部，左右大腿部，左右下腿部，および左右足部の計16セグメント。

反力の鉛直成分（$F_{g.y}$）である。図2.5に適切なフリーボディダイアグラムを示した。解析は次の通りである。

$$\sum F_y = ma_y$$
$$-F_w + F_{g.y} = ma_y$$
$$F_w = F_{g.y} - ma_y$$

この人は静止しているので，$a_y = 0$である。

$$F_w = F_{g.y} - 0$$
$$F_w = F_{g.y}$$

下向きの重量ベクトルは，**質量中心**と呼ばれる点から発する。物体の全ての質点は質量中心を中心に均等に分布すると仮定される。質量中心は理論上の点で，身体セグメント間の相対的位置が変化すると，身体全体の質量中心の相対的位置も変化する。

●身体セグメントの特性●

ヒトの身体運動の解析に関与する多くの力と同様に，重量は身体全体に分布する力であり，その中心位置である質量中心に正味の効果として表される。身体全体の質量中心は運動中に移動するため，バイオメカニクスでは**セグメント解析**と呼ばれる方法を用いて，運動中の様々な時点における質量中心の位置を求める。この方法では，ヒトの身体が複数の剛体（セグメント）で構成されていると仮定し，身体全体の質量中心の位置を求めるために各セグメントで計算を行う（図2.6）。セグメント解析では，それぞれの身体セグメントの質量と質量中心の位置を推定した後，これらの情報を用いて身体全体の質量中心の位置を推定する。この方法は第3章で詳しく述べる。ここでは，ヒトの各セグメントにおける重量ベクトルの大きさと位置を求めるために，セグメント質量と質量中心位置のデータベースを用いる。

ヒトの身体セグメントの力学的特性は，人体測定学に基づいた回帰式によって簡単に推定することができる。屍体標本を用いた人体測定学の包括的な研究によって，身重（F_w）とセグメントの長さの測定からセグメントの重量と質量中心の位置（表2.1）を推定する回帰方程式が得られている（Chandler et al., 1975）。

表2.1に掲載されている回帰方程式の使用の例として，体重が750 Nのヒトの体幹部と手部の重量を推定してみよう。

$$体幹部重量 = 0.532 \times 750 - 6.93$$
$$= 392 \text{ N}$$

これは体重の52%に相当する。同様に，

$$手部重量 = 0.005 \times 750 + 0.75$$
$$= 4.5 \text{ N}$$

これは体重の約0.6%に相当する。表2.1から，セグメント長の測定結果を用いて質量中心の位置を推定することも可能である。表2.1のセグメントの境界線は図2.6aに示されている。大腿部の長さ（股関節から膝関節までの距離）が36 cmの場合，大腿部の質量中心は股関節から39.8%の場所に位置することになる。具体的な位置の算出は以下になる。

$$質量中心の位置 = 36 \times 0.398$$
$$= （股関節から）14.3 \text{ cm}$$

質量中心の位置だけでなく，個々のセグメントにおいて質量がどのように分布しているかを知ることも重

表2.1 身体セグメントの重量を推定する回帰方程式と質量中心の推定位置

セグメント	重量（N）	質量中心の位置（%）	セグメントの近位端
頭部	$0.032 F_w + 18.70$	66.3	頭頂
体幹部	$0.532 F_w - 6.93$	52.2	第一頸椎
上腕部	$0.022 F_w + 4.76$	50.7	肩関節
前腕部	$0.013 F_w + 2.41$	41.7	肘関節
手部	$0.005 F_w + 0.75$	51.5	手関節
大腿部	$0.127 F_w - 14.82$	39.8	股関節
下腿部	$0.044 F_w - 1.75$	41.3	膝関節
足部	$0.009 F_w + 2.48$	40.0	踵

注：身体セグメントの重量は全身重量（F_w）から推定され，セグメントの質量中心の位置は測定されたセグメント長に対する近位端からの百分率として表されている。

要である。これは**慣性モーメント**と呼ばれるパラメータによって定量化することができる。慣性モーメントは物体の回転時の慣性（質量）に相当し，ある軸まわりの回転の変化に対する抵抗の大きさを表している。慣性モーメント（I）は次式で定義される。

$$I = \sum_{i=1}^{n} m_i r_i^2 \quad (2.6)$$

n は系内の要素（質点またはセグメント）の数，m_iは系の i 番目の要素の質量，r_iは回転軸から i 番目の要素までの距離を表す。慣性モーメントは質量と距離の2乗の積であるため，測定単位は $kg \cdot m^2$ となる。式2.6は比較的構成要素の少ない系に使われるが，連続した質量分布の物体については同じ関係が積分で表される。

$$I = \int r^2 dm \quad (2.7)$$

式2.7は，ヒトの身体や身体セグメントを構成する質点のように，多数の微小な質量（dm）で構成される系に対して用いられる。この積分は各要素の質量と回転軸からの距離の2乗（r^2）の積を足し合わせることによってIが算出されることを表している。

通常，質量分布は慣性主軸と呼ばれる3つの**直交する**（直角に交わる）軸に対して表される。ヒトの身体運動の解析では，これらは宙返り軸（身体を左右に貫く軸），側転軸（身体を前後に貫く軸），および捻り軸（身体を上下に貫く軸）として定義されることが多い。表2.2に，異なる姿勢における3つの主軸まわりの身体の慣性モーメントを示す。身体の質量が回転軸まわりに密集しているほど慣性モーメントは減少することに注目しよう。例えば，表2.2に示したように，捻り軸まわりの慣性モーメントが各身体姿勢において最小となる。

表2.2に示されたこれらの測定値から全身の慣性

表2.2 宙返り軸，側転軸，捻り軸まわりの全身の慣性モーメント（$kg \cdot m^2$）

姿勢	宙返り軸	側転軸	捻り軸
伸び型	12.55	15.09	3.83
開えび型（両腕を外側に広げる）	8.38	8.98	4.79
閉えび型（指先でつま先を触る）	8.65	6.60	3.58
抱え型	4.07	4.42	2.97

モーメントをあらゆる回転軸まわりで推定することができる。慣性モーメントを求めるには**平行軸の定理**を用いる。この定理では，求めたい軸（I_o）まわりの慣性モーメントをその軸に平行な任意の軸まわりの慣性モーメント（例えば質量中心を通る軸まわりの慣性モーメント〔I_g〕）と，その任意の軸から求めたい軸までの距離に関する項（md^2）の和として算出する（式2.8）。

$$I_o = I_g + md^2 \quad (2.8)$$

m は系の質量，d は2つの平行な軸の距離を表している。例を挙げると，鉄棒で演技をしている体操選手（71.2 kg）の手部を通る横軸（宙返り軸）まわりにおける全身の慣性モーメントを，平行軸の定理を使うことで算出できる。

$$\begin{aligned} I_{hands} &= 12.55 \, kg \cdot m^2 + [71.2 \, kg \times (1.02 \, m)^2] \\ &= 12.55 + 74.08 \, kg \cdot m^2 \\ &= 86.6 \, kg \cdot m^2 \end{aligned}$$

12.55 $kg \cdot m^2$ は伸び型姿勢における全身の質量中心を通る横軸まわりの慣性モーメント（表2.2）であり，1.02 m は質量中心から手部（回転軸）までの距離である。

例 2.2　慣性モーメントの算出

重さのないワイヤーで連結された 4 つの重量によって構成され，近位端（O）から 0.57 m の場所に質量中心（g）が存在する系（図 2.7）の質量分布を描いてみよう。

a．式 2.6 を用いて，系の重心まわりの慣性モーメント（I_g）を算出する。

$$I_g = \sum_{i=1}^{4} m_i r_i^2$$

$$I_g = m_1 r_1^2 + m_2 r_2^2 + m_3 r_3^2 + m_4 r_4^2$$

$$I_g = \frac{1}{9.81} 0.57^2 + \frac{3}{9.81} 0.32^2 + \frac{5}{9.81} 0.13^2 + \frac{2}{9.81} 0.44^2$$

$$I_g = 0.0331 + 0.0313 + 0.0086 + 0.0395$$

$$I_g = 0.1125 \text{ kg·m}^2$$

b．式 2.6 を用いて，系の近位端まわりの慣性モーメント（I_o）を算出する。

$$I_o = \frac{3}{9.81} 0.25^2 + \frac{5}{9.81} 0.70^2 + \frac{2}{9.81} 1.01^2$$

$$I_o = 0.0191 + 0.2497 + 0.2080$$

$$I_o = 0.4768 \text{ kg·m}^2$$

c．a で求めた値と平行軸の定理（式 2.8）を用いて，系の近位端まわりの慣性モーメントを求める。

$$I_o = I_g + md^2$$

$$I_o = 0.1125 + \frac{11}{9.81} 0.57^2$$

$$I_o = 0.1125 + 0.3643$$

$$I_o = 0.4768 \text{ kg·m}^2$$

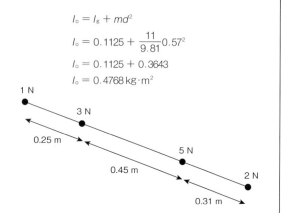

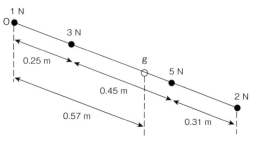

図 2.7　重さのないワイヤーで連結された 4 つの重量で構成される系。

全身またはセグメントのような物体の慣性モーメントを求める方法の 1 つに，**振り子法**がある。この方法では，物体を吊り下げている支持点まわりの慣性モーメントを測定し，平行軸の定理を用いて物体の質量中心まわりの慣性モーメントを求める。振り子法を使うためには，質量中心の位置と質量中心から支持点までの距離がわかっていなければならない。振り子法では，固定された点から物体を吊り下げ，静止位置から物体をわずかに傾けて振り子運動をさせ，振動の 1 周期の時間を測定する。このとき，支持点まわりの慣性モーメント（I_o）は次の方程式で与えられる。

$$I_o = \frac{F_w \cdot h \cdot T^2}{4\pi^2} \quad (2.9)$$

F_w は物体の重量，h は質量中心から支持点までの距離，T は 1 振動周期の時間を表す。I_o が求まると，平行軸の定理によって I_g を算出することができる。

セグメントの質量と質量中心の位置の推定だけでなく，献体を用いた研究によりセグメントの慣性モーメントも得られている。これらのデータは標本間でのばらつきが小さいため，通常は平均値で報告される（表 2.3）（Chandler et al., 1975）。

表 2.3　宙返り軸，側転軸，捻り軸まわりのセグメントの慣性モーメント（kg·m²）

セグメント	宙返り軸	側転軸	捻り軸
頭部	0.0164	0.0171	0.0201
体幹部	1.0876	1.6194	0.3785
上腕部	0.0133	0.0133	0.0022
前腕部	0.0065	0.0067	0.0009
手部	0.0008	0.0006	0.0002
大腿部	0.1157	0.1137	0.0224
下腿部	0.0392	0.0391	0.0029
足部	0.0030	0.0034	0.0007

屍体標本から得られたセグメントのデータを数理モデルによって補足する方法がある。この方法では，球，円柱，円錐などの幾何学的な構成要素を組み合わせてヒトの身体をモデル化する。この方法を最初に用いた研究者の 1 人である Hanavan（1964, 1966）は，ヒトの身体を 15 個の一様な密度を持つ単純な立体に分割した（図 2.8a）。このモデルの利点は，いくつかのセグメントの長さと周径囲さえあればモデルの個人適合

を行うことができ，また各セグメントの質量中心および慣性モーメントの予測が可能なことである．しかし，予測の精度はセグメントのモデル化に通常用いられる次の3つの仮定によって制限される．それらは，(1) セグメントが剛体であるという仮定，(2) セグメント間の境界が明確であるという仮定，(3) セグメントの密度が均質であるという仮定である．実際には，運動中には軟部組織がかなり移動するので，セグメント間の境界は曖昧であり，セグメント内およびセグメント間で密度は異なっている．

　Hatze (1980) はさらに詳細なヒトの身体モデルを開発した（図2.8b）．その身体モデルは17個のセグメントで構成され，個人適合には242の人体測定が必要である．このモデルでは，身体セグメントを幾何学的形状の異なる小さな質量に分割している．これにより，体幹や肩などでセグメントの形状や密度が異なることに対応した詳細なモデル化が可能になる．さらに，このモデルは左右の対称性さえも仮定していない．男女の区別は皮下脂肪厚計の値から複数のセグメントの密度を調整することで行われる．また，このモデルは肥満や妊娠による身体形態の変化にも対応可能であり，子供に合わせることもできる．モデルへの入力情報（242の人体測定）を得るには時間を要するが，セグメントの体積，質量，質量中心位置，および慣性モーメントの正確な推定値が得られる．表2.4は男性2名の推定値の一覧である．

　セグメントのパラメータを求める他の手法として，CT（コンピュータ断層撮影法）やMRI（磁気共鳴画像法）といった画像化法に基づくものがある．画像化法

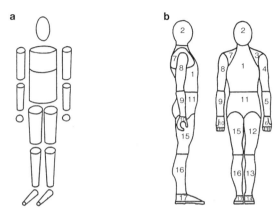

図2.8 ヒトの身体モデル．(**a**) Hanavanの身体モデル．(**b**) 17個のセグメントで構成されるHatze (1980) の身体モデル．17個のセグメントは次の通りである：1＝胸腹部；2＝頭部；3＝左肩部；4＝左上腕部；5＝左前腕部；6＝左手部；7＝右肩部；8＝右上腕部；9＝右前腕部；10＝右手部；11＝腹骨盤部；12＝左大腿部；13＝左下腿部；14＝左足部；15＝右大腿部；16＝右下腿部；17＝右足部．

表2.4 Hatzeモデルで計算された男性2名におけるセグメントの各パラメータ値

セグメント	F. B. (23歳)			C. P. (26歳)		
	体積	質量中心の位置	I_{zz}	体積	質量中心の位置	I_{zz}
頭頸部	4.475	0.517	0.0303	4.537	0.516	0.0337
胸腹部	19.111	0.439	0.3117	19.803	0.444	0.3302
左肩部	1.438	0.727	0.0047	2.042	0.706	0.0080
右肩部	1.890	0.711	0.0071	2.121	0.699	0.0084
左上腕部	2.110	0.432	0.0196	2.123	0.437	0.0203
右上腕部	2.021	0.437	0.0168	2.340	0.428	0.0229
左前腕部	1.023	0.417	0.0067	1.223	0.413	0.0086
右前腕部	1.190	0.404	0.0079	1.313	0.412	0.0093
左手部	0.453	0.515	0.0011	0.416	0.533	0.0010
右手部	0.446	0.531	0.0011	0.417	0.524	0.0010
腹骨盤部	8.543	0.368	0.0399	9.614	0.395	0.0541
左大腿部	8.258	0.479	0.1475	8.744	0.473	0.1653
右大腿部	8.278	0.480	0.1415	8.729	0.466	0.1702
左下腿部	3.628	0.412	0.0615	3.856	0.420	0.0798
右下腿部	3.686	0.417	0.0663	3.798	0.417	0.0747
左足部	0.887	—	0.0041	1.032		0.0051
右足部	0.923	—	0.0042	1.055		0.0051

注：体積＝計算されたセグメントの体積 (L)；質量中心の位置＝セグメントの近位端からの距離（セグメント長に対する比率であり，0.500はセグメント長の50%を意味する）；I_{zz}＝質量中心を通る宙返り軸 (zz) まわりの慣性モーメント．セグメント密度は次の通りである：腹部＝1000 ＋ 30 i_m，頭部＝1120，頸部＝1040，腕部と脚部＝1080 ＋ 20 i_m kg/m³．i_mは男性で1，女性では0である．

表2.5 若年成人女性と男性における各セグメントの長さ，質量，および質量中心の位置

セグメント	長さ（cm）		質量（%）		質量中心の位置（%）	
	女性	男性	女性	男性	女性	男性
頭部	20.02	20.33	6.68	6.94	58.94	59.76
体幹部	52.93	53.19	42.57	43.46	41.51	44.86
上胴	14.25	17.07	15.45	15.96	20.77	29.99
中胴	20.53	21.55	14.65	16.33	45.12	45.02
下胴	18.15	14.57	12.47	11.17	49.20	61.15
上腕	27.51	28.17	2.55	2.71	57.54	57.72
前腕	26.43	26.89	1.38	1.62	45.59	45.74
手部	7.80	8.62	0.56	0.61	74.74	79.00
大腿部	36.85	42.22	14.78	14.16	36.12	40.95
下腿部	43.23	43.40	4.81	4.33	44.16	44.59
足部	22.83	25.81	1.29	1.37	40.14	44.15

表2.6 若年成人女性と男性における宙返り軸，側転軸，および捻り軸まわりの各セグメントの慣性モーメント

セグメント	宙返り軸		側転軸		捻り軸	
	女性	男性	女性	男性	女性	男性
頭部	0.0213	0.0296	0.0180	0.0266	0.0167	0.0204
体幹部	0.8484	1.0809	0.9409	1.2302	0.2159	0.3275
上胴	0.0489	0.0700	0.1080	0.1740	0.1001	0.1475
中胴	0.0479	0.0812	0.0717	0.1286	0.0658	0.1212
下胴	0.0411	0.0525	0.0477	0.0654	0.0501	0.0596
上腕	0.0081	0.0114	0.0092	0.0128	0.0026	0.0039
前腕	0.0039	0.0060	0.0040	0.0065	0.0005	0.0022
手部	0.0004	0.0009	0.0006	0.0013	0.0002	0.0005
大腿部	0.1646	0.1995	0.1692	0.1995	0.0326	0.0409
下腿部	0.0397	0.0369	0.0409	0.0387	0.0048	0.0063
足部	0.0032	0.0040	0.0037	0.0044	0.0008	0.0010

の例として，放射性同位体を用いたセグメントを透過する γ 線強度の測定が挙げられる．この原理は，放射線を用いて被験者の身体をスキャンすることで身体セグメントの面密度と体積を得るものである．Zatsiorskyら（Zatsiorsky & Seluyanov, 1983；Zatsiorsky et al., 1990a,b）は，この方法を使って100名の男性（年齢＝24±6歳；身長＝1.74±0.06 m；体重＝73±9 kg）と15名の女性（年齢＝19±4歳；身長；1.74±0.03 m；体重＝62±7 kg）のデータを取得した．その後，これらの若年成人のセグメントのデータは de Leva（1996）によって整備された．その結果を表2.5と表2.6に記載する．セグメントの近位端は，体幹と上胴（胸骨上縁），中胴（胸骨と剣状突起の間の溝），下胴（臍点）を除き，Chandler ら（1975；

表2.1）が使用していたものと類似している．手部の遠位端は，中手骨と指の間である中指の第三関節と定義された．

● 揺動質量モデル ●

身体運動の解析において，通常，セグメントは剛体であり，単純な関節で他のセグメントに接続していると仮定される．しかし，実際のセグメントは剛体ではないため，特に大きな加速度が生じる運動においては，推定する力に相当量の誤差が含まれてしまう．この誤差は，各セグメントを2つの構成要素，つまり，剛体の部分と揺動質量（Challis & Pain, 2008）と呼ばれる軟部組織で表すことによって減少させることができる．この方法では，揺動質量は剛体の円柱状セグメン

■ 第2章 運動の力

表2.7 剛体セグメントモデルと揺動質量モデルによって算出されたジャンプ着地中の関節反力および関節トルクのピーク値

関節	剛体セグメント		揺動質量	
	関節反力の鉛直成分 (kN)	トルク (N·m)	関節反力の鉛直成分 (kN)	トルク (N·m)
足関節	17.1	−370	11.1	−228
膝関節	13.3	500	7.72	267
股関節	7.70	−460	5.10	−240

トを覆うチューブとして表現され，ばねとダンパによってセグメントに接続されている。

　揺動質量モデルを用いて，ジャンプの着地直後の100 ms中における力の検討が行われた（Pain & Challis, 2006）。このモデルは4つのセグメント（足部，下腿部，大腿部，および体幹）で構成され，各セグメントの質量，質量中心の位置，慣性モーメント，相対質量，剛体および揺動体の密度の推定値から構築された。また，セグメントの初期位置および初速度は，運動課題を行っている被験者のキネマティクスのデータから定められた。モデルの他のパラメータは，各関節のアクチュエータ，および剛体部と揺動質量の接続部におけるスティフネス（剛性）と減衰の特性であった。この揺動質量モデルを用いてPainとChallis（2006）は，着地直後の100 ms中の地面反力における鉛直成分の妥当な推定値を得ることに成功した。そして，剛体だけで構成される剛体セグメントモデルと揺動質量モデルでは，関節反力と関節トルクにおいて最大で50％の差異があることを明らかにした（表2.7）。この比較結果から，着地や足部接触などの動作における接触力は，揺動質量モデルで各セグメントの質量特性を表すことで，さらに精度の高い推定値を求められることが示された。

●慣性力●

　ニュートンは，運動している物体は力が加わるまで等速直線運動すること（慣性の法則）を述べた。運動状態の変化に対して物体が有する抵抗は慣性と呼ばれる。この慣性により運動中の物体は他の物体に対して力を及ぼすことができる（**慣性力**）。慣性力の効果を示すために，片側の上腕を前方に上げ，水平に保ったまま前腕を鉛直（指先が上向き）に立て，手関節をまたぐ前腕の筋群をリラックスさせよう。そして，肘関節を動かして前腕を前後方向に揺らし，徐々に速度を上げていこう。前腕の筋群がリラックスしている場合は肘関節の運動が激しくなると手部が激しく揺れるはずである。想像できるように，これは前腕の運動が手部の激しい揺れを引き起こしている。つまり，前腕の運動が手部に対して慣性力を及ぼしたことで手部が激しく揺れたのである。この相互作用は**運動依存効果**と呼ばれている。この例では，身体セグメント間のような結合系の構成要素間に存在する機械的な連結が示されている。

　運動依存効果は，走行，蹴る運動，ピアノの演奏など，多くの日常活動において重要である。例えば走行における大腿部の運動には，下腿部の運動を制御するための特別な筋活動パターンが必要となる。この相互作用は，遊脚期における膝関節角度と股関節および膝関節まわりの筋トルクの総和（活動した筋群によって生じる正味の回転力）の変化を比較することによって明らかになる（図2.9）。股関節まわりの正味の筋トルクは二相性の波形を示す。具体的には，遊脚期の前半では屈曲方向（負のトルクとして示される）に作用し，後半では伸展方向に作用する。このとき，股関節の屈曲トルクは大腿部を前方に加速させ，伸展トルクは大腿部を後方に加速させる。他方，膝関節まわりの筋トルクの総和（図2.9下図の実線）も二相性の波形を示すが，遊脚中期にトルクがゼロとなる時間がある。これらの波形は，股関節トルクは屈曲-伸展の順で，膝関節トルクは伸展-屈曲の順で発揮されることを示している。したがって，走行における遊脚期前半では股関節屈曲トルクと膝関節伸展トルクが，後半では股関節伸展トルクと膝関節屈曲トルクが同時に発揮されている。

　膝関節まわりの筋トルクの働きは，遊脚期における膝関節角度がどのように変化するかを考慮するとさらに明確になる。図2.9aに示されている角度データから，遊脚期において膝関節角度はまず減少し，その後増加することが読み取れる。そして，この図2.9aと図2.9bに示されている関節角度とトルクとの比較から，遊脚期前半の膝関節の屈曲は膝関節まわりの伸展トルクによって制御されていることがわかる。つまり，膝関節の屈曲動作は膝関節伸筋の作用によって制御されているのである。これは膝関節伸筋群が活動しながら伸張されることを示している。このような活動は伸張性収縮と呼ばれている。同様に，膝関節屈筋群は遊脚期後半の膝関節の伸展動作を制御するために伸張性収縮を行っている。これらの観測結果は，走行の遊脚期における膝関節の屈曲動作は膝関節伸筋群によって，伸展動作は膝関節屈筋群によって制御されていることを意味している。

　身体運動の多くには伸張性収縮が含まれている。伸張性収縮の働きは，身体に対する負荷の調整である。この例での負荷は，大腿部が下腿部に及ぼした慣性力

第1部 ■ 力と運動の関係

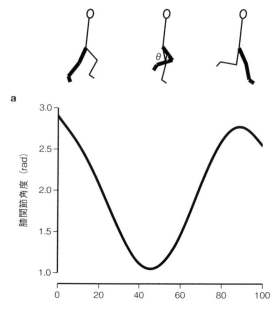

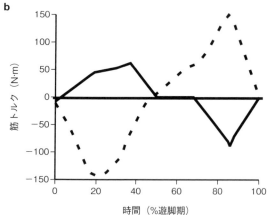

図2.9 走行の遊脚期(脚は太線で示されている)における(a)膝関節角度、および(b)股関節まわりの筋トルク(点線)と膝関節まわりの筋トルク(実線)。被験者は5.1 m/sで走行した。膝関節角度(θ)は大腿部と下腿部の相対角度として測定した。正のトルクは伸展方向の筋トルクを示す。
Data from Phillips and Roberts 1980.

である。膝関節は、股関節周辺の筋群を使うことによって屈曲・伸展させることができる。膝関節周辺の筋群は、大腿部が下腿部に及ぼす慣性力を制御するのに使われる。したがって、膝関節周辺の筋群の伸張性収縮が、下腿部の前方および後方回転を制動する。この例は、ある身体セグメントが他のセグメントに及ぼす慣性力が、動作の解析において重要な検討事項であることを示している。第3章で相互作用トルクについて扱う際に、この概念についてもう一度振り返る。

周辺環境から受ける力

ヒトの身体運動の解析において考慮しなければならない2つ目の主要な力は、周辺環境が身体に及ぼす力である。これらの力は、全身レベルでは地面や他の支持面からの反力、身体と流体(空気、水)間の相互作用である。また、図2.2に示されるように、本章の「筋骨格の力」の節で扱うセグメント解析における外力には、関節に作用する力も解析の対象となる。

●地面反力●

地面反力とは、運動が行われる支持面から受ける反力のことである。これはニュートンの作用-反作用の法則によるもので、全ての身体セグメントの加速度に対する地面の反作用を表す。地面反力は、原則的に重量計と同様の仕組みであるフォースプレートと呼ばれる装置によって測定される。

フォースプレートと重量計の重要な違いの1つは、フォースプレートでは地面反力を三次元で、しかも高周波数で測定できる点である。地面反力は、身体運動にとって機能的に意味のある鉛直(上下)方向、前後方向、左右方向の3つの成分に分解することができる。これらの成分は足部から地面に伝えられた作用に対する地面からの反作用を表しており、それぞれの方向における各セグメントの加速度の合計に対応する。したがって、各身体セグメントはその質量と質量中心の加速度に応じて地面反力に影響を与える。

図2.10に、1.25 m/sでの歩行時における地面反力の鉛直成分($F_{g,y}$)と前後成分($F_{g,x}$)を示す。図には左右の脚の連続した立脚期が表されている(右脚:黒色の線、左脚:灰色の線)。これらのデータは、各足部が地面に接触してから離れるまでの$F_{g,y}$の変化を示している(図2.10a)。足部が地面に接触している時間は立脚期あるいは支持期と呼ばれる。$F_{g,y}$は足部が地面に触れている限りゼロにはならず、立脚期中は変化し続ける。地面反力が両足同時に出ている部分は両脚支持期(約0.1秒間)を示している。

重力に関して前述したように、系(身体)が鉛直方向に加速していない場合、重量ベクトルの大きさは$F_{g,y}$と等しい。つまり、$F_{g,y}$が体重と異なる場合、系には鉛直方向の加速度が生じる(図2.10a)。質量中心の鉛直方向の加速度は、$F_{g,y}$が体重より大きいと上向きに、体重より小さいと下向きになる。そして、各足部には鉛直成分と同時に前後方向の地面反力の成分が作用している(図2.10b)。この成分は、足部が質量中心よりも前方に位置する立脚期前半は後ろ向き(ブレーキ)となり、質量中心が足部よりも前方に移動し

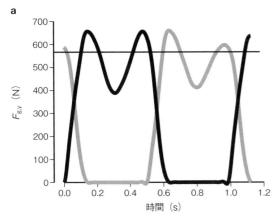
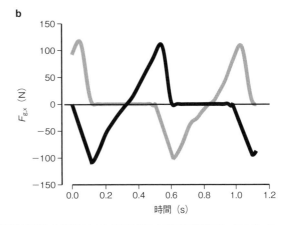

図2.10 1.25 m/sでの歩行における，左側（灰色の線）と右側（黒色の線）足部の連続した地面反力の(**a**)鉛直成分と(**b**)前後成分（体重 = 574 N）。$F_{g,x}$ の負の値は後ろ向きを表す。各足部の立脚期は足部接地から始まり，つま先離地で終了する。
Data provided by Alena Grabowski, PhD.

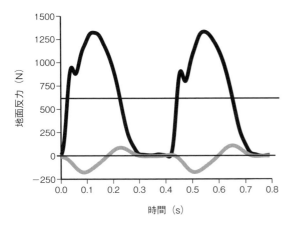

図2.11 3 m/sでの走行における2つの連続した立脚期の地面反力の鉛直成分（黒色の線）と前後成分（灰色の線）。体重は574 N。前後成分の負の値は後ろ向きを表す。
Data provided by Alena Grabowski, phD.

た際には前向き（推進力）に変わる。

走行の立脚期（図2.11）における地面反力の鉛直成分（$F_{g,y}$）は，歩行時（図2.10a）よりも大きく，立脚期のほとんどの期間において体重を上回る。走行における地面反力の前後成分（$F_{g,x}$）には，歩行時にも見られた2つの局面がある。それは，質量中心が地面に接地している足部よりも後方にあるブレーキ局面（後ろ向き）と，その後に足部よりも前方に移動したときの推進局面（前向き）である。この図には示されていない左右成分（$F_{g,z}$）は$F_{g,x}$や$F_{g,y}$よりも複雑に変化するが，その大きさはかなり小さい。

例2.3 地面反力成分の合成

走行時の立脚期のある時点において，次の地面反力の成分が走者に作用すると仮定する。
　前後成分（$F_{g,x}$）: −286 N（正 = 前方）
　鉛直成分（$F_{g,y}$）: 812 N（正 = 上方）
　左右成分（$F_{g,z}$）: 61 N（正 = 内側方）

a．矢状面（身体を左右に分割する），前額面（身体を前後に分割する），および水平面（身体を上下に分割する）における地面反力成分の合力の大きさと方向を求めよ。

矢状面(x-y)：
$$\text{大きさ} = \sqrt{F_{g,x}^2 + F_{g,y}^2}$$
$$= \sqrt{(-286)^2 + 812^2}$$
$$= 861 \text{ N}$$
$$\text{方向} = \tan^{-1}\frac{286}{812}$$
$$= 0.34 \text{ rad （鉛直上向きに対して）}$$

前額面(y-z)：
$$\text{大きさ} = \sqrt{F_{g,y}^2 + F_{g,z}^2}$$
$$= \sqrt{812^2 + 61^2}$$
$$= 814 \text{ N}$$
$$\text{方向} = \tan^{-1}\frac{61}{812}$$
$$= 0.07 \text{ rad （鉛直上向きに対して）}$$

水平面(x-z)：
$$\text{大きさ} = \sqrt{F_{g,x}^2 + F_{g,z}^2}$$
$$= \sqrt{(-286)^2 + 61^2}$$
$$= 292 \text{ N}$$
$$\text{方向} = \tan^{-1}\frac{61}{286}$$

= 0.21 rad （水平後方に対して）

b．ピタゴラスの定理を用いて地面反力成分の合力（F_g）の大きさを求めよ．

$$F_g = \sqrt{F_{g,x}^2 + F_{g,y}^2 + F_{g,z}^2}$$
$$= \sqrt{(-286)^2 + 812^2 + 61^2}$$
$$F_g = 863\,\text{N}$$

圧力中心

図2.11に走行の立脚期において足部に作用する地面反力の3つの成分のうちの2つが示されている．しかし，実際にはこの力はある1点に作用するのではなく，足部全体に分布している．このことは歩行または走行中に足部がどのように接地するかを考えれば明らかである．ある面積に働く力の分布は圧力として測定される．測定単位はパスカル（Pa；$1\,\text{Pa} = 1\,\text{N/m}^2$）である．立脚期の足底部の圧力分布を測定する方法の1つは，被験者の靴に複数の小型圧力計を取り付けることである．図2.12に8個の圧力計を靴に取り付けた測定例を示す．圧力計は，踵に2つ，足部中央に2つ，前足部に3つ，足の拇指の下に1つ取り付けられた．

図2.12は，足部接地後の様々な時点（10～250 ms）での圧力分布を表している．足部接地後50 msまでは踵の圧力が最も高く，ピーク値は接地後30 msに約1000 kPaに及んだ．立脚中期の測定（接地後70 msと90 ms）では，足部の大部分におおよそ同程度の圧力がかかった．その後，圧力は前足部で最大になった．

地面反力をフォースプレートで測定すると，足底部に分布する圧力の総和が力の大きさとして表される．足底部の地面反力の位置（力の作用点）は**圧力中心**と一致する．圧力中心とは，単純に圧力分布の中心点のことである．走行における足部接地時の圧力中心の初期位置は，一般的には中足部または後足部のどちらかであるが（図2.13），特に素足走行の場合は前足部での接地となることもある．しかし，どのタイプの足部接地でも圧力中心はすぐに中足部に移動し，足部が地面から離れるときには拇指下に位置する．さらに，後足部から接地するタイプの初期接地位置は，走行速度が上がるにつれて前方に移動する．また，立脚期中の圧力分布と圧力中心の軌跡は，靴の特徴，歩行または走行する地形，年齢によって変化する．

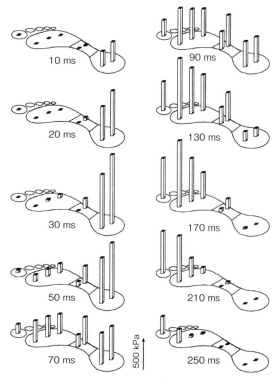

図2.12　3.3 m/sで走行している際の立脚期10時点における足底部8ヶ所での圧力分布．
Reprinted by permission, from E. M. Henning and T. L. Milani, 199, "In-shoe pressure distribution for running in various types of footwear", *Journal of Applied Biomechanics* 11：303.

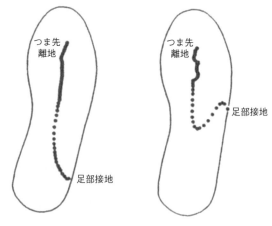

図2.13　走行（4.5 m/s）の立脚期における圧力中心（地面反力ベクトルの作用点）の位置変化．どのタイプの足部接地でも初期位置は足部の外側であるが，前後の位置は後足部から接地するか，中足部から接地するかで異なる．
Reprinted from *Journal of Biomechanics*, Vol. 13, P. R. Cavanagh and M. A. Lafortune, "Ground reaction forces in distance running," pp. 397-406. Copyright 1980, with permission from Elsevier. http://www.sciencedirect.com/science/journal/00219290/13/5

摩擦

地面反力の2つの水平成分（$F_{g.x}$と$F_{g.z}$）の合力は，靴と地面の間の**摩擦**または**剪断力**（F_s）として表される。これは，人あるいは物体が地面に及ぼす力に対する地面の反作用の水平成分である。摩擦は移動運動にとって重要であり，質量中心の水平方向の進行における原理となっている。不適切な摩擦力は転倒につながる場合もある。F_sは全身の質量中心における前後方向と左右方向が合成された加速度に対応する。

一般的に，最大摩擦力（$F_{s,max}$）は，接触面に対する法線（垂直）方向の力の大きさ（地面反力の場合は鉛直成分の$F_{g.y}$，垂直抗力）と，2つの物体間の接触状態（粗い-滑らか，乾燥-潤滑，静止時-運動時）を特徴づける係数（μ）によって決まる（図2.14）。

$$F_{s,max} = \mu F_{g.y} \quad (2.10)$$

靴と地面との接触における摩擦係数は，その靴が地面に対して静止している場合（静止摩擦係数，μ_s）と動いている場合（動摩擦係数，μ_d）で異なる。μ_sはμ_dより大きいため，靴が地面上を滑らない場合，F_sはより大きな値を取りうる。したがって，ひとたび靴が地面上を滑り始めると，素早く方向転換することは困難になる。靴と接触面のμ_sは，接触面に対して靴が動き出す直前の$F_{g.y}$に対するF_sの比を実験値から算出することで求められる。この方法では，μ_sは0.3～2.0の値をとり，シンダートラックでは0.6に，芝生では1.5になる。スピードスケートにおいては，μ_dは0.003～0.007の値をとる。

靴が地面に接している場合，摩擦力（F_s）は靴を水平方向に押す力（F_p）の大きさに依存する（図2.14）。

a．静止時：靴が地面上で滑っていない状態の摩擦力は$\sqrt{F_{g.x}^2 + F_{g.z}^2}$となる。

b．最大値：靴が地面に対して動き出す直前に最大摩擦力（$F_{s,max}$）が生じる。このとき，$F_s = \mu_s F_{g.y}$となる。

c．運動時：靴が地面上を滑り出すと，F_sは$\mu_d F_{g.y}$の関数として変化する。

このような特徴は，μとして表される靴と地面の接触状態における摩擦が$F_{g.y}$と共に増大することを示している。$F_{g.y}$は主に体重（F_w）の影響を受けるため，多くの場合，体重が重いほど摩擦は大きくなる。さらに，靴が地面上を滑り出さない限り，摩擦力は常に最大摩擦力（$F_{s,max}$）よりも小さい。

スパイクやクリートなどのように靴の一部が接地面

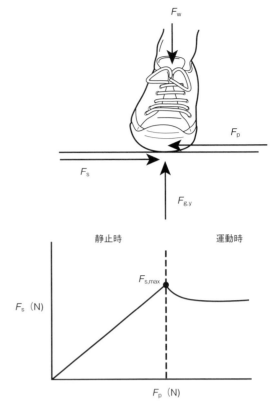

図2.14 靴が地面に接している際の摩擦力（F_s，剪断力）の大きさに影響する要因。
Data from Miller and Nelson, 1973.

に突き刺さる場合，接触に関する力は単なる摩擦力ではなくトラクション（牽引力）として特徴づけられる。**トラクション**は接触面を掴む力として計測され，接触面に突き刺さっている要素数，および靴と接触面との材料特性によって変化する。接触面に足部が押しつけられている場合，トラクションは実験用の足部を水平に回転させるのに必要なトルクとして定量化される。トラクション係数（μ_t）は次式により算出される。

$$\mu_t = \frac{\tau}{w \times r} \quad (2.11)$$

τは足部を回転させるのに必要なトルク，wは靴を接触面に押している垂直な力（重量），rは測定される足部の直径を表している。同様の方法で，並進に対するトラクションを測定することも可能である。一般に，トラクション係数は人工芝よりも天然芝の方が低く，スパイクやクリートが短くなるにつれて低下していく。

例2.4 そりの摩擦

雪に覆われた 0.6 rad の傾面（$\mu_d = 0.085$）をそりで下っている人の加速度を求めよ（図2.15）。

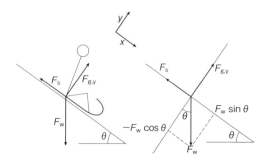

図2.15 そりで斜面を下っている人のフリーボディダイアグラム。

図2.15に示されているように、系（人 + そり）には、重力（重量）と斜面から受ける地面反力の2つの力が作用している。摩擦の影響を考慮する場合、通常は地面反力を斜面に平行に作用する力（F_s）と斜面に対する垂直抗力（$F_{g,y}$）の2つの成分に分解する。そして、ニュートンの運動方程式を用いて系の加速度を求める。

$$F_w + F_{g,y} + F_s = ma$$

詳細は後に記述することとし、上記の問題を解く方法の1つとして各方向（x と y）で別々に検討を行う。図の x-y 座標系に従い、x 方向に作用する力は F_s（$\mu_d F_{g,y}$）と系の重量の x 成分（$F_{w,x} = mg\sin\theta$，g は重力加速度）である。

$$mg\sin\theta - \mu_d F_{g,y} = ma$$

y 方向に作用する力は、$F_{g,y}$ と系の重量の y 成分（$F_{w,y} = mg\cos\theta$）である。

$$F_{g,y} - mg\cos\theta = 0$$
$$F_{g,y} = mg\cos\theta$$

$F_{g,y}$ を x 方向の式に代入し、両辺を系の質量で除することで、a についての式を導出することができる。

$$mg\sin\theta - \mu_d mg\cos\theta = ma$$
$$a = g\sin\theta - \mu_d g\cos\theta$$
$$a = g(\sin\theta - \mu_d \cos\theta)$$
$$a = 9.81[\sin 0.6 - (0.085 \times \cos 0.6)]$$
$$a = 9.81[0.5646 - (0.085 \times 0.8523)]$$
$$a = 4.85 \text{ m/s}^2$$

●流体抵抗●

ヒトの運動（例：スキージャンプ、サイクリング、水泳、スカイダイビング）と投射物の運動（例：円盤、野球ボール、ゴルフボールの軌道）は両者とも、運動が行われている流体媒質（気体または液体）からの影響を大いに受ける。流体が物体の運動を阻害することから、この現象は**流体抵抗**と呼ばれる。この物体と流体の相互作用は物体に2つの主な影響を及ぼす。1つ目の影響は**抗力**と呼ばれ、物体の進行方向への運動を妨げる。2つ目の影響は**揚力**と呼ばれ、物体に対し主に上向きの力として作用する。抗力の方向は、フリーボディダイアグラムにおいて物体周辺の流体の流れと平行に描かれる。揚力の方向は流体の流れに対して垂直となる（図2.16）。正味の流体抵抗は抗力と揚力の合力となる。

一般的には、流体と物体間の相互作用は動かない物体の周りにおける流体の流れとして図式化される（図2.17）。流体の流れを図式化した線は**流線**と呼ばれる。概念的には、流線は流体粒子の連続した層を表している。ある流線または層は物体に隣接し、別の流線がこの流線の上部に位置し、さらに別の流線がその上部に位置する、というように次々に重なっている。物体に

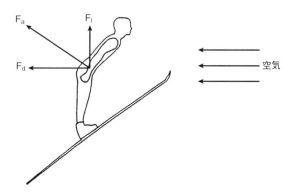

図2.16 スキージャンパーにかかる空気抵抗。空気はジャンパーに対して動くものとして描かれている。空気抵抗の合力（F_a）は、抗力（F_d）と揚力（F_l）の2つの成分に分解される。

最も近い流線は**境界層**と呼ばれる。これらの流線の動きを研究することによって、物体に作用する抗力に寄与する2つの主な要因を同定できる。要因の1つは流線の速度に関連し、もう1つは流線の相対的な動きが乱されることに関連する。

第1の要因について説明すると、物体に接している流線（境界層）の速度は、物体と粒子の層との間の摩擦が原因で最も遅くなる。この効果は**摩擦抵抗**あるいは**表面抵抗**と呼ばれる。表面抵抗の大きさは物体表面

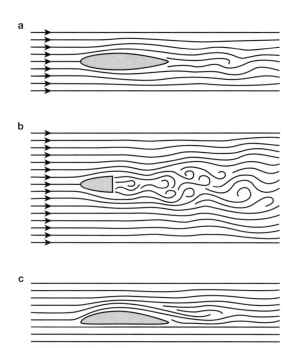

図2.17 (a) 流線形の物体，(b) aと同一の物体を半分にしたもの，および (c) 翼周りを流れる空気を表す煙の流線のトレース図。

の滑らかさに依存し，物体表面が荒いほど大きくなる。実際に，水泳，自転車競技，ボート競技などの多くのスポーツ種目では，表面抵抗への対策がなされている。水泳選手が体毛を剃り，帽子をかぶり，全身水着を着用するのは，これが理由である。自転車選手の服に，思いもよらぬ素材や設計が試されることも同様である。

第2の要因については，流体が物体の周りを動くとき，その流線が整然と均一に保たれるか不均一になる。均一な流れは**層流**（図2.17 a），不均一な流れは**乱流**（図2.17 b）と呼ばれる。乱流の場合，物体の前部から後部にわたって異なる圧力がかかり，これが物体に力を及ぼす。この力を**圧力抵抗**または**形状抵抗**と呼ぶ。圧力は物体の進行方向側で高く，流れが乱れるほど前部と後部の圧力差は大きくなる。そのため，設計者はしばしば対象物を流線形に設計することで流体の流れが乱れるのを最小限に抑えようとする。例として，自転車選手のヘルメットは気流の乱れを軽減させるために後ろ向きに尖っていることが挙げられる。また，ゴルフボールのディンプルのように，物体の表面性状は後流の乱流の幅に影響を与え，それにより物体に作用する圧力抵抗を減らすことができる。実際，ゴルフボールのディンプルは，物体に沿った流線が乱流となるポイントを遅らせる。これにより後流の幅と圧力抵抗が低減し，ゴルフボールの飛距離が伸びる。

流体抵抗の抗力成分に影響を与える第3の要因は**造波抵抗**である。波が生じると，物体の体積における水上部分の平均比率が低下し，それにより流体の密度が増加する。造波抵抗は水上艦の速度の上限値を決めるだけでなく，競泳において高い泳速度を発揮する際に重要な要因となる可能性がある。波の抵抗効果は，水泳選手が接する流体（水と空気）における密度の違いが原因である。プール設計の現行の方式は，特殊に設計された排水溝とレーンマーカーによって造波抵抗を最小限にすることである。

流体中を移動する物体には，常に抗力が作用する。通常，圧力抵抗は表面抵抗よりも大きい。さらに，物体には揚力も作用する。揚力は，物体が非対称の形状をしている場合（例：飛行機の翼），流体の流れに対して傾斜角（投射角）がある場合，回転している場合に生じる。飛行機の翼（あるいは投射角がある物体）では，翼の上部を流れる流体の粒子の経路が翼の下部を流れる粒子の経路よりも長くなる（図2.17 c）。その結果，物体の周りを長い（上部）経路で移動する流体の流速は速くなり，圧力が下部よりも低くなる。これによって物体の上下方向に圧力差が生じる。**ベルヌーイの定理**として知られるこの効果は，流体の圧力が流速に反比例することを示している。流体の流速が高まって翼上部の圧力が低下すると，翼を上方に押し上げる正味の力が生じる。この効果が揚力（F_l）であり，流体の流れ方向に対して垂直に作用する流体抵抗力の成分（図2.16）を表している。

同様に，流体の流れとは異なる方向の軸まわりに回転する投射物には，流速の影響により圧力勾配が生じる。例を挙げると，反時計回りに回転する野球ボールが空気中を移動する場合，反時計回り方向（ボールの左側）に流れる流線の速度が時計回り方向（ボールの右側）よりも（表面抵抗の減少によって）大きくなるため，ボールの左側の圧力が右側よりも低くなる。この流速の差によりボールには右から左への圧力勾配が生じ，ボールは左にカーブする（図2.18）。このような投射物の軌道への影響は，空気抵抗の揚力成分によるものである。回転に関連した圧力差は**マグヌス力**と呼ばれることもあり，野球ボールのカーブ，ゴルフボールのスライス，テニスボールのドロップの原因となっている。通常，マグヌス力の大きさは投射角と物体の形状の非対称性によって生じる揚力よりもはるかに小さい。

流体抵抗の大きさ

圧力抵抗による流体抵抗ベクトルの大きさは次式によって求められる。

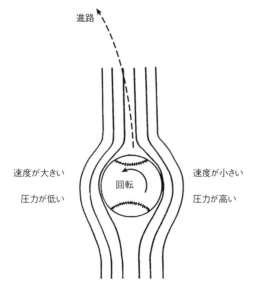

図2.18 空気抵抗の揚力成分が野球ボールの軌道に及ぼす影響。野球ボールは反時計回り方向に回転しており，空気中を移動する際にボールが左に曲がる原因になる。

表2.8　100 m走の記録に風速が及ぼす影響		
風速（m/s）	向かい風（s）	追い風（s）
1	+0.09	−0.10
3	+0.26	−0.34
5	+0.38	−0.62

$$F_\mathrm{f} = kAv^2 \qquad (2.12)$$

kは定数，Aは物体の投影面積，vは物体に対する流体の相対速度を表している。投影面積は流体中を移動する物体の前面のシルエットである。定数kは，抗力については$0.5\,\rho C_\mathrm{d}$，揚力については$0.5\,\rho C_\mathrm{l}$の省略記号であり，ρは流体密度，C_dは層流と乱流の効果の区別，C_lは流体の流れと物体の方向がなす角に比例する定数を表す。正味の抗力は，$0.5\,\rho C_\mathrm{d}$に値を代入することで算出できる。C_dの値は，滑らかな球体では0.4，上体を直立させて走行している成人では約1.1となる。揚力も同様に，$0.5\,\rho C_\mathrm{l}$を式に用いることで算出できる。円盤のC_lの値は，投射角0.03 rad（$2°$）では0.1，投射角0.45 rad（$26°$）では1.2となる。

図2.1cの走者に対する空気抵抗ベクトルの作用を考えてみよう。空気中を走者が移動する際の定数kは0.72 kg/m³（$0.5\,\rho C_\mathrm{d} = 0.5 \times 1.2$ kg/m³ $\times 1.2$）である。走者の投影面積は約0.45 m²である。比較として，平均的なスキーヤーの投影面積はクラウチング姿勢では0.27 m²，直立姿勢では0.65 m²であることを述べておく。走行速度が6.5 m/sで追い風0.5 m/sの場合，相対速度（v）は6.0 m/sになる。したがって，空気抵抗の大きさは次式で算出される値となる。

$$F_\mathrm{f} = 0.72 \times 0.45 \times 6.0^2$$
$$= 11.7 \text{ N}$$

ShanebrookとJaszczak（1976）による試算では，中距離走の走速度（約6 m/s）では，消費エネルギーの最大8%が空気抵抗に打ち勝つために使用される。一方，短距離走の走速度では，消費エネルギーの最大16%が使用される。

Ward-Smith（1985）は向かい風と追い風が100 m走の結果に及ぼす影響を算出した（表2.8）。向かい風3 m/sでは100 m走のタイムが0.26 s遅くなり，追い風3 m/sでは0.34 s速くなる。同じ速度の向かい風と追い風でも相対速度に差が生じるため，その影響は均等にはならない。式2.12によって示されるように，相対速度が2倍になれば，流体抵抗は4倍になる。

空気抵抗は，自転車選手に作用する5つの抵抗力のうちの1つである。他の4つの力は地面に対するタイヤの転がり抵抗，駆動系の摩擦抵抗，斜面を走行する際の重力に由来する力，および系の慣性に由来する加速への抵抗である。平らな表面を一定速度で自転車を漕ぐ場合に作用する2つの主な力は，空気抵抗と転がり抵抗である。これらを合わせて**走行抵抗**と呼ぶ。後輪のハブに取り付けた装置で自転車選手が生み出したパワーを測定することで，自転車選手が発揮した力を求めることができる。一定速度で自転車を漕いでいた場合は，パワーは走行抵抗と等しくなる。この測定をある範囲の速度に対して行い，走行抵抗を速度の2乗の関数としてグラフ化する。このグラフの直線の切片は転がり抵抗を表し，傾きは速度によらず一定な空気抵抗の定数を表す。この方法を用いて，EdwardsとByrnes（2007）は$25\sim45$ km/hで走行する13名の熟練自転車選手を被験者とし，前額面の投影面積が平均0.422 m²，抵抗係数（C_d）の平均が0.771，転がり抵抗は平均6.20 Nとなることを明らかにした。彼らは，他の選手のすぐ後について走行する場合には，C_dが42.4%低下し，パワー発揮が33.3%下がることも明らかにした。そして，空気抵抗の低下の程度が先頭選手の抗力面積（$C_\mathrm{d} \times$前額面の投影面積）に直接的に関係することを示した。

終端速度

式2.12の相対速度は2乗になっているため，相対速度は空気抵抗に影響を与える最重要因子となる。式2.12の変数間の関係を見る興味深い例として，スカイダイビングがある。スカイダイバーが飛行機から飛

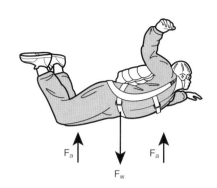

図2.19 自由落下中のスカイダイバーに作用する力。

び降りた後，**終端速度**にいたるまで速度は増加する。フリーボディダイアグラム（図2.19）を用いて終端速度の値を求めてみよう。

飛行機からスカイダイバーが飛び降りると，重力（F_w）により系（スカイダイバー，パラシュート，その他の装備品）は地面に向かって加速していく。系の下向きの加速度は，系の速度の増加に伴って空気抵抗が大きくなるため，ごく短時間だけ重力加速度（-9.81 m/s^2）と等しくなる。式2.12から，空気抵抗の大きさは，相対速度の2乗に比例して増加することがわかっている。したがって，v が増加すると，空気抵抗による力（F_a）も増加する。系の速度は，空気抵抗による力と系の重量が等しくなるまで増加する。これらの2つの力が釣り合うと，系の速度は終端速度に達し，以降はその速度で一定になる。系の重量と空気抵抗による力は終端速度において等しいため，

$$F_w = F_a$$

式2.12における F_a の定義より，

$$F_w = kAv^2$$

終端速度を求めるために式を変形し，

$$v = \sqrt{\frac{F_w}{kA}}$$

$k = 0.55$ kg/m^3，$A = 0.36$ m^2，$F_w = 750$ N のとき

$$v = \sqrt{\frac{750}{0.55 \times 0.36}}$$

終端速度 $= 61.6$ m/s（138mph）

自由落下中にもかかわらず，熟達したスカイダイバーは宙返り，側転，捻りができる。どのようにして行っているのだろうか？ 落下中のスカイダイバーには重量と空気抵抗の2つの力が作用する（図2.19）。これらは系全体に分布している力であるが，1点または2点に作用するものとして描かれる。重量ベクトルは常に質量中心に作用するものとして描かれる。同様に，空気抵抗による力は空気抵抗の圧力中心に作用するとされる。スカイダイバーは四肢を動かすことによって投影面積を変化させ，空気抵抗の圧力中心のベクトルが質量中心を通らないように調節する。空気抵抗ベクトルの作用線が重量ベクトルと同一線上にない状態では，空気抵抗によって質量中心まわりに回転力（トルク）が発生するため，スカイダイバーに回転運動が生じる。また，スカイダイバーは，これら2つのベクトルの作用線を一列にすることで回転（直線でない）運動を止めることができる。

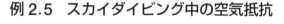

例2.5　スカイダイビング中の空気抵抗

スカイダイビングには，少なくとも4つの局面がある。(1) 飛行機を離れてから終端速度に到達するまでの初期加速局面，(2) 終端速度局面，(3) パラシュートを開いた直後の鉛直速度低下局面，および (4) パラシュートを開き着地の準備を行う自由落下（一定速度）の最終局面である。図2.20は，これらの4局面における空気抵抗と鉛直速度の変化を表している。

これらのグラフから，スカイダイバーが経験するいくつかの疑問に答えることができる。

a．局面aでは，なぜ速度が増加するのだろうか？ スカイダイバーに作用する力（F_wとF_a）が釣り合っておらず，正味の力が下向きに存在するからである。

b．局面bでは，なぜ速度が一定になるのだろうか？ F_wとF_aの大きさは等しく向きが反対であるため，スカイダイバーには正味の力が作用しないからである。正味の力が作用しない場合，系は一定状態を維持する（ニュー

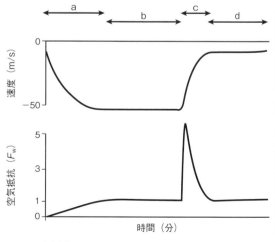

図2.20 空気抵抗の変化によるスカイダイビングの4つの速度局面。

c．局面 c では，なぜ速度が低下するのだろうか？　パラシュートが開くことで投影面積が増加し，それによって F_a が著しく増大する（**式 2.12**）からである。

d．局面 d では，なぜ局面 b よりも一定となる速度が小さいのだろうか？　パラシュートを開いたことによって投影面積が大きくなり，小さい速度でも F_w と釣り合うために必要な F_a を得られるからである。

浮力

物体が流体に沈んでいる場合，その物体には**浮力**と呼ばれる上向きの力が作用する。アルキメデスが記述したように，浮力（F_b）の大きさは，物体が押しのけた流体の重量に等しい。物体の体積（V_o）と流体の比重（γ）の積として F_b を求めることができる。比重とは流体の単位体積あたりの重量である。

$$F_b = V_o \gamma \qquad (2.13)$$

例えば，プールに浮いている人が 0.064 m^3 の水（$20°：\gamma = 9810 \text{ N/m}^3$）を押しのけている場合，その人には 628 N の浮力が作用することになる。静止状態においては，この人は浮力の大きさが身体重量と釣り合う姿勢をとっていることになる。つまり，浮力と身体重量の大きさが等しく，かつ向きが反対となる姿勢である。浮力の作用線は物体の水中の体積中心を鉛直上向きに通過する。浮力と身体重量が釣り合った状態で人が浮いている姿勢では，浮力ベクトルと身体重量ベクトルの作用線は一致している。水泳のように人が動いている場合，身体重量，浮力，そして流体抵抗が重要な力となる。これらの力は一定速度（加速度 = 0）で泳いでいる場合は必ず釣り合う。

筋骨格の力

ニュートンの運動方程式をヒトの身体におけるセグメント解析に適用することで，ヒトの身体内部に作用する力の大きさと方向を求めることができる。これらの相互作用は**筋骨格の力**と呼ばれる。筋骨格の力を調べるには，系の端が関節で終わるフリーボディダイアグラムを描く。そうすることで，筋骨格の力を系に作用する力を外力として含めることができる。このようなフリーボディダイアグラムを描くときは，常に関節反力と筋力をダイアグラムに含める必要がある。関節反力は，隣接する身体セグメントからの反力であることを表すために，一般的には，関節に作用するものとして描かれる。筋力は，関節をまたぐ筋群の正味の張力であることを表すために，通常は，関節をまたぐように作用するものとして示される。また，フリーボディダイアグラムがどの部分であれ体幹で終わっている場合は，腹部または胸部の内圧に由来する力を含める必要がある。

●関節反力●

フリーボディダイアグラムにおいて系が関節で終わるように定義される場合，隣接する身体セグメントの反作用によってその系に作用する力は，**関節反力**（F_j）という概念で表される。この三次元的な力は，関節面に対して法線方向の成分が 1 つと，接線方向の 2 つの成分から成る。一般的に，**法線成分**は関節面に対して内向きであり，圧縮力を表す。2 つの**接線成分**は関節面に作用する剪断力を構成している。

関節反力はフリーボディダイアグラムに含まれる全ての効果の影響を受ける。例えば，セグメントの一方の端から他方の端まで伝わる力（例：地面反力），関節に関係する軟部組織の構造（例：靭帯，関節包）に由来する力，筋に由来する力などである。これらの力はとても大きくなることもある。

関節反力に貢献する最も重要な因子は筋収縮による力である。牽引方向に対する筋の角度が浅いため，筋力の大部分は圧縮力として関節に向かって作用し，隣接する身体セグメントは反対向きの関節反力を返す。F_j を実験的に測定することは難しいため，通常は侵襲的手法か数理モデル化によって推定される。関節反力を実測した例としては，力センサを内蔵した人口股関節を使用した患者 2 名における股関節の関節反力の測定がある。この患者たちが 1.1 m/s でトレッドミル上を歩行する場合，1 ストライド中の股関節反力は図 2.21 のようになる。鉛直成分では下向き（圧縮）に体重の 3 倍のピーク値をとり，内外側成分では内側向きに体重程度のピーク値をとり，前後成分では最初は前向き，その後は後向きに体重の約 0.5 倍のピーク値をとった。

しかし，多くの研究において，F_j の大きさは，フリーボディダイアグラムにおける他の全ての力を算出したうえで残った効果が F_j によるものと仮定して，推定されている。この手法は残差分析と呼ばれる。残差分析は，例えば系が平衡状態にある，つまり系に作用している全ての力が釣り合っている場合に用いることができる。また，立位，座位からの立ち上がり，歩行，走

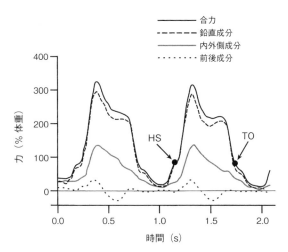

図2.21 トレッドミル上での歩行における立脚期2回分の股関節の関節反力（HS＝踵接地；TO＝つま先離地）。
Adapted from *Journal of Biomechanics*, Vol. 26, G. Bergmann, F. Graichen, and A. Rohlmann, "Hip joint loading during walking and running, measured in two patients," pgs. 969-990, Copyright 1993, with permission from Elsevier. http://www.jbiomech.com/issue/S0021-9290(00)X0165-0

運動課題でさえも，大きな関節反力と関連している。大腿脛骨間の関節反力の圧縮成分は最大で体重の約5.0倍となり，剪断成分は体重の約3.5倍となる。運動課題が重量挙げの場合，L4〜L5関節には，圧縮力が最大で体重の17倍，剪断力が最大で体重の2.3倍生じると推定される。このような結果から，関節反力は動作に応じて変化することがわかる。また，特に日常の活動で体肢にかかる負荷と比べると，値がかなり大きいこともわかる。

●筋力●

フリーボディダイアグラムの端が関節で終わる系の場合，**筋力**ベクトルは，セグメントに対する筋の牽引作用を表すために，関節をまたいで作用するものとして描かれる。一般的に，このベクトルは関節まわりの正味の活動を表している。筋はセグメントに対して引っ張る力しか発揮できないため，関節に対して対となる作用を与える筋群（主動筋と拮抗筋）が関節まわりの運動を制御している。一例として，肘関節まわりにおける前腕の伸展方向の加速度を制御する筋群（肘関節伸筋群）と屈曲方向の加速度を制御する筋群（肘関節屈筋群）が挙げられる。

行，重量挙げ，および落下からの着地などにおける F_j の値は残差分析によって推定されている。立位からかがみこんだ姿勢になり再び立ち上がるという一般的な

例2.6　関節反力の絶対値

通常，関節反力は隣接する身体セグメント間に作用する**正味**の力から算出される。しかし，関節反力の絶対値を求めるには，正味の効果ではなく各々の力を検討する必要がある。この2つの算出方法の違いについて，バレエ動作中の足関節周辺の筋活動に関する研究で検証された。このとき行われた動作は，足底が床に着いている状態から跳び上がってつま先立ちになる動作であった。この解析で計算に用いたモデル（**図2.22a**）には，足関節をまたぐ主要な筋群が，つまり，関節反力の筋由来成分に貢献する筋群が含まれていた。長母指伸筋，前脛骨筋，長母指屈筋，長腓骨筋，および腓腹筋とヒラメ筋の複合作用（腓腹筋/ヒラメ筋）である。そして，それぞれの筋で発揮された力の推定は，筋電図，および筋長とその変化率に基づいて行われた。

各筋力の推定後，それらは底屈トルクとして作用する群（$F_{m,pf}$）と背屈トルクとして作用する群（$F_{m,df}$）に分類された（**図2.22b**）。このとき，関節反力の絶対的な力の大きさは，$F_{m,pf}$の圧縮成分ベクトルと$F_{m,df}$の圧縮成分ベクトルの加算によって算出された。一方，正味の関節反力（**図2.22c**）は，$F_{m,df}$と$F_{m,pf}$の差である**正味の筋力**（F_m）の圧縮成分として算出された。そして，筋活動による関節反力は，正味の筋トルクに基づいた算出では732Nとなり，各筋トルクの絶対値に基づいた算出では6068Nとなった。

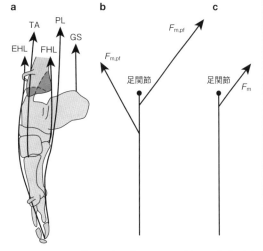

図2.22 バレエのポアント中に動員される足関節周辺の筋群。(**a**) 各筋の作用線。(**b**) 筋による効果（F_m）の背屈（df）トルクと底屈（pf）トルクへの分類。(**c**) 正味の筋力。EHL＝長母指伸筋；FHL＝長母趾屈筋；GS＝腓腹筋とヒラメ筋の複合作用；PL＝長腓骨筋；TA＝前脛骨筋。
Adapted by permission, from V. Galea and R. W. Norman, 1985, Bone-on-bone forces at the ankle joint during a rapid dynamic movement. In *Biomechanics IX-A*, edited by D. A. Winter et al., (Champaign, IL: Human Kinetics), 72.

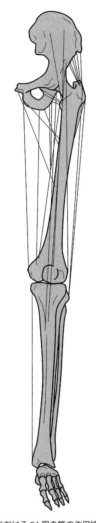

図2.23 ヒトの下肢における24個の筋の作用線。
Reprinted from *Journal of Biomechanics*, Vol. 30, J. Duda et al., "Internal forces and moments in the femur during walking," pp. 933–941, 1997, with permission from Elsevier. http://www.sciencedirect.com/science/journal/00219290

セグメント解析において，筋力は骨格上の近位付着部と遠位付着部の間の作用線として表される。図2.23はヒトの下肢における24個の筋の例を示している。しかし，広範囲の骨格に付着する筋群（例：僧帽筋，大胸筋）の場合には複数の作用線を用いるべきであり，また，筋によっては（例：外腹斜筋，縫工筋，胸鎖乳突筋），作用線を曲線にする方が適切である。

筋力の大きさ

ヒトの筋力ベクトルの大きさと方向を測定することは困難である。そのため，一般的には間接的な測定法で推定される。最大筋力の推定に頻繁に用いられる方法の1つに，筋線維の走行に対して垂直となる筋の断面から**横断面積**を求める方法がある。横断面積は，張力発揮の単位（筋原線維）が筋内で平行に配列されている数を表す。これらの測定結果は，献体の解剖，または生体内の画像化（超音波法，CT，MRI）から得られる。

図2.24aに筋の横断面積と最大筋力の関係を示す。神経の電気刺激によって誘発された最大強縮力と筋横断面積から推定された力の最大値には直線関係が成り立つ。回帰直線の傾きは**固有筋力**を表しており，このデータの平均値は22.5 N/cm²である。

生体外に取り出した動物の筋では，個々に分離された筋における筋横断面積と最大筋力の関係に強い関連性がある（図2.24a）にもかかわらず，ヒトの筋横断面積の測定結果では最大随意収縮による筋力の個人差の約50%しか説明できない（図2.24b）。ヒトの筋横断面積の単位面積あたりに発揮される力の大きさは正規化筋力と呼ばれ，16〜60 N/cm²の値を取る。**正規化筋力**のばらつきには5つの要因がある。(a) 筋長に沿って横断面積が変化しているのに，1ヶ所でしか面積の測定値を用いていない，(b) 力発揮に貢献する全ての筋を特定できない，(c) 主動筋の最大収縮中に，拮抗筋を安静に保つことが難しい，(d) 筋全体が活動していると仮定している，および (e) 筋線維の配列が筋内で変化している，である。これらの制約があるため，筋全体の横断面積に対する筋力の測定結果は，固有筋力ではなく正規化筋力と理解されるべきである。本来，**固有筋力**という用語は1本の筋線維が持つ力発揮能を意味しており，個々に分離された筋の生体内原位置における測定の名称である。

固有筋力の正確な推定値が与えられるとすると，最大筋力（F_m）は次式により求められる。

$$F_m = 固有筋力 \times 筋横断面積 \quad (2.14)$$

上腕二頭筋の横断面積が5.8 cm²であれば（表2.9），30 N/cm²の固有筋力に基づくと最大筋力は174 Nに及ぶと推定される。同時に，表2.9に記載された横断面積データに基づくと，肘関節屈筋群の最大筋力は657 Nとなる。

筋生理学者たちの関心の1つに，固有筋力が変化するか否かという問題がある。例えば，筋の横断面積が等しい2名のヒトにおいて，最大筋力が異なることはありうるのだろうか？ 固有筋力は横断面積の単位面積あたりにおける筋原線維数が有する機能の測定値であり，筋が本来持つ張力発揮の能力を表している。したがって，理論的には，筋線維が肥大したり筋原線維がより密にまとめられたりして筋原線維の密度が変化すると，固有筋力は変化することになる。そしてこれまでに，単一線維の測定結果から，固有筋力は全ての筋線維で同一ではなく，習慣的な身体活動の程度に応じて増減することを示唆するいくつかの証拠が挙げら

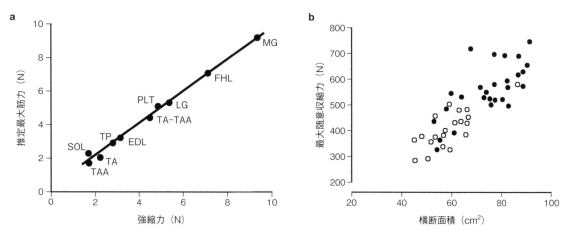

図2.24 筋の横断面積と最大筋力の関係。(a) モルモットの後肢の筋群において，強縮力は，筋横断面積と固有筋力の積によって推定される最大筋力と線形関係を示した。(b) 男性（●）と女性（○）の大腿四頭筋において，等尺性最大随意収縮中に発揮された最大筋力は，CTで測定される横断面積と線形関係を示した。EDL＝長母指伸筋；FHL＝長母趾屈筋；LG＝腓腹筋外側頭；MG＝腓腹筋内側頭；PLT＝足底筋；SOL＝ヒラメ筋；TA＝前脛骨筋；TAA＝副前脛骨筋。
Data from Powell et al., 1984；Jones et al., 1989.

表2.9 肘関節屈筋群および伸筋群の横断面積（CSA）とモーメントアームの一覧

筋	CSA (cm²)	推定最大筋力 (N)	モーメントアーム (cm)	トルク (N·m)	(% maximum)
上腕二頭筋	5.8	174	3.8	6.6	32
上腕筋	7.4	222	2.9	6.4	31
腕橈骨筋	2.0	60	6.1	3.7	18
円回内筋	3.6	108	1.6	1.2	6
長橈側手根伸筋	3.1	93	3.0	2.8	14
上腕三頭筋	23.8	714	—	—	—

注：推定最大筋力はCSAと30 N/cm²の固有筋力の積として推定した。トルクは推定最大筋力とモーメントアームの積として求めた。% maximumは肘関節屈曲トルクの総和に対する各肘関節屈筋の貢献度を表している。
Data are from Edgerton et al., 1990.

れている。

　筋の横断面積に基づく最大筋力の推定の他に，筋電図の振幅値を用いて最大下収縮中に発揮される実際の筋力を推定することもできる。筋電図は活性化した筋線維に沿って流れる活動電位を測定するため，筋活動に応じて筋電図振幅は変化する。筋が等尺性収縮をしている状況下では，筋電図の振幅値は筋力と強い相関を示す。筋電図を用いて筋力を推定する際の最も典型的な方法は，最大随意収縮中の筋電図を測定して最大値を求め，その後の筋電図をこの最大値で正規化するというものである。この方法を用いることで，同一の実験設定で行われた最大随意収縮中の値に対する割合として，特定の運動中における筋電図の量を記述することが可能となる。等尺性収縮ではない条件下では，筋力と筋電図の振幅値との関連性は低いが，筋電図から筋力を推定すること，およびこの情報を筋骨格の力の解析に用いることは可能である。

　ヒトの筋力を直接的に測定するには，侵襲的な方法を用いるしかない。これらには力センサを腱に埋め込んだり，光ファイバーを腱に挿入したりするなどの処置がある。こうした処置により，様々な活動中における腱の張力の推定や，動作を生み出す筋活動の記述ができるようになる。Taija Finniら（2000）は，両脚ホッピング中の腱の張力を測定するために光ファイバーの方法を用いて，関節角度変化のビデオ撮影から筋長の変化を推定した（図2.28）。そして，得られたデータからホッピング運動中のアキレス腱と膝蓋腱の張力と下腿三頭筋および大腿四頭筋長の変化を示した。負の速度は筋腱複合体の伸張を意味している。足部の接地後（TD）に張力は増大し，その最大値はアキレス腱で

例 2.7 膝関節の関節反力

この例では，筋電図から筋力を推定することで，スクワット動作および膝関節伸展運動における膝関節の関節反力をどのように推定できるかを示す。Rafael Escamillaら（1998b）は，モーションキャプチャシステムを使ってそれぞれの運動の矢状面におけるキネマティクスを測定し，フォースプレートと力センサで被験者と周辺環境（地面および機械）との接触力を測定した。そして，これらのデータを用いて膝関節における筋骨格の力を算出した。この研究におけるこれらの力には，個別の筋力の総和，正味の靭帯の張力，大腿骨と脛骨の接触力を含めた。これらを明らかにするためには，膝関節まわりの主要な筋が発揮した張力（引っ張る力）を個別に推定することと，関節反力を圧縮力の法線方向成分と靭帯による力に分解することが必要であった（図 2.25）。

2つの運動課題で各筋が発揮した力の推定は，筋電図の振幅値に基づいて行われた。対象となる筋は，大腿四頭筋（大腿直筋，内側広筋，外側広筋，中間広筋），ハムストリングス（半膜様筋，半腱様筋，大腿二頭筋），および腓腹筋である。各筋力は次式によって推定された。

$$F_m = ckA\,\sigma\,EMG$$

c は重みづけ係数，k は筋長の変化が発揮筋力に与える効果に関する係数，A は横断面積，σ は固有筋力，EMGは最大随意収縮時の値で正規化された筋電図の振幅値を表している。各筋力から筋力の総和（主動筋と拮抗筋が発揮した力の合計）を求めることで，この値と全ての合力としての関節反力との差が大腿脛骨間の接触力と靭帯の張力との和と等しくなる。大腿脛骨間の接触力は，脛骨の関節面に対して垂直に作用すると仮定した。そのため，靭帯による力は，関節反力の剪断成分と靭帯の作用線の方向から算出された。靭帯の張力は，靭帯の作用線と剪断方向がなす角の余弦の逆数を，関節反力の剪断成分に乗ずることで求めた。

この例における膝関節伸展運動は，下腿前面の遠位部に取り付けられたパッドを押すことであった。この運動は膝関節が直角に屈曲した姿勢から開始し，動作範囲は約 1.57 rad であった。スクワット動作における動作範囲も約 1.57 rad であったが，被験者は膝関節が伸展（3.14 rad）した直立姿勢から運動を開始した。この開始姿勢の違いにより，図 2.26 の膝関節角度は，膝関節伸展運動では横軸の右から左へ伸展し，スクワット動作では横軸の左から右へ屈曲した。したがって，図 2.26 a には，大腿四頭筋の筋電図は，各運動の開始時点では低く，運動が進むにつれて大きくなることが示されている。図 2.26 b, c, d では，どちらの運動においても膝関節角度は横軸の左から右へ変化し，膝関節は屈曲した姿勢から伸展した。どちらの運動でも，大腿四頭筋の関節角度に応じた筋電図パターンが腓腹筋でも記録された（図 2.26 d）。しかし，他の2つの拮抗筋ではそのパターンは異なっていた（図 2.26 b, c）。スクワット動作では大腿二頭筋とハムストリングスの共活動が顕著であった。

Escamilla ら（1998b）は，膝関節まわりの正味の伸展トルクは膝関節伸展運動の動作範囲全体を通じて放物線様に変化する（図 2.27 a）が，スクワット動作ではほぼ直線的に変化することを明らかにした。大腿脛骨間の圧縮力は，スクワット動作では動作開始時の膝関節伸展位で最も低くなり，膝関節伸展運動では動作開始時の膝屈曲位で最も低くなった。どちらの運動においても，動作範囲の中央部では同様の水準（約 3000 N）であった（図 2.27 b）。大腿脛骨間の力は主動筋と拮抗筋の両方を含んだ全体的な活動量に基づくため，正味の関節反力における圧縮成分の約3倍の値となった。圧縮力は，膝関節伸展運動では膝関節が完全伸展に近づくときに最大となったが，スクワット動作では動作範囲の中央でピークとなった。対照的に，靭帯の張力は膝関節が屈曲位にあるときに最大となった。靭帯の張力は，スクワット動作では動作全体で，膝関節伸展運動ではほとんどの局面で後十字靭帯によって発揮されていた（図 2.27 c）。スクワット動作における靭帯の張力は，ピーク値では膝関節伸展運動の2倍となり，ほとんどの局面において膝関節伸展運動のピーク値よりも大きい値を示した。このような比較から，異なる運動によって筋骨格の力は変化することが示唆される。

［訳注：本例の図 2.26 と図 2.27 の解釈については，出典元の論文と異なる可能性がある。データについて正確性を期す場合には出典元の論文を参照されたい。］

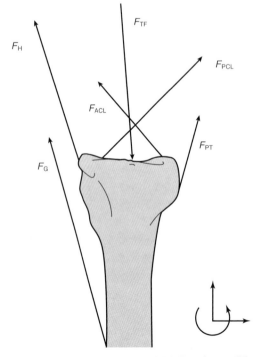

図 2.25 脛骨に作用する力。F_{ACL} ＝前十字靭帯の張力；F_G ＝腓腹筋による発揮張力；F_H ＝ハムストリングスによる発揮張力；F_{PT} ＝膝蓋腱の張力；F_{PCL} ＝後十字靭帯の張力；F_{TF} ＝脛骨と大腿骨の接触による圧縮力。

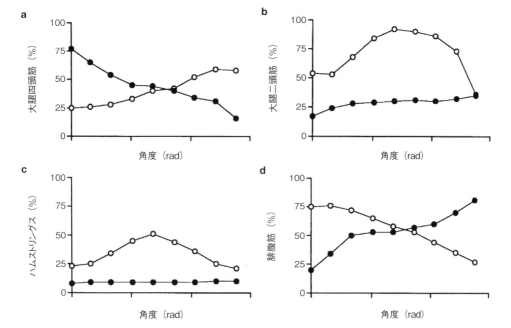

図2.26 スクワット動作（○）と膝関節伸展運動（●）の膝関節伸展局面における（a）大腿四頭筋，（b）大腿二頭筋，（c）内側ハムストリングス，および（d）腓腹筋の平均筋電図。筋電図は最大随意収縮中の値で正規化されている。
Data from Escamilla et al., 1998.

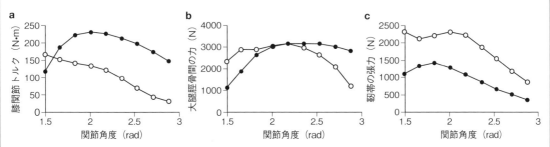

図2.27 スクワット動作における膝関節伸展局面（○）および膝関節伸展運動（●）の（a）膝関節トルクの総和，（b）大腿脛骨間の圧縮力，および（c）靭帯の張力。靭帯の張力の正の値は後十字靭帯の張力，負の値は前十字靭帯の張力を意味する。
Data from Escamilla et al., 1998.

1.7 kN，膝蓋腱で2.2 kNとなった。伸張性収縮から短縮性収縮に切り替わる時（速度ゼロ）に，張力の最大値は現れた。

筋力の向き

　フリーボディダイアグラムに筋力を含める場合，力のベクトルは関節をまたいで作用するように描かれる。したがって，筋はセグメントを引っ張って関節まわりに回転させる作用を持つととらえることができる。筋力ベクトルと骨格が成す角は**牽引角**と呼ばれる。ヒトの身体におけるほとんどの関節は第3種てこで，骨格に作用する筋力と負荷は関節に対して同じ側に位置し，筋力の作用点は負荷よりも関節の近くに位置する。このような配列は，てこの端点の速度（$v = r\omega$）を最大化するが，支点（関節）まわりにてこを動かすために大きな筋力が必要になる。これ対し，関節に対して負荷よりも筋力の方が遠くに位置する場合は，てこの端点に作用する力が最大化される。

モーメントアーム

　トルクは力とモーメントアームの積と等しいため（図2.3），力による回転効果は力とモーメントアーム双方の影響を受けることになる。ほとんどの筋は牽引方向に対する角度が浅く，トルクを作用させる関節の近くに位置しているため，解剖学的モーメントアームは一般的に短い。しかし，モーメントアームは関節角

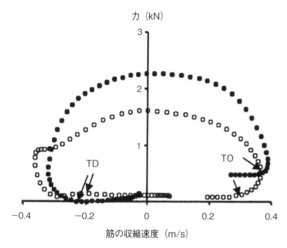

図2.28 両脚ホッピング中のアキレス腱（○）と膝蓋腱（●）の張力と、下腿三頭筋大と腿四頭筋の推定収縮速度との関連。図中の左端点は接地（TD）、右端点はつま先離地（TO）を表している。データ間の時間間隔は5 msである。
Data from Finni et al., 2000.

例2.8　膝関節伸展中の筋トルクと負荷トルク

膝の手術後のリハビリのために、重り付きの靴を使って座位で膝関節伸展運動を行っている人を考えてみよう。この運動は、エクササイズベンチの端に座り、下腿（下腿部＋足部）を垂直（膝関節角度＝1.57 rad）から水平まで持ち上げて降ろす動作を行う。運動中の膝関節（K）にはどのようなトルクが作用するだろうか？　図2.29bに、膝関節からつま先までの系を示す。また、系と周辺環境の相互作用を表す5つの力——関節反力（F_j）、エクササイズベンチとの接触力（F_g）、筋力の合力（F_m）、下肢の重量（F_w）、靴の重量（F_l）——を描いた。トルクを求めるための第一段階は、モーメントアーム（a, b, c）を描くことである。そのためには、それぞれの力の作用線を伸ばした後、作用線から回転軸に向かう垂線を引く（図2.29c）。関節反力の作用線は回転軸を通るため、そのモーメントアームはゼロになり、膝関節まわりのトルクもゼロとなる。したがって、この運動では、膝関節まわりにトルクを作用させる力は3つ存在する。図2.29dは、筋トルクの総和（τ_m）、靴の重量によるトルク（τ_l）、下腿の重量によるトルク（τ_w）を示している。負荷の総計によるトルクは τ_l と τ_w を加算することで求められる。なお、トルクを示す曲がった矢印の向きは、トルクが引き起こす回転の向きと同じである。

足関節に80Nの重りを取り付けた身体重量700Nの人が膝関節伸展運動を行うとき、筋力の合力の大きさが1000Nで牽引角が0.25 radであるとする。膝関節まわりの3つのトルクを計算してみよう。既知の情報として、筋力ベクトルから膝関節までの距離が下腿部上で5 cm、下腿部（膝関節から足関節まで）の長さが36 cmが与えられている。この時点での最も単純な方法は、これらのトルクを個別に算出することである。まず、筋力の合力による膝関節まわりのトルクを求め、F_m とそのモーメントアーム（a）を図に描く（図2.30）。前述のように、トルクは力とそのモーメントアームの積として求まる。また、モーメントアームは力の作用線から回転軸までの最短距離である。

$$\tau_m = F_m \times a$$
$$= 1000 \times a$$

$$\sin 0.25 = \frac{a}{0.05}$$
$$a = 0.05 \sin 0.25$$
$$= 0.0124 \text{ m}$$

$$\tau_m = 1000 \times 0.0124$$
$$\tau_m = 12.4 \text{ N·m}$$

下腿の重量によるトルクも同様の方法で求めることができる。また、本章の前の部分で学んだ身体セグメントの重量と質量中心の位置の推定法を振り返る良い機会でもある。下腿部と足部の重量は、表2.1の回帰式から推定できる。同様に、表2.1を用いると、下腿（下腿部＋足部）の質量中心の位置（重量ベクトルの作用点）は、膝関節から下腿長の43.4%の長さの距離（d）にあると推定できる。まず、F_w とそのモーメントアーム（b）を表す図を描くことから始める（図2.31）。これらの2変数が求まると、系の重量によるトルク（τ_w）を算出することができる（図2.32）。

$$d = 0.36 \times 0.434$$
$$= 0.156 \text{ m}$$
$$F_w = (0.044 \times 700 - 1.75)$$
$$\quad + (0.009 \times 700 + 2.48)$$
$$= 37.8 \text{ N}$$
$$\tau_w = F_w \times b$$
$$= 37.8 \times b$$

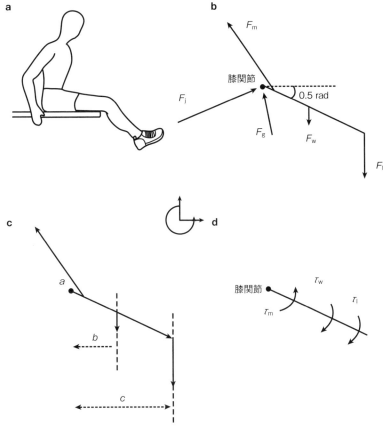

図 2.29 膝関節伸展運動を行っている人の下腿のフリーボディダイアグラム。(a) 全身の様子，(b) 下腿部のフリーボディダイアグラム，(c) 膝関節まわりにトルクを作用させる力，(d) 力によって膝関節まわりに作用する3つのトルク。

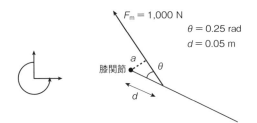

図 2.30 筋力（F_m）の大きさと方向，および膝関節に対する筋力のモーメントアーム（a）。

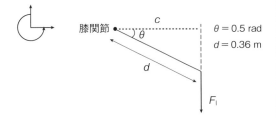

図 2.32 重量ベクトル（F_l）の大きさと方向，および，膝関節に対するそのベクトルのモーメントアーム（c）。

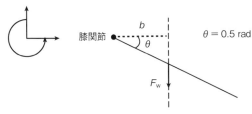

図 2.31 重量ベクトル（F_w）の大きさと方向，および，膝関節に対するそのベクトルのモーメントアーム（b）。

$$\cos 0.5 = \frac{b}{d}$$
$$b = 0.156 \cos 0.5$$
$$b = 0.14 \, \text{m}$$

$$\tau_w = 37.8 \times 0.14$$
$$\tau_w = 5.2 \, \text{N·m}$$

足関節の重り（τ_l）によって膝関節まわりに作用するトルクも，同様の方法で求められる。

$$\tau_l = F_l \times c$$
$$= 80 \times c$$

$$\cos 0.5 = \frac{c}{0.36}$$
$$c = 0.36 \cos 0.5$$
$$c = 0.32\,\text{m}$$

$$\tau_l = 80 \times 0.32$$
$$\tau_l = 25.6\,\text{N·m}$$

　トルクの向きを考慮（反時計回りを正に）して各トルクの大きさを足し合わせることで，本例の膝関節まわりに作用する正味のトルクを求めることができる。前述のように，各トルクベクトルの向きは右手の法則により求まる。本例の F_w と F_l は時計回りの回転を生み出すため，これらは負のトルクと見なされる。

　これらの力が系に及ぼす正味の効果を求めるために，膝関節まわりの力のモーメント（トルク）の総和（Σ）を計算する。

$$\sum \tau_k = (F_m \times a) - (F_w \times b) - (F_l \times c)$$
$$= 12.4 - 5.2 - 25.6$$
$$\sum \tau_k = -18.4\,\text{N·m}$$

　したがって，正味のトルクは，18.4 N·m の大きさで時計回りに作用する。これは下腿が下降していることを意味するだろうか？　トルクベクトルの向きだけでは，下腿の変位の向きについて何も言及できないため，答えは否である。ボールを空中に投げ上げると最初は上昇するが，常に下向きの加速度が生じているため後に下降する，という第1章の内容を思い出してほしい。ここでも同じように，負のトルク（加速度）は膝関節の変位に関する情報を持ち合わせていない。つまり，時計回りの正味のトルクが膝関節に作用していても，下腿は上昇していることもあれば下降していることもある。そのため，動作を完全に記述するには，位置，速度，加速度（トルク）の情報が必要になる。

表2.10　肘関節屈筋と伸筋におけるモーメントアーム（cm）

筋	肘関節伸展位		肘関節屈曲位	
	中間位	回外位	中間位	回外位
屈筋				
上腕二頭筋	1.47	1.96	3.43	3.20
上腕筋	0.59	0.87	2.05	1.98
腕橈骨筋	2.47	2.57	4.16	5.19
伸筋				
上腕三頭筋	2.81	2.56	2.04	1.87

注：肘関節完全伸展位と1.75 rad 屈曲位でのモーメントアーム，前腕回外位と中間位でのモーメントアームが一覧に記載されている。
Data from An et al., 1981.

例 2.9　モーメントアームの変化が腕立て伏せの限界に及ぼす影響

　動作範囲全体におけるモーメントアームの変化の重要性を検証してみよう。可能な限り腕立て伏せを続けている人を想定する。腕立て伏せの反復回数を決定する主要な筋は，肘関節伸筋の上腕三頭筋である。腕立て伏せが行えなくなる瞬間が近づいているとき，上腕三頭筋は最大限に活動していて，表2.9で示した横断面積のデータに基づいて，714 N の力を発揮しているものとする。そして，表2.10のデータに準じ，上腕三頭筋のモーメントアームが肘関節の完全伸展位（図2.33 a）で2.81 cm，1.75 rad 屈曲位（図2.33 b）で2.04 cm とする。モーメントアーム長の変化は，図2.33 c における d の長さ変化を意味している。モーメントアーム長の変化によって，最大トルクは肘関節の完全伸展位では20.1 N·m，屈曲位では14.6 N·m になる。したがって，腕立て伏

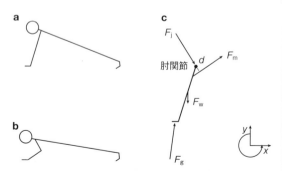

図2.33　腕立て伏せを行っている人。（a）腕をまっすぐ伸ばした姿勢。（b）腕を曲げた姿勢。（c）肘関節伸筋群によって発揮された筋力の合力（F_m）が描かれたフリーボディダイアグラム。肘関節まわりの正味のトルク（τ_m）は F_m とモーメントアーム d の積に等しい。

せの主要筋である上腕三頭筋によって生み出されるトルクは，肘関節の完全伸展位よりも屈曲位の方が小さくなる。

これらのことから，腕立て伏せを続けられなくなる状態は，肘関節を曲げた姿勢において起こりやすい。このとき，モーメントアームは短く，最大トルクも小さくなっている。この状態では，身体重量を上げることも下ろすこともできなくなり，腕立て伏せの失敗となる。同様の理屈は，肘関節屈筋群が身体重量を持ち上げるために必要なトルクを発揮できなくなって起こる懸垂の失敗にも適用できる。懸垂の失敗は，腕がまっすぐ伸びて肘関節屈筋群のモーメントアームが最も小さくなるときに起こる（表 2.10）。

腱と腱膜

ヒトが行う運動は，筋によって骨格に力が伝わった結果として生じる。しかし，筋による仕事には，サルコメア内のクロスブリッジの活動に加えて，力の発生源と骨格を結合する組織の弾性も影響する。神経系によって筋が活動するとき，筋が発揮する力は腱膜と腱を介して骨格へと伝わるが，その力は結合組織の材料特性によって変化する。

結合組織の機械的特性は，引っ張られた際の伸張度合を測定することによって示すことができる。力による組織の変形が小さいうちは（図 2.34 a の A〜B までの範囲），その関係性は理想的なばねの式（フックの法則）で表される。

$$F_\mathrm{p} = kx \qquad (2.15)$$

F_p は引張力，k はばね定数，x は伸張の量を表している。式 2.15 は切片が 0 で傾きが k の直線を表す式である。傾きは結合組織のスティフネスを表し，組織の組成と構造によって変化する。また，組織のスティフネスは習慣的な身体活動の程度に応じて増減する。

下腿三頭筋（ふくらはぎ）の最大随意収縮中に，アキレス腱のスティフネスは最大で約 300 N・m/rad となり，筋-腱の長さは約 28 mm（腱と腱膜を合わせた長さの 8％）短縮する。さらに，下腿三頭筋が高強度の伸張性収縮を行っているとき，アキレス腱は最大で**静止長**の 10％伸張する。この発見によって筋機能の 2 つの特性が明示された。1 つ目は，クロスブリッジによる仕事のいくらかは腱および腱膜の伸張に使われることから，腱および腱膜は筋内の力の発生源と骨格とを結ぶ強い連結組織として機能する。そのため，大きな筋は厚い（横断面積の大きい）腱を持ち，腱の弾性要素は筋力と相関する。2 つ目は，腱および腱膜の弾性によって組織内におけるエネルギーの貯蔵と放出が可能となる。これにより，運動によっては代謝コストを大きく低減させることができる。

腱および腱膜の伸張には限界があり，それを超えると断裂し始める（図 2.34 a の C 点）。生体内での測定結果に基づくと，（長趾伸筋の）腱断裂は初期長の約 15％伸張すると生じ，（内側側副）靭帯では約 20％伸張すると生じる。結合組織を断裂するまで伸張させるとき，伸張の初期では結合組織はばねのように振る舞う（式 2.15）。この伸張の範囲を弾性域（図 2.34 a の点 A〜B 間）という。伸張が降伏点（図 2.34 a の点

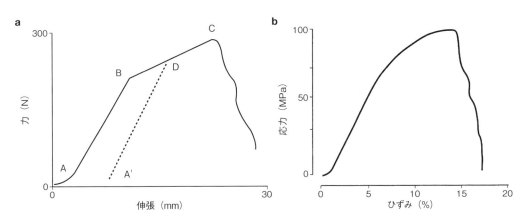

図 2.34 引張力に対する結合組織の伸張。（**a**）弾性域（A〜B）と塑性域（B〜C）で引き伸ばされる結合組織における理想的な力-長さ関係。（**b**）長趾伸筋腱における応力-ひずみ関係。ひずみは腱の初期長に対する長さ変化［($\Delta l/l$) $\times$ 100］を示しており，応力は単位面積当たりの力（N/m^2 = Pa）を示している。

図 2.34 b：*Journal of Biomechanics*, Vol. 30, H. Schechtman and D. L. Bader, "In vitro fatigue of human tendons," pgs. 829-835, Copyright 1997, with from Elsevier. http://www.sciencedirect.com/science/journal/00219290

B）を超えると，組織構造が変化して力-長さ関係の傾きが変わり，これ以降を**塑性域**（図 2.34 a の点 B〜C 間）という。したがって，結合組織が D 点（図 2.34 a）まで伸張されてから解放されると，組織の構造の塑性変化によって初期長（A 点）よりも長い静止長（A′点）になる。結合組織をうまく調整しながら塑性域にいたるまで伸張させることで，静止長を増大させて関節の可動域を拡大させることもできる。

腱および腱膜の力-長さ関係は，組織の種類だけでなく同種の組織においてもその構造に応じて変化する。これらの違いの多くは横断面積と組織長の差異によるものである。例えば，同じ長さの 2 つの腱のスティフネスは，横断面積の違いによって異なることが挙げられる。具体的には，腱の横断面積が他方の 2 倍であると，そのスティフネスも 2 倍になる。同様に，同じ横断面積の 2 つの腱のスティフネスは長さの違いによって変化し，腱の長さが他方の 2 倍であると，そのスティフネスは二分の一になる。このため，測定条件間や被験者間における結合組織の特性の比較は，正規化された値に基づいて行われる。このような場合における結合組織の特性は応力-ひずみ関係として表される（図 2.34 b）。応力（Pa）は単位面積当たりに作用する力を表す。このとき，その面積は力ベクトルに対して垂直な組織内の面が測られる（断面積）。**ひずみ**（％）は組織の初期長に対する長さ変化の比である。応力とひずみによって，結合組織における固有の力に対する耐性と伸張性の特性が表される。応力-ひずみ関係における弾性域の傾きは，ひずみ（ε）に対する応力（σ）の比として定義される**弾性係数**（E）で定量化され，これは正規化された組織のスティフネスを示す。

$$E = \frac{\sigma}{\varepsilon} \qquad (2.16)$$

腱の厚みと長さの差異の主要な決定因子は，腱にかかる生理学的負荷の大きさである。このことは，大きさの異なる 2 つの腱の応力-ひずみ関係を比較することで明らかになる（表 2.11）。短橈側手根伸筋腱と比べると，アキレス腱のひずみは 2.3 ポイント大きく，最大筋力における応力は 72.6 Mpa 大きいが，スティフネスは 2752 N/cm も大きい。

●腹腔内圧●

腹腔の内側にかかる圧力は，日常生活の場面によって変化する。この圧力は，空気を肺に流入させるときには低い値となり，体幹を硬直させるときには高い値となる。そして，腹腔内圧の大きさと体幹の硬直度は，体幹筋群の活動によって制御されている。基本的な筋群は，前部および側部の腹筋群（腹直筋，内腹斜筋，外腹斜筋，腹横筋），横隔膜上部，骨盤底下部の筋群を含む腹腔周辺の筋である。

表 2.11　2 つの腱の機械的特性		
項目	短橈側手根伸筋腱	アキレス腱
最大筋力（N）	58	5000
腱長（mm）	204	350
腱厚（mm²）	14.6	65
弾性係数（MPa）	726	1500
応力（MPa）	4.06	76.9
ひずみ（％）	2.7	5
スティフネス（N/cm）	105	2857

喉頭蓋を閉じた状態で腹腔周辺の筋群を活動させることで，腹腔内圧を調整することが可能である。高負荷の重りを持ち上げる場合や強い衝撃力が予測される場合に，随意的に腹腔内圧を高くすることを**バルサルバ法**と呼ぶ。しかし，ヒトが行うほとんどの活動において横隔膜と腹筋群は無意識的に活動するため，腹腔内圧は随意的な（意識的な）指令がなくても変化する。また，体幹の筋群が活動すると**胸腔内圧**と腹腔内圧の両方が増大する。多くの活動中に，この 2 つの圧力は同時に変化する傾向があり，通常，腹腔内圧の方が高くなっている。腹腔内圧による力は，圧力と腹腔の断面積（最も小さい横断面）の積で推定され，圧力中心に作用するとされる。

腹腔内圧は，物を持ち上げる運動課題中における背部筋群の負荷を低減させることができる。図 2.35 に示したように，腹腔が加圧されると股関節まわりに体幹を伸展させる力が生じる。このことを，土台（骨盤），垂直材（体幹），および上部の支持材（横隔膜）から構成される 3 セグメントの系で考えてみよう。構成要素の間には膨らんだ風船（腹腔）がある。体幹が股関節まわりに前方に押されると，風船が圧迫されるため，風船の内圧が上昇する（図 2.35 b）。そして，体幹を押す力が取り除かれると，風船の内圧は体幹を直立姿勢に押し戻す。

腹腔内圧は，横隔膜を介して股関節を屈曲させる負荷に抵抗する力（F_i）を作用させる。例えば，図 2.35 c に描かれている人が腹腔内圧を上昇させずに 91 kg の負荷（$F_{w,l}$）を持ち上げる場合，背部および股関節まわりの筋群（F_m）によって約 8 kN の力が発揮され，負荷を支えるための関節反力（F_j）は約 9 kN となる。しかし，この人が腹腔内圧を 19.7 kPa（力換算では 810 N）まで上昇させた場合，F_m は約 6 kN まで低下し，F_j は 6.6 kN まで減少する。同様に，直立しているヒトが両腕を伸ばして 8 kg の負荷を持ちながら前方に 0.53 rad 傾いた場合，バルサルバ法で腹腔内圧を

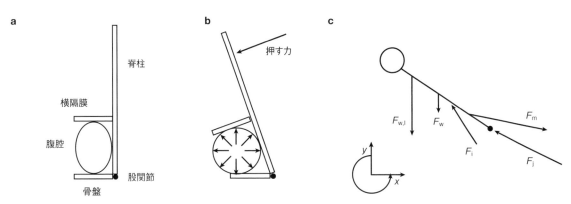

図 2.35 体幹に対する腹腔内圧の影響。(**a**) 腹腔内圧を風船で表した 3 セグメント系。(**b**) 体幹が前方に押されると風船の内圧が増大する。(**c**) 腹腔内圧による力を含めたフリーボディダイアグラム。

4.35 kPa から 8.25 kPa まで上昇させると**椎間板内圧**が 1625 kPa から 1488 kPa に低下する（Morris et al., 1961）。このような体幹内圧の調整は、肉体労働時の背部筋群および骨格構造の応力に対して重要な累積効果を及ぼす可能性がある。

腹腔内圧は、カテーテルに取り付けられた圧力センサを鼻腔から腹腔に挿入することで測定できる。この手法によって得られたバーベルを持ったスクワット運動中のデータから、Lander ら（1986）は腹腔内圧が負荷を下降させる際に徐々に増大し、負荷を上昇させる際に減少することを明らかにした。そして、腹腔内圧は下降から上昇局面の切り替わりの際にピーク値となることを示した。

まとめ

本章はヒトの身体運動に関連する力について検証した。ここで用いた方法は、ニュートンの運動の法則とフリーボディダイアグラムと呼ばれる解析法に基づいている。また、ヒトの身体運動では各身体セグメントに回転運動が生じるため、回転作用（トルク）の概念および関連する計算方法を紹介した。これら入門的な内容の後、運動中のヒトの身体に作用する力を扱った。そして、ヒトの身体に作用する力を、身体質量に由来する力（重力と慣性力）、周辺環境から受ける力（地面反力、流体抵抗）、筋骨格による力（関節反力、筋力、腹腔内圧）に分類した。

第 3 章

運動の解析

位置，速度および加速度で記述される物体の運動は，その物体と周辺環境との相互作用により生じる．この相互作用は，通常，力として表される．第 2 章では身体質量による力，周辺環境による力，ヒトの身体運動に影響する生体内の力（筋骨格の力）について検討した．第 3 章の目的は，ヒトの身体運動に作用するこれらの力の影響を検討するために用いるバイオメカニクス的手順を説明することである．第 3 章では最初にヒトの身体運動における力を算出する方法について説明する．その後，これらの力がどのように運動の量（運動量）を調整し，仕事をするために使われるか説明する．

静的解析

ニュートンの運動方程式（$\Sigma \mathbf{F} = m\mathbf{a}$）を物体の運動に用いるときは，第 2 章で紹介したように，加速度がゼロの運動と，それ以外の運動に区別する．加速度がゼロのとき，式の右辺はゼロになる．これは物体に作用する力の総和がゼロであることを意味する．全ての力が釣り合って加速度がゼロになるため，この状態での解析を**静的解析**という．このとき物体の加速度はゼロであるため，物体は静止している，または一定の速度で動き続ける．

静的解析では，力の総和はどの向きでもゼロで（$\Sigma \mathbf{F} = 0$），トルク（力のモーメント）の総和もゼロである（$\Sigma \tau_o = 0$）．運動が 1 つの平面内に限定されるとき，静的状況を定義する独立したスカラー式は多くても 3 つである．

$$\Sigma F_x = 0 \quad (3.1)$$
$$\Sigma F_y = 0 \quad (3.2)$$
$$\Sigma \tau_o = 0 \quad (3.3)$$

式 3.1 と式 3.2 は，互いに垂直な 2 つの直線方向（x と y）の力の総和（Σ）を表す．式 3.3 は，その系の質量中心またはそれ以外の任意の点 O まわりのトルクの総和を表す．静的解析には 4 つのステップがある．フリーボディダイアグラムを描き，使用する式を書き，フリーボディダイアグラムに示される全ての力を含むように式を展開し，その後，数式内の未知の項を求める，の 4 つである．下記の例でこれらの手順を示す．

例 3.1　未知の力の大きさと方向を求める

図 3.1 a の剛体は釣り合っており（加速度 $a = 0$），3 つの既知の力と 1 つの未知の力が働いている．未知の力の大きさはいくらか？　この問いに答えるために，まずは，並進（x-y）と回転の正の向きを示す座標系（図 3.1 a）と共にフリーボディダイアグラムを描く．そして，x 軸方向や y 軸方向に限らず，そのような成分に全ての力を分解する．図 3.1 b に示されるように，R を 2 つの成分に分解する（R_x と R_y）．

解析の第 2 段階として，運動の式を書く．これはニュートンの運動方程式（式 3.1～式 3.3）のどれかになる．実際に必要となる式は何を知りたいか次第である．ここで，x 方向の力の大きさを求めるために，式 3.1 を用いてフリーボディダイアグラムの力を列挙する．下記の解法の 2 行目を表すこの段階では，選んだ方向（x, y, または回転）に働く力の大きさと向きが求まる．R_x の大きさを求めるために，以下のように解析を続ける．

$$\Sigma F_x = 0$$
$$R_x - 3 = 0$$
$$R_x = 3 \text{ N}$$

R_x の正の向きは，フリーボディダイアグラム（図 3.1 b）での向きに基づいて示されていることに注意してほしい．x 方向で剛体に働いている力は 2 つある．1 つは負の向きに大きさ 3 N で働く力，もう 1 つは正の向きに働く大きさが不明な力である．この系に働く力は釣り合っているため，上記の計算は，2 つの力の大きさは等しい

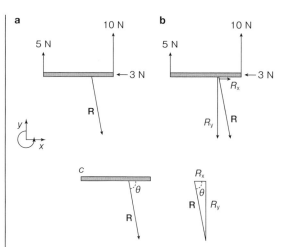

図3.1 剛体に働く力。(**a**) フリーボディダイアグラム。(**b**) x 成分と y 成分への R の分解。(**c**) R の方向と大きさの計算。

が，その向きは異なることを示す。

y 方向でも同じ手順で計算を行う。再び必要な式を準備するところから始める。その後，フリーボディダイアグラムからその式を展開し，最後に未知の変数について解く。

$$\sum F_y = 0$$
$$5 + 10 - R_y = 0$$
$$R_y = 15\,\text{N}$$

R_x と R_y が決まると，R の方向がわかる（図3.1c）。合力の大きさ (R) を求めるには，ピタゴラスの定理が用いられる。

$$R = \sqrt{R_x^2 + R_y^2}$$
$$= \sqrt{3^2 + 15^2}$$
$$R = 15.3\,\text{N}$$

いくつかの基準に対し R の方向を示すことができる。例えば，水平 (R_x) または鉛直 (R_y) に対する角度を求めることができる。系の方向（図3.1c）に対する R の方向を求めてみよう。平行四辺形の法則より，R は R_x と R_y で構成される長方形の対角線となる。R_x，R_y，R を三角形の各辺とし，θ を求めると

$$\cos\theta = \frac{R_x}{R} \qquad \sin\theta = \frac{R_x}{R} \qquad \tan\theta = \frac{R_x}{R_y}$$

その結果，

$$\cos\theta = \frac{R_x}{R}$$
$$\theta = \cos^{-1}\frac{R_x}{R}$$
$$\theta = \cos^{-1}\frac{3}{15.3}$$
$$\theta = \cos^{-1} 0.1961$$
$$\theta = 1.37\,\text{rad}$$

最初の問いに対する答えは，R は大きさが 15.3 N で，方向は水平より右下に 13.7 rad である。

例 3.2　正味の筋トルクの算出

エクササイズベンチに座って膝関節伸展運動をしている人の足首に軽い負荷がかかっている（この運動の様子は図 2.29 a を参照）。負荷が可動域の中間で静止しているとき，膝関節伸展筋群（大腿四頭筋）の力の大きさを見積もりたいとする。負荷が動かないように力が釣り合っているため，静的解析を行うことによって筋の力を求めることができる。

伸展運動中の膝関節まわりの筋力を求めるには，フリーボディダイアグラムの片端に膝関節を含めなければならない（図3.2）。この解析のためのフリーボディダイアグラムを描く方法の1つは，足部と下腿部で1つの系を構成し，その後，周辺環境がその系にどのように影響するかを示すことである。この種の解析では，筋力 (F_m) と関節反力 (F_j) は，系（下腿）に対する周辺環境（身体の内部）の異なる影響を表す。この静的解析の目的は，脚を特定の位置に維持するのに必要な膝関節（K）における筋トルクの総和の大きさと向きを求めることである。図3.2 は，2つのモーメントアーム ($b = 0.11\,\text{m}$ と $c = 0.32\,\text{m}$)，関節反力 (F_j)，系（下腿部＋足部）の重量 ($F_w = 41\,\text{N}$) と負荷の大きさ ($F_l = 80\,\text{N}$) を示している。図中の人が水平よりも 0.5 rad 下方に下腿の角度を保持しようとしているとする。この人がこの課題を達成するために発揮しなければならない筋トルクの総和 (τ_m) はいくらか？

第一段階として，フリーボディダイアグラムを描く（図

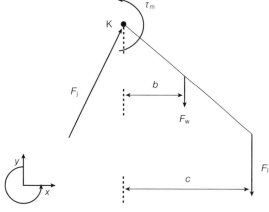

図3.2 膝関節伸展運動中の下腿部と足部のフリーボディダイアグラム。

3.2）。この作業には，系を定義すること，スティックピクチャのように簡略化された図としてその系を描くこと，系が周辺環境とどのように相互作用するのかを示すことが含まれる。そうした相互作用として，身体質量に由来する力，周辺環境から受ける力，筋骨格による力が挙げられる。第二段階として，適切な式を選ぶ（式3.1～式3.3）。この例のように回転の効果を求めるには，膝関

節（K）を通る回転軸まわりのトルクを足し合わせるために式3.3を選ぶべきである。

$$\Sigma\tau_K = 0$$

第三段階として，式を展開する。この例における式は，図3.2のベクトルで示されている3つの力（F_w, F_l, F_j）と1つのトルク（τ_m）を含むことになる。関節反力の作用線は点K（膝関節）を通り，この点に対するモーメントアームがゼロになるため，点K（膝関節）まわりのトルクを足し合わせる（Σ）際には関節反力を無視することができる。したがって，

$$\Sigma\tau_K = 0$$
$$\tau_m - (F_w \times b) - (F_l \times c) = 0$$
$$\tau_m = (F_w \times b) + (F_l \times c)$$
$$= (41 \times 0.11) + (80.0 \times 0.32)$$
$$= 4.51 + 25.6$$
$$\tau_m = 30.1 \text{ N·m}$$

この解析から，下腿-足部が可動域の中間に保持されているとき，系の重量（F_w）と足首への負荷（F_l）によるトルクに釣り合う正味の筋トルクは30.1 N·mになる。

例3.3 2つの未知の力を解く

エクササイズベンチの端に座り，滑車式のトレーニングマシンを使って等尺性収縮で大腿四頭筋をトレーニングする場合を考える。膝関節における筋骨格の力を求めよう。再び，まずはフリーボディダイアグラムを描く。膝関節での筋骨格の力を計算するには，フリーボディダイアグラムの一端を膝関節にしなければならない。最も単純な系は膝関節（K）からつま先までの下腿部と足部で構成される（図3.3）。フリーボディダイアグラムに含まれる力は，その系の重量（F_w），筋骨格の力（F_mとF_j）と器具からの負荷（F_l）である。脚の重量を30 N，系の質量中心の位置を膝関節から20 cm（b）とする。トレーニングマシンは，膝関節から45 cmの位置（c）で足首に付けたカフから100 Nの力を加えている。筋力（大腿四頭筋）のベクトルは膝関節をまたいで，角度（θ）は0.25 rad，作用点は膝関節から7 cmの位置（a）で，下腿を引くように作用する。関節反力（F_j）は2つの成分で示され，一方は法線方向（$F_{j,n}$），もう一方は接線方向（$F_{j,t}$）である（x-y方向ではない）。フリーボディダイアグラム内の系は水平から0.70 rad下方に向いている。そのため，F_w（β）の角度は0.87 rad，F_l（γ）は0.70 radとなる。

次に，計算の式を立てる。この問題では2つの未知の力（F_mとF_j）があるため，これらの項が同時に入っていない式を選ばなければならない。そこで，式3.3を選ぶ。点Kまわりのトルクの総和を求める際，点Kに対する力の作用線のモーメントアームがゼロであるためF_jを除外することができる。そして，系の重量とトレーニングマシンからの負荷（F_l）による点Kまわりのトルクを足し合わせ，それが大腿四頭筋の筋活動（$F_{m,q}$）によるトルクと等しいとする。等尺性収縮のときにこのような状態は存在する。このとき，力は釣り合い，系は平衡の状態にある。点Kまわりで系に作用する全てのトルクを含めるために，式（1行目）を書き，その式を展開（2行目）してみよう。それぞれのトルクの大きさは，力の大きさとモーメントアームの長さの積で求まる。計算過程は次のようになる。

$$\Sigma\tau_K = 0$$
$$(F_{m,q} \times a\sin\theta) - (F_w \times b\sin\beta) - (F_l \times c\sin\gamma) = 0$$
$$(F_{m,q} \times 1.7) - (30 \times 15.3) - (100 \times 29.0) = 0$$
$$(F_{m,q} \times 1.7) = (30 \times 15.3) + (100 \times 29.0)$$
$$(F_{m,q} \times 1.7) = 459 + 2900$$
$$F_{m,q} = \frac{3359}{1.7}$$
$$F_{m,q} = 1976 \text{ N}$$

$F_{j,n}$と$F_{j,t}$の大きさを決定するために，全ての力を法線成分と接線成分に分解する必要がある（図3.3 b）。その後，それぞれの方向で力を足し合わせる。各成分は以下のようになる。

$$F_{m,n} = F_{m,q} \times \sin 0.25$$
$$= 1975 \sin 0.25$$
$$= 489 \text{ N}$$
$$F_{w,n} = F_w \times \sin 0.87$$
$$= 30 \sin 0.87$$
$$= 23 \text{ N}$$
$$F_{l,n} = F_l \times \sin 0.70$$
$$= 100 \sin 0.70$$
$$= 64 \text{ N}$$
$$F_{m,t} = F_{m,q} \times \cos 0.25$$
$$= 1975 \cos 0.25$$
$$= 1914 \text{ N}$$
$$F_{w,t} = F_w \times \cos 0.87$$
$$= 30 \cos 0.87$$
$$= 19 \text{ N}$$
$$F_{l,t} = F_l \times \cos 0.70$$
$$= 100 \cos 0.70$$
$$= 76 \text{ N}$$

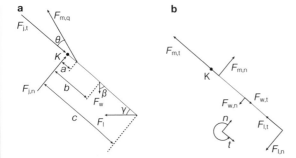

図3.3 （a）大腿四頭筋のトレーニングで等尺性の運動を行う人の下腿（下腿部＋足部）のフリーボディダイアグラム。（b）それぞれの力は法線成分（n）と接線成分（t）に分解される。

これらの値は，図 3.3 b に示されている法線成分と接線成分の大きさを表している。関節反力の**接線**成分の大きさは次のように決まる。

$$\sum F_t = 0$$
$$F_{j,t} - F_{m,t} + F_{w,t} - F_{l,t} = 0$$
$$F_{j,t} = F_{m,t} - F_{w,t} + F_{l,t}$$
$$= 1914 - 19 + 76$$
$$F_{j,t} = 1971\,\text{N}$$

法線成分の大きさも同様に求めることができる。

$$\sum F_n = 0$$
$$F_{j,n} + F_{m,n} - F_{w,n} - F_{l,n} = 0$$
$$F_{j,n} = -F_{m,n} + F_{w,n} + F_{l,n}$$
$$= -489 + 23 + 64$$
$$F_{j,n} = -402\,\text{N}$$

$F_{j,n}$ の大きさは $-402\,\text{N}$ と求まる。これは，負の力を意味するのではなく，むしろフリーボディダイアグラム（図 3.3 a）における力の向きに問題があることを意味する。フリーボディダイアグラムが描かれたとき，系は釣り合っていた。これは，それぞれの方向の力が足されるとゼロになることを意味する。接線方向では，$F_{j,t}$ は正の向きに作用していると仮定し，それは正しかった。同様に $F_{j,n}$ は正の向きに作用すると仮定したが，これは計算結果が負の値によって示されたように，正しくなかった。釣り合いの状態を満たすためには，$F_{j,n}$ が負の向きに作用することを計算結果は示している。$F_{j,n}$ と $F_{j,t}$ の大きさが示されたことによって，ピタゴラスの定理を用いて，関節反力の合力の大きさが以下のように求まる。

$$F_j = \sqrt{F_{j,n}^2 + F_{j,t}^2}$$
$$= \sqrt{402^2 + 1972^2}$$
$$F_j = 2013\,\text{N}$$

このように，足首に 100 N の負荷がかかったとき，膝関節は負荷の約 20 倍もの関節反力を受けることになる。

最後に，下腿部の軸に対する関節反力の方向を計算する。

$$\tan\theta = \frac{F_{j,n}}{F_{j,t}}$$
$$\theta = \tan^{-1}\frac{F_{j,n}}{F_{j,t}}$$
$$\theta = \tan^{-1}\frac{402}{1972}$$
$$\theta = 0.2\,\text{rad}$$

したがって，関節反力の合力の大きさは 2013 N で，方向は下腿部の長軸に対して 0.2 rad 下方になる。

例 3.4 平衡点の位置

重量が 20 N で長さが 22 cm の均質な剛体の両端に重りが吊るされている（図 3.4 a）。片方の重りの重量は 30 N で，もう一方は 60 N である。1 本の伸ばした指でこの剛体を釣り合わせるためには，指はどんな力の大きさで，どの位置を支えればよいか？ この問いに答えるためにまずするべきことは，フリーボディダイアグラムを描くことである。剛体は均質であるため，質量中心は物体の中心に位置する。剛体に作用する 3 つの力の大きさと方向はわかっている。指から作用する力は，これら 3 つの力と釣り合うために，向きは反対で同じ大きさになる必要がある。この条件をもとに，フリーボディダイアグラムを描くことができる（図 3.4 b）。フリーボディダイアグラムが描ければ，式を選び，それを展開することで，指の力を求めることができる。

$$\sum F_y = 0$$
$$-30 - 20 - 60 + \text{指の力} = 0$$
$$\text{指の力} = 110\,\text{N}$$

系の両端にある重りの重量はそれぞれ異なっているため，剛体が釣り合う平衡点の位置（指の位置）は剛体の中央にはならない。平衡点は本質的に支点となるため，片方の重りは剛体をある向きに引き，反対側の重りは反対向きに引く。したがって，それぞれの向きのトルクが等しくなり，剛体が回転しない位置が平衡点となる。これが質量中心の定義であり，それは系の質量が均等に分布する点（場所）である。平衡点（質量中心）は系が釣り合う位置を表しているため，静的な解析を行うことで，その位置を求めることができる。平衡点を求めるためには，図 3.4 a における目盛りの原点まわりでトルクの総

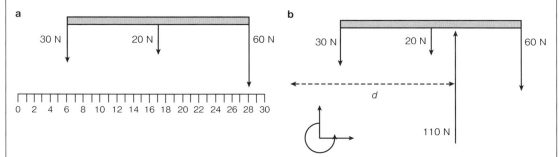

図 3.4 剛体が釣り合うための力の位置と向き。（**a**）対象の系。（**b**）フリーボディダイアグラム。図 b における距離 d の左端は，図 a における目盛りのゼロと一致する。

和を求め，剛体の釣り合いをとるために110Nの力が作用すべき位置を求める。

$$\Sigma \tau_o = 0$$
$$-(30 \times 6) - (20 \times 17) + (110 \times d) - (60 \times 28) = 0$$
$$d = \frac{(30 \times 6) + (20 \times 17) + (60 \times 28)}{110}$$
$$d = 20 \text{ cm}$$

図3.4aの剛体の釣り合いをとるためには，110Nの上向きの力を，目盛りの20cmの位置に作用させることが必要である。

例3.5　身体の質量中心

例3.4と同様の手法で，ヒトの身体のような複数の異なる部位で構成される系の質量中心の位置を求めることができる。そのためには，式3.3を用いて系の質量が均等に分布している点である平衡点を見つける必要がある。平衡点の位置は，各身体セグメントの相対的な位置によって異なる。

バク転をしようとしている体操選手の身体全体の質量中心の位置を求めることによってこの手法を示すことにしよう（図3.5）。必要な手順は以下である。

1. 適切な身体セグメントを設定する。解析に使うセグメントの数は，運動中に回転運動をする関節の数によって決まる。例えば，もし，肘関節での回転がなければ，腕（上腕＋前腕）は1つのセグメントとして表すことができる。この例では，14のセグメントが，図3.5aの関節中心の上のマーカーによって示されている。このマーカーは各セグメントの近位と遠位の解剖学的な特徴点を表している。
2. 棒線図を描くために関節中心のマーカーをつなぐ（図3.5b）。
3. 表2.1にある，セグメントの長さの割合から，各セグメントで質量中心の位置を求める。これらの長さは，各セグメントの近位端から測られたものである（表3.1）。
4. 体重（F_w）に応じてセグメントの重量を推定する（表3.2）。体操選手の体重は450Nとする。
5. x-y 軸に対するセグメントの質量中心の位置を測定する（表3.3）。この軸の位置は任意で，（身体から見た）身体全体の質量中心の位置には影響を与えない。このことは，異なる位置の x-y 軸で計算してみれば納得できるだろう。
6. セグメントの重量（$F_{w.s}$）と位置（x, y）データから，y軸（$\Sigma \tau_y = F_{w.s} \times x$）と$x$軸（$\Sigma \tau_x = F_{w.s} \times y$）についてセグメントのトルクの総和を求める。四肢のセグメントの重量は2倍して計算する必要がある（表3.4）。
7. 平衡点の位置を求める。平衡点ではx軸とy軸において，各セグメントの効果の総和によるトルクと身体全体の重量によるトルクが釣り合う。このやり方

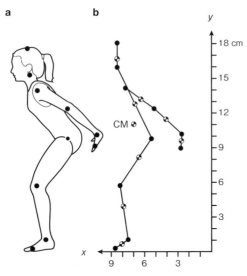

図3.5　身体セグメントの位置に応じた身体全体の質量中心（CM）の位置。(a) 各身体セグメントの区分け。(b) セグメントの長さの割合から求まるセグメントの質量中心の位置。

表3.1　図3.5の質量中心の位置

セグメント	質量中心の位置（％）	近位端
頭部	66.3	頭頂
体幹部	52.2	首の上端
上腕部	50.7	肩
前腕部	41.7	肘
手部	51.5	手首
大腿部	39.8	股関節
下腿部	41.3	膝
足部	40.0	足首

表3.2　図3.5のセグメントの重量

セグメント	算出式	重量（N）
頭部	$0.032\,3\,F_w + 18.70 =$	33.1
体幹部	$0.532\,3\,F_w - 6.93 =$	232.5
上腕部	$0.022\,3\,F_w + 4.76 =$	14.7
前腕部	$0.013\,3\,F_w + 2.41 =$	8.3
手部	$0.005\,3\,F_w + 0.75 =$	3.0
大腿部	$0.127\,3\,F_w - 14.82 =$	42.3
下腿部	$0.044\,3\,F_w - 1.75 =$	18.1
足部	$0.009\,3\,F_w + 2.48 =$	6.5

は例3.4で示したものと同じである。この最後の計算において，x軸とy軸のF_wを求めるために式3.3を用いる。x軸とy軸におけるセグメントの重量による正味のトルク（$F_{w,s}$，それぞれ3119N·cmと5016N·cm）は，身体全体の重量による正味のトルクと同じである。したがって，以下のようになる。

$$F_w \times モーメントアーム = \sum_{i=1}^{8}(F_{w,s} \times モーメントアーム)_i$$

$$モーメントアーム = \frac{\sum(F_{w,s} \times モーメントアーム)}{F_w}$$

ここで，身体全体の質量中心のx座標とy座標を求めるには，

$$x = \frac{3117.6 \text{N·cm}}{450 \text{N}}$$

$$= 6.93 \text{cm}$$

$$y = \frac{5014.7 \text{N·cm}}{450 \text{N}}$$

$$= 11.1 \text{cm}$$

これら本例におけるx軸とy軸の座標から，身体全体の質量中心の位置は図3.5bのように示される。この座標（6.93, 11.1）は系の質量が均等に（平衡して）分布している点を示している。

表3.3　図3.5の質量中心の x-y 座標

セグメント	x座標（cm）	y座標（cm）
頭部	8.6	16.8
体幹部	6.9	12.8
上腕部	6.5	13.3
前腕部	4.2	11.5
手部	2.8	9.6
大腿部	6.6	8.2
下腿部	8.0	3.9
足部	8.0	0.8

表3.4　表3.5における重量によるトルクの合計

セグメント	x (cm)	y (cm)	$F_{w,s}$ (N)	$\Sigma\tau_y$ (N·cm)	$\Sigma\tau_x$ (N·cm)
頭部	8.6	16.8	33.1	285	556
体幹部	6.9	12.8	232.4	1604	2976
上腕部	6.5	13.3	29.3	191	390
前腕部	4.2	11.5	16.5	69	190
手部	2.8	9.6	6.0	17	58
大腿部	6.6	8.2	84.7	559	694
下腿部	8.0	3.9	36.1	289	141
足部	8.0	0.8	13.1	105	11
合計				3119	5016

動的解析

系に作用する力が釣り合っていないとき，その系は加速するため，静的解析ではなく**動的解析**を行う必要がある。静的解析で用いた，ある平面における3つの独立した式（式3.1〜式3.3）の一般的な形が，動的な状況にも適用される。このとき，各式の右辺はゼロではなく，質量と加速度の積になる。したがって，並進の各成分と回転について，以下のように表される。

$$\sum F_x = ma_x \quad (3.4)$$

$$\sum F_y = ma_x \quad (3.5)$$

$$\sum \tau_o = I_o \alpha + mad \quad (3.6)$$

x-y平面で$a = \sqrt{a_x^2 + a_y^2}$，$\sum F = \sqrt{(\sum F_x)^2 + (\sum F_y)^2}$

である。静的解析のときと同様に，これらの式は互いに独立しており，2つの直線方向（xとy）と1つの回転方向で表される。展開された形では，式3.4は，x方向の力（F）の総和（Σ）が，系の質量（m）と系の質量中心のx方向の加速度（a_x）との積と等しいことを示している。同様に，式3.5はy方向の力と加速度について示している。式3.6は，点Oまわりのトルクの総和が次の2つの効果と等しいことを示している。1つは系の回転のキネマティクスと関係する効果，もう1つは系の並進のキネマティクスと関係する効果である。回転のキネマティクスの項は，回転軸（O）に関する慣性モーメント（I_o）と系の角加速度（α）の積を示している。並進のキネマティクスの項は，系の質量，系の質量中心の並進加速度（a），系の質量中心から点Oまでの距離（d）の3つの積を示している。

点 O はモーメントの総和を求める任意の点である。したがって，点 O が質量中心や固定された点になるときは，式 3.4～式 3.6 は修正される。点 O が質量中心の場合は $d = 0$ となり，式 3.6 は $\Sigma \tau_g = I_g \alpha$ となる。点 O が固定された点の場合は $a = 0$ となり，作用する力の合計は $I_o \alpha$ と等しくなる。もし，1 つの身体セグメントのように系が 1 つの剛体から構成され，質量中心まわりにモーメントの総和が求められる場合，法線-接線（n-t）座標系において系に作用する力の効果の総和は次のように計算される。

$$\Sigma F_n = mr\omega^2 \quad (3.7)$$
$$\Sigma F_t = mr\alpha \quad (3.8)$$
$$\Sigma \tau_g = I_g \alpha \quad (3.9)$$

●キネティックダイアグラム●

動的解析では式 3.4～式 3.6 の右辺がゼロではないことから，系のフリーボディダイアグラムは**キネティックダイアグラム**とみなすことができる。つまり，ニュートンの運動方程式（$\mathbf{F} = \mathbf{ma}$）によると，（フリーボディダイアグラムの）力は質量に（キネティックダイアグラムの）加速度を掛けたものと等しい。この文脈において，フリーボディダイアグラムは式の左辺を，キネティックダイアグラムは式の右辺を示す。その意味では，フリーボディダイアグラムは，系とそれがどのように外部と相互作用するのかを（矢印で示される力で）定義する。キネティックダイアグラムは系におけるこれらの相互作用の効果を示す。つまり，相互作用がどのように系の運動を変えるかを示している。

例 3.6　筋トルクの総和の算出

この例では，重量挙げの選手がバーベルを持ち上げる動作を扱う。バーベルが膝の高さにあるときの，背中と股関節の伸筋群によって生じるトルクを知りたい。最初にするべきことは，フリーボディダイアグラムとキネティックダイアグラムを描くことである。腰仙（LS）関節での筋骨格の力を求めたいので，系の一端にこの関節を含めなければならない。適切な系は LS 関節から頭までの上半身を含んだものである（**図 3.6**）。フリーボディダイアグラムに示されているように，系に作用する 5 つの力を同定することができる。それは，LS 関節での筋トルクの総和（τ_m），関節反力（F_j），バーベルによる負荷（$F_{w,b}$），系の重量（$F_{w,u}$），および腹腔内圧による力（F_i）である。キネティックダイアグラムには**式 3.4～式 3.6** の右辺の 3 つの項を含めるべきである。典型的なやり方では，キネティックダイアグラムの正の向きにそれらの矢印を描き（**図 3.6** の座標系の軸を参照），この向きに基づいて式を立てる。

次に式を立て，それを展開し，そして τ_m について解く。

計算を行う前に，以下のことを知る必要がある。

1. LS 関節でモーメントを発揮する 3 つの力の大きさを推定する。重量計で測定される $F_{w,b}$ の大きさは 1003 N である。人体計測の表（例：**表 2.1** と**表 2.5**）から推定される $F_{w,u}$ の大きさを 525 N とする。先行研究から推定される値，または腹腔内カテーテルと腹腔体積の見積もりによる測定によって，F_i の大きさは 1250 N と割り当てられる。

2. 系の質量とその分布。系（重量挙げ選手の上半身）の質量は 54 kg と推定される。**例 3.5** で示された方法から，系の質量中心の位置は LS 関節から 47 cm となる。質量中心まわりの系の慣性モーメント（I_g）は，セグメントに関する既知の値（例：**表 2.6**）と平行軸の定理によって求まり，7.43 kg·m^2 と推定される。

3. モーションキャプチャシステムによって記録される動作のキネマティクス。これらの測定は，力のモーメントアームと系の加速度を含む。各モーメントアームは以下のようになる：$F_{w,b}$（$a = 38$ cm），$F_{w,u}$（$b = 24$ cm），F_i（$c = 9$ cm），ma_x（$d = 40$ cm），ma_y（$e = 24$ cm）。系の角加速度（α）は 8.7 rad/s^2，質量中心の水平方向の加速度（a_x）は 0.2 m/s^2，鉛直方向の加速度（a_y）は -0.1 m/s^2 だった。

この情報で，式 3.6 を使って LS 関節について筋トルクの総和の大きさを算出することができる。

$$\Sigma \tau_{LS} = I_g \alpha + mad$$

また，**図 3.6b** の d と e でこの式の d を置き換えると以下のようになる。

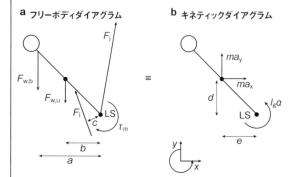

図 3.6　バーベル持ち上げているときの重量挙げ選手の動的解析（フリーボディダイアグラム＝キネティックダイアグラム）

$(F_{w.b} \times a) + (F_{w.u} \times b) - (F_i \times c) - \tau_m$
$\quad = I_g \alpha - ma_x d - ma_y e$

$\tau_m = (F_{w.b} \times a) + (F_{w.u} \times b) - (F_i \times c) - I_g \alpha$
$\quad + ma_x d + ma_y e$

$\tau_m = (1003 \times 0.38) + (525 \times 0.24) - (1250 \times 0.09)$
$\quad - (7.43 \times 8.7) + (54 \times 0.2 \times 0.40)$
$\quad + (54 \times -0.1 \times 0.24)$

$\tau_m = 381 + 126 - 113 - 65 + 4 - 1$

$\tau_m = 332\,\text{N·m}$

この例の重量挙げでは，動作を完了するのに熟練した選手で約 0.4 s かかる。もし毎秒 100 フレームで撮影したら，この動作の情報が含まれるビデオを 40 フレーム得ることになる。τ_m の時系列を完全に記述するには，全てのフレームで計算が必要になる。この計算を行うことで，動作中のトルク-時間曲線を描くことができるような一瞬一瞬のトルクが算出される。膝関節の例が図 3.7 で，熟練した重量挙げ選手 15 名が胸の高さまでバーベル（1141 N，体重の 1.5 倍）を挙げたときの膝関節の筋トルクの平均が示されている。この図は，筋トルクの総和が，伸展と屈曲の向きにそれぞれ，約 100 N·m と 50 N·m に達したことを示している。また動作中に伸展と屈曲が切替わったことも示している。

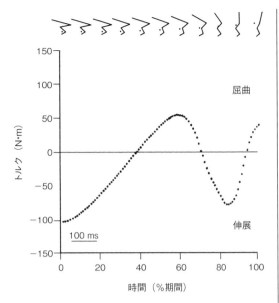

図 3.7 重量挙げのクリーン中の膝関節における筋トルクの総和。
From *Experimental Brain research*, Vol. 51, 1983, pg. 140, "Muscular control of a learned movement: The speed control system hypothesis," R. M. Enoka, figure 4, ⓒSpringer Science＋Business.

例 3.7　動作はいつ動的になる？

動的解析が必要か，それとも対象の動作は**準静的**と仮定して静的解析が可能なくらい十分にゆっくりであるか。これはヒトの身体運動の研究で頻繁に取り上げられる問題である。この問いは Rogers と Pai（1990）によって，歩き始めるときに生じる両脚支持から単脚支持に移る単純な動作で確かめられた。ステップの始動において，膝関節を曲げて 1 歩ステップする間に体重は両脚支持から単脚支持に変わる。これは，曲げる脚側の股関節の外側にある筋活動の増加，曲げる脚に伴う地面反力の鉛直成分の増加，単脚支持になる脚への圧力中心の移動，によって達成される。第 2 章で述べたように，地面反力は身体の質量中心の加速度を表すため，曲げる脚に伴う地面反力の鉛直成分の変化が静的解析でどのように算出されるかを求めることで，この問いに答えられる。

この問いに答えるために，まず解析のためのフリーボディダイアグラムを描く。このとき，測定される地面反力をどのくらい正確に予測できるかを検討するために静的分析を行うので，キネティックダイアグラムは必要ない。フリーボディダイアグラムは人物の正面から描き，左右の足に作用する地面反力と系の重量を記入する必要がある（図 3.8）。次に，式を立てた後，フリーボディダイアグラムの情報を使ってその式を展開する。曲がる脚に作用する地面反力を推定するのに静的解析が十分であるかを示すために，点 O まわりのトルクの総和を求め，地面反力の鉛直成分の大きさを推定する（$F_{y,f}$）。

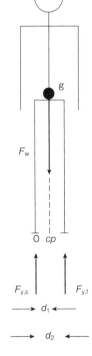

図 3.8 ステップの始動における地面反力の鉛直成分の予測に用いた準静的モデル。cp = 圧力中心；d_1 = cp と $F_{y,f}$ の間の距離；d_2 = 点 O と $F_{y,f}$ の間の距離；$F_{y,f}$ = 曲げる脚の地面反力の鉛直成分；$F_{y,s}$ = 単脚支持になる脚の地面反力の鉛直成分；F_w = 体重；g = 質量中心の位置；O = $F_{y,s}$ の作用点。
With kind permission from Springer Science ＋Business Media: *Experimental Brain research*, Vol. 81, 1990, pg. 399, "Dynamic transitions in stance support accompanying leg flexion movements in man," M. W. Rogers and C.-Y. Pai, figure 1, ⓒ1990. ⓒ Springer Science＋Business.

$$\sum \tau_0 = 0$$
$$(F_{y,f} \times d_2) - (F_w \times d_1) = 0$$
$$F_{y,f} = \frac{F_w \times d_1}{d_2}$$

　F_wは一定であるため，$F_{y,f}$はd_1とd_2の変化の比として予測できる。この予測に必要なデータを得るために，地面反力計を2枚用い，左右の足の力の作用点（圧力中心）と地面反力の鉛直成分を測定した。さらに，キネマティクスのデータを得るためにモーションキャプチャシステムを使い，身体全体の質量中心の位置はセグメント解析で求めた。d_1は，F_wを鉛直に地面に投影した点と$F_{y,s}$の作用点との距離を表している。結果は図3.9に示されている。$F_{y,f}$を時系列で示した最下段のグラフに注目してほしい。実線は実際に測定された$F_{y,f}$を，点線は準静的解析による$F_{y,f}$の推定値を，陰影つきの部分はこれらの差を表している。図3.9では左の列のグラフは素早いステップの始動（脚の屈曲）時で，右の列のグラフはゆっくりとしたステップの始動である。この結果が示すものは，この運動課題に関して，普通や速いスピードではなく，ゆっくりとした動作が行われた場合には，準静的解析は適切であるということである。

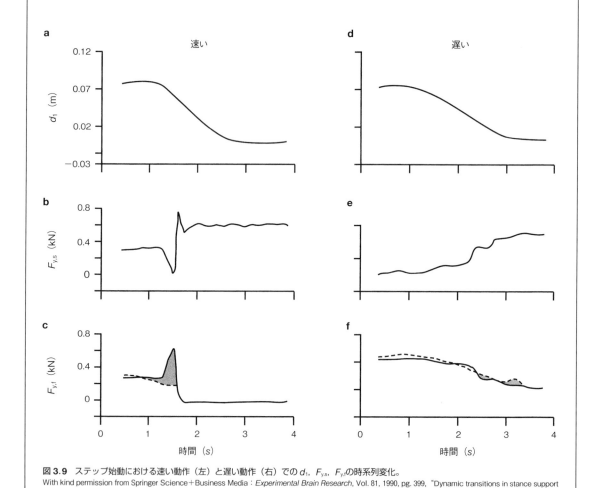

図3.9 ステップ始動における速い動作（左）と遅い動作（右）でのd_1，$F_{y,s}$，$F_{y,f}$の時系列変化。
With kind permission from Springer Science+Business Media：*Experimental Brain Research*, Vol. 81, 1990, pg. 399, "Dynamic transitions in stance support accompanying leg flexion movements in man," M. W. Rogers and C.-Y. Pai, figure 2, ©1990. ©Springer Science+Business.

●順動力学と逆動力学●

　一般的に，動的解析では2つの方向から解析を行うことができる。力とトルクが与えられた場合，それによってキネマティクスが決まる。反対に，キネマティクスが与えられた場合，そのときに生じている力やトルクを推定することができる。これら2つの方法を，それぞれ**順動力学**と**逆動力学**という。逆動力学では，速度と加速度を得るための位置データから解析が始まる。例えば，位置が測定された後，解析によって関節反力が計算される。この手法において重要な問題は，位置データに含まれる誤差が加速度を得る段階の処理では大きく増大されていることである。反対に，順動力学の手法では，結果として生じるキネマティクスの

■ 第3章 運動の解析

情報を得るために力とトルク（または加速度）の**積分**を行う。例えば，加速度を測定し，そこから速度や位置を算出する。この手法における主な問題は，初期状態を正確に定めなければならない点にある。逆動と順動の両者の特徴を使うもう1つの方法がある。この方法では，セグメントのキネマティクスと関節負荷を高い信頼性で推定するために，位置，加速度，角速度の測定が組み合わされる。

例3.6で見た重量挙げ選手の股関節に生じる正味のトルク算出には，逆動力学解析が用いられた。そこでは，動作のキネマティクスから始まり，力の情報を経て，未知のトルクを求めた。同様の手法が関節反力と筋トルクを求めるセグメント解析に用いられる（例3.8）。

例3.8 関節反力とトルクのセグメント解析

ヒトの身体運動は筋に制御されて身体セグメントが回転することで生じるため，その回転に貢献する筋活動の量を求めることに関心がもたれることが多い。これは，ヒトの身体を剛体リンク（身体セグメント）が連結したものとして扱い，それぞれのセグメントで動的解析を行うことで求められる。

解析には3種類の情報が必要となる：
1. 身体セグメントのキネマティクス（位置，速度，加速度）
2. セグメントの質量とその分布の推定（質量中心の位置と慣性モーメント）
3. 地面反力やセグメントに作用している負荷などの既知の境界拘束

関節ごとに作用している正味の力とトルクを求めるために，境界拘束（足部では地面反力）を含む身体セグメントの解析から始め，セグメントごとに逆算していく。このセグメント解析では，重量挙げ動作のある瞬間における，足関節，膝関節，股関節での筋骨格の力とトルクを求めることができる。この解析には4つの段階がある。第一段階では，系とその方向を定義する。第二段階では，ヒトの身体を適切な数の剛体セグメントに分ける。第三段階では，それぞれの身体セグメントでフリーボディダイアグラムとキネティックダイアグラムを描く。第四段階として，それぞれのセグメントで運動方程式を立て，それを解く（**式3.4**，**式3.5**，**式3.6**）。本例における系は，**図3.10**に示されている脚とその各設定値である。

足関節，膝関節，股関節における筋骨格の力を求めることがこの解析の目的であるため，脚を足部，下腿部，大腿部に分ける必要がある。モーションキャプチャシステムによって，動作中の瞬間において各セグメントの角加速度と加速度の推定値を得ることができる。また，第2章の表から，これらセグメントの質量分布の推定値を得ることもできる。しかし，第2章で示された質量中心まわりのI_gの値は，平行軸の定理（**式2.8**）を用いて，各セグメントの近位端まわりの値に変換する必要がある。変換された慣性モーメントを**表3.5**の一番下の行に示す。

次の段階は，それぞれのセグメントについてフリーボディダイアグラムとキネティックダイアグラムを描くことである。境界の情報（地面反力）があるため，足部（**図3.11**）から始めるべきである。フリーボディダイアグラムから3つの運動方程式を立て，未知の項を求める。求めるのは足関節における正味の関節反力のx, y成分と正味の筋トルクである。

$$\sum F_x = ma_x$$
$$-F_{a,x} + F_{g,x} = ma_x$$
$$-F_{a,x} = -F_{g,x} + ma_x$$
$$= -6 + (1 \times -0.36)$$
$$F_{a,x} = 6.36 \text{ N}$$

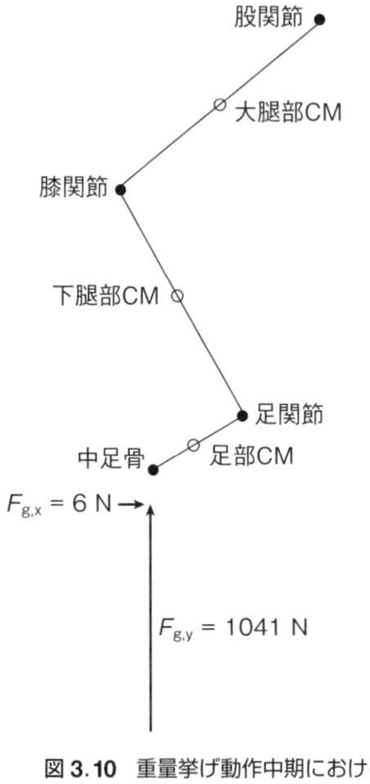

特徴点	x	y
股関節	0.26	0.77
大腿部CM	0.17	0.66
膝関節	0.02	0.50
下腿部CM	0.06	0.34
足関節	0.10	0.12
足部CM	0.04	0.09
中足骨	0.00	0.03
地面（F_g）	0.00	0.00

※CM=質量中心

図3.10 重量挙げ動作中期における各特徴点のx-y座標（m）。

$F_{g,x} = 6$ N
$F_{g,y} = 1041$ N

表3.5 図3.10のセグメントのデータ

変数	大腿部	下腿部	足部
I_g (kg·m^2)	0.1995	0.0369	0.0040
質量 (kg)	8	3	1
α (rad/s^2)	0.32	-9.39	-3.41
a_x (m/s^2)	2.34	1.56	-0.36
a_y (m/s^2)	-1.96	-1.64	-0.56
$I_g + md^2$ (kg·m^2)	0.3611	0.1185	0.0065

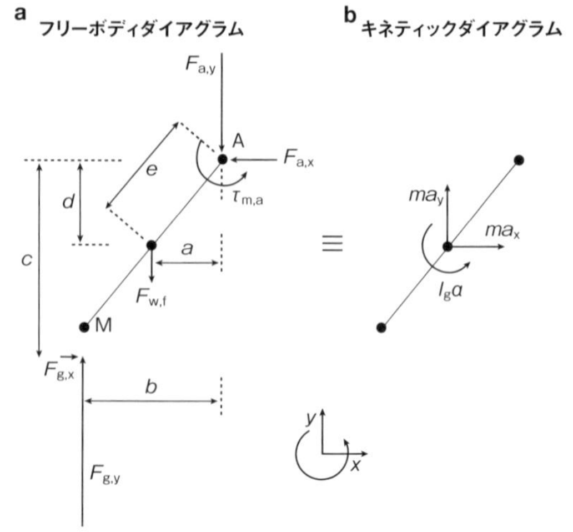

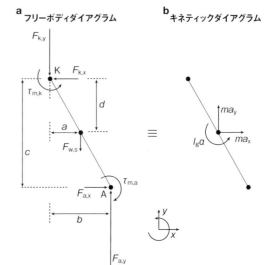

図 3.11 足部のフリーボディダイアグラムとキネティックダイアグラム。フリーボディダイアグラム（左図）は，足部の中足骨（M）に作用する力（F），足関節（A）からそれぞれの力の作用線までの距離，足関節における正味の筋トルク（$\tau_{m,a}$）を示す。力は地面反力（$F_{g,x}$, $F_{g,y}$），足部の重量（$F_{w,f}$），関節反力（$F_{a,x}$, $F_{a,y}$）である。キネティックダイアグラム（右図）は，水平方向の慣性力（ma_x），鉛直方向の慣性力（ma_y），質量中心まわりの慣性モーメント（$I_g\alpha$）を示す。

図 3.12 下腿部のフリーボディダイアグラムとキネティックダイアグラム。フリーボディダイアグラム（左図）は，下腿部に作用する力（F），膝関節（K）からそれぞれの力の作用線までの距離，膝関節における正味の筋トルク（$\tau_{m,k}$）を示す。力は下腿部の重量（$F_{w,s}$），足関節での関節反力（$F_{a,x}$, $F_{a,y}$），膝関節での関節反力（$F_{k,x}$, $F_{k,y}$）である。キネティックダイアグラム（右図）は，水平方向の慣性力（ma_x），鉛直方向の慣性力（ma_y），質量中心まわりの慣性モーメント（$I_g\alpha$）を示す。

$$\sum F_y = ma_y$$
$$F_{g,y} - F_{a,y} - F_{w,f} = ma_y$$
$$F_{a,y} = F_{g,y} - F_{w,f} - ma_y$$
$$= 1041 - (1 \times 9.81) - (1 \times -0.56)$$
$$F_{a,y} = 1032 \text{ N}$$

$$\sum \tau_A = I_A\alpha + (ma_x \times d) - (ma_y \times a)$$
$$\tau_{m,a} + (F_{w,f} \times a) - (F_{g,y} \times b) + (F_{g,x} \times c)$$
$$= I_A\alpha + (ma_x \times d) - (ma_y \times a)$$
$$\tau_{m,a} = (F_{g,y} \times b) - (F_{g,x} \times c) - (F_{w,f} \times a) + I_A\alpha$$
$$+ (ma_x \times d) - (ma_y \times a)$$
$$= (1041 \times 0.10) - (6 \times 0.12) - (9.81 \times 0.04)$$
$$+ (0.0065 \times -3.41) + (1 \times -0.36 \times 0.03)$$
$$- (1 \times -0.56 \times 0.04)$$
$$= 104.1 - 0.72 - 0.392 - 0.022 - 0.011 + 0.022$$
$$\tau_{m,a} = 103 \text{ N·m}$$

足関節の筋骨格の力が求まったならば，系内の次のセグメントである下腿部（図 3.12）に移る。3 つの運動方程式を立て，膝関節の正味の関節反力の x, y 成分と，膝関節の正味の筋トルクについて解く。

$$F_{a,x} - F_{k,x} = ma_x$$
$$F_{k,x} = F_{a,x} - ma_x$$
$$= 6.36 - (3 \times 1.56)$$
$$F_{k,x} = 1.68 \text{ N}$$

$$\sum F_y = ma_y$$
$$F_{a,y} - F_{k,y} - F_{w,s} = ma_y$$
$$F_{k,y} = F_{a,y} - F_{w,s} - ma_y$$
$$= 1032 - (3 \times 9.81) - (3 \times -1.64)$$
$$F_{k,y} = 1007 \text{ N}$$

$$\sum \tau_K = I_K\alpha + (ma_x \times d) - (ma_y \times a)$$
$$\tau_{m,k} - \tau_{m,a} - (F_{w,s} \times a) + (F_{a,y} \times b) + (F_{a,x} \times c)$$
$$= I_K\alpha + (ma_x \times d) + (ma_y \times a)$$
$$\tau_{m,k} = \tau_{m,a} + (F_{w,s} \times a) - (F_{a,y} \times b) - (F_{a,x} \times c)$$
$$+ I_K\alpha + (ma_x \times d) + (ma_y \times a)$$
$$= 103 + (29.4 \times 0.04) - (1031 \times 0.08)$$
$$- (6.36 \times 0.38) + (0.1185 \times -9.39)$$
$$+ (3 \times 1.56 \times 0.16) + (3 \times -1.64 \times 0.04)$$
$$= 103 + 1.18 - 82.5 - 2.42 - 1.11 + 0.749$$
$$- 0.197$$
$$\tau_{m,k} = 18.7 \text{ N·m}$$

膝関節の筋骨格の力が求まったならば，系内のさらに次のセグメントである大腿部（図 3.13）に移る。3 つの運動方程式を立て，股関節の正味の関節反力の x, y 成分と，股関節の正味の筋トルクについて解く。

$$\sum F_x = ma_x$$
$$F_{k,x} - F_{h,x} = ma_x$$
$$F_{h,x} = F_{k,x} - ma_x$$
$$= 1.68 - (8 \times 2.34)$$
$$F_{h,x} = -17 \text{ N}$$

この -17 という値は，$F_{h,x}$ の大きさが 17 N で，作用している実際の向きはフリーボディダイアグラムに描かれている矢印の向きとは反対であることを意味する。

$$\sum F_y = ma_y$$
$$F_{k,y} - F_{h,y} - F_{w,t} = ma_y$$
$$F_{h,y} = F_{k,y} - F_{w,t} - ma_y$$
$$= 1007 - (8 \times 9.81) - (8 \times -1.96)$$
$$F_{h,y} = 944 \text{ N}$$

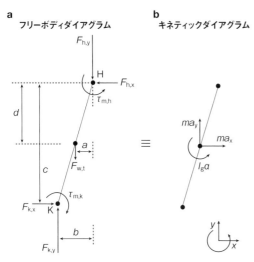

$$\sum \tau_H = I_H a + (ma_x \times d) - (ma_y \times a)$$
$$\tau_{m,h} - \tau_{m,k} + (F_{w,t} \times a) - (F_{k,y} \times b) + (F_{k,x} \times c)$$
$$= I_H a + (ma_x \times d) - (ma_y \times a)$$
$$\tau_{m,h} = \tau_{m,k} - (F_{w,t} \times a) + (F_{k,y} \times b) - (F_{k,x} \times c)$$
$$+ I_H a + (ma_x \times d) - (ma_y \times a)$$
$$= 18.7 - (78.5 \times 0.09) + (1006 \times 0.24)$$
$$- (1.68 \times 0.27) + (0.3611 \times 0.32)$$
$$+ (8 \times 2.34 \times 0.11) - (8 \times -1.96 \times 0.09)$$
$$= 18.7 - 7.07 + 241 - 0.454 + 0.116 + 2.06 + 1.41$$
$$\tau_{m,h} = 256 \, N \cdot m$$

本例の重要な点は，動作中のある瞬間に，ヒトの身体における筋骨格の力をどのように決定するかを示すことである。この解析を行うために，身体質量に由来する力，周辺環境から受ける力，そして系のキネマティクスを事前に知る必要がある。この例では，x方向の関節反力の大きさはy方向に比べてかなり小さく，正味の筋トルクの大きさは股関節で最大で，膝関節で最少であった。しかし，これらのデータはそれぞれの関節での正味の効果に相当することに注意してほしい。1つの関節における複数の筋の相対的な活動を求めるには，筋活動を筋電図で記録するなどさらなる計測が必要である。

図3.13 大腿部のフリーボディダイアグラムとキネティックダイアグラム。フリーボディダイアグラム（左図）は，大腿部に作用する力（F），股関節（H）からそれぞれの力の作用線までの距離，股関節における正味の筋トルク（$\tau_{m,h}$）を示す。力は大腿部の重量（$F_{w,t}$），膝関節での関節反力（$F_{k,x}, F_{k,y}$），股関節での関節反力（$F_{h,x}, F_{h,y}$）である。キネティックダイアグラムは，水平方向の慣性力（ma_x），鉛直方向の慣性力（ma_y），質量中心まわりの慣性モーメント（$I_g a$）を示す。

●相互作用トルク●

身体運動では2つ以上の身体セグメントの運動を伴うことが多いため，そこに含まれる全ての身体セグメントの動作が累積した結果として最終的な解剖学的特徴点のキネマティクスが決まる。例えば，遠くにボールを蹴ろうとしている人物を考えてみよう。この運動課題には，大腿部，下腿部，足部の協調した運動が含まれる。ボールと接触する足部の点（M）の運動は，足部，下腿部，大腿部の相対的な運動によって決まる（図3.14a）。点M（s_M）の変位は以下のように与えられる。

$$s_M = s_{M/A} + s_{A/K} + s_{K/H} + s_H \quad (3.10)$$

$s_{M/A}$は足関節に対する中足骨の変位を意味する。また，添字のA，K，Hはそれぞれ足関節，膝関節，股関節を表す。式3.10より，中足骨の変位は4つの変位の項によって決まる。それぞれ，足関節に対する変位，膝関節に対する足関節の変位，股関節に対する膝関節の変位，股関節の絶対的な変位である。

同様に，中足骨の速度（v）と加速度（a）の大きさも各セグメントの相対的なキネマティクスと股関節の絶対的なキネマティクスの組み合わせで決まる。図3.14bには各セグメントの角速度（ω）と角加速度（α）を示す。s_Mの式と同様に，v_Mの式は以下のようになる。

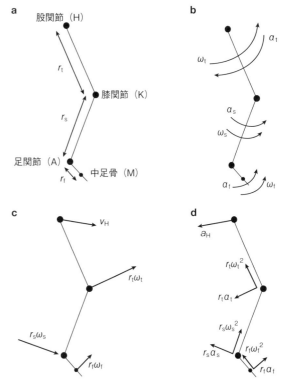

図3.14 蹴動作における下肢のキネマティクス。(**a**) 脚の配置。(**b**) 中足骨（M）でボールを蹴るために脚が動いているときの足部（f），下腿部（s），大腿部（t）の角速度（ω）と角加速度（α）。足部は足関節（A）で，下腿部は膝関節（K）で，大腿部は股関節（H）で回転する。(**c**) 中足骨の速度に影響するキネマティクスの要素。(**d**) 中足骨の加速度に影響するキネマティクスの変数。

$$v_M = v_{M/A} + v_{A/K} + v_{K/H} + v_H$$

速度と角速度には $v = r\omega$ という関係があるので，v_M は以下のように表される．

$$v_M = r_f\omega_f + r_s\omega_s + r_t\omega_t + v_H \quad (3.11)$$

r_f は足関節から中足骨までの距離，r_s は下腿の長さ，r_t は大腿の長さである（図3.14a）．各項の方向は，それぞれの解剖学的特徴点が通る軌跡の接線方向である（図3.14c）．したがって，$r_f\omega_f$ は中足骨の軌跡の接線，$r_s\omega_s$ は足関節（下腿部の端）の軌跡の接線，$r_t\omega_t$ は膝関節（大腿部の端）の軌跡の接線である．

中足骨の加速度 (a_M) も各セグメントの加速度によって決まる（図3.14b）．また，加速度と角加速度の関係から，以下のように表せる．

$$a_M = a_{M/A} + a_{A/K} + a_{K/H} + a_H$$
$$a_M = \sqrt{(r_f\omega_f^2)^2 + (r_f\alpha_f)^2} + \sqrt{(r_s\omega_s^2)^2 + (r_s\alpha_s)^2}$$
$$+ \sqrt{(r_t\omega_t^2)^2 + (r_t\alpha_t)^2} + a_H \quad (3.12)$$

$r\omega^2$ はセグメントの $\mathbf{v}$ の方向の変化を意味し，$r\alpha$ は $\mathbf{v}$ の大きさの変化を意味する．この関係の重要な点は，この系内の各セグメントの加速度は，他の全てのセグメントの加速度の影響を受けるということである．例えば，式3.12を変形すると，蹴動作中の下腿部の加速度は，足部の角加速度，大腿部の角加速度，股関節の加速度，および a_M によって決まることが示される．

$$\sqrt{(r_s\omega_s^2)^2 + (r_s\alpha_s)^2} = a_M - \sqrt{(r_f\omega_f^2)^2 + (r_f\alpha_f)^2}$$
$$- \sqrt{(r_t\omega_t^2)^2 + (r_t\alpha_t)^2} - a_H$$

この式は，下腿上の任意の点の加速度を求めるのに使える．このとき，膝関節から任意の点までの距離（例：質量中心や足関節）を r とする．

このようにセグメント間でキネマティクスが関係し合うのは，ヒトの身体運動にはセグメント間で相互に作用する力が存在するからである．**相互作用トルク**の研究では，セグメント間におけるこれら運動依存の相互作用を検討している．これらの効果の例として，蹴動作における大腿部と下腿部の相互作用を考えてみよう．図3.15aに2セグメントの系とその配置を示す．その配置は4つの変数で定義される．それは，股関節 (h) の x，y 座標と大腿部 (θ_t) と下腿部 (θ_s) の角度である．各セグメントには重量のベクトル ($\mathbf{F}_{w,s}$ と $\mathbf{F}_{w,t}$) があり，膝関節と股関節に作用する関節反力の合力 ($\mathbf{F}_{j,k}$ と $\mathbf{F}_{j,h}$) と筋トルクの総和 ($\tau_{m,k}$ と $\tau_{m,h}$) がある．相互作用の効果を求めるには，関節反力の合力をキネマティクスの変数（位置，速度，加速度）を使って表し，筋トルクを求める式を立てることが必要である．以下に，下腿の運動方程式から始める．

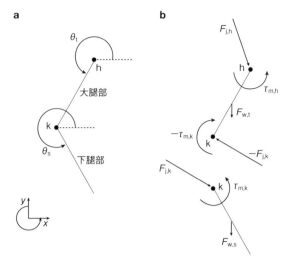

図3.15 (a) 位置と (b) 2セグメントによる系（下腿部と大腿部）のフリーボディダイアグラム．

$$\sum \mathbf{F} = m\mathbf{a}$$
$$\mathbf{F}_{j,k} + \mathbf{F}_{w,s} = m_s\mathbf{a}_s \quad (3.13)$$

m_s は下腿部の質量，$\mathbf{a}_s$ は下腿部質量中心の加速度である．連結された2セグメントの系を扱っているため，$\mathbf{a}_s$ を式3.12の形で表すことができる．

$$\mathbf{a}_s = \mathbf{a}_h + \{\boldsymbol{\alpha}_t \times \mathbf{r}_{k/h}\} + \{\boldsymbol{\omega}_t \times (\boldsymbol{\omega}_t \times \mathbf{r}_{k/h})\}$$
$$+ \{\boldsymbol{\alpha}_s \times \mathbf{r}_{s/k}\} + \{\boldsymbol{\omega}_s \times (\boldsymbol{\omega}_s \times \mathbf{r}_{s/k})\} \quad (3.14)$$

この式3.14を式3.13に代入して変形することで，$\mathbf{F}_{j,k}$ について解くことができる．

$$\mathbf{F}_{j,k} = m_s\mathbf{a}_h + m_s\{\boldsymbol{\alpha}_t \times \mathbf{r}_{k/h}\} + m_s\{\boldsymbol{\omega}_t \times (\boldsymbol{\omega}_t \times \mathbf{r}_{k/h})\}$$
$$+ m_s\{\boldsymbol{\alpha}_s \times \mathbf{r}_{s/k}\} + m_s\{\boldsymbol{\omega}_s \times (\boldsymbol{\omega}_s \times \mathbf{r}_{s/k})\}$$
$$- \mathbf{F}_{w,s} \quad (3.15)$$

h は股関節，s は下腿部，t は大腿部，$\mathbf{r}_{k/h}$ は膝関節から股関節までの距離，$\mathbf{r}_{s/k}$ は下腿部の質量中心から膝関節までの距離である．

膝関節の筋トルクの総和 ($\tau_{m,k}$) を表現する形を導出するために，下腿部の力のモーメントの式を下腿部質量中心まわりについて立てる．

$$\sum \boldsymbol{\tau}_{g,s} = I_{g,s}\boldsymbol{\alpha}_s$$
$$\boldsymbol{\tau}_{m,k} + (\mathbf{r}_{k/s} \times \mathbf{F}_{j,k}) = I_{g,s}\boldsymbol{\alpha}_s \quad (3.16)$$

最後に，$\tau_{m,k}$ を解く形に式3.16を変形する．式3.15の関節反力 $\mathbf{F}_{j,k}$ を式3.16に代入し，ベクトル表記からスカラー表記に変更する．

$$\tau_{m,k} = I_s\alpha_k + (I_s \times r_s l_t m_s \cos\phi)\alpha_t + (r_s l_t m_s \sin\phi \omega_k^2)$$

ϕ は膝関節角度 ($\theta_t - \theta_s$)，ω_k と α_k は膝関節角度の角

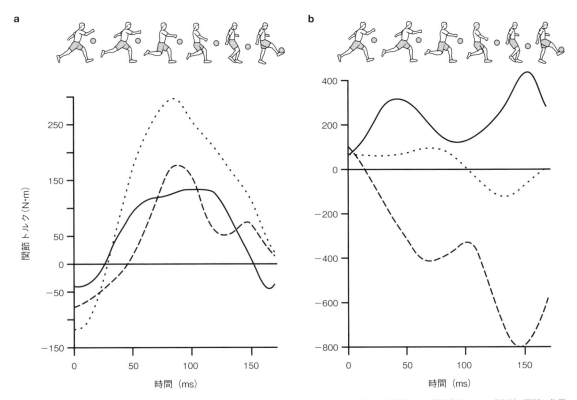

図3.16 蹴動作中の相互作用トルク。(**a**) 膝関節における筋トルクの総和（実線），下腿部に対する大腿部による相互作用トルク（破線），下腿に作用する全てのトルクの正味の効果（点線）。(**b**) 股関節での筋トルクの総和（実線），大腿部に対する下腿部による相互作用トルク（破線），大腿部に作用する全てのトルクの正味の効果（点線）。
Adapted, by permission, from C. A. Putnam, 1983, "Interaction between segments during a kicking motion." In Biomechanics VIII-B, edited by H. Matsui and K. Kobayashi (Champaign, IL: Human Kinetics), 691, 692.

速度と角加速度である。l_tは大腿の長さ，r_sは膝関節から下腿部質量中心までの距離，I_sは近位端まわりの下腿部の慣性モーメントである。

　同様の手順で大腿部の相互作用の効果を求めることができる。再び，大腿部の力のモーメントの式を大腿部の質量中心まわりについて立てる。

$$\sum \tau_{g,s} = I_{gt}\alpha_t$$
$$\tau_{m,h} - \tau_{m,k} + (\mathbf{r}_{h/t} \times \mathbf{F}_{j,h}) - (\mathbf{r}_{k/s} \times \mathbf{F}_{j,k}) = I_{gt}\alpha_t \tag{3.17}$$

下腿部と同じように，キネマティクスの変数で$\mathbf{F}_{j,h}$と$\mathbf{F}_{j,k}$を表し（例：式3.14），これを式3.17に代入する。$\mathbf{F}_{j,h}$と$\mathbf{F}_{j,k}$の式は，セグメントの端（股関節）の加速度，大腿部と下腿部の速度の向き（$r\omega$）と大きさ（$r\alpha$）の変化の影響を含むことになる。

$$\begin{aligned}\tau_{m,h} &= I_t\alpha_t + [I_s + m_s(l_t^2 + 2r_sl_t \cos \phi)]\alpha_t \\ &\quad + (I_s + r_sl_tm_s \cos \phi)\alpha_k - r_sl_tm_s \sin \phi \omega_k^2 \\ &\quad - 2r_sl_tm_s \sin \phi \omega_k\omega_t\end{aligned}$$

I_tは近位端まわりの大腿部の慣性モーメントである。

　図3.16aは，蹴動作中の膝関節の筋トルクの総和と，大腿部が下腿部に及ぼす相互作用トルクを時系列で表している。このグラフは，下腿部に対する大腿部の運動の効果が，膝関節をまたぐ筋による効果と同程度であることを表している。下腿部に対する大腿部による相互作用トルクは，蹴動作の最初の60 msは負であった。この負の向きは，大腿部が下腿部を後方に回転するように加速させることを意味する。蹴動作のそれ以外の時間では，大腿部の動作は下腿部を前方に加速させていた。

　同様の解析によって，大腿部に対する下腿部の運動の効果を同定することができる。これは単に，下腿部に対する大腿部の影響を反転したものにはならない。下腿部はこの2セグメントから成る系における遠位のセグメントであり，大腿部は下腿部と股関節に接続されている近位のセグメントである。下腿部に対する大腿部の相互作用のように，下腿部に対する大腿部の相互作用トルクの大きさも知りたい。図3.16bには，下腿部の動きに伴い大腿部に作用する正味のトルクを示してある。再び確認するが，相互作用トルクの大きさは股関節での筋トルクの合計よりも大きい。蹴動作全般にわたって，股関節での筋トルクの総和は屈曲方

向に作用したが，動作終盤に向かい，正味のトルクは大腿部が伸展方向に加速したことを示している．筋トルクと相互作用トルクの絶対値に比べて，正味の効果の大きさは小さい．この正味の効果を達成するために，蹴動作中での股関節の筋の主な働きは，下腿部と大腿部の間に生じる相互作用の効果に対抗することである．

これらの効果は，脚や腕全体を素早く動かす蹴動作や投動作，または指の運動で顕著である．それゆえに，神経系による運動の制御は相互作用トルクに対応しなければならない．また，動作の熟練者は，特定の動作を増強させるために相互作用トルクの効果を学習することができる．

運動量

運動の基本的な原理の1つはニュートンの運動方程式である．それが本質的に述べるのは，外力がなければ物体の運動は一定であるということである．この法則のもともとの公式では，物体の運動は運動量として定量化されている．2人の人が走っているとき，どちらがより運動しているかを決めるには，何を計測すればよいか？ 単純に速く走っている人の方がより運動しているのか？ そうではない，運動の量はそれぞれの人の体型の大きさにも依存する．そのため，速さと大きさの組み合わせを用いて運動の量を表現する．この組み合わせを運動量と呼び，質量と速度の積で算出する．運動量はベクトル量で，その向きは速度の向きと同じである．他のいくつかの物理量と同じように，並進の**運動量**（G）と回転の運動量（**角運動量**，H）は区別される．定義では，運動量の単位は kg·m/s（質量 × 速度）で，角運動量の単位は kg·m^2/s（慣性モーメント × 角速度）である．

●力積●

ニュートンの運動方程式は，ある物体に外力が作用するとき，その物体の運動量が変化することを述べている．しかし，身体運動の解析において，力は瞬間ではなく，ある時間の間隔をもって作用するという認識が必要である．物体の運動量における力の累積的な効果は**力積**の大きさによって決まる．力積の定義は，図形的には力–時間曲線の下側の面積，数値的には力の平均（N）と時間（s）の積，数学的には力の時間積分（式3.18）である．

$$力積 = \int_{t_1}^{t_2} \mathbf{F} dt \tag{3.18}$$

t_1 と t_2 は，力が作用し始める時間と終わる時間である．例えば，図 2.11 の走行中の地面反力（$F_{g,y}$）が 1.3 kN，作用した時間が 0.29 s だった場合，力積は 377 N·s となる．このように力積の大きさは，力の平均，または力の作用時間によって変化する．

ニュートンの運動方程式が瞬間ではなく時間の間隔に焦点を当てて解釈されるとき，その法則は，力積の作用が系の運動量の変化をもたらすことを示している．これは運動の解析に力積-運動量関係を用いるときの基本である．この関係は以下のように表される．

$$\int_{t_1}^{t_2} \mathbf{F} dt = \Delta \mathbf{G} \tag{3.19}$$

さらに，ニュートンの運動方程式から得られる力積-運動量関係から，以下の解釈が導出される．

$$\sum \mathbf{F} = m\mathbf{a}$$
$$\sum \mathbf{F} = m\frac{(\mathbf{v}_f - \mathbf{v}_i)}{t}$$
$$\sum \mathbf{F}t = m(\mathbf{v}_f - \mathbf{v}_i)$$

$$\sum \mathbf{F}t = \Delta m\mathbf{v} \text{ または } \bar{F} \cdot t = \Delta m\mathbf{v} \tag{3.20}$$

$\sum \mathbf{F}t$ は力–時間曲線の下側の面積を表し，力の平均と作用時間の積（$\bar{F} \cdot t$）と等しい．式 3.20 は，力積の大きさがわかっている場合，系の運動量に与える効果を算出できることを示唆している．反対に，運動量の変化が測定できれば，作用した力積を求めることも可能である．

例 3.9　バレーボールの打撃

バレーボールの打撃を行う人をビデオ撮影し，ボールの質量（m）を測定することによって，ボールに作用する力積を求めることができる．接触前（v_b）と接触後（v_a）のボールの速度とボールと手が接触していた時間（t_c）を，ビデオ映像から測定することが必要である．バレーボールの打撃動作の1つの試技から以下の値を得た．

$v_b = 3.6$ m/s
$v_a = 25.2$ m/s
$m = 0.27$ kg
$t_c = 18$ ms

これを式 3.20 に代入する．

$$\bar{F} \times t = \Delta mv$$
$$= m\Delta v$$
$$= m(v_a - v_b)$$
$$= 0.27(25.2 - 3.6)$$
$$\bar{F} \times t = 5.83\,\text{N·s}$$

このとき接触時間（t_c）は既知のため，接触中にボールに作用した力の平均（$\bar{F}$）を求めることができる。

$$\bar{F} \times t = 5.83\,\text{N·s}$$
$$= \frac{5.83}{t_c}$$
$$= \frac{5.83}{0.018}$$
$$\bar{F} = 324\,\text{N}$$

このように，力積は小さい（5.83 N·s）ものの，力の作用した時間が短いことで，その力はかなり大きくなる（$\bar{F} = 324$ N）。

バレーボールの打撃やボールの蹴動作のような衝突が生じる事象の多くでは，短時間で比較的大きな力が作用して物体の運動量が変化する。しかし，小さい力が長い時間作用して運動量が変化する例もある。ある人（質量 71 kg）が 15 m のビルから舗装路に飛び降りる場合と，別の人（質量 71 kg）が 15 m の崖から海に飛び込む場合の結果にどのような違いがあるか考えてみよう。どちらの場合も共に，接触する瞬間の速度は約 17.3 m/s になり，運動量は 1228 kg·m/s となる。しかしその後，それぞれの人の速度（および運動量）はやがてゼロになる。舗装路に飛び降りる人は大きな力（おそらく致命的な）を短時間に受けることになる。しかし，水に飛び込む人は小さな力を長時間かけて受けることになる。それにもかかわらず，どちらの場合も運動量の変化は同じになる（$\Delta G = 1228$ kg·m/s）。2 つの着地が描く力-時間曲線の形は異なるが，着地する表面から受ける力積（力-時間曲線の下側の面積）は同じになるのである。

図 3.17 は，2 種類の着地における，着地面からの反力を示している。舗装路に着地するときは，舗装路の構造的な特性から地面反力の鉛直成分が生じる。この地面反力が 25 ms 作用した場合，運動量を 1228 kg·m/s からゼロにするのに必要な力の平均（$\bar{F}$）は 49120 N になる。水に飛び込む場合，反力は流体の抗力（式 2.12）と浮力（式 2.13）となる。流体の抗力は，水の密度（998 kg/m^3），摩擦係数（約 0.1），投影面積（約 0.07 m^2），相対速度（接触開始時 17.3 m/s）に依存する。この例では，流体の抗力は水との接触後すぐに 1000 N にまで到達するが，相対速度が減少するにしたがいゼロまで減少する。浮力は押しのけられた水の量に依存するので，水と接触開始時はゼロだが，着水の最後に飛び込んだ人物が水に浮かんでいる状態では体重分まで増加する。流体の抗力と浮力の組み合わさった効果が図 3.17 に表されている。この例では，それぞれの人の運動量の変化は，平均の力とその力が作用した時間の異なる組み合わせでもたらされたが，図 3.17 の曲線の下側の面積（力積）は等しい。

系に力積が作用するとき，系の運動量は正味の力積

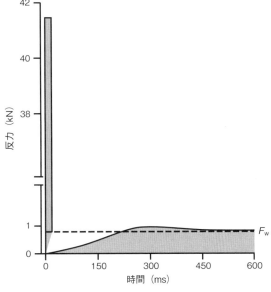

図 3.17 15 m の高さからの着地時における舗装路（短時間の力積）と水から受ける反力。F_w = 体重。

に比例して変化する。さらに，運動量への効果は力積の方向に限定される。走動作の立脚期における地面反力の前後成分（$F_{g,x}$）を考えてみよう（この力の前後成分と鉛直成分のグラフは図 2.11 を参照）。このグラフは，立脚期における前後の力積の 2 回分を示している。はじめは，ブレーキの力積を生じさせながら $F_{g,x}$ は後方を向いており，その後，向きが変わり，推進する力積を生じさせる。これらの力積は相反する向きに作用するので，走者に生じる立脚期中の x 方向の運動量の変化は，ブレーキと推進の力積の差に依存する。一定の速さで走っているとき（運動量が変化しないとき），この 2 つの力積は等しい。しかし，速さを増すためには，走者に作用する推進の力積はブレーキの力積を上回らなければならない。反対に，速さを落とすには，ブレーキの力積が推進の力積よりも大きくなければならない。これらの関係を図 3.18 に示す。地面反力による運動量の変化は，最初（立脚前）と最後（立脚後）の運動量の差に等しい。

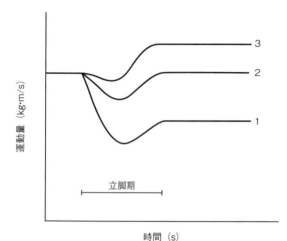

図3.18 前後方向の運動量の変化。(1) ブレーキの力積が推進の力積よりも大きい場合，(2) ブレーキと推進の力積が同じ場合，(3) 推進の力積がブレーキの力積よりも大きい場合。

●衝突●

衝突とは，物体間の短時間の接触である。このとき，接触によって生じる力は，それぞれの物体に作用している他の力よりもはるかに大きい。例えば，テニスボールがラケットと衝突するとき，接触の力はボールやラケットに働く重力や空気抵抗よりもはるかに大きい。ヒトとヒト（ラグビーや格闘技），ヒトと物（ハンドボールやサッカー），物と物（バドミントン，ゴルフ，ホッケー）のように，多くの身体活動には衝突が含まれる。

2つの物体が衝突するとき，それぞれの物体には向きが反対で大きさが同じ力が作用する。また，衝突の接触時間は2つの物体で同じであるため，運動量の変化と同様に，それぞれの物体に作用する力積も同じである。したがって，衝突では運動量は保存される。これは，衝突前の2つの物体（AとB）の運動量の合計が，衝突後の運動量の合計と同じであることを意味する。

$$(m_A v_A)_{\text{before}} + (m_B v_B)_{\text{before}} = (m_A v_A)_{\text{after}} + (m_B v_B)_{\text{after}} \quad (3.21)$$

式3.21の左辺は衝突前の系の運動量を，右辺は衝突後の運動量を表している。衝突で質量が変化しないとき，この式は，物体Aの運動量の変化が物体Bの運動量の変化と等しく（式3.22），それぞれの物体の速度の変化は質量に反比例する（式3.23）ことを示すように変形できる。

$$(m_A v_A)_{\text{before}} - (m_A v_A)_{\text{after}} = (m_B v_B)_{\text{after}} - (m_B v_B)_{\text{before}}$$
$$m_A(v_{A.\text{before}} - v_{A.\text{after}}) = m_B(v_{B.\text{after}} - v_{B.\text{before}}) \quad (3.22)$$

$$m_A \Delta v_A = m_B \Delta v_B$$
$$\frac{\Delta v_A}{\Delta v_B} = \frac{m_B}{m_A} \quad (3.23)$$

例として，テニスボールをラケットで打つ場面を考えよう。ボールとラケットの接触（衝突）の後のボールの速度は，通常，ラケットよりもずっと大きい。ボールとラケットの速度の差は，それらの質量の比によって決まる。したがって，アメリカンフットボールやレスリングのようなコンタクトスポーツでは大きさ（質量）によって有利，不利がある。

衝突の重要な特徴に，弾性の有無がある。つまり，物体がもう1つの物体に対して弾むか，衝突後に一体となるかである。衝突が弾性的である場合，それぞれの物体の運動エネルギーの多くは保存される（衝突後の速度がゼロではない）。衝突の弾性は**反発係数**（e）によって示される。

$$\text{反発係数} = \frac{\text{衝突後の速さ}}{\text{衝突前の速さ}}$$

完全な**弾性衝突**では反発係数は1になり，衝突後の速さ（速度）は衝突前と同じになる。身体運動における衝突の多くでは反発係数が1よりも小さい。ボールの反発係数は，既知の高さからボールを地面に落とし，どこまでバウンドしたかを測定することで測定できる。1.0 mの高さから落としたボールが0.5 mまでバウンドした場合，反発係数は$\sqrt{0.5}$である。衝突の速さが24.6 m/s（55mph）の場合，様々なボールの反発係数は以下のようになる。ソフトボール＝0.40，テニスボール＝0.55，ゴルフボール＝0.58，バスケットボール＝0.64，サッカーボール＝0.65，スーパーボール＝0.85。衝突の速さが増すほど反発係数は減る傾向がある。

反発係数は対象の衝突が物体の材料特性によって完全な弾性衝突からどのくらい変わるかを定量化している。バットがボールに接触した後，ボールとバットの速度はそれぞれの質量だけでなく反発係数によっても決まる。反発係数は衝突前の速さと衝突後の速さの比例定数を表している。野球のボールとバットの接触を反発係数と運動量保存を定義する式で考えてみよう。

衝突後の速さ ＝ $-e$（衝突前の速さ）

$$v_{B.a} - v_{b.a} = -e(v_{B.b} - v_{b.b}) \quad (3.24)$$

Bはバットを，bはボールを意味する。ボールとバットの速度ベクトルが共線（図3.19に示されるように，同一直線上にある）である場合，式3.24を変形する

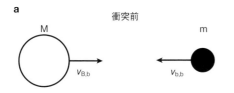

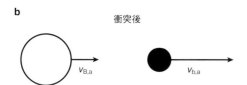

図 3.19 衝突前後のバット (B) とボール (b) の質量と速度。

ことで，衝突後のボールの速度（$v_{b,a}$）とバットの速度（$v_{B,a}$）を求めることができる。

$$v_{b,a} = v_{B,a} + e(v_{B,b} - v_{b,b}) \quad (3.25)$$

$$v_{B,a} = v_{b,a} - e(v_{B,b} - v_{b,b}) \quad (3.26)$$

運動量保存の式（式3.21）を式3.25に用いることで，衝突後のバットの速度（$v_{B,a}$）を求めることができる。

$$v_{B,a} = \frac{m_b v_{b,b}(1+e) + v_{B,b}(m_B - m_b e)}{m_b + m_B} \quad (3.27)$$

同様に，式3.21を用いた$v_{B,a}$の式を代入することで$v_{b,a}$の式を導出できる。

$$v_{b,a} = \frac{m_B v_{B,b}(1+e) + v_{b,b}(m_b - m_B e)}{m_B + m_b} \quad (3.28)$$

式3.27と式3.28は，衝突後のバットの速度（$v_{B,a}$）とボールの速度（$v_{b,a}$）の一般的な形を表している。しかし，ボールの速度が衝突前（$v_{b,b}$）と衝突後（$v_{b,a}$）で共線になることはめったにない。また，$v_{b,b}$と$v_{b,a}$の向きは通常，反対になる（例えば，バッターに向かう向きと離れていく向き）。そのため，式3.27と式3.28の$v_{b,b}$の後に余弦の項を加えることで，バットとボールの速度が共線ではない場合を求めることができる。

例 3.10　ボールとバットの衝突

衝突後の野球のボールとバットの速度を求めるために，ボールとバットに関する式を応用してみよう。

バットの質量（m_B）= 0.93 kg
ボールの質量（m_b）= 0.16 kg
衝突前のボール速度（$v_{b,b}$）= −38 m/s
衝突前のバット速度（$v_{B,b}$）= 31 m/s
反発係数（e，衝突物の組み合わせで決まる固有の値）= 0.55

a．衝突後の野球のボールとバットの速度を算出する。

$$v_{B,a} = \frac{m_b v_{b,b}(1+e) + v_{B,b}(m_B - m_b e)}{m_b + m_B}$$

$$v_{B,a} = \frac{-6.08(1+0.55) + 31(0.93 - 0.088)}{0.16 + 0.93}$$

$$v_{B,a} = 15.3 \text{ m/s}$$

および

$$v_{b,a} = \frac{m_B v_{B,b}(1+e) + v_{b,b}(m_b - m_B e)}{m_B + m_b}$$

$$v_{b,a} = \frac{28.8(1+0.55) + (-38)(0.16 - 0.51)}{0.16 + 0.93}$$

$$v_{b,a} = 53.2 \text{ m/s}$$

b．このような打撃は野球においてホームランとなるか？　バットから離れた後のボール軌道の角度を0.785 rad とし，空気抵抗を無視する。ボールの水平方向の飛距離を求めるには，第1章で紹介した運動の式を使う必要がある。まず，y方向の情報を使ってボールの対空時間を求める。

$$\bar{a} = \frac{\Delta v}{\Delta t}$$

$$t_{up} = \frac{v_f - v_i}{a}$$

$$t_{up} = \frac{0 - 53.3 \sin 0.78}{-9.81}$$

$$= 3.82 \text{ s}$$

$$t = 2 \times t_{up}$$

$$t = 7.64 \text{ s}$$

これでボールの水平方向の飛距離を求めることができる。空気抵抗を無視するため，水平速度は一定である。

$$\bar{v} = \frac{\Delta r}{\Delta t}$$

$$\Delta r = 53.3 \cos 0.78 \times 7.64$$

$$= 289 \text{ m}$$

c．実際には289 m もボールが飛ばされることはないだろう。この計算では野球で実際に観測される範囲の数値を使っている。そのため，算出された飛距離から，この計算には何か重要な要素が足りないと気づかされる。おそらく，実際のボールの軌跡に影響を及ぼしている空気抵抗を考える必要があるのだろう。どのようにすればよいだろうか。空気抵抗の大きさを求める直接的な方法である**式2.12**が使えるだろう。しかし，より単純な方法で推定できる。空気抵抗がボールの水平速度を一定の割合で減少させると仮定すると，$v_i = 37.9$ m/s，$v_f = 0$ m/s となる。

$$v = \frac{\Delta r}{\Delta t}$$

$$\Delta r = \frac{37.9 + 0}{2} \times 7.64$$

$$= 145 \text{ m}$$

飛距離はもっともらしくなるが，依然としてホームランである。

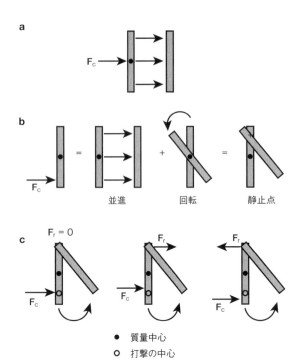

図3.20 運動しているバットに力が作用するときの効果。(a) 質量中心に衝突の力 (F_c) が作用する場合。(b) 質量中心以外の位置に F_c が作用する場合。(c) 打撃の中心に F_c が作用する場合。
Adapted from P. J. Brancazio, 1984, *Sport science: Physical laws and optimum performance* (New York: Simon & Schuster). By permission of Peter J. Brancazio.

3つの理論を用いることができる。それは**打撃の中心**，固有振動数，反発係数である。これらのうち最もよく用いられるのは打撃の中心である。ボールがバットに接触するとき，手に反力（F_r）が感じられないバット上の接触位置を打撃の中心と呼ぶ。力（F_c）がバットの質量中心に作用すると，バットには並進運動のみが生じる（図3.20 *a*）しかし，力の作用点がバットの質量中心ではなかった場合，バットには並進運動と回転運動の2つが生じる（図3.20 *b*）。このとき，並進と回転が相殺され，バット上に動かない点が存在する。このような移動しない旋回軸を生じさせる接触点が打撃の中心である（図3.20 *c*）。打撃の中心はバットの質量中心よりも遠位に位置する。バットの質量中心と打撃の中心に対するボールの接触位置が手部への反力の性質を決める（図3.20 *c*）。

●角運動量●

回転運動の解析は，系に作用するトルクの観点から行われる。トルク（力のモーメント）は力による回転の効果を表し，モーメントアーム（**r**）と力（**F**）のベクトル積として算出される。同様に，角運動量（**H**）は，並進の運動量のモーメントとして求められる（**r** × **G**）。角運動量は回転運動の量を表し，慣性モーメント（I）と角速度（ω）の積として算出される。さらに，力積-運動量の関係は回転運動にも応用することができ，トルク-時間曲線（式3.29の左辺）の下側の面積として定義されるトルクの力積として求められる。

$$\int_{t_1}^{t_2} (\mathbf{r} \times \mathbf{F}) dt = \Delta \mathbf{H} \tag{3.29}$$

例3.11 走動作における腕の働き

走行では，片脚立脚中に上半身と下半身は捻り軸（身体を上下に貫く軸）に対し反対向きに回転する。この動きは捻り軸に対する角運動量として定量化することができる。左足が接地しているとき，上半身は下向き（角速度と同じ向き）の角運動量を持ち，下半身は上向きの角運動量を持つ（図3.21 *a*）。正味の結果は比較的小さな上向きの角運動量となる。下半身の角運動量の変化は地面反力による角力積（式3.29の左辺）の結果である。走行時は足部が捻り軸の真下に位置していないため，地面反力の前後成分と左右成分の合力は捻り軸まわりにトルクを発揮する。水平面における地面反力の合力の作用線から捻り軸までの垂線は式3.29の**r**である。

捻り軸まわりの全身の回転運動（ゼロではない角運動量）を防ぐために，走者は地面反力が下半身にもたらす角力積に対し，体幹の筋を収縮させて上半身に反対向きの角運動量を生じさせて対応している。つまり，腕と体幹は脚に対して反対向きに回転するということである。この相互作用は図3.21 *b* に示されている。ストライドの最初の40%まで左足は地面に接地しながら下半身に鉛直上向きで正の角運動量（H_v）を生じさせている。一方，同じときに，上半身は負の H_v で回転している。ストライドの後半で右足が接地しているときには，これと反対のことが生じる。したがって，走動作における腕の動きの最も重要な機能は，捻り軸まわりの脚の角運動量を打ち消すことである。

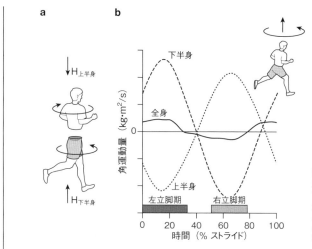

図3.21 片脚立脚期における捻り軸まわりの角運動量。(**a**) 走者を表す2セグメントモデル、(**b**) 上半身、下半身、全身の角運動量。
Reprinted, by permission, from R. N. Hinrichs, 1987, "Upper extremity function in running. II: Angular momentum considerations," *International Journal of Sport Biomechanics*, 3: 242-263.

　ヒトの身体が1つの剛体のようには振る舞うことはないので、角運動量を算出するときには、各身体セグメントの運動を考える必要がある。これには連結された系の解析が必要となる。まず、各セグメントの質量中心まわりの角運動量（局所的な角運動量）を算出し、それから系（全身）の質量中心に対する各セグメントの質量中心の角運動量（遠隔的な角運動量）を足し合わせる。この関係性は下記のように表される。

$$H^{S/CS} = H^{B1/C1} + H^{B2/C2} + H^{B3/C3} + \cdots \text{（局所的な項）}$$
$$\qquad + H^{C1/CS} + H^{C2/CS} + H^{C3/CS} + \cdots \text{（遠隔的な項）}$$
$$(3.30)$$

H は角運動量、B1 は身体セグメント1、C1 はセグメント1の質量中心、CS は系の質量中心、S は系、そしてスラッシュは「～まわりの」を意味する［訳注：$H^{B1/C1}$ は「セグメント1の質量中心まわりのセグメント1の角運動量」という意味］。局所的な項は $I_g\omega$ の形をとり、遠隔的な項はベクトル積（外積）$\mathbf{r} \times m\mathbf{v}$ の形をとる。このとき、遠隔的な項は、系の質量中心まわりの並進の運動量のモーメントを表す。

　図3.22に、結合系の解析によって求めた全身の角運動量の時系列の例を示す。この跳馬を行っている体操選手の例には、選手が地面もしくは跳び箱と接触している時間と接触していない時間が含まれている。力積-運動量の関係（式3.29）から予想されるように、体操選手の角運動量は周辺環境と接触しているときに変化し、滞空中は一定であった。この角運動量の変化は地面反力による角力積によって引き起こされた。先述のように、角力積はトルク-時間曲線の下側の面積によって示される。このトルクは地面反力が体操選手の質量中心まわりにおよぼす回転の効果である。体操

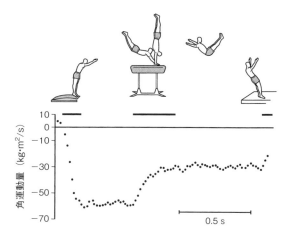

図3.22 跳馬を行っている体操選手の角運動量。グラフ上部の横線は、体操選手が地面もしくは跳び箱と接触していた時間を示している。角運動量は、滞空時は一定であったが、周辺環境が角力積を作用させている接触時には変化した。負の値は前方への回転の角運動量を意味する。
Reprinted from *Journal of Biomechanics*, Vol. 10, Hay et al., "A computational technique to determine the angular momentum of the human body," pp. 269-277, 1977, with permission from Elsevier Science. http://www.sciencedirect.com/science/journal/00219290

選手は前方に回転するため、地面反力の作用線は股関節（質量中心）の後方を通過し、紙面に向かう（角速度と同じ向きの）角運動量ベクトルを生み出す。

●運動量の保存●

　式3.29の左辺がゼロのとき、当然、右辺もゼロになる。もし物体の運動量が変化しないならば（$\Delta H = 0$）、その運動量は一定であり続けることになり、保存されていると表現される（**運動量の保存**）。運動量は並進でも回転でも保存され、必ずしも同時に起こるわけではない。これは、体操の運動や飛込で明らかである。

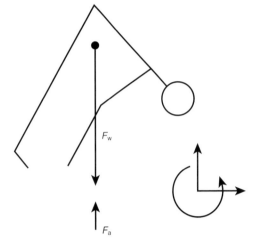

図3.23 自由落下中の飛込選手に作用する力。F_a = 空気抵抗；F_w = 重量。

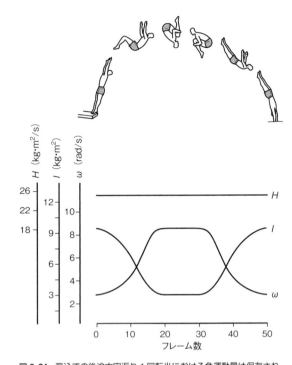

図3.24 飛込での後途中宙返り1回転半における角運動量は保存され，慣性モーメントと角速度は反転するような変化をする。
Fig. 6.36, p. 155, *The Biomechanics of Sports Techniques*, 4th ed. By James G. Hay. ©1993 by Prentice-Hall, Inc. Reprinted by permission of Pearson Education, Inc.

また，古典的には，ネコ（および他の動物）が低い高さから落とされたときに必ず足から着地する空中立ち直り反応として示されている。

飛込選手の運動に，並進と回転の運動量の変化を観察することができる。飛込台から離れた後の選手は，重量と空気抵抗（図3.23）という2つの力を受ける。飛込選手の運動量（**G**）と角運動量（**H**）における，これらの力の効果を考えてみよう。力積-運動量関係から以下の式を得る。

$$力積 = \Delta 運動量$$
$$\bar{F} \times t = \Delta G$$
$$\bar{F} \times t = \Delta mv$$

重量（F_w）は空気抵抗（F_a）よりも大きいため，$\bar{F}$はゼロにならず運動量が変化する。つまり，$\Delta mv \neq 0$である。したがって，飛込選手の速度（v）が増加することで示されるように運動量は一定ではない。

次に，角運動量の効果を考えてみよう。

$$角力積 = \Delta 角運動量$$
$$(\bar{F} \times r) \times t = \Delta H$$
$$(\bar{F} \times r) \times t = \Delta I\omega$$

角力積は平均トルク（$\bar{F} \times r$）とそれが作用した時間の積で表される。rは回転の軸（質量中心）からそれぞれの力の作用線までのモーメントアームである。F_wとF_aの両者は質量中心に対して作用するため（図3.23），それらのモーメントアームはゼロとなる。そのため，飛込中に質量中心まわりにトルクは生じない。トルクが生じないということは式の右辺（$\Delta I\omega$）がゼロになるということであり，つまり角運動量は一定のままというよりも変化しないといえる。これが角運動量の保存の例である。

角運動量は慣性モーメントと角速度の積と等しいため，角運動量が一定の場合，そのうちのどちらかが変化するともう一方も補完的に変化する。図3.24は，飛込における慣性モーメントと角速度が関連して変化する様子を示している。このとき，角運動量は一定のままである。

力積-運動量関係は，捻る外力を得ることができない演技中に飛込選手が捻りをどのように開始するかの説明にも用いることができる。図3.25は身体を伸ばして宙返りを行っている飛込選手を示している。質量中心まわりの角運動量（H_g）ベクトルの方向は，飛込選手が前方宙返りを準備していることを意味する（図3.25a）。捻りを開始するために，胸部を通る側転軸まわりに腕を回転させて，右腕が頭上に，左腕が体幹を横切るようにする（図3.25b）。腕は側転軸まわりに回転するため，宙返り軸まわりのH_gを変化させない。しかし，腕の回転は側転軸のある向きに角運動量（$H_{g.arms}$）を生じさせる。この角運動量は，側転軸まわりで逆向きに生じる体幹の等価の角運動量（$H_{g.trunk}$）で相殺される（$H_{g.arms} + H_{g.trunk} = 0$）（側転軸まわりで$H_g$はゼロに保たれる）。この作用-反作用の運動によって，体幹は鉛直から角度θだけ左に傾く。このとき，飛込選手は既に飛込台から離れているため，角運動量は一定のままである。しかし，腕の動きが身体の方向を変

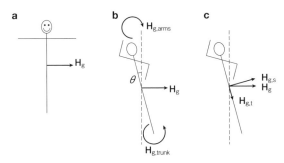

図 3.25 飛込中の捻りの開始。(a) 踏切時の飛込選手と角運動量（H_g）の方向。(b) 腕の回転は鉛直に対する体幹の傾きを引き起こす。(c) その傾きが H_g に宙返り軸と捻り軸に対する成分をもたらす。

えたことで，H_g は宙返り軸と捻り軸に対する成分を持つことになる。H_g の方向は一定のままであるが，軸は飛込選手と共に動くのである（図 3.25c）。H_g の捻り軸まわりの成分（$H_{g,t}$）は $H_g \sin\theta$ で，宙返りの軸まわりの成分（$H_{g,s}$）は $H_g \cos\theta$ である。

3 m の飛込台から，1 回捻りを入れた前方への身体を伸ばした飛込を実行するために必要な傾きの角度（$\theta =$ 鉛直に対して体幹が傾く角度）を求めてみよう。飛込台では捻りは始まっておらず，飛込選手は踏み切る瞬間に宙返り軸まわりに 30 kg·m²/s の角運動量を持っていると仮定する。$I_{g,s}$ は飛込選手の質量中心を通る宙返り軸まわりの慣性モーメント，$I_{g,t}$ は質量中心を通る捻り軸まわりの慣性モーメント，t は飛込にかかった時間を表している。初期条件は，$\mathbf{H}_g = 30$ kg·m²/s, $I_{g,s} = 14$ kg·m²/s, $I_{g,t} = 1$ kg·m²/s, $t = 1.5$ s とする。

$$H_{g,t} = I_{g,t}\omega_t$$
$$30 \sin\theta = 1 \times \frac{2\pi}{1.5}$$
$$\theta = \sin^{-1}\frac{4.19}{30}$$
$$\theta = 0.14 \text{ rad}$$

初期条件を前提とすると，飛込中に 1 回捻りを行うためには，飛込選手は 0.14 rad まで傾く必要がある。0.14 rad の傾きが生じるとき，宙返り軸まわりには何回転できるのか？

$$H_{g,s} = I_{g,s}\omega_s$$
$$30 \cos 0.14 = 14\omega_s$$
$$29.7 = 14\omega_s$$
$$\omega_s = 2.12 \text{ rad/s}$$
$$\frac{\Delta\theta}{t} = 2.12 \text{ rad/s}$$
$$\Delta\theta = 3.18 \text{ rad}$$

このように，傾きの角度（θ）が 0.14 rad の場合，1 回捻りと宙返り半回転（3.18 rad）の飛込となる。

例 3.12 猫はどのように足から着地するのか？

力積-運動量関係は空中立ち直り反応を理解する助けにもなる。空中立ち直り反応は，いわゆるネコの捻り，つまり低い高さから上下逆さまに落とされても足から着地するネコ（および他の動物）の能力のことである。初期の角運動量がなく，角運動量を変化させる角力積もない状態でどのようにネコは捻りを行うのかという問いが生じるため，これは興味深い問題である。

説明の 1 つ（図 3.26）は，上半身と下半身の向きを変化させる筋活動に基づいている。図 3.26a に示されているように，ネコを筋群（PQ）で連結されている上半身（G_2）と下半身（G_1）で構成される 2 セグメントの系としてモデル化する。この方法では，捻りは上半身と下半身を結ぶ筋群（PQ）の筋収縮によって始められる。この筋収縮は 2 つのセグメント（G_1 と G_2）を長軸まわりに（矢印で示されているように）回転させる。それぞれのセグメント（H_1 と H_2）で結果として生じる角運動量は図 3.26b に示してある。右手の法則では，H_1 は斜め下に向き，一方，H_2 は斜め上に向く。したがって，H_1 と H_2 はそれぞれ水平と垂直方向に成分を持つ。角運動量の鉛直成分は相殺される。しかし，水平成分は合計がゼロにならず右に正の角運動量を示す。これにより，ネコが身体を捻って足から着地する回転が生じる理由が明らかとなる。

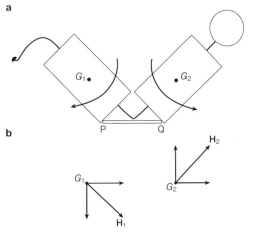

図 3.26 空中立ち直り反応を行うネコのモデル。(a) 2 セグメントモデル。(b) 腹筋（PQ）の収縮後，それぞれのセグメントに生じた角運動量。
Data from Hopper 1973.

仕事

ある物体に働く力は，その物体の運動量を変化させるだけではない。もし，力がその物体を移動させるならば，力はその物体に仕事をする。**仕事**（U）はスカラー量（式 1.6）で，物体の変位とその方向に作用する力の成分の積として算出される。力の単位はジュールである（J；1 J = 1 N·m）。変位の関数として力を表したときに，仕事は図形的には力が描く曲線の下側の面積で表される。例えば，ばねが引き伸ばされたとき，ばねに働いた仕事は力-長さ関係のグラフ（図 3.27 a）で示される。ばねの伸びが増えるほど，ばねを伸ばすのに必要な力は増加する。そのため，1 mm ばねを伸ばすのに必要な仕事の量は，ばねの伸びが長いほど大きくなる。これは，ばねの伸びが長いときの網掛けの面積が大きいことからも明らかである（図 3.27 b）

仕事は正の値も負の値も取りうる。力と変位が同じ向きの場合，仕事は正となる。反対に，力と仕事が反対向きであれば，仕事は負になる。例えば，肘関節屈筋群を使ってバーベルを持ち上げるとき，力と変位が同じ向きに生じるように筋は負荷を持ち上げる前腕を引っ張って**正の仕事**をする。しかし，バーベルを下げるときは，肘関節屈筋群による力は依然として前腕を引っ張っているため，変位は力と反対向きに生じ，筋は**負の仕事**をする。正の仕事をするときは筋の短縮性収縮が行われ，負の仕事をするときは伸張性収縮が行われる。

力がした仕事は，力-位置曲線の下側の面積として求めることができる。数学的には，力を位置で積分することで得られる。

$$U = \int F\, dr \quad (3.31)$$

しかし，数値解析としては，力-位置曲線の下側の面積を小さな長方形に分け（図 3.27 c），仕事の量を表すそれぞれの長方形の面積を全て足し合わせる。

$$U = \sum_{i=1}^{N} F_i \Delta x \quad (3.32)$$

N は長方形の数，Δx は長方形の幅である。図 3.27 c に示されているのは，長方形の高さ（F）を求め，高さと幅（Δx）の積を取り，8 つの長方形の積を足し合わせる手法である。図 3.27 c で明らかなことは，長方形の幅が狭いほど，推定される面積は実際の面積に近づくということである。

ヒトの身体運動でよく起こるように，ある物体の変位が直線的ではなく，むしろ曲線の経路をたどる場合，少々異なる方法で力によってなされる仕事を求める。直線としてみなすことができるまで経路を細かく分け，それぞれの力と変位から仕事を求め，それらを足し合わせる。この方法は**線積分**（式 3.33）と呼ばれ，力ベクトルと特定の経路（$\Delta \mathbf{r}$）のスカラー積［訳注：内積］を取る。このとき，$\Delta \mathbf{r}$ の数は物体の経路全体を十分に表せるように設定する。

$$U = \int \mathbf{F} \cdot d\mathbf{r} \quad (3.33)$$

●運動エネルギー●

運動量を算出することで，ある物体が持つ運動の量を時間領域で求めることができる。しかしながら，長さ（空間）領域では，物体の運動は**運動エネルギー**（E_k）として定量化される。運動エネルギーは，物体の質量と速度に依存するスカラー量であり（式 3.34），並進（$1/2\, mv^2$）と回転（$1/2\, I\omega^2$）の項がある。

$$E_k = \frac{1}{2}mv^2 + \frac{1}{2}I\omega^2 \quad (3.34)$$

仕事と同じく，エネルギーの単位はジュールを用いる（J；1 J = 1 N·m = 1 kg·m²/s²）。時速 73 マイル（32.6 m/s）

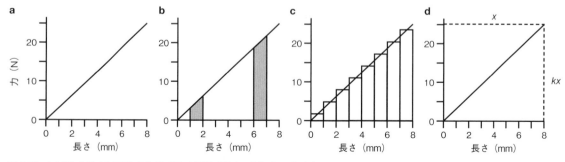

図 3.27 （**a**）ばねに働く力はばねの伸びに対し直線的に増加し，（**b**）ばねの伸びが長いときの方がばねを 1 mm 伸ばすのに必要な仕事は大きくなる。仕事は力の線の下側の面積として求めることができ，（**c**）8 つの長方形のそれぞれによって表される仕事の量を全て足し合わせて算出する。もしくは，（**d**）kx（力）と x（長さ）を辺の長さとした長方形の面積の半分として算出する。
Data from Hopper 1973.

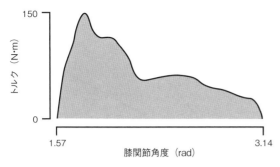

図 3.28 1回の膝関節伸展運動において，等速運動中の動力計（ダイナモメーター）で膝関節伸筋群によってなされた仕事は，トルク-角度関係のグラフの下側の面積として算出できる．

で移動し，毎分 48 回転（5.02 rad/s）で回転しているバレーボール（質量 = 0.27 kg，慣性モーメント = 0.002 kg·m²）の運動エネルギーは以下のようになる．

$$E_k = \frac{1}{2}mv^2 + \frac{1}{2}I\omega^2$$
$$= (0.5 \times 0.27 \times 32.6^2) + (0.5 \times 0.002 \times 5.02^2)$$
$$= 143 + 0.025 \text{ J}$$
$$E_k = 143 \text{ J}$$

ヒトが行う運動の多くでは，並進成分の大きさは回転成分のそれよりもはるかに大きい．走行やサイクリングなどのより複雑な運動での身体の運動エネルギーは，全ての身体セグメントの並進と回転の項によって決まる．

力積が物体の運動量を変化させる力積-運動量関係（式 3.20）のように，仕事-エネルギー関係の理論は物体の運動エネルギーの変化がその物体になされた仕事の量と等しいことを示す．

$$\Delta E_k = U \quad (3.35)$$

この関係性から，エネルギーは仕事をする能力と定義されることがある．四肢の回転運動では，仕事はトルクと角変位の関数である．例えば，等速運動中の動力計（ダイナモメータ）で膝関節伸展運動を測定するとき，膝関節伸筋群によって発揮されるトルクは動力計のレバーを 1.57 rad 動かす．このとき，筋によってなされる仕事は，トルク-角度曲線の下側の面積である（図 3.28）．この運動では，直角（1.57 rad）から完全伸展（3.14 rad）まで膝関節を回転させる筋収縮が行われている．

●位置エネルギー●

重力のような力に逆らってある物体を動かす仕事がなされるとき，その物体は変位を生じさせる力が取り除かれたときに使うことができる別の種類のエネルギーを得ることができる．このエネルギーは**位置エネルギー**と呼ばれている．身体運動で生じる位置エネルギーの 2 つの主な形は，重力によるもの（$E_{p.g}$）と，ひずみエネルギー，または弾性エネルギー（$E_{p.s}$）である．**重力による位置エネルギー**とは，重力場において質量と位置によって物体が持つエネルギーのことである．

$$E_{p.g} = mgh \quad (3.36)$$

g は重力による加速度で，h は地面のような基準位置からの鉛直方向の高さである．ある物体の $E_{p.g}$ は，物体がその位置（h）まで動かされたときの，重力による負の仕事に由来する．変位は上向きだが重力は下向きのため，仕事は負となるからである．h は鉛直位置であるため，その位置までの実際の経路は（直線であろうとなかろうと），物体の $E_{p.g}$ や重力による負の仕事に対して意味をなさない．

ひずみエネルギー，または**弾性エネルギー**は，ある物体もしくは材料の長さを変える力がする仕事によって，その物体もしくは材料に蓄えられる位置エネルギーの 1 つの形である．例えば，ばねが引き伸ばされるとき（図 3.27），ばねの長さが増加することによって，ばねには弾性エネルギーが蓄えられる．ばねを引く力が取り除かれると，ばねはこのエネルギーを使って仕事をすることができる．引き伸ばされたばねが行える仕事の量は，仕事の定義（式 3.31）に基づき，引く力の大きさと伸びの量によって決まる．しかし，引く力は一定ではなく，ばねを引き続けるには直線的に力が増加しなければならない（図 3.27）．さらに，引く力の増加率はばねの材料特性によって決まり，これがばね定数（剛性：k）を定義する．ばねを引き伸ばすのが困難なほど，ばね定数は大きく，力-長さ関係の傾きは急になる．図 3.27 のばね定数は 3.13 N/mm（25 N を 8 mm で割る）である．引き伸ばされたばねに蓄えられた弾性（ひずみ）エネルギー（$E_{p.s}$）は，力-長さ関係のグラフの下側の面積として視覚化することができる．それは，引き伸ばされた量（x）と力の大きさ（kx）を辺とした長方形の半分となる．この面積は位置エネルギーを表し，引き伸ばされたばねがする仕事を意味する．

$$E_{p.s} = \frac{1}{2}kx^2 \quad (3.37)$$

例3.13　伸縮性バンドによってなされる仕事

膝の手術後の患者のリハビリテーションを計画している理学療法士が，ゴムバンドを用いる数種類の膝関節伸展運動を指示する。バンドの剛性値は 22 N/cm である。

a．バンドが 5 cm と 13 cm 引き伸ばされたときに，バンドが発揮する力を算出せよ。

$$F_5 = kx$$
$$= 22 \text{ N/cm} \times 5 \text{ cm}$$
$$= 110 \text{ N}$$
$$F_{13} = kx$$
$$= 22 \text{ N/cm} \times 13 \text{ cm}$$
$$= 286 \text{ N}$$

b．5 cm と 13 cm 引き伸ばされた点のデータを用いて力-長さ関係のグラフを描き，バンドを 13 cm まで伸ばすときに必要な力が増加する様子を表せ（図3.29）。

c．同じグラフに，剛性値を2倍にするためにバンドを二重にしたときの力と伸びの関係の直線を描け（図3.29）。

d．二重のバンドが 5 cm 伸ばされたときと，一重のバンドが 13 cm 伸ばされたときに蓄えられる弾性エ

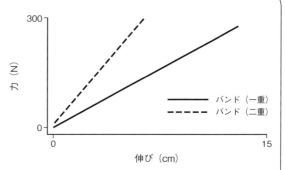

図3.29　1本または複数本のゴムバンドを引き伸ばすのに必要な力は伸びの量と共に増加する。

ネルギーを求めよ。

$$E_{p.s} = 0.5kx^2$$
$$= 0.5 \times (2 \times 22 \text{ N/cm}) \times 5^2 \text{ cm}$$
$$= 550 \text{ J}$$
$$E_{p.s} = 0.5kx^2$$
$$= 0.5 \times 22 \text{ N/cm} \times 13^2 \text{ cm}$$
$$= 1859 \text{ J}$$

●力学的エネルギーの保存●

式3.35 は，物体になされる仕事がその物体の運動エネルギー変化をさせることを示している。物体になされる仕事は2種類の力の影響を受ける。それは，一定の抵抗をおよぼす力（例：重力）と，一定ではない抵抗をおよぼす力（例：摩擦力，空気抵抗）である。したがって，これらの力による仕事を表すことで，式3.35 を書き換えるができる。

$$\Delta E_k = U_c + U_{nc}$$

U_c は一定の抵抗をおよぼす力による仕事を示し，U_{nc} は一定ではない抵抗をおよぼす力による仕事を表している。U_c は物体が得た位置エネルギーに対応するので，この式は以下のようになる。

$$\Delta E_k = -\Delta E_p + U_{nc}$$
$$\Delta E_k + \Delta E_p = U_{nc} \quad (3.38)$$

物体に一定ではない抵抗をおよぼす力が存在しないとき，式3.38 の右辺はゼロになり，運動エネルギーと位置エネルギーの変化の和がゼロになる状態を得る。つまり，運動エネルギーと位置エネルギーの和は一定（定数）となる。これが**力学的エネルギー保存の法則**を表す（式3.39）。

$$E_k + E_p = 定数 \quad (3.39)$$

したがって，U_{nc} がゼロのとき，運動中の位置エネルギーと運動エネルギーの和が一定になるように力学的エネルギーはそれらのエネルギー間で形を変える（式3.39）。

例3.14　トランポリンでのジャンプ

トランポリンでジャンプをしている子どもはベッド部分を 0.72 m 押し下げる。もし子どもの体重が 391 N で，ベッド部分の剛性値が 18 N/cm だとすると，子どもはどのくらいの高さまで跳ぶことができるか？

$$E_k + E_{p.g} + E_{p.s} = 一定$$

これは，ひずみによるエネルギーが重力による位置エネルギーに変換されるというエネルギー変換の問題である。跳躍の最下点と最高点のときは共に E_k はゼロであるため，式は以下のようになる。

$$E_{\text{p.g}} = E_{\text{p.s}}$$
$$mgh = \frac{1}{2}kx^2$$

$$h = \frac{kx^2}{2mg}$$
$$h = \frac{2 \times 1800 \times 0.72^2}{2 \times 391}$$
$$h = 1.19\,\text{m}$$

●パワー●

短時間で決する多くの競技（例：短距離走，重量挙げ，アームレスリング，垂直跳び）や，いくつかの日常生活における動作（例：つまずきからの立ち直り）では，筋が仕事をする速さ，すなわち発揮されたパワーがパフォーマンスの重要な変数となっている。発揮されたパワーは単位時間あたりになされた仕事量として測定される。**パワー**（$\bar{P}$）は，なされた仕事（U）をその仕事にかかった時間（Δt）で割ったもの，もしくは，平均の力（$\bar{F}$）と速度（$\bar{v}$）の積として求めることができる。

$$\bar{P} = \frac{U}{\Delta t}$$
$$\bar{P} = \frac{\bar{F} \cdot \Delta r}{\Delta t}$$
$$\bar{P} = \bar{F} \cdot \bar{v}$$

仕事の速さの基準としてのパワーは，ワット（W）を単位とするスカラー量である。1 kW（1.36 馬力）は約 48 ml/s の酸素消費に相当する代謝パワーのことである。仕事は系のエネルギーの変化と等しいため，パワーもエネルギーの変化の速さとして表すことができる。

$$\bar{P} = \frac{U}{\Delta t} = \frac{\Delta E}{\Delta t} = \bar{F} \cdot \bar{v}$$

活動が継続される時間は，その活動に必要なパワーに反比例する。

力と変位が同じ向きに生じるとき，筋は正の仕事をし，パワーを発生させる。そして，力と変位の向きが異なるとき，筋は負の仕事をし，パワーを吸収する。筋によってなされる仕事の種類と速さ（パワー）は，運動のキネマティクス（速度や加速度）から推定することができる。第 1 章で扱った肘関節の屈曲-伸展運動（図 1.17）を考えてみよう。この運動には肘関節の伸展（正の角速度）とその後の屈曲（負の角速度）があり（図 3.30 a），肘関節をまたぐ伸筋群，屈筋群，そして再び伸筋群の正味の活動によって 3 つの加速の局面が生じていた（図 3.30 b）。運動に関連する筋のパワーは，角速度と角加速度（力に比例）の曲線を掛け合わせることで推定することができる（図 3.30 c）。正の角速度と正の角加速度（正味の伸筋の活動）の積は正のパワー生じさせる。これを**パワー発生**と呼ぶ。反対に，正の角速度（肘関節の伸展）と負の角加速度（正味の屈筋の活動）の積は負のパワーを生じさせる。これを**パワー吸収**と呼ぶ。パワー発生は筋から系（前腕-手）へのエネルギーの流入を意味し，反対に，パワー吸収では系から筋へエネルギーが流出している。

肘関節の伸展-屈曲運動で生じるパワー-時間関係のグラフには，4 つの注目すべき事象が描かれている（図 3.30 c）。肘関節の伸展中に起こる最初の 2 つの事象，つまりパワーの発生と吸収は，肘関節の伸筋群がパワーを発生させ，その後に屈筋群がパワーを吸収していることを示している。同様のこと（パワーの発生とその後の吸収）が肘関節の屈曲中に起こっている。そこでは，屈筋群がパワーを発生させ，その後に伸筋群がパワーを吸収している。

この例は，正と負の仕事，パワーの発生と吸収，短縮性と伸張性の筋収縮の関係性を明示している。パワーの発生という事象は正の仕事の期間と一致し，筋

a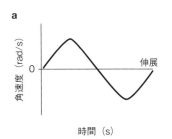
b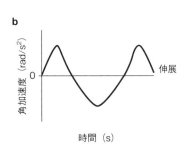
c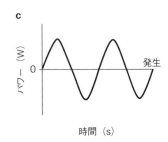

図 3.30 図 1.17 に示される肘関節の伸展-屈曲運動において，肘関節をまたぐ筋群に関するパワー-時間関係の概要。正の角速度は伸展，正の角加速度は伸展方向への加速，正のパワー（発生）は肘関節をまたぐ筋によって発生したパワーを表す。

の短縮性収縮が行われる。一方で、パワーの吸収は負の仕事と関係し、筋の伸張性収縮が行われる。

例 3.15　跳躍動作におけるパワー

最大努力で垂直跳を行うときに、個人のパワーを発生させる能力を推定することができる。質量中心の上昇した高さ、もしくは踏切局面の地面反力から得られる力積の鉛直成分を単純に測定するだけで、跳躍動作中に発生するパワーの平均を推定することができるのである。キネマティクスに基づく評価では、第1章で扱った物体の運動に関する式と放物運動の原理を使う。垂直跳を行う人（m＝質量）の最高点から着地までの軌跡を考えてみよう。式1.4 を使って跳躍高（r＝質量中心が上昇した距離）を求めることができる。

$$r = v_i t + 0.5at^2$$
$$r = 0.5 \times 9.81 \times t^2$$
$$t = \sqrt{\frac{r}{4.9}}$$

t は滞空時間の半分である。式1.1 より、平均速度は次のように定義される。

$$\bar{v} = \frac{\Delta r}{\Delta t}$$

ここに t を代入すると以下のようになる。

$$\bar{v} = \frac{r}{\sqrt{r/4.9}}$$
$$\bar{v} = \sqrt{r \cdot 4.9}$$

パワーの定義（$F \times v$）より、下降中の平均パワー（$\bar{P}$）は次のように求めることができる（上昇中のパワーと同じであり、どちらも踏切局面の跳躍動作に由来する）。

$$\bar{P} = (9.81 \cdot m) \cdot \sqrt{r \cdot 4.9} \qquad (3.40)$$

平均パワーを求める別の方法は、垂直跳のキネティクスに基づく。これには、地面反力の力積の鉛直成分の測定を伴い、力積-運動量の関係（式3.20）を用いる。

力積 ＝ Δ運動量

$$\int F_{net} \, dt = m \cdot \Delta v$$

$$\Delta v = \frac{\int F_{net} \, dt}{m}$$

この式は、踏切時の速度（$\Delta v = v_t$）が正味の力積の鉛直成分を質量で除したものと等しいことを示している。正味の力積の鉛直成分を求めるためには、地面反力の力-時間曲線の下側の面積を測定し、そこから体重の力積を引く（体重と踏切局面に要した時間を掛け合わせる）。このとき、初速度（v_i）はゼロであるため平均速度（$\bar{v}$）は次のように算出される。

$$\bar{v} = \frac{v_i + v_t}{2}$$
$$\bar{v} = \frac{v_t}{2}$$
$$\bar{v} = \frac{\int F_{net} \, dt}{2m}$$

跳躍動作の踏切局面で発揮された平均の力（$\bar{F}$）は、力積の積分値（$\int F_{g,y} dt$）を踏切局面に要した時間で除することで算出される。

$$\bar{F} = \frac{\int F_{g,y} \, dt}{t}$$

これらにより、発生するパワーの平均は以下の式で求めることができる。

$$\bar{P} = \bar{F} \cdot \bar{v}$$
$$\bar{P} = \frac{\int F_{g,y} \, dt}{t} \cdot \frac{\int F_{net} \, dt}{2m} \qquad (3.41)$$

式3.41 の利点は、跳躍する人の質量と地面反力の鉛直成分の測定から、平均パワーを推定できることである。しかしながら、跳躍動作の踏切局面における力学的エネルギーの変化を考えれば、より正確な平均パワーの測定が達成できる。

$$U = \frac{1}{2}mv^2 + mgh$$

v は離地時の質量中心の速度である。h は跳躍開始（しゃがんだ姿勢）から離地までの質量中心の鉛直方向の変位である。離地の速度は跳躍高（$v = \sqrt{2gr}$）から求められるため、この式は次のように書き直すことができる。

$$U = \frac{1}{2}mv^2 + mgh$$
$$U = mgr + mgh$$

m は跳躍する人物の質量、g は重力加速度、r は質量中心が上昇した高さ、h は踏切局面の質量中心の変位である。これより、なされた仕事を踏切局面に要した時間（t）で除すことで、平均パワーを算出することができる。

$$\bar{P} = \frac{mg(r + h)}{t} \qquad (3.42)$$

この式には式3.41 よりも多くの測定が必要だが、それらの値は地面反力の鉛直成分の測定からでも求めることができる。

例 3.16　歩行中の関節トルクとパワー

ある運動中の異なる瞬間に発生、または吸収されるパワーは、セグメント解析を行うことで求めることができる。そのような方法が、Paul DeVita ら（1998）によって、前十字靭帯の外科的再建を行った患者に対する積極的なリハビリテーション実施計画の有効性を評価する研究で用いられた。3週間のリハビリテーション後の立脚

期における正味のトルクは，健康な対照群のデータに類似する6カ月のリハビリテーション後の値と比較して，足関節と股関節では大きく，膝関節では小さかった。これは歩行動作を足関節と股関節で賄うことで手術の影響を補ったと考えられる。また，6カ月のリハビリテーション後でさえ，患者が示した正味の膝関節トルクは歩行周期中期で小さく，股関節の正味のトルクは大きかった。このような違いにもかかわらず，3つの関節トルクを足し合わせた正味の支持トルクは，健康な対照群と6カ月のリハビリテーション後の患者との間で差がなかった（図3.31）。

トルクの解析結果にあるように，足関節，膝関節，股関節における正味の関節パワーは，3週間のリハビリテーション後の患者では有意に異なっていたが，6カ月後では健康な対照群に近づいていた。例えば，3週間後の患者で歩行周期40%から80%までの間に股関節でなされた正の仕事（パワー-時間曲線の下側の面積）は，6カ月のリハビリテーション後には44%まで減少した。同様に，膝関節でなされた負の仕事（伸張性収縮によるパワーの吸収）の量は，リハビリテーションの期間に伴って増加した。股関節でなされた正の仕事も，膝関節でなされた負の仕事も，6カ月のリハビリテーション後でさえ完全には回復しなかった。パワーの大きさは，足関節で最も大きく，股関節で最も小さかった。結果として，3関節のパワーの和（図3.31）は，膝関節と足関節のパワーに大きく影響されていた。この3関節のパワーの和は，1歩行周期内でパワー発生と吸収の局面が入れ替わり，パワー発生のピークはつま先離地の直前となっていた。6カ月のリハビリテーション後の3関節のパワーの和は，歩行周期50%付近を除いて，基本的に健常者と類似した値であった。

この例の興味深い点は，3関節のトルクとパワーの和はそれぞれ，健康な対照群と6カ月のリハビリテーション後の患者で類似していたが，個々の関節で見れば，2つの群に有意な差が残っていたことである。この結果は，患者が不完全な膝関節の働きに対処する方略を作り出していたことを示唆している。

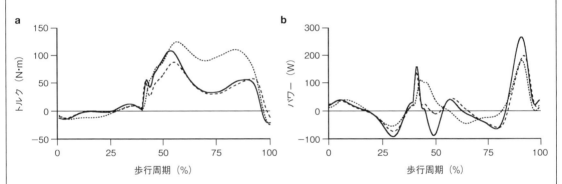

図3.31 歩行中の単脚支持期において，足関節，膝関節，股関節で足し合わせたトルクとパワー。データは，3週間（点線）と6カ月（破線）のリハビリテーション後，および健康な対照群（実線）である。正のトルクは伸展トルク（または底屈トルク），正のパワーはパワー発生，負のパワーはパワー吸収を表している。足部が地面に接地しているのは（立脚期），歩行周期の40%から100%までである。

まとめ

この章では，ヒトの身体運動のバイオメカニクスを研究するのに用いられる手法を示した。その方法は，第2章で紹介したニュートンの運動の法則に基づいている。特定の状況において力とトルクを算出する方法（静的解析と動的解析），ある期間に作用した力が系の運動に与える正味の効果を求める方法（力積-運動量の関係），力によってなされた仕事が系のエネルギーに与える影響を定量化する方法（仕事-エネルギーの関係）を説明した。

第 4 章

走動作，跳躍動作，投動作

ヒトの身体運動には，質量中心の移動から感情の表現まで，様々な種類がある。バイオメカニクスを用いてダンスなど様々な運動に含まれる姿勢と動作を分類している文献はいくつかある。しかし，バイオメカニクスが最もよく用いられるのは，走動作，跳躍動作，および投動作の基本的な特徴を研究するためである。本章の目的はこれらの運動におけるバイオメカニクス的特徴を記述することであり，第1章から第3章までに紹介した概念を総括し，応用する機会を提供することである。

歩行と走行

ヒトの歩容では，一方の足部の接地中に脚で身体を支え，その後に他方の足部の接地中にその脚で身体を支えるという動作が交互に連続して起こる。接地した足部によって身体が支えられる周期運動の割合は，歩行と走行で異なる。歩行中は，少なくともどちらかの足部が接地しており，両足部が接地しているわずかな期間もある。したがって，**歩行**とは短脚支持期と両脚支持期の連続によって構成される。これに対して，**走行**にはどちらの足部も接地していない期間（滞空時間）がある。しかし，歩行と走行の両方において，各脚には1周期中に支持期と非支持期が連続して起きている。支持する期間を**立脚期**と呼び，支持しない期間を**遊脚期**と呼ぶ。立脚期は，足部が地面に着床すること（足部接地）から始まり，足部が地面から離れること（つま先離地）で終了する。反対に，遊脚期は，つま先離地から足部接地までである。一般的に，歩行周期は，足部接地とつま先離地を用いて定義される。左つま先離地から左つま先離地までのような完全な1歩行周期は，**ストライド**として定義される（図4.1）。1ストライドは2ステップからなる。**ステップ**は，左つま先離地から右つま先離地までのような，一方の足部における事象が他方の足部において起こるまでの歩行周期の一部として定義される。

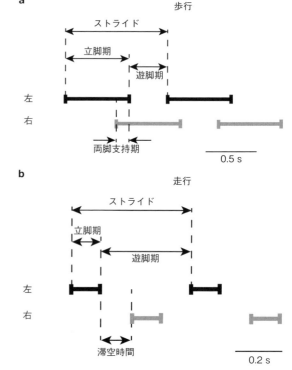

図4.1 歩行と走行の足部接地パターン。太い線は，左足部（黒線）および右足部（灰色線）が接地している時間を示している。

歩行と走行の速度が増加するにつれて，ストライド全体の時間は減少する（図4.2a）。このストライド時間の減少は，主に立脚時間の減少に起因する。遊脚期の持続時間は速度が増加してもあまり変化しない。速度の増加による立脚期の絶対時間の減少は，走行よりも歩行の方が大きいが（図4.2b），相対時間の減少は走行の方が大きい（図4.2c）。

■ 第4章 走動作，跳躍動作，投動作

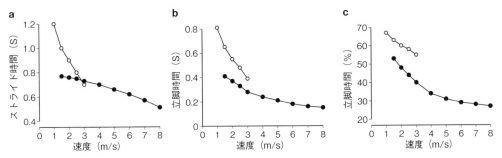

図4.2 歩行（○）と走行（●）の速度の増加に伴う（**a**）ストライド時間の変化，（**b**）立脚時間の変化，および（**c**）ストライド時間に対する立脚時間の割合の変化。
Data from Nilsson and Thorstensson, 1987.

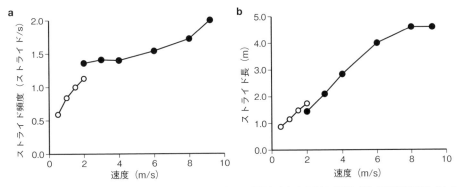

図4.3 異なる歩行速度（○）と走行速度（●）を生み出すストライド頻度（**a**）とストライド長（**b**）の平均的な組み合わせ。

●歩行動作のバイオメカニクス●

　歩行と走行では足部接地パターンに明確な違いがあるにもかかわらず（図4.1），両者の速度の増加はストライド時間と立脚時間の減少に起因している（図4.2）。走行は歩行に比べて速度の範囲が広いため，速度に応じたストライド時間と立脚時間の調節の幅は走行の方が広くなる。より大きな速度を達成するための体肢のキネマティクスにおける変化も歩行と走行で同様ではあるが，変化の程度は走行の方が大きい。しかしながら本節で示すように，歩行と走行では，質量中心の変位，地面反力の大きさと波形，および筋活動には著しい違いがある。

ストライドの長さと頻度

　歩行速度および走行速度（m/s）は，**ストライド長**（m/ストライド）と**ストライド頻度**（ストライド/s）という2つの特徴で決まる。ストライド長が一定でストライド時間が減少する（ストライド頻度が増加する），あるいはストライド頻度が一定でストライド長が増大すると，走行速度は増大する。図4.3は，走行速度が2 m/sから6 m/sまで増加するとき，ストライド頻度はほぼ一定で，ストライド長が増加することを示している。反対に，大きな走行速度（約10 m/s）は，ストライド長を一定に保ち，ストライド頻度を増加することで達成される（図4.3b）。走行とは対照的に，歩行速度の増加はストライド頻度（図4.3a）とストライド長（図4.3b）が同時に増加することで達成される。

　より大きい速度における歩行と走行のストライド長の増加（図4.3b）は，足関節，膝関節，および股関節の角変位を大きくすることで達成されている。最も大きな変化は膝関節で起きている。膝関節は，歩行と走行の立脚期（図4.4a）と遊脚期（図4.4b）の両方で屈曲するが，走行中よりも歩行中の方が膝関節の屈曲が小さい。そして，速度に応じた膝関節の屈曲は走行の遊脚期で最も大きい。

質量中心の軌跡

　足部接地パターンに加え，歩行と走行は立脚期における全身の質量中心の軌跡に基づいて区別することもできる。質量中心は歩行でも走行でも上下方向に変位するが，歩行では立脚期に鉛直位置の最高点が現れ（図4.5a），走行では立脚期に質量中心の鉛直位置の最下点が現れる（図4.5b）。質量中心の鉛直位置に違いがあるが，質量中心の前方方向の速度は歩行（図4.6a）でも走行（図4.6b）でも立脚期に最小となる。

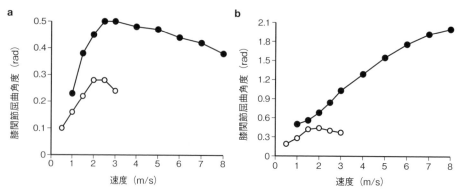

図4.4 異なる速度における歩行（○）と走行（●）の（a）立脚期での膝関節屈曲角度と（b）遊脚期での膝関節屈曲角度の変化。
Data from Nilsson and Thorstensson, 1987.

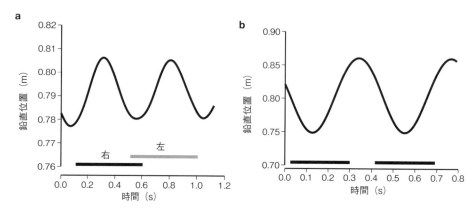

図4.5 （a）1.25 m/s での歩行中，および（b）3 m/s での走行中における全身の質量中心の鉛直位置。左右足部の立脚期は，歩行中では重複する時間が存在するが，走行では空中局面によって分かれている。
Data provided by Alena Grabowski, PhD.

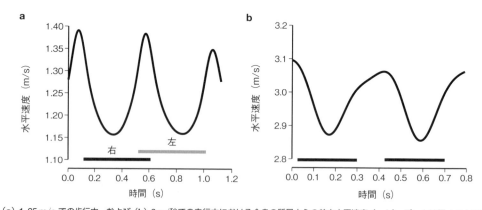

図4.6 （a）1.25 m/s での歩行中，および（b）3 m/秒での走行中における全身の質量中心の前方水平速度（m/s）。データは図4.5と同時に測定した。
Data provided by Alena Grabowski, PhD.

地面反力

　地面反力は身体セグメントの動作に対する地面（支持表面）からの応答として現れる。地面反力は各身体セグメントの動作の総合的な効果であり，身体の質量中心に生じる加速度に対応する。

　図2.10aの地面反力の鉛直成分（$F_{g,y}$）の曲線は歩行の立脚期に2つのピークを持つが，通常，走行ではピークが1つである（図2.11）。したがって，立脚期の質量中心の加速度は歩行と走行で異なる。このよう

第4章 走動作,跳躍動作,投動作

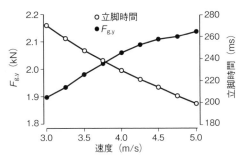

図4.8 走行速度の増加に伴う地面反力の鉛直成分 ($F_{g,y}$) の最大値および立脚時間の変化。
Data from Munro et al., 1987.

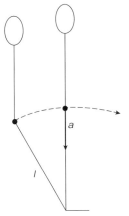

図4.7 歩行の立脚期における股関節の軌跡。脚 (l) の長さを一定として単純化してある。a = 加速度。

な $F_{g,y}$ の違いをもたらす要因の1つとして,走行中はばねのように振る舞い,歩行中は硬い支柱のように振る舞う脚の機能が挙げられる (Farley & Ferris, 1998)。図4.5aに示されるように,歩行の立脚期では,全身の質量中心は上昇してから下降する。一方,走行の立脚期では,質量中心は下降してから上昇する(図4.5b)。さらに,$F_{g,y}$ の曲線は,歩行の立脚期では体重程度の範囲で変動する(図2.10a)が,走行の立脚期での変動は体重を上回る(図2.11)。第2章で,体重に対する $F_{g,y}$ の大きさは質量中心の上方あるいは下方への加速を意味すると説明したことを思い出そう。図2.10aで示したデータに基づくと,歩行の立脚期では質量中心が上方-下方-上方へと加速されるが,走行の立脚期では絶えず上方へ加速されることがわかる。

膝関節は歩行の立脚期ではわずかしか屈曲しない(図4.4a)ため,通常,脚は立脚期において硬い支柱としてモデル化される。これは歩行の**倒立振り子モデル**として知られている。脚の長さを一定とすると,立脚期に脚が足関節まわりに回転するときに,質量中心(およそ股関節の位置にある)の軌跡は円弧を描く(図4.7)。したがって,歩行の立脚期に股関節が足部の真上に位置するとき質量中心は最大高(図4.5a)に達し,前方への水平速度が最小となる(図4.6a)。さらに,立脚期の中盤で前方への水平速度が最小になることは,$F_{g,y}$ が最小になることと関係している。これは,質量中心が足部の上を移動する際に脚の伸展位を保つために必要な筋活動が低下することに由来する。

歩行と比較すると,走行の立脚期では膝関節が屈曲し,立脚期の中盤付近で質量中心の鉛直位置が最小になる(図4.5b)。走行の立脚期で膝関節が屈曲しているときに体重を支持するために必要な筋活動は,歩行の立脚期で脚の伸展位を保つのに必要な筋活動よりも大きくなる。より大きな筋活動が生じる結果,走行の立脚期のほとんどの場面において $F_{g,y}$ は体重を上回る(図2.11)。そして,$F_{g,y}$ の最大値は走行速度と共に変化する。例えば,走行速度が3.0 m/sから5.0 m/sへ増加すると,立脚時間は270 msから199 msへ減少し,$F_{g,y}$ の最大値は体重の2.51倍から2.83倍へと増大する。さらに,速く走るために必要な筋活動が大きくなることによって,立脚期における力の平均値が体重の1.4倍から1.7倍へ増大する(図4.8)。

例4.1 最大歩行速度

倒立振り子モデル(図4.7)による歩行中の下肢の機能から,ヒトが達成できる最大歩行速度を合理的に推定することができる(Alexander, 1984)。立脚期における質量中心が一定の速度 v を持ち,脚の長さを l で表すとする。脚の角速度は式1.9から得られる。

$$\omega = \frac{v}{l}$$

さらに,立脚期に股関節(質量中心)に生じる加速度は,股関節が円運動をする効果に等しい。これは速度ベクトルの方向変化をもたらす加速度の成分で,式1.12から得られる。

$$a = \frac{v^2}{l}$$

股関節の鉛直位置の最大値(股関節が足部の上に位置する時点)からつま先離地までの間,質量中心に生じる鉛直方向の加速度の最大値は重力 (g) によるものである。つまり,

$$g = \frac{v^2}{l}$$

$$v \leq \sqrt{gl}$$

脚の長さ(股関節から地面まで)が0.85 mの大人の

場合，この式によって最大歩行速度が次のように推定される。

$$v = \sqrt{9.81 \times 0.85}$$
$$v = 2.9 \text{m/s}$$

この値は，一般的に大人が歩行から走行に移行するとされる速度（2.0 m/s）よりもわずかに速い。しかし，このモデルによって，子どものように脚の短い人が大人ほどは速く歩けない理由が説明される。

筋活動

歩行中と走行中の下肢関節角度の変化は筋活動によって制御される。移動運動時に動員される筋群には，体肢を制御する筋群，体幹を安定させる筋群，頭部の方向を維持する筋群が含まれる。筋電図（EMG）活動の量は歩行と走行で異なり，それらの速度と共に変化する。図4.9に歩行（0.28～2.5 m/s）および走行（1.39～3.33 m/s）中における32ヶ所の筋の筋電図の記録を示す。筋電図は身体の片側から得られたもので，トレッドミル上を歩行あるいは走行した8名の被験者のデータを平均したものである。

歩行では多くの筋が活動しているが，統計解析を行うと，片側の体肢，体幹，および肩関節周囲の32ヶ所の筋電図活動は，1歩行周期における以下の一連の内容と関連する5つの基本要素で説明される（Ivanenko et al., 2006 a, b）：(1) ブレーキとして作用する力積，(2) 推進力として作用する力積，(3) 両脚支持期における体幹の安定，(4) つま先離地，(5) 足部接地。各筋はこれらの要素の1つ以上に貢献している。走行中における32ヶ所の筋電図に対して同様の解析を行うと，筋活動は歩行と同じ5つの基本要素で構成されていた。しかし，走行では，推進力として作用する力積に相当する2番目の要素は，立脚期において出現時期が早まった。例えば，ふくらはぎの筋群（外側および内側腓腹筋とヒラメ筋）の筋電図の振幅は歩行速度に伴って増加し，歩行から走行へ移行すると動作周期のより早期に出現するようになる。

筋電図記録によって，歩行と走行の立脚期における筋活動の相違や，速度に伴う筋活動の増大も明らかになる。歩行と走行における $F_{g,y}$ 曲線の差異と一致するように，図4.9では，足関節底屈筋群の筋電図活動が歩行では立脚期の中盤から終盤に起こるが，走行では立脚期の開始時点で起こることが示されている。さらに，膝関節伸筋群と足関節底屈筋群における筋電図の振幅は，歩行の立脚期よりも走行の立脚期の方が大きく，歩行と走行の両方とも速度に伴い振幅が増大している。

●歩行から走行への移行●

歩行の倒立振り子モデルに基づくと，歩行中の身体に作用する主な力は重力である。立脚期中は重力によって質量中心が下方へと加速される（図4.7aに示されている）。これが求心力（式2.1）として作用し，質量中心は立脚期中に円運動の軌道をたどることができる。例4.1で示したように，この求心力は身体質量（m）と加速度の積に等しい。

$$\text{求心力} = \frac{mv^2}{l} \quad (4.1)$$

したがって，歩行可能かつ立脚期に質量中心の円運動を維持しながら出せる最大速度（v）は重力によって制限される。すなわち，以下の式で表される。

$$\frac{mv^2}{l} \leq mg$$

これら2つの力の比は**フルード数**と定義され，無次元の速度として記述される。

$$\text{フルード数} = \frac{mv^2}{l} \cdot \frac{1}{mg} = \frac{v^2}{gl} \quad (4.2)$$

求心力は重力よりも常に小さい値でなければならないため，ヒトはフルード数1.0を超える速度で歩行することはできない。ヒトを含む多くの二足動物は，フルード数が約0.5で歩行から走行へ移行する傾向がある。このことは，二足動物が歩行から走行へ移行する速度（v）の差が，主に脚の長さ（l）の差によって決まることを意味する。

この単純なモデルを検討するため，Rodger Kram ら（1997）は，ハーネスを使って体重の何割かを免荷し，重力による加速度を擬似的に低下させたときに歩行から走行へ移行する速度を求める実験を行った。フルード数の定義（v^2/gl）に基づくと，重力による加速度が低下してもフルード数が約0.5で一定となるように，歩行から走行へ移行する速度（v）も低下するはずである。実験の結果，重力による加速度（g）の低下に伴って歩行から走行へ移行する速度は実際に低下したが，その低下は g の値が0.4までは十分であった。しかし，それよりも g の値が低い場合，腕や脚のスイングが身体に下向きの加速度を生じさせ，歩行に影響を与えた。このことは，重力以外の他の力も，歩行から走行へ移行する速度に関与することを意味している。

倒立振り子モデルによって歩行から走行へ移行する速度に合理的な説明が可能になるが，他の要因もこの移行に影響しうる。考えられる要因の1つは，脚部を

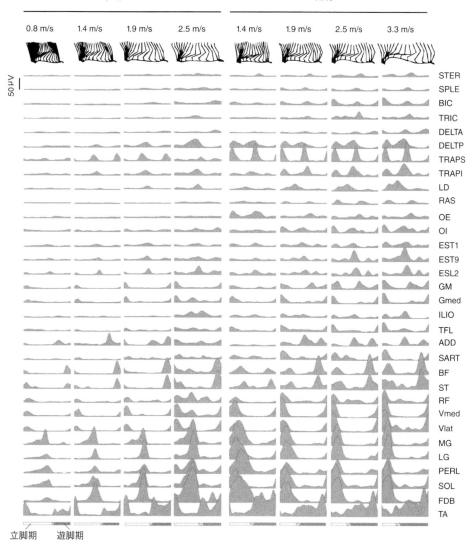

図4.9 異なる速度での歩行および走行における32ヶ所の筋の平均筋電図活動。各筋電図は立脚期から始まり遊脚期で終了している。立脚期および遊脚期時間の相対的な変化を示すために，ストライド時間は全ての列で正規化されている。STER＝胸鎖乳突筋，SPLE＝板状筋，BIC＝上腕二頭筋，TRIC＝上腕三頭筋；DELTA＝三角筋前部；DELTP＝三角筋後部；TRAPS＝僧帽筋上部；TRAPI＝僧帽筋下部；LD＝広背筋；RAS＝腹直筋上部；OE＝外腹斜筋；OI＝内腹斜筋；EST1＝T1レベルの脊柱起立筋；EST9＝T9レベルの脊柱起立筋；ESL2＝L2レベルの脊柱起立筋；GM＝大殿筋；Gmed＝中殿筋；ILIO＝腸腰筋；TFL＝大腿筋膜張筋；ADD＝長内転筋；SART＝縫工筋；BF＝大腿二頭筋；ST＝半腱様筋；RF＝大腿直筋；Vmed＝内側広筋；Vlat＝外側広筋；MG＝内側腓腹筋；LG＝外側腓腹筋；PERL＝長腓骨筋；SOL＝ヒラメ筋；FDB＝短趾屈筋；TA＝前脛骨筋。
Reprinted, by permission, from G. Cappellini, Y. P. Ivanenko, and F. Lacquaniti, 2006, "Motor patterns in human walking and running." *Journal of Neurophysiology* 95：3431.

加速させる力を生み出す主要な筋群の役割が，速度に応じて変化することである。例えば，立脚期の推進局面において，地面反力に対する主な貢献要因である足関節底屈筋群の貢献度が臨界値を超えて低下すると，歩行から走行への移行が起こると考えられている（Neptune & Sasaki, 2005）。筋電図の振幅は歩行速度と共に増大するが，腓腹筋の推定筋力は低下する。これにより，推進力として作用する力積が歩行速度の維持に必要な値よりも低下する。そして，歩行から走行へ移行すると，足関節底屈筋群の筋電図の活動が立脚期の早期に生じるようになり，筋電図の振幅が同じでも筋力が増大する。大きな歩行速度において腓腹筋とヒラメ筋の筋力が低下することは，収縮速度の増大に伴う筋力の低下に起因すると考えられている。この観察結果から，歩行から走行への移行は脚の長さよりも筋力発揮の特性に大きく依存していることが示唆された。

●歩行と走行のエネルギー論●

歩行および走行における質量中心の変位は，主に動

作に関わる筋群が地面反力にどのように影響するかで変化する。この節で述べるように，歩行と走行で異なる変位によって，身体のエネルギーの状態は調整されている。

下肢ばねのスティフネス

走動作と連続跳躍動作（ホッピング）は，弾むボールのような動きとして特徴づけることができる。この動きを達成するとき，下肢はばねのように振る舞う。そのため，ヒトの身体をばね-質量系でモデル化することができる。下肢ばねは立脚期前半に圧縮される。これは筋および腱の伸張に相当する。そして，立脚期後半で反発する（図4.10）。ばねが圧縮されるときに弾性（ひずみ）エネルギーが蓄積するように，活動している筋および腱が伸張されるときも弾性エネルギーが蓄積される。ばねの機械的特性は下肢のスティフネス（剛性）として表現される（例4.2）。下肢のスティフネスの大きさは，立脚期の持続時間と立脚期における質量中心の鉛直方向の変位に影響を与える。この下肢の機能が，ストライド頻度とストライド長を様々に変え，任意の速度で走行することを可能にしている。さらに，異なるスティフネスの表面（例：コンクリートの床やゴムのマットなど）を走行するとき，鉛直方向の合計のスティフネス（下肢のスティフネス＋表面のスティフネス）が一定になるように，ヒトは下肢のスティフネスを変化させる傾向にある。合計の鉛直方向のスティフネスを調整することで，異なる表面でも，同じような立脚期時間，ストライド頻度，鉛直方向の質量中心の変位で走行することが可能となる。また，足関節のスティフネスを補う弾性のある短下肢装具を用いると，筋活動でまかなわれるべき下肢のスティフネスを減らすことができる。

走行における下肢のスティフネスは，足部が地面に接地しているときの筋活動レベルと下肢の配置に依存する。また，筋活動変化の影響によって関節のスティフネスが変化する。これまでに，腱，靭帯，および治療用バンドなどの線形ばねを紹介してきたが，ねじりばねと呼ばれる回転ばねも存在する。ねじりばねの一般的な例は，パチンと閉じるねずみ捕りである。ねじりばねは，回転に対するスティフネス（κ）があることで角変位に抵抗する。負荷による関節の角変位に対して筋が伸張性収縮で抵抗しているとき，筋はねじりばねとして振る舞っている。この現象は，重力による質量中心の鉛直下向きの加速度に対し，下肢伸筋群（足関節，膝関節，および股関節まわりの筋）が伸張性収縮で抵抗する走行の立脚期前半に起こる。

歩行と走行における下肢のスティフネスに影響を及

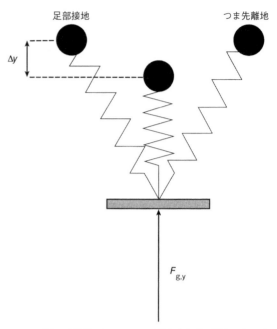

図4.10 走行の立脚期におけるヒトの身体を表すばね-質量モデル。大きな●は身体質量，ばねは下肢を表している。下肢ばねの圧縮は身体質量の鉛直方向の変位（Δy）で示されている。$F_{g,y}$＝地面反力の鉛直成分。
Adapted from *Journal of Biomechanics*, D. P. Ferris, K. Liang, and C. T. Farley, "Runners adjust leg stiffness for their first step on a new running surface," pg. 790, 1999 with permission from Elsevier. http://www.sciencedirect.com/science/journal/00219290

ぼす他の因子は，足部接地時点の下肢の配置である。下肢の配置の変化は，地面反力ベクトルの作用線から下肢の関節（足関節，膝関節，股関節）までの垂線の距離（モーメントアーム）を変化させる。それにより，筋が対抗しなければならない負荷も変化する。そして，歩行の立脚期における股関節，膝関節，および足関節まわりの正味の筋トルクの向きの変化は，地面反力ベクトルの作用線が各関節の前後をいつ通過したか示している。例えば，立脚期の初期において足関節の正味の筋トルクの向きが屈曲から伸展へ変わる（図4.11）ことは，地面反力の作用線が足関節の後方から前方へ移動したことを示している。同様に，立脚期の膝関節と股関節まわりにおける正味の屈曲トルクと伸展トルクの変化（図4.11）は，地面反力の作用線が関節の前後で移動したことを示している。また，走行の立脚期においては，股関節，膝関節，および足関節まわりの正味の筋トルクの向きは主に伸展であるため，地面反力の作用線はほとんどの時間で足関節の前方，膝関節の後方，股関節の前方を通っている。下肢全体のスティフネスはこれら3つの関節トルクの合計で変化するが，足関節まわりの大きなトルクの影響が大きい。正味の筋トルクは，歩行の立脚期よりも走行の立脚期の方が大きい。これは，地面反力と各関節のモーメント

■ 第4章 走動作, 跳躍動作, 投動作

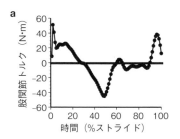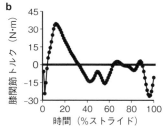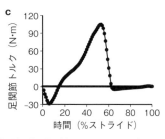

図4.11 8名の若年成人の平地歩行における立脚期（ストライド時間の0～62%）と遊脚期の足関節, 膝関節, 股関節まわりにおける正味の筋トルクの平均値。正のトルクは伸展トルク, または底屈トルクを示している。
Data provided by Jason R. Franz, PhD.

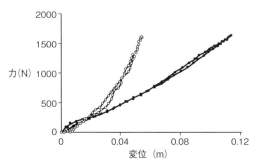

図4.12 被験者が剛性の高い床（●）と剛性の低い床（○）で連続跳躍動作を行ったときの, 下肢の長さと地面反力の鉛直成分の変化。
Data from Farley et al., 1998.

アームの両方における違いによる。

　筋活動と下肢の配置が下肢のスティフネスの変動に与える相対的な貢献を調べるため, Claire Farleyら (1998) は, スティフネスが異なる床での連続跳躍動作を研究した。彼らは下肢の長さ変化（Δl, 図4.12）に対する地面反力の鉛直成分（$F_{g,y}$）をグラフ上に示すことで, 下肢ばねの振る舞いを特徴づけた。図4.12の左下の隅は足部接地時を表し, その後, 下肢ばねの長さは減少し, $F_{g,y}$は増大した。$F_{g,y}$の最大値は下肢ばねが最も圧縮された時点で生じた。この関係（Δlと$F_{g,y}$）における傾きは, 下肢ばねのスティフネス（N/m）を示す。下肢ばねのスティフネスは被験者が最も硬い床で跳んだときに最小となる。図4.12で示された被験者では, 最も剛性の高い床では14.3 kN/mで, 最

も剛性の低い床では29.4 kN/mであった。

　被験者がどのように下肢のスティフネスを変化させているかを調べるため, Farleyら (1998) は様々な床で連続跳躍動作を行ったときの関節スティフネスを算出した。**関節スティフネス（κ）**は, 角変位と筋トルクの総和の変化量の比（N・m/rad）として求められた。

$$\kappa = \frac{\Delta \tau_m}{\Delta \theta} \quad (4.3)$$

　彼らは, この連続跳躍動作においては, 足関節のスティフネスが下肢のスティフネスに最も大きく影響することを明らかにした。足関節のスティフネスは, 最も剛性の高い床で396 N・m/rad, 最も剛性の低い床で687 N・m/radであった。これは下肢のスティフネスにおける変化の75%に相当した。彼らは, 被験者が最も剛性の低い床から最も剛性の高い床へ移動すると, 膝関節を0.16 rad屈曲させ, 膝関節に対する$F_{g,y}$のモーメントアームを0.001 mから0.054 mへ変化させたことも明らかにした。つまり, 下肢のスティフネスが17.1 kN/mから22.2 kN/mへ変化した原因となったのは, この下肢の配置の変化であったということである。これらの2つの要因のうち, 少なくとも定位置での連続跳躍動作では, 足関節のスティフネスの変化が下肢のスティフネスの変化に大きな影響を与えていた。走行においては, このような下肢の配置の役割はより重要となるかもしれない。なぜなら, 走動作では膝関節のスティフネスが下肢のスティフネスの変化に最も大きな影響を与えるからである。

例4.2　下肢ばねのスティフネス

　下肢のスティフネスは, 幾何学, 三角関数, 微分積分などを応用して, 実験による測定値から算出される。必要となる測定項目は, 下肢の長さ（l; 大転子から足部接地点までの距離）, 地面反力の鉛直成分（$F_{g,y}$）, および走者の速度（v）である。これらのデータと**式2.15**から下肢のスティフネス（k_{leg}）を求めることができる。

$$k_{leg} = \frac{最大 F_{g,y}}{\Delta l} \quad (4.4)$$

最大$F_{g,y}$は地面反力の鉛直成分である。Δlは足部接地から立脚中期までの下肢の長さ変化を表し, ばねの変位に相当する（図4.13）。k_{leg}を求めるためには, 下記のl, Δl, θ, Δy, およびΔxが必要である。

　立脚中期における下肢の長さは, 下肢の長さ（l）から足関節, 膝関節, および股関節の屈曲により脚が短縮した長さを引いたもの（Δl）である。角度（θ）は, 足部接地から立脚中期における足関節まわりの下肢の角

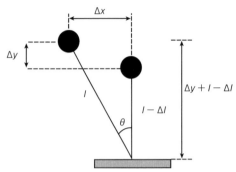

$$\Delta l = \Delta y + l - l\cos\theta$$

この式は最も単純な仕様で，剛体の床を走る場合に用いられる。床が剛体ではない場合，床の**コンプライアンス**を説明する Δy 項を加えなければならない。質量中心の鉛直方向の変位（Δy）は，質量中心の鉛直方向の加速度の2階積分によって得られる。それは，$F_{g,y}$ から身体重量を引いた後に身体質量で除すことでも求められる。θ は次式から求められる。

$$\theta = \sin^{-1}\frac{\Delta x}{l}$$

質量中心の水平方向の変位（Δx）は**式 1.1** によって求められ，水平速度（v）の平均値と立脚期時間の半分を乗算する。これはつまり，足部接地から立脚中期まで下肢が回転する時間である。立脚期の時間は地面反力の記録から測定することができる。この計算手順によって，走動作の立脚期における下肢のスティフネスの平均値を求めることができる。

図 4.13 走動作の立脚期に下肢ばねが圧縮されるモデル。

変位を表しており，Δy は質量中心の鉛直方向の変位を表している。三角関数を用いて Δl を次式で表すことができる。

$$\cos\theta = \frac{\Delta y + l - \Delta l}{l}$$

力学的エネルギーの変動

通常，一定の速度で歩行あるいは走行を行うときに，ストライド長やストライド頻度に注意を払うことはほとんどない。しかし，異なるストライド長とストライド頻度を組み合わせて様々な移動速度を実現させてみると，その速度を達成できる努力度の最も低い組み合わせが1つあることに気づく。バイオメカニクスの研究者は，様々な速度での歩行と走行に必要な仕事の**エネルギーコスト**を計算することによって，この経験則について検証を行った。

歩行中と走行中に行われる仕事のほとんどは，質量中心を鉛直方向（U_v）と進行方向（U_f）に変位させることに使われる。これら2つの成分は**外的仕事**と呼ばれることもあり，体肢を動かすための仕事（内的仕事）と明確に区別される。外的仕事を行うための力学的エネルギーは，質量中心の運動エネルギー（E_k）と位置エネルギー（$E_{p,g}$）に由来する。鉛直方向では，なされる仕事量（U_v）は鉛直方向の運動エネルギー（$E_{k,v}$）と $E_{p,g}$ の変化によって決まる。しかし，進行方向では，なされる仕事量（U_f）は進行方向の運動エネルギー（$E_{k,f}$）の変化のみによって決まる。$E_{k,v}$ の変動は他の2つのエネルギー項と比べると非常に小さいため，無視されることが多い。そのため，質量中心の力学的エネルギーの総エネルギー量（E_{cm}）は，主に $E_{p,g}$ と $E_{k,f}$ の和によって得られる（図 4.14）。

質量中心の鉛直方向の位置は，歩行中の立脚中期で最大値を，走行の立脚中期では最小値をとるため，質量中心になされる外的仕事に対するエネルギー変動の影響は歩行と走行で異なる。歩行の立脚期では膝関節が伸展したまま下肢を支柱のように使うため，立脚中期において $E_{p,g}$ は最大となり $E_{k,f}$ は最小となる。そして，$E_{p,g}$ と $E_{k,f}$ は入れ替わるように変動する（図 4.14）。これは，$E_{p,g}$ の変化の一部が身体の前進運動（$E_{k,f}$）によって生じ，$E_{k,f}$ の変化の一部が身体質量の鉛直方向の位置変化（$E_{p,g}$）によって生じているためである。

位置エネルギーと運動エネルギーの間で交換されるエネルギー量は，回復したエネルギーの割合（回復率）として定量化できる。回復率は，鉛直方向および進行方向に対してなされた仕事から外的仕事（U_e）を引いた次式により得られる。

$$\text{回復率} = \frac{U_v + U_f - U_e}{U_v + U_f} \cdot 100 \quad (4.5)$$

適度な速度での歩行中に回復する力学的エネルギー量はおよそ65％で，走行中における回復率よりも5％ほど低い。回復率は U_v と U_f が同程度のときに最大となり，この条件は適度な速度での歩行において満たされる。適度な速度よりも遅い（$U_v > U_f$），あるいは速い（$U_v < U_f$）場合，外的仕事が増加し，回復率が低下する。同様に，体重の一部を免荷することで重力を低下させる場合，免荷の量が増加すると回復率が減少する。また，免荷の量が増加すると，回復率が最大となる速度が低下する。

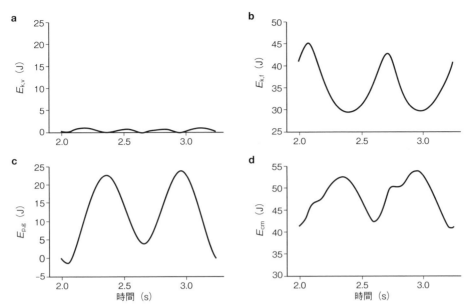

図 4.14 歩行の 1 ストライド（2 つの立脚期）における質量中心の力学的エネルギーの変動。注意すべき点は，進行方向の運動エネルギー（$E_{k,t}$）が最大のときに位置エネルギー（$E_{p,g}$）が最小になることである。その結果，質量中心の総エネルギー（E_{cm}）の変動は，運動エネルギーと位置エネルギーの変動よりも小さくなる。E_{cm} の変動は質量中心に対して行われた外的仕事を示している。$E_{k,v}$ は鉛直方向における運動エネルギーを表している。
Adapted from Griffin, Tolani, and Kram 1999.

例 4.3　地面反力と力学的エネルギーの変動

歩行中と走行中における力学的エネルギーの変動は，立脚期の地面反力の測定結果から算出することができる。必要な式は第 3 章で紹介した次の 2 式である。

$$E_{p,g} = mgh$$

$$E_{k,t} = \frac{1}{2}mv_t^2$$

立脚期の重力による位置エネルギー（$E_{p,g}$）の変動は，被験者の質量（m），重力加速度（g），および被験者の質量中心の鉛直位置（h）によって決まる。立脚期中における進行方向の運動エネルギー（$E_{k,t}$）の変動は，m と質量中心の進行速度（v_t）によって決まる。

ニュートンの運動方程式（$F = ma$）を次のように変形することで，質量中心の加速度が被験者の質量と身体に作用する力で決まることが分かる。

$$a = \frac{F}{m}$$

歩行中と走行中，進行方向に対して作用する唯一の重要な力は地面反力の前後成分（$F_{g,x}$）である。そのため，質量中心の進行方向の加速度を積分することで進行方向の速度（v_x）が得られる。

$$v_x(t) = \int \frac{F_{g,x}}{m} dt + c \quad (4.6)$$

c は積分定数である。この例では，c は被験者の質量中心の平均速度で，積分区間は立脚期の開始から終了までである。進行方向における質量中心の速度が求まると，進行方向における質量中心の運動エネルギーを，時間の関数として算出できる。

$$E_{k,t}(t) = \frac{m}{2}[v_x(t)]^2 \quad (4.7)$$

同様に，質量中心の鉛直位置（h）は，鉛直方向の加速度を 2 階積分することで求まる。鉛直方向には 2 つの重要な力が作用しているため，加速度の項に若干の変更がある。

$$v_y(t) = \int \frac{F_{g,y} - F_w}{m} dt + c_1 \quad (4.8)$$

$F_{g,y}$＝地面反力の鉛直成分，F_w＝体重。この例では，c_1 は，1 ストライドにおける鉛直方向の平均速度がゼロとなるように設定される。鉛直方向の高さ（h）は，次式の通り，$v_y(t)$ を積分することで求められる。

$$h(t) = \int v_y dt + c_2 \quad (4.9)$$

ここで，c_2 は，変位の平均値がゼロとなるように設定される。そして，質量中心の位置エネルギー（$E_{p,g}$）の変動は次式から算出される。

$$E_{p,g}(t) = mgh(t) \quad (4.10)$$

これらの手順は**図 4.15** に図示してある。

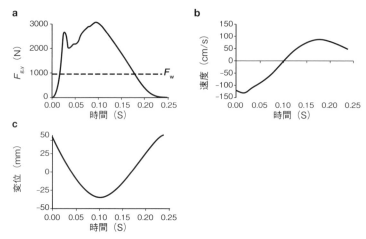

図 4.15 （a）走行中の立脚期において鉛直方向に作用する力（地面反力の鉛直成分〔$F_{g,y}$〕と体重〔F_w〕）。（b）力を1階積分することで得られた質量中心の鉛直方向の速度。（c）力を2階積分することで得られた質量中心の鉛直方向の位置。

エネルギーコスト

様々な速度で短い距離を走るとき，速く走るにつれて消費するエネルギー量が増加することは明白である。このことは，走速度を上げると，心拍数，換気率，および酸素消費量が増加することからわかる。エネルギー消費量の増加は，速く走るために必要な筋活動の強度が増大することが主な原因である。一般的に，歩行中と走行中の筋活動には体重支持と推進力発揮という2つの主要な機能がある。そして，地面反力の鉛直成分の大きさは前後成分よりもずっと大きいため（図2.11の地面反力のグラフを参照），走行中に消費する代謝エネルギーのほとんどは体重支持に使われている。

移動運動の代謝エネルギーコストに対する体重支持の影響を明らかにするため，3つの実験が行われた。これらの実験では，外的に質量を加えた場合，重力を減らした場合，および異なる移動運動を行った場合における移動運動の代謝コスト（酸素消費量）を測定した。これらの研究における全体的な結論は，地面反力の鉛直成分の大きさが（最大$F_{g,y}$），一定速度での走行中における代謝コストの主な決定因子となるということである。さらに，走行や自転車こぎ中に持続できる全力のパフォーマンスは，力が作用する時間の増加に伴って低下する（図4.16）。また，60秒以内のパフォーマンスでは，利用できる代謝エネルギーの低下ではなく，動作に関わる筋群の力発揮能力の低下によってパフォーマンスが制限される（Bundle & Weyand, 2012）。

走行のエネルギーコストは，追い風や向かい風，走路の傾斜や剛性など，運動を行う状況に応じて変化す

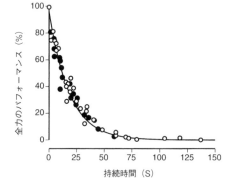

図 4.16 全力疾走（●）と全力での自転車こぎ（○）中に作用する力の持続時間に応じて減少する全力のパフォーマンス（％最大値）。全力のパフォーマンスは，走行では速度として，自転車こぎではパワー発揮として定量化された。
Reprinted, by permission, from M. W. Bundle and P. G. Weyand, 2012, "Sprint exercise：does metabolic power matter," *Exercise and Sport Sciences Reviews* 40：174-182.

る。ChangとKram（1999）は，一定速度（3.3 m/秒）でトレッドミル上を走る被験者に対して，走行を補助する，あるいは妨げる水平方向の力を加えることで，追い風と向かい風が走行に及ぼす影響を検討した。この介入の効果は，前後方向のブレーキの力積と推進力の力積の大きさを調整することであった。走行を妨げる力は向かい風に類似しており，推進力の力積を増加させる要因となった。反対に，走行を補助する力は追い風に類似しており，ブレーキの力積を増加させる要因となった。ChangとKram（1999）は，推進力の力積の変化に伴う酸素消費量を比較し，低速度で走行する場合，推進力の力積に伴う筋活動が代謝エネルギーの約30％を占めると結論付けた。

走路の傾斜と剛性も走行のエネルギーコストに影響

する．斜面で走行すると，地面反力の鉛直成分と前後成分の両方が変化する．下り坂を走行する場合，鉛直成分はより早期に最大値を迎え，前後成分ではブレーキの力積が支配的になる．一方，上り坂を走行する場合は逆の変化が起こる．このような調整の結果を考慮すると，3～4 m/sでの走行で最も効率の良い傾斜は約 −10％で，エネルギーコストは約 $3 J/kg \cdot m^{-1}$ となる．上り坂での走行における代謝コストの増大は，質量中心を上昇させるコストと関連している．具体的には，増大したエネルギー消費量の2/3が立脚期に必要となる筋活動の増加に使われ，残りの1/3が遊脚期の制御を行う筋活動に使われる．同様に，3.7 m/sの走行において，走路の剛性が950 kN/mから75 kN/mへ低下すると代謝コストが約10％低下する．この原因としては，柔らかい路面では，筋によって下肢ばねに蓄えられる弾性エネルギーが増大し，それを利用した走行になるためと考えられている．

したがって，歩行に比べて走行でエネルギーコストが大きくなるのは，空中局面からの着地時に体重を支持するために必要な筋活動（図4.9）と，十分な推進の力積を生み出すために必要な筋活動が歩行よりも大きいためである．

●歩行障害●

整形外科的および神経学的な機能障害は，臨床検査によって身体的な兆候や症状が検出されるよりも前に，運動障害として現れることが多い．そのため，運動障害を扱う診療所は患者のケアを支援することができる．このような診療所の主な特徴は，歩行動作のバイオメカニクス的な評価を行うことであり，多くの場合，全身のキネマティクスの測定，下肢筋群の筋電図活動の測定，および足部と地面間の接触力の測定が行われる．そして，患者のパフォーマンスを健常者のパフォーマンスと比較することで，運動系に生じている機能障害の箇所を推定する．

神経系による移動運動の制御機序に関しては，大部分がすでに明らかにされているため，運動障害の原因と思われる部位を特定することは容易である．脊髄における神経回路は移動運動の基本的なリズムを生み出し，下肢の屈筋群や伸筋群を交互に賦活する．この神経回路によって生成される出力によって，運動に必要な筋活動のタイミングと強度が決定される．そして，筋活動パターンが周辺環境の変化に適切に対応できるように，末梢感覚受容器から脊髄に送り返される情報によって，これらの画一的な筋活動が変調されている．さらに，神経系のより吻側部（例：脳幹，小脳，運動皮質）からの下行性指令によって，画一的な筋活動パターンと感覚フィードバックの両方が修正される．

歩行能力の評価がどのように運動障害の治療に役立つかを説明するため，パーキンソン病，痙性，対麻痺，および加齢の4つの具体例を紹介する．**パーキンソン病**は大脳基底核の機能不全により発症する．大脳基底核は，運動の計画に関与する神経核群で，脳幹の歩行中枢に投射している．パーキンソン病では，神経伝達物質（ドーパミン）の枯渇により大脳基底核に機能不全が生じる．この疾患の初期兆候の1つは，歩行速度の低下と下肢関節における動作範囲の減少である．その結果，小さな歩幅で足を引きずるような，調整の乏しい歩容になる．この兆候から，パーキンソン病患者は，筋の賦活が不十分であることがわかる．この現象は，上位中枢からの賦活信号が不十分なことと，感覚フィードバックに基づいた筋活動の調節が行えないことが原因であると推測されている．このように，歩行動作の評価は，様々な治療の有効性を確認できるだけでなく，パーキンソン病の進行状態の確認にも用いることができる．

痙性は，脳または脊髄の損傷に起因する障害である．痙性の症状には，反射亢進，クローヌス（間代性痙攣），および筋緊張亢進がある．クローヌスとは，受動的に伸張された筋において急速な収縮と弛緩が繰り返される症状である．筋緊張亢進とは，筋のストレッチングに対して反射的な抵抗が起きる症状であり，ストレッチングの速度に応じて変化する．痙性患者には運動障害があるが，痙性の身体的兆候は患者個人が抱えている問題とは関連性が低い．例えば，体肢の機能的な運動を扱った研究は，反射亢進と運動障害の間に関連性がないことを示している．むしろ，歩行の困難さは，痙性の程度よりもふくらはぎの筋活動低下と関連している．これらのことから，痙性患者では，移動運動に必要な画一的な筋活動パターンは正常に見えるが，感覚フィードバックによる筋活動の調節には機能不全が生じていると考えられる．そして，痙性の治療は残存する運動機能のトレーニングと筋痙攣などの二次的な合併症の予防に集中すべきであり，外科的介入は臨床試験よりも歩行解析の結果に基づいて行われるべきである．

歩行療法は，何らかの原因によって脊髄が不完全，あるいは完全に切断されることで発症する**対麻痺**患者にも行われる．対麻痺患者では，中枢神経系の吻側部と脊髄のリズム発生回路間のつながりが分断されている．しかし，対麻痺患者に対して適切なトレーニングを行うと，補助歩行時の筋活動がしばしば向上する．このようなトレーニングの1つとして，トレッドミルの上部に取り付けたハーネスに患者を吊るして全体重を下肢で支持しなくてもよいようにし，トレッドミルのベルト速度に合わせて患者の脚を動かすというもの

がある。そして、トレーニング開始から数カ月が経過すると、対麻痺患者は下肢筋群の活動の大きさは低いままで、健常者とは異なった運動戦略ではあるが、健常者によく似た筋活動のタイミングを学習することができる。トレーニング効果は、脊髄損傷の程度、陸上で補助なしで行うステッピング運動の学習能力、心血管機能の向上、および痙性の低下に応じて患者ごとに異なる。このようなトレーニングは、患者の移動能力を回復させる薬理学的介入や組織移植のような他の治療法を補助するものとして必要とされているようである。

歩行は移動能力における主要な要素であり、加齢に伴う歩行能力の低下は自立生活の喪失に関係してくる。臨床的に有意義な歩行能力テストは400 m歩行に要する時間の測定であり、歩行の持久力を評価することができる。400 m歩行の所要時間が長いことは、死亡リスクおよび心血管疾患発症リスクの高さや、移動能力の制限または不全の発症に関連がある。さらに、400 m歩行テストを行うことで、これまでに認識されていなかった移動能力の制限が明らかになる場合がある。400 m歩行に5分以上かかる高齢者では、所要時間が30秒延長するごとに、1～2年以内に移動能力制限が発症する可能性が高くなる。しかしながら、筋力トレーニングのような身体活動の介入によって、高齢者の歩行の持久力を向上させることが可能である。

これら4つの具体例で示したように、歩行能力は健常者だけでなく、運動系に機能不全を持つ患者の両者で損なわれることがある。そして、これらの患者をバイオメカニクス的に評価することは、問題の原因を特定し、有用なリハビリテーション戦略を提案することの一助となりうる。

跳躍動作

跳躍とは、質量中心を上方へ投射することで、両足部が地面から離れる運動である。跳躍は、手を届かせることができる最大の高さ、進むことができる最大の水平方向の距離、質量中心を上昇させられる最大の高さ、地面から離れていられる最大の時間など、いくつかの目的を達成するために実行される。これらを目的とする活動の例は、バスケットボールのリバウンド、陸上種目の走幅跳や立幅跳、走高跳、器械体操や飛込競技やダンスなどである。バイオメカニクスの観点では、これらの運動は、離地時における質量中心の鉛直方向の速度を最大にしようとするもの、水平方向の距離を最大にしようとするもの、滞空期で宙返りや捻りを行おうとするものに分類することができる。このような運動の例として、垂直跳、走幅跳、飛板飛込を扱う。

●垂直跳●

できるだけ高いところに手を届かせるように跳ぶとき、反動ジャンプと呼ばれる技術が一般的な方法として使われる。反動ジャンプは直立姿勢から始まり、股関節、膝関節、および足関節を屈曲させてわずかに下方向の運動を行った後、脚関節の急速な伸展と両腕部の肩関節まわりにおける前方および上方への回転（屈曲）を行うことである。離地と反対方向に動く初期動作から始まることから、この跳び方は反動ジャンプと呼ばれる。

反動ジャンプ中における跳躍者の質量中心のキネマティクスを図4.17の左側に示す。質量中心の上方および下方への運動は、速度-時間のグラフ（図4.17b）に描かれている。第1章で述べたように、負の速度は質量中心の下方への移動を示し、正の速度は上方への移動を表している。図4.17bは、質量中心が跳躍中に下方-上方-下方へ移動することを示している。そして、正の速度の最大値は、跳躍者が地面を離れる直前に生じている。

跳躍者の質量中心は、まず下方に加速し、次に上方に、最後に下方に加速する（図4.17c）。しかし、この加速度変化のパターンには、加速度が一定になる2つの局面がある。1つ目は跳躍開始前の加速度がゼロの局面で、これは跳躍者に作用する2つの鉛直方向の力（体重と地面反力）が釣り合っていることを意味している。2つ目は、跳躍者に重力のみが作用する滞空期に加速度が約 $-10\ m/s^2$で一定となる局面である。したがって、滞空前の加速度が一定でないときは、地面反力の鉛直成分が重力（体重）による力と釣り合っていない。負の加速度は地面反力の鉛直成分が体重よりも小さい区間を示している。反対に、正の加速度は地面反力の鉛直成分が体重よりも大きい区間を表している。

質量中心の鉛直方向の加速度と地面反力の鉛直成分との関係は、図4.17のcとfから観察できる。2つのグラフの形状は同じであり、y軸の値だけが異なっている。地面反力の鉛直成分（$F_{g,y}$）から体重（F_w）を引くと、加速度がゼロを基準に変動するのと同様に、$F_{g,y}$はF_wを基準に変動する。したがって、F_wに対する$F_{g,y}$の変動から、質量中心に生じる鉛直加速度の向きに関する情報を得ることができる。

反動ジャンプに重要な貢献を果たしている2つの筋の筋電図が図4.17dとeに示されている。この2つの筋は、足関節まわりに底屈トルクを発揮し（腓腹筋）、膝関節まわりに伸展トルクを発揮する（内側広

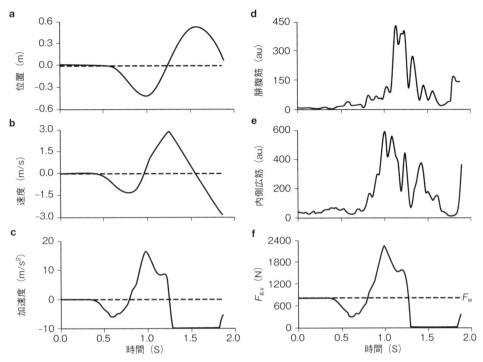

図4.17 垂直跳のキネマティクス，筋電図，および地面反力。左列の3つのグラフは，熟練競技者が行った反動ジャンプ中における質量中心の（**a**）鉛直方向の位置，（**b**）鉛直方向の速度，および（**c**）鉛直方向の加速度を示している。右列上段の2つのグラフには，（**d**）腓腹筋の筋電図と（**e**）内側広筋の筋電図が任意単位で表されている。右列下段のグラフには（**f**）地面反力の鉛直成分（$F_{g,y}$）が示されている。
Data provided by Marten F. Bobbert, PhD.

筋）。この2つの筋とその協働筋は，踏切局面における質量中心の上下方向の運動を制御している。最も大きな筋活動は質量中心が上方へ加速するときに起こり，$F_{g,y}$ が F_w を超える時点付近における内側広筋の筋電図の増大として図4.17eに示されている。

跳躍できる高さを決定する重要な要素を明らかにするため，バイオメカニクスでは反動ジャンプとスクワットジャンプが比較される。反動ジャンプと対照的に，スクワットジャンプには初期の下方への変位がなく，かがみ込んだ姿勢から始まる。熟練バレーボール選手がこれら2種類の跳躍を行うと，反動ジャンプではスクワットジャンプよりも3～11 cm高く跳ぶことができる。2つの跳躍における主な違いは，股関節，膝関節，足関節の伸筋群の収縮様式である。反動ジャンプでは，これらの筋群が伸張性収縮することで質量中心が下降し，その後に質量中心を上昇させるために短縮性収縮が行われる。一方，スクワットジャンプでは初期の下降局面がなく，等尺性収縮の後に短縮性収縮が行われる。このことから，反動ジャンプの方が優れたパフォーマンスになるのは，動作初期の伸張性収縮が踏切局面の短縮性収縮開始時の筋力を増大させるためと考えられている。この効果は股関節で最も顕著であり，筋トルクの総和の最大値は，スクワットジャンプの180 N・mに対し，反動ジャンプでは約300 N・mに達している（図4.18）。

●走幅跳●

走幅跳の目的は踏切離地から着地までの跳躍距離を最大にすることである。跳躍距離に貢献する2つの主な要因は，質量中心の変位と，離地時および着地時の身体の傾きである。離地時に身体を前傾させ，着地時には後傾させることで，質量中心の変位に身体の傾きによる距離が加わり跳躍距離が増大する。しかしながら，最も重要な要因は，空中で質量中心が移動する水平距離である。例えば，熟練選手が走幅跳を行うとき，到達距離のおよそ90％が空中での質量中心の変位によるものであり，離地時と着地時における身体の傾きはそれぞれ5％を占めるにすぎない。

放物運動の法則では，跳躍角度が0.785 rad（45°）のときに質量中心の水平距離が最大となる。このためには，離地時点における質量中心の水平速度と鉛直速度がほぼ同じであることが必要になる。しかし，助走の有無にかかわらず，走幅跳の跳躍角度は最適値よりも小さい。跳躍角度は，助走をつけて行うと約0.35 rad（20°）で，助走なしの立った姿勢から行うと0.51 rad（29°）になる。このように理想の角度との相違が起こ

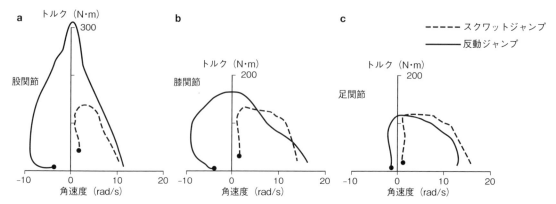

図4.18　1人の被験者が行った反動ジャンプとスクワットジャンプ中の股関節，膝関節，足関節における筋トルクの総和と角速度．正のトルクは伸展（底屈）トルク，負の角速度は屈曲（背屈）を表す．それぞれの試技は●から始まる．
Data from Fukashiro and Komi, 1987.

る理由は，ヒトは鉛直速度よりも水平速度をかなり大きく得ることができるからである．競技選手の典型的な水平速度と鉛直速度は，走幅跳では9.0 m/sと3.2 m/sであり，立幅跳では3.27 m/sと1.83 mである．

走幅跳による水平距離は，空中にいる時間（滞空時間）によって決まる．そして，滞空時間は離地時の鉛直速度で決まる．離地時の鉛直速度には，水平速度の鉛直速度への変換ではなく，質量中心を踏切局面で上方へ加速させる動作が強く関与している．この動作の特徴を，下肢の関節角度間の関係図から簡潔に説明する．図4.19に，走幅跳の最後の立脚期（踏切動作）における大腿部，下腿部，足部間の相対的な角度を示す．足部が地面に接した（接地；TD）後の立脚期は2つの部分に分けられる．(1) 大腿部の角度が変化せずに膝関節が屈曲した部分と，(2) 膝関節が伸展しながら大腿部が後方回転した部分である（図4.19a）．また，下腿部と足関節の関係では（図4.19b），まず下腿が後方回転して足関節が屈曲（背屈）した後，下腿部の角度があまり変化せずに足関節が伸展（底屈）した．

下肢のセグメントにおける角度変化のタイミングは，速度-時間関係のグラフで確認できる．図4.19cは，走幅跳の踏切局面における大腿部（絶対角度），および，膝関節，足関節（相対角度）の角速度を表している．負の角速度は，大腿部の後方回転，膝関節と足関節の屈曲を意味している．図4.19cより，大腿部は踏切動作全体にわたって後方回転したが，膝関節と足関節は動作前半では屈曲し，動作後半では伸展した．さらに，膝関節の回転方向の変化は，足関節のそれよりも先行していた．

走幅跳の跳躍距離を最大にするために必要な動作の特徴を明らかにするために，KakihanaとSuzuki（2001）は，2名の選手が3歩，5歩，9歩の助走で行った走幅跳の試技を比較した．表4.1に跳躍距離が長い選手の踏切動作に関する詳細がまとめられている．予想されるように，助走距離が長くなるにつれて離地時の質量中心の水平速度と鉛直速度は大きくなり，より遠くへ跳んでいた．そして，支持脚のキネマティクスは顕著に変わらないが，地面反力の大きさと筋電図の振幅は跳躍距離が増すにつれて増大した．

3歩助走では，地面反力の鉛直成分（$F_{g,y}$）の波形は走行のものと類似していた（図4.20）．しかし，5歩助走と9歩助走における$F_{g,y}$の第1ピークの大きさ（"衝撃"の最大値）は，体重（F_w）の10倍程度まで増大した．また，このピークは接地後およそ15 msで発生した．一方，地面反力の前後成分（$F_{g,x}$）では，ブレーキとなる力積が走行よりも顕著に増大した．表4.2に示すように，走幅跳におけるブレーキとなる力積は，助走距離と共に46 N·sから88 N·sへ増大したが，推進力となる力積はそれほど変化しなかった．ブレーキとなる力積の増大の主な理由は，ブレーキ力の作用時間の延長ではなく，$F_{g,y}$のピークと同時に現れる$F_{g,x}$のピークの値が増大したことによると考えられる（図4.20）．

地面反力は接地している足部が地面に及ぼす作用に対する地面の反作用であるため，$F_{g,y}$と$F_{g,x}$の変化には筋活動量の変化が必ず伴う．このことは，3種類の助走距離による踏切動作の支持脚の筋における（全波整流し平均化された）筋電図に現れている（図4.21）．この図における下向きの矢印は足部接地を，上向きの矢印は足部離地の時点を表している．3種類の助走距離において活動量が顕著に増大した筋は，内側広筋，前脛骨筋，および腓腹筋外側頭であった．筋電図の振幅における違いに加え，助走距離が最も長い（9歩の助走）条件では足部接地前により大きな筋電図が観察されるといった，筋活動のタイミングにも変化が見ら

■ 第4章 走動作,跳躍動作,投動作

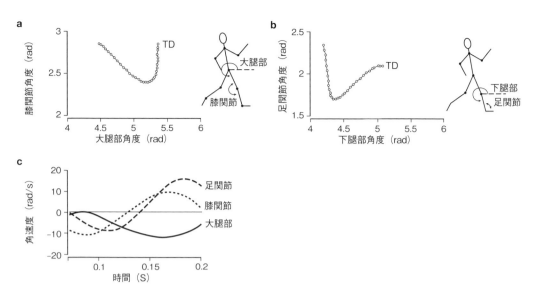

図4.19 走幅跳の踏切局面における支持脚のキネマティクス。(**a**) 大腿部-膝関節における角度間の関係図。(**b**) 下腿部-足関節における角度間の関係図。(**c**) 大腿部,膝関節,および足関節の角速度。データはオリンピックに出場した短距離選手1名のものである。大腿部と下腿部の角度は絶対角度であり,膝関節と足関節の角度は隣接するセグメント間の相対角度である。TD=足部接地。
Data from Kakihana and Suzuki, 2001.

表4.1 熟練選手が3歩,5歩,9歩の助走で行った走幅跳の踏切局面の特徴

項目	3歩	5歩	9歩
跳躍距離 (m)	2.63	2.80	4.22
踏切時間 (ms)	153	131	124
接地速度 (m/s)			
水平方向	4.82	6.19	7.37
鉛直方向	−0.31	−0.29	−0.10
踏切速度 (m/s)			
水平方向	4.46	5.71	6.85
鉛直方向	2.26	2.54	3.01
$F_{g,y}$の力積 (N·s)	291	293	319
$F_{g,x}$の力積 (N·s)			
後方 (ブレーキ)	46	51	88
前方 (推進)	7	8	8

$F_{g,y}$ = 地面反力の鉛直成分;$F_{g,x}$ = 地面反力の前後成分。
Adapted from *Journal of Electromyography and Kinesiology*, Vol. 11, W. Kakihana と S. Suzuki, "The EMG activity and mechanics of the running jump as a function of takeoff angle," pgs. 365-372, 2001, with permission from Elsevier. http://www.sciencedirect.com/science/article/pii/S1050641110100086

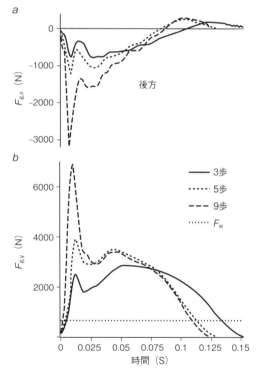

図4.20 走幅跳の踏切局面における地面反力の鉛直成分($F_{g,y}$)と前後成分($F_{g,x}$)。3歩,5歩,9歩の助走で踏み切ったときの3試技のデータが示されている。F_w = 体重。
Data from Kakihana and Suzuki, 2001.

れた。

　競技では,踏切局面の開始時点で10 m/s程度の水平速度が得られるように,適切な助走距離に調節される。助走でこの水平速度に到達した後は,水平速度の低下を最小限にしながら離地時にできるだけ大きな鉛直速度を得ることが課題になる。跳躍距離の決定因子となる質量中心の鉛直速度を増大させるために,選手がこの課題を行える時間は約100 ms間である。

● 飛板飛込 ●

　質量中心の鉛直方向および水平方向の変位を最大化することを目的とした跳躍に加え,滞空中に回転運動

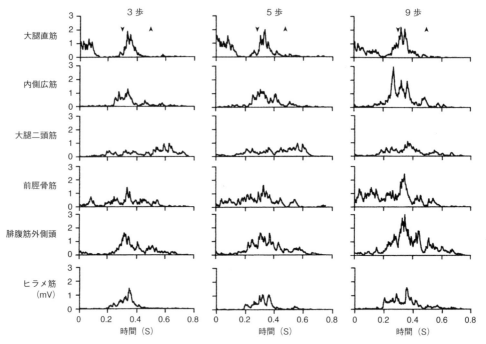

図4.21 3歩, 5歩, 9歩の助走で行った走幅跳の踏切局面における6つの下肢筋群の全波整流および平均化された筋電図。踏切局面は下向き矢印と上向き矢印の間である。
Adapted from *Journal of Electromyography and Kinesiology*, Vol. 11, W. Kakihana and S. Suzuki, "The EMG activity and mechanics of the running jump as a function of takeoff angle," pgs. 365-372. Copyright 2001, with permission from Elsevier. http://www.sciencedirect.com/science/article/pii/S1050641101000086

をするために行う跳躍がある。このような跳躍は, ダンス, 飛込, フリースタイルスキー, 器械体操, スケート, トランポリンなどの競技で行われ, 必要な回転を行うには踏切局面で十分な角運動量を生み出さなければならない。これらの運動に関する動作原理は, 飛板飛込を検証することで示すことができる。

飛板飛込には, 前飛込, 後飛込, 前逆飛込, 後踏切前飛込という4つの主要な演技がある (図4.22)。これらには, 踏切局面の前に行う助走の歩数, 飛板に対する選手の顔の向き, 宙返り軸まわりの回転方向の違いがある。前飛込は, プールに向かって数歩の助走を行い, 前方への宙返りを行う。後飛込は, 飛板に向かうように立った姿勢から開始され, 後方への宙返りを行う。前逆飛込も, プールに向かって数歩の助走を行うが, 後方への宙返りを行う。後踏切前飛込は, 板に向かって立った姿勢から開始されるが, 前方への宙返りを行う。

それぞれの演技は, 助走, ハードル, 踏切, 空中, および入水という, 最大5つの局面で構成されている。数歩のステップに相当する助走は, 前飛込と前逆飛込で行われる。ハードルとは, 踏切の直前に行う, 全身の質量中心を上昇させてから下降させる動作のことである。前飛込と前逆飛込の助走局面後のハードル局面では, 大きな段を昇るように一方の大腿部を前方に引き上げて片脚で跳び上がる。立位から行われる飛

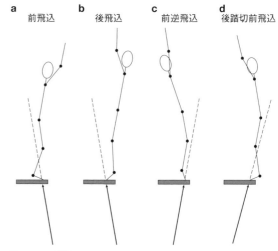

図4.22 4種類の飛込における飛板からの反作用に対する選手の姿勢。
Data from Miller, 1981.

込 (後飛込と後踏切前飛込) では, ハードル局面において両足部を飛板に接触させたまま, 両腕の挙上と足関節の底屈を行って質量中心を上昇させ, その後に足関節を背屈させて質量中心を下降させる。踏切局面では, 飛板の最後の押し下げを行い, 飛板の反発力を利用する。踏切後, 選手は空中に飛び出して空中局面へ移行し, その後, 入水局面を迎える。

■ 第4章 走動作，跳躍動作，投動作

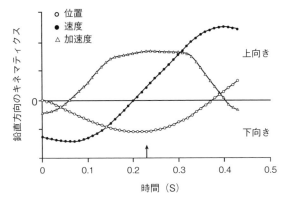

図4.23 後踏切前飛込・途中宙返り2回転半・抱型を行うときの踏切局面における，選手の質量中心の鉛直方向のキネマティクス。x軸上の上向き矢印は飛板の押し下げと反発の切り替わりを示している。
Data from Miller, 1981.

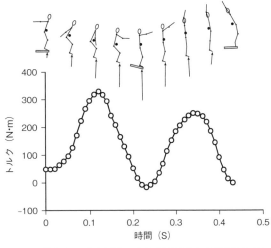

図4.24 前逆飛込・途中宙返り2回転半を行うときの踏切局面において，反力によって選手の質量中心まわりに作用するトルク。上段の図の●は質量中心の位置を示している。選手の両足部に接している矢印は，飛板による反力を表している。
Data from Miller, 1981.

反力

飛込の最も重要な要素は，飛板が選手の両足部に対して反力を与える踏切局面である。踏切局面には2つの動作が含まれる。飛板を押し下げる動作と，飛板から跳び上がる動作である。これらの動作によって，飛板は最初押し下げられ，その後，加えられた負荷に対する飛板の反発が起こる。飛板は押し下げられると弾性エネルギーを蓄積し，その後反発するときに弾性エネルギーを選手に戻す。選手の質量中心は，飛板が押し下げられるときは下向きに変位し，押し下げから反発に切り替わる時点で最下点となる（図4.23）。質量中心は，飛板の押し下げ中は下向き（負）の速度を持ち，反発中は上向きの速度を持つ。この上向きの速度は，両つま先が飛板から離れる直前に最大になる。飛板からの反力によって踏切局面のほぼ全般で，質量中心は上向き（正）に加速される。また，飛板からの反力には，選手が飛板の端から離れるのに必要な小さい水平方向成分も含まれている。

飛板が反発するときに，飛板からの反力に対する選手の姿勢によって，空中局面における選手の角運動量ベクトルが決まる。つまり，この反力によって選手の質量中心まわりにトルクが発生する。発生したトルクは，力と質量中心に対するモーメントアームの積として表すことができる。図4.22に4種類の飛込の姿勢を表している。例として，前逆飛込では，反力によって質量中心まわりに後方回転が生じる向きのトルクを発生させる必要がある。反力の大きさと方向は踏切局面中に変化するため，反力のトルクとしての効果も踏切局面の時間経過で変化する。これを図4.24に質量中心まわりに作用するトルクとして図示する。正のトルクは空中局面における後方回転の効果を表している。図4.24の上段の中央の図は，飛板が最も押し下げられた状態を示している。そして，飛板の押し下げおよび反発局面の大部分では，後方回転を生み出すトルクが作用していた。つまり，反力ベクトルの作用線は選手の質量中心の前方を通過していた。

角運動量

踏切局面の動作によって，飛板から選手に力積が作用する。この力積によって空中局面における選手の角運動量ベクトルの大きさと方向が決まる。例を挙げると，空中局面で前方宙返りを行う場合，前方回転を生み出す力積が選手に作用しなければならない。この力積は，図4.24では選手の左側（紙面の奥）に向かう角運動量ベクトルをもたらす。また，前方宙返りを行う飛込（前飛込と後踏切前飛込）と，後方宙返りを行う飛込（後飛込と前逆飛込）では，角力積の向きは異なる（図4.25）。

選手が飛板から離れると，選手に作用する主要な力は重力だけになる。つまり，空中局面では，重力によって選手の並進の運動量は変化するが，角運動量は変化しない（第3章参照）。しかし，空中局面の角運動量が一定ということは，回転の速度が変化しえないということではない。角運動量が一定であるということは，全身の慣性モーメント（I）と角速度（ω）の積が一定であることを意味する。したがって，選手が伸型から抱型に姿勢を変えると，宙返り軸まわりのIが減少して宙返りの速度が増加する。入水局面に向かって，選手はこの関係性を利用して身体の方向を制御する。

空中局面では全身の角運動量は一定であるが，各身

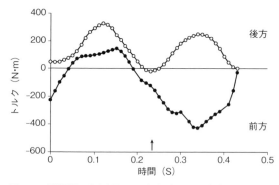

図4.25 前逆飛込・途中宙返り2回転半を行うとき（○）と，前飛込・途中宙返り3回転半を行うとき（●）の踏切局面で，反力によって選手の質量中心まわりに作用するトルク．上向きの矢印は飛板の押し込みと反発の切り替わりを示している．正のトルクは後方宙返りを生み出す．
Data from Miller, 1981.

体セグメントの角運動量は変化させることができる．式3.29に示した通り，身体全体の角運動量を構成する各身体セグメントの角運動量には，局所的な角運動量と遠隔的な角運動量の2つの項が存在する．局所的な角運動量（$I\omega$）は，各セグメントの質量中心に対するそのセグメントの角運動量である．遠隔的な角運動量（$\mathbf{r} \times m\mathbf{v}$）は，全身の質量中心まわりに対する各セグメントの質量中心の効果である．空中局面であるセグメントの角運動量が変化すると，全身の質量中心まわりの正味の角運動量が一定になるように，変化した角運動量と大きさが等しくかつ反対向きの角運動量の変化が他のセグメントに生じる．例えば，選手がえび型から伸展に姿勢を変えると，下半身は前方回転するが上半身は後方回転する．同様に，選手が捻りを行うために胸部を通る側転軸まわりに両腕を回転させる（第3章参照）と，体幹と両脚は腕の角運動量ベクトルを相殺するように，腕とは反対向きに回転する．

宙返りと捻りの様々な組み合わせを行う飛込は難易度が最も高い．宙返りに必要な角運動量は飛板から得なければならない．しかし，捻りに必要な角運動量は，飛板から，あるいは空中局面の矢状面における上肢，体幹，下肢における左右非対称な運動によっても生み出すことができる．捻りに必要な角運動量の大部分は空中局面で行われる動作によって生み出されている．つまり，飛板飛込で優れた演技を行うには，踏切等における身体の向きに対するルール上の厳格な要求を遵守することに加えて，踏切局面および空中局面で適切な角運動量を生み出し制御する能力が必要であると言える．

投動作と蹴動作

ヒトの身体運動における基本的な要素の一部として，投動作と蹴動作がある．両動作の目的は物体を空中に投射することであるが，その方法に違いがある．一般的な投動作は，物体を手で持ち，上肢によって物体の運動量を増加させながら物体を移動させていく．典型的な投動作では，近位から遠位の順に複数のセグメントを動かし，物体の運動量を増加させる．蹴動作では，近位から遠位の順に複数のセグメントを動かすのは投動作と同じであるが，下肢と物体の間で起こる短時間の衝突によって物体の運動量を増大させるという点で異なる．

●投動作●

投動作は，上手投げ（例：野球，クリケット，やり投げ，ダーツ），下手投げ（例：ボーリング，ソフトボール投手の投球），押し投げ（例：砲丸投げ，バスケットボール），および引き投げ（例：円盤投げ，ハンマー投げ）など，セグメントの様々な運動によって遂行される．物体をできるだけ遠くへ投げる，あるいは物体の速度をできるだけ大きくするような投動作では，一般的に，動作のキネマティクスは三次元的になる．例えば，上手投げ（図4.26）に貢献する複数の身体セグメントは，鉛直方向，左右方向，および前後方向に運動する（図4.27）．対照的に，ダーツやバスケットボールのフリースローなど，動作に正確性が要求される場合，投動作は平面的になり，動作に関与するセグメントの数を少なくする戦略が取られることが一般的である．この傾向は初心者において特に顕著である．

図4.26に，典型的な野球の投球における一連の動作を示す．この動作を質的に分析すると，動作に貢献する身体セグメントが基底面を支持する下肢からボールをリリースをする手部へと連鎖的に移行していくことがわかる．野球の投球は2つの局面で構成される（図4.26）．それは，姿勢aからkまでと（主に下肢の動きによってボール速度が増大する），姿勢lからuまで（主に体幹と上肢の動きによってボール速度が増大する）である．ボール速度が顕著に増大する2つめの局面では，骨盤，上胴と上腕，手部の順でセグメントの角速度が増大している．このことは，骨盤の角速度の最大値が上胴と上腕の角速度の最大値よりも早く出現し，上胴と上腕の角速度の最大値が前腕の角速度の最大値よりも早く出現するということを意味している．蹴動作のような打撃動作でも見られるこの複数のセグメントの連鎖的な運動では，近位のセグメントが遠位よりも先に回転を始め，遠位のセグメントの最大

■ 第4章 走動作，跳躍動作，投動作

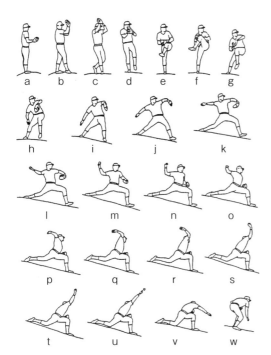

図 4.26 野球の投球における一連の動作。
Reprinted, by permission, from M. Feltner と J. Dapena, 1986, "Dynamics of the shoulder and elbow joints of the throwing arm during a baseball pitch," *International Journal of Sport Biomechanics* 2 : 236.

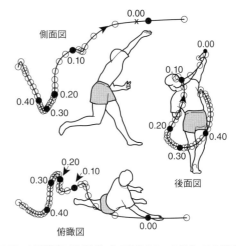

図 4.27 上手投げにおけるボールの軌跡の3つの視点。この例では，ボールは 37.3 m/s でリリースされた。リリースされた時点は最後の● (0.00) で示されている。リリース前のボールの位置は 100 ms 間隔で描かれている。これらの結果は，動作のフィルム録画（64 フレーム/秒）から得られた。

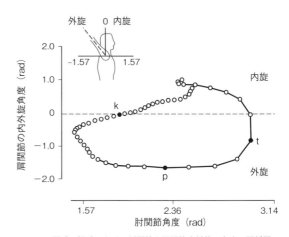

図 4.28 野球の投球における肘関節と肩関節内外旋の角度の関係図。データ点は 5 ミリ秒間隔で描かれている。データ点間が広いほど，動作が速いことを意味する。点 k, p, t は図 4.26 の姿勢と一致している。
M. Feltner と J. Dapena, 1986, "Dynamics of the shoulder and elbow joints of the throwing arm during a baseball pitch," *International Journal of Sport Biomechanics* 2 : 249 より許可を得て掲載。

角速度が出現するよりも前に近位のセグメントの角速度が低下し始める。このように，近位から遠位へ順次セグメントが運動していくため，ボール速度はリリースの 100 ms 前にならないと大幅に増加しない（図 4.26 の姿勢 r から t まで）。

上手投げにおける上肢の動作範囲は非常に大きい。この上肢の動作は，肩関節，肘関節，および手関節で起こっているが，その程度は肩関節において最も大きい。その構造上，肩関節は独立した3つの回転軸まわりに運動することができる。3つの回転軸とは，内転-外転が生じる前後軸（側転軸），屈曲-伸展が生じる左右軸（宙返り軸），および内旋-外旋が生じる縦軸（捻り軸）である。そして，図 4.28 から，野球の投球には肘関節の 1.57 rad の屈曲-伸展運動，肩関節の 1.57 rad 外旋と 1.0 rad 内旋が含まれている。図 4.26 の姿勢 p に肩関節が最大外旋位となっている上肢が描かれている。野球の投手の慢性的な傷害の多くでは，この姿勢が原因と推定されている。

●蹴動作●

蹴動作は下肢（または道具）と物体間に短時間の衝突を起こし，その結果，物体に空中局面を生じさせる打撃技術として言い表すことができる。この打撃技術には，ボールを蹴る，バレーボールを打つ，ラケットあるいはバットで投射物を打つなどの動作が含まれる。投動作と同様，飛距離を延ばす，滞空時間を長くする，正確性を高める，動作速度を大きくするなど，目的に応じて打撃技術の基本的な動作が異なる。多くの打撃技術（例：サッカーのキック，アメリカンフットボールのパント，バレーボールのサーブ，テニスのサーブ）では，上手投げと同様に，複数のセグメントにおける近位から遠位への連鎖的な運動が物体に衝突する末端部（手部，足部，道具）の速度増大に貢献する。例えば，ボールを蹴るとき，大腿部における角速

度の正の（前向きの）最大値は下腿部における角速度の正の最大値よりも早く出現する。そして，下腿部の角速度はボールに触れるまで増加し続けるが，その前に大腿部の角速度は低下し始める。

打撃技術は衝突によって物体の運動量を変化させる。そのため，投動作と蹴動作の重要な違いは，ボールに触れているときの体肢の剛性である。打撃技術を実行するとき，スポーツ選手は体肢の剛性を変えることで物体に与える衝突の効果を調節している。例えば，蹴動作では，下肢の剛性が高いほどボール速度の変化が大きくなる。選手は足部および足関節まわりの筋群を収縮させて足部を下腿部に固定させることにより剛性を高める。剛性の調整に関する他の例としては，バレーボールのアンダーハンドパスである。アンダーハンドパスは，決められた軌道でボールが返るように両前腕の腹側でボールを跳ね返す技術である。熟練選手は腕の剛性を変化させることで，ボールが両前腕から跳ね返る強さを調整している。同様に，ラケットのガットのテンション（張力，張りの強さ）を変えることは，ラケットスポーツにおける衝突時の剛性を調整する要因の1つとなる。そして，ラケットの剛性とボールとの接触位置は上肢にかかる負荷に影響を与え，テニス肘などの傷害の原因にもなりうる。

まとめ

本章では，第1章から第3章までに記述した力学の原理と概念を，ヒトの身体運動における基本的な動作へと適用した（歩行，走行，跳躍動作，投動作，蹴動作）。ヒトの移動運動は支持期（立脚期）と非支持期（遊脚期）が交互に繰り返されることで生じており，これらの持続時間は移動速度に応じて変化する。足部と地面の相互作用は地面反力を測定することで定量化される。また，下肢筋群の活動の違いにより，歩行と走行では立脚期における質量中心の軌道が異なる。そして，歩行の立脚期では膝関節はほとんど屈曲しない。このような特徴を知ることによって，歩行から走行へ移行しやすい速度が存在すること，および歩行中の力学的エネルギーの変動についての説明が可能となる。走行の立脚期では，筋活動パターンが歩行と異なる。また，立脚期の筋活動によって，下肢のスティフネスおよび移動運動のエネルギーコストも変化する。そして，このような歩行と走行の特徴から，歩容の臨床的評価の基礎的知見が得られる。

同様のバイオメカニクス的な解析を，跳躍動作と投動作に適用した。跳躍動作と投動作の目的はそれぞれ異なっている。跳躍動作は，両足部が地面から離れるように身体の質量中心を上方に投射することを目的としている。跳躍動作の種類による質量中心の軌道の変化は，地面反力の違いに起因する。また，投動作と蹴動作は，物体に力積を作用させて空中局面を生じさせることを目的としている。投動作は上肢によって比較的長い時間にわたり物体に力が作用する傾向にある。蹴動作は非常に短い接触時間で物体に力積を作用させる。しかし，投動作と蹴動作は共に，体肢の動きに近位部から遠位部へ筋活動が順序立って連鎖的に起こる点では同じである。そして，本章で紹介した例によって，ヒトの身体運動の詳細をバイオメカニクス的に記述し，理解する方法を示した。

第1部のまとめ

　第1部の冒頭では，身体運動の力学的基礎を明確にする目標をわかりやすくするために，具体的な目的を列挙した．第1部を終えるにあたり，達成されているべき事項を以下に挙げる．

- 身体運動の記述に用いられるキネマティクスである位置，速度，加速度の定義と，それらの（数値的および図式的）関係性を理解する．
- 図を注意深く読み取る方法と，図示されている2つ以上の変数間の関係性を解釈する方法を知る．
- 並進運動と回転運動の関係を理解する．
- 位置，速度，加速度の定義により放物運動の状態が詳細にわかることを理解する．
- 力を2つの物体間における相互作用を記述する概念とみなし，相互作用の大きさはニュートンの運動方程式によって求められることを理解する．
- フリーボディダイアグラムを使って解析の対象と状況を定め，フリーボディダイアグラムとキネティックダイアグラムをニュートンの運動方程式の図式版として利用する．
- 力とモーメントアームの積として定義されるトルクを力の回転効果としてとらえる．
- 身体セグメントの質量特性を推定する方法を知る．
- 運動に影響を与えるヒトの身体と周辺環境との相互作用を特定する．
- 身体セグメントが互いに回転するときに身体内部に生じる筋骨格の力について理解する．
- 筋骨格の力の大きさと方向を推定するために，静的解析および動的解析を行う．
- ある時間で持続的に作用する力（力積）が系の運動量を変化させることを理解する．
- 仕事（力 × 距離）を実行するにはエネルギーが消費されることと，仕事には系が行うもの（正の仕事）と，系に対して行われるもの（負の仕事）があることを知る．
- パワーが仕事率またはエネルギー使用率の測定単位であることを理解する．
- 走動作，投動作，蹴動作におけるキネマティクスとキネティクスを区別する．
- 歩行と走行のバイオメカニクス的特徴を区別する．
- ヒトの移動運動における力学的エネルギーの変動とエネルギーコストを理解する．
- 歩容の臨床的評価におけるバイオメカニクスの役割を理解する．
- 跳躍における高さ，距離，回転など，運動の詳細を決定する地面反力の変化の重要性を把握する．
- 投動作と蹴動作を区別する．
- 投動作や蹴動作には連鎖的な筋活動が重要であることを理解する．

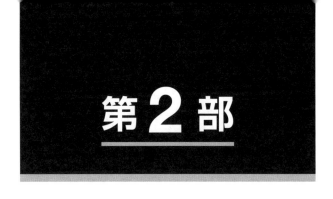

第2部

運動系

　本書は運動の神経制御に関する解説書であり，身体運動を起動するために賦活信号が神経系によって生成されること，そして筋で発揮される力が物理法則に則らざるをえないことを理解する．第1部では運動の法則について再確認し，ヒトの身体運動の研究に対するそれらの応用について説明した．第2部では**運動系**について紹介する．これは，運動の生成に関与する神経系や筋に相当する．まず，細胞膜の興奮性に関する電気的な原理についての考察から始め，随意動作を生み出すための**運動指令**を発生させる大脳皮質内のつながりまで進める．

　第2部は3つの章で構成されている．第5章（「興奮性膜」）では，静止膜電位，ニューロンの電気的特性，シナプス伝達に関与する機序，賦活信号と筋収縮の関連性，そして筋の賦活を測定する手法（筋電図）について説明する．第6章（「筋と運動単位」）では，神経系と筋の関連性，筋の力学的特性，および筋機能のいくつかの側面について詳述する．第7章（「運動の神経制御」）では，神経系によって生成される3種類の運動，すなわち脊髄反射，自動運動，随意動作を対象とし，それぞれの運動を生み出す神経回路と信号に焦点をあてて解説する．

目　標

　本書の目標は，周辺環境に対して力を発揮するために，神経系がどのように筋の活動を制御し，運動を生み出しているかを説明することにある．第1部では，力と動きの関係性に焦点をあて，運動のバイオメカニクスについて検討した．第2部の目的は，運動系の機能を説明することである．具体的な目標は次の通りである．
・細胞膜の興奮性に関与する電気の基本特性を説明する．
・静止膜電位に関係する興奮性膜の特徴を説明する．
・ニューロンの電気的特性を列挙する．
・興奮性膜を通過する電流について概説する．
・細胞間における電気信号の伝達を明確にする．
・神経系で発生する賦活信号と筋の収縮性タンパク質の作用との関連性を特徴づける．
・神経系による筋の賦活を計測する手法（筋電図）を考える．
・筋の構造と関連する結合組織について説明する．
・筋力を発揮するために，どのように収縮性タンパク質が賦活されるか説明する．
・筋活動の測定に用いられる画像法を紹介する．
・脊髄ニューロンと筋線維の機能的関係について議論する．
・筋の機械的特性を特徴づける．
・ヒトの身体運動中の筋の振る舞いを示す．
・感覚受容器の特性とそれらが供給する求心性フィードバックを詳細に記載する．
・脊髄反射経路について説明する．

- 脊髄におけるニューロン間の結合を概説する。
- 運動中の脊髄経路における活動を考える。
- 姿勢定位とバランス維持に必要な筋活動を特徴づける。
- 中枢パターン発生器と呼ばれる基本的な歩行リズムを生成する神経ネットワークについて論じる。
- 中枢パターン発生器によって生成される出力の調節における感覚フィードバック，神経修飾物質，下行性経路の役割を説明する。
- 運動プログラムの概念を紹介する。
- 内部モデルと感覚運動変換の概念を説明する。
- リーチング運動やポインティング運動のような随意運動の神経制御について説明する。
- 随意動作の神経制御における特定の脊髄上位中枢の役割を概説する。
- ヒトが行う随意動作の生成に必要な複数入力の統合を強調する。

第 5 章

興奮性膜

神経系による筋の賦活を理解するために，まずは電気の物理的性質における特定の概念を検討し，その上で興奮性膜に沿って電流がどのように筋の収縮性タンパク質間の相互作用を可能にしているのか考える。本章では，神経系による筋の賦活を計測するために用いられる，筋電図測定法という手技についても説明する。

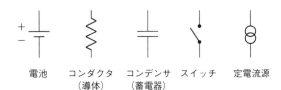

電池　コンダクタ　コンデンサ　スイッチ　定電流源
　　　（導体）　（蓄電器）

図 5.1　電気回路における一般的な記号。

電気の本質的要素

運動系の働きに重要な賦活信号は，電位差，電流，コンダクタンス，そして静電容量という4つの電気的概念に基づいている。これらの概念を理解すると，電気回路における電流の流れを説明でき，神経系が筋を賦活させることによって生じる事象を理解できるようになる。

●基本概念●

神経細胞および筋細胞の膜には，荷電粒子の細胞内外における活動場所や流れを制御する能力がある。この能力は，運動系の機能にとって重要であり，4つの電気的概念に依存している。

電位差

電荷は，同符号であれば反発し，異符号であれば引き付けるという静電気力を発揮するため，当初，離れていた2つの電荷をまとめるためには仕事がなされなければならない。**電位差**とは，正電荷をある場所から別の場所に移動させるために必要な位置エネルギーの指標である。仕事の総量は，電荷の大きさとその移動距離に依存する。電位差はボルト（V）として計測され，1クーロン（C）の電荷（Q）を2点間，移動させるのに必要な仕事量（J）として定義される（式 5.1）。

$$V = \frac{J}{C} \quad (5.1)$$

電位差の定義に基づくと，1Vは1Cを1Nの力に抗して1m移動させるのに必要なエネルギーである。したがって，**電圧**という用語は，2点間の電位差を意味している。

電池（E）は，電位差の一般的な発生源である。電池内部の化学的プロセスは，正電荷を一方の端子に移動させ，他方の端子から取り除く。したがって，電池の2つの端子間には電位差が存在する。電池の電気回路記号を図 5.1 に示す。理想的な電池では，蓄積される化学エネルギーの総量は無限大であり，電池が回路に接続されたとき，電位差はエネルギーが放出される速度に影響されない。このような状況下では，電池は一定の位置エネルギー源となる。しかしながら，実際の電池では，電位差をもたらす化学反応を維持するための容量に限界がある。例えば，D型電池と計算機用電池は両方とも1.5Vの電位差があるが，計算機用電池よりもD型電池の方が化学反応を長く維持できる。この制限は電池の内部抵抗として表され，電池の有効性は接続されている回路の抵抗に対する内部抵抗の大きさに依存する。

電流

帯電した粒子は，電位差が存在する場所の間を移動する。正電荷は負電位の領域に引き付けられ，負電荷は正電位の領域へと移動する。**電流**（I）は，正電荷が電位差のある2点間を移動する速度と定義される（式 5.2）。電流の計測単位はアンペア（A）である。1Aは，特定の場所を1秒あたりに通過する1Q（6.24×10^{18}電子電荷）に相当する。電流は電位差のある2点間に経路がある場合にのみ存在する。興奮性膜を通過

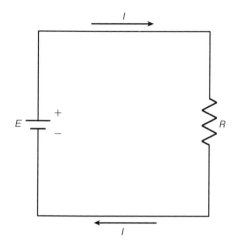

図5.2 コンダクタ（R）を含む電気回路に電流（I）を流す電池（E）。

する電流は小さく，mA，µA，nA，pAとして表される（3つの接頭文字の定義については表1.1を参照のこと）。

$$I = \frac{Q}{t} \quad (5.2)$$

図5.2に電池の陽極から陰極へと電気回路を流れる電流が示されている。電流は金属導体では電子によって運ばれるが，ヒトの身体では正と負のイオンによって運ばれる。

コンダクタンスと抵抗

コンダクタは電流が流れることができる物体である。物体の**伝導率**（σ）は，その分子構造に依存する。例えば，伝導率は金属導体では高く，イオン化食塩水では低く，脂質で最低である。**コンダクタンス**（g）という用語は，物体における電流の伝達能を表し，測定単位はジーメンス（S）である。コンダクタンスは，物体の伝導率と長さ（L）に対する横断面積の割合（A）との積に相当する（式5.3）。そのため，コンダクタンスは物体の固有特性と大きさの指標に依存する。

$$g = \sigma \frac{A}{L} \quad (5.3)$$

コンダクタを流れる電流は，その内外の電位差に比例し，その比例定数は，物体のコンダクタンスにより示される。この関係は**オームの法則**として知られている（式5.4）。

$$I = gV \quad (5.4)$$

Vは電位差を表す。したがって，物体を流れる電流の総量は，物体のコンダクタンスによって直接的に変化する。膜のような組織のコンダクタンスは，組織の一定領域を通過できる電流の総量として説明される。膜

比コンダクタンス（S/cm²）とは，膜の1 cm²を通過することのできる電流の量である。神経細胞における膜比コンダクタンスは，50〜500 µS/cm²程度である。

物体が有する電流の伝達能は，正電荷の流れにもたらす**抵抗**として特徴づけることもできる。抵抗はコンダクタンスの逆数である。しかし，膜生理学では，電流の流れやすさの観点から考える方がいっそう有益である。抵抗の観点から言えば，電流は，抵抗（R）に対する電位差（V）の比に等しいことをオームの法則は述べている。抵抗の計測単位は，オーム（Ω）である。コンダクタンスと抵抗は，計測単位が異なるだけで，物理的な実体に関係するため，電気回路では双方ともコンダクタの記号で表される（図5.1）。

静電容量

コンデンサ（蓄電器）は，絶縁体の層で分けられた2つの電極板で構成される。電極板は，異符号の電荷を蓄積することができる。電気回路におけるコンデンサの記号は図5.1に示されている。コンデンサは短期間のエネルギー貯蔵に用いられ，エネルギーの蓄積と放出を素早く行うことができる。一方の電極板における正電荷の余剰分と，他方の電極板における負電荷の余剰分によって，コンデンサ両極間に電位差が生じる。コンデンサの電極板における電荷密度が高くなるほど，電極板間の電位差は大きくなる。**静電容量**（C）は，電極板に蓄積された電荷の総量（Q）と電極板間の電位差（V）の比として定義される（式5.5）。

$$C = \frac{Q}{V} \quad (5.5)$$

静電容量の計測単位はファラッド（F）である。**膜比容量**とは，膜1 cm²における静電容量（F/cm²）である。神経細胞における膜比容量は約1 µF/cm²である。

●電気回路における電流の流れ●

直列配置のコンダクタ（抵抗器），直列配置のコンダクタとコンデンサ，そして並列配置のコンダクタとコンデンサを含んだ電気回路における電流の流れを考えることで，興奮性膜内外に流れる電流の基本的な特徴を説明することができる。**直列配置**では電気回路の要素が一列に配置され，**並列配置**では要素は並んで配置される。

直列配置のコンダクタ

図5.3aは，理想的な電池の陽極から流れる電流が，直列に配置された2つのコンダクタを介し，陰極へ戻ることを示している。これは**分圧回路**として知られている。2つのコンダクタに流れる電流は同じである。2つのコンダクタ（R_1とR_2）の電位差はそれぞれ，地点

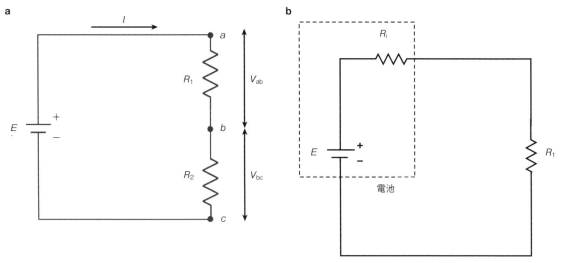

図5.3 直列配置のコンダクタ。(**a**) 電池（E）は，直列配置の2つのコンダクタ（R_1とR_2）を含む電気回路に電流（I）を提供する。地点aと地点bの電位差（V_{ab}）はR_1両端の電位差を示しており，V_{bc}はR_2両端の電位差を示している。(**b**) 第2のコンダクタ（R_2）が実際の電池の内部抵抗（R_i）となるような**a**の電気回路の再配置。

aと地点b間の電位差および地点bと地点cの電位差として計測できる。オームの法則から，第1コンダクタの両端の電位差（V_{ab}）は，次式により求められる：

$$I = \frac{E}{R}$$
$$= \frac{E}{R_1 + R_2}$$

ここで$V_{ab} = IR_1$を代入すると，

$$V_{ab} = E\frac{R_1}{R_1 + R_2} \quad (5.6)$$

式5.6は，第1コンダクタの両端の電位差（V_{ab}）が電池の電圧に対する比になることを示しており，その比が総抵抗（$R_1 + R_2$）に対するR_1の割合に依存することを示している。EとR_2が一定の場合，V_{ab}はR_1に依存する。R_1が大きいとき，V_{ab}は本質的にEに等しくなる。この例は，細胞膜に存在するものを含め，電池の電圧を測定するためには，測定器の内部抵抗（R_1）が，電圧源の抵抗（R_2）よりも大きくなくてはならないことを示している。逆に言うと，測定器のコンダクタンスは，電圧源のコンダクタンスよりも低くなくてはならない。

分圧回路は，実際の電池の機能を理解するのに役立つ。このことは，R_2が電池の内部抵抗となるように電気回路を再配置するとよくわかる（R_i；図5.3b）。R_1が無視できるならば，電池によって生み出される電流は，E/R_iに等しくなる。電池の化学的位置エネルギーの低下にしたがってEは減少し，電池が発生させることのできる電流も相応に低下する。したがって，有効な電池では，内部抵抗が低い。

直列配置のコンダクタとコンデンサ

荷電粒子を短時間蓄積できる装置として，コンデンサには電極板に蓄積する荷電粒子を運ぶ電流を供給するための電圧源が必要である。図5.4aに示す電気回路は，この機能を果たすことができる。スイッチが閉じられていて電気回路が作動している場合，電流（正の荷電粒子）は電池の陽極から流れ出し，コンデンサの一方の電極板に蓄積する。正の荷電は，コンデンサのもう一方の電極板から電池の陰極へと誘引される。このように，一方の電極板は正電荷を蓄積し，もう一方の電極板は正電荷を失い，荷電粒子が分離されることによってコンデンサの2つの電極板間に電位差（V_C）が生じる。電流が実際にコンデンサの2つの電極板間に位置する絶縁体の層を渡ることはないが，コンデンサ両極間への電流の流れは計測が可能であることに注意したい。これは容量性電流（I_C）と呼ばれる。

正電荷が電池の陽極に最も近い電極板に蓄積されるにつれ，その電極板の正電荷は，電池の陽極から流れ出る同符号の電荷を寄せつけなくなる。その反発総量は，コンデンサの電極板で電荷の蓄積量が増加するにしたがって増えていく。ある時点で，コンデンサの電極板は，電池から電流を送り出す起電力に抗するのに十分な量の正電荷を含有するようになる。そのような状況になると電気回路には電流が流れなくなり，コンデンサ両極間の電位差（V_C）が電池の電圧と等しくなる。

電流が減少する割合と，V_Cが増加する割合は，指数関数的な変化を示す（図5.4b）。指数関数的な曲線は，

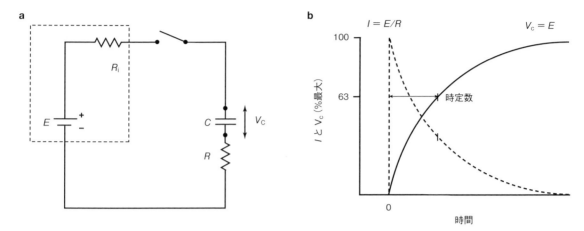

図 5.4 コンデンサの充電。(**a**) スイッチが閉じられている場合，コンデンサ両極間の電位差（V_C）が電池の電圧（E）と等しくなるまで，電池はコンデンサ（C）を充電する。(**b**) 指数関数的な I（点線）の減少と V_C（実線）の増加が電気回路の時定数によって特徴づけられる。これらは，コンダクタ（R）と C の大きさに依存する。時間ゼロはスイッチが閉じられたことを示す。電池の内部抵抗（R_i）が無視できる場合，$V_C = E$ となる。

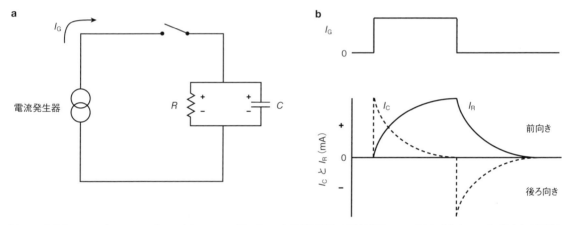

図 5.5 並列配置のコンダクタとコンデンサ。(**a**) スイッチが閉じられると電流発生器から電流が流れ，コンダクタ（R）とコンデンサ（C）を通過する。各要素を流れる電流の比率は，コンデンサ両極間の電位差（V_C）の大きさに依存する。(**b**) 一度スイッチが閉じられると（時間ゼロ），発生器による電流（I_G）は，初めは全てがコンデンサを通過（I_C，点線）し，最終的には全てがコンダクタを通過する（I_R，実線）。スイッチが開かれると，電気回路に発生器からの電流が流れなくなる（$I_G = 0$）。そして，コンデンサに蓄積した電位差は，コンデンサの陽極からコンダクタを通して陰極へと流れ戻る電流によって相殺される。

時定数と呼ばれる指標によって特徴づけられる。これは，電流と V_C が最終値の 63%（$1 - 1/e$）に達するまでに要する時間のことである。この電気回路における時定数は，C/g（または R と C の積）によって算出され，細胞膜ではミリ秒単位の大きさとなる。

電気回路内の電流の流れは，電池の電圧とコンデンサの電位差との間の差に依存する。したがって，この電気回路に関して，オームの法則を次のように書き換えることができる

$$I = \frac{E - V_C}{R} = g(E - V_C) \quad (5.7)$$

この電気回路を流れる電流の総量は，2 つの電位差との間の差（$E - V_C$）に比例する。この差は電気回路の**駆動力**として知られる。$E = V_C$ のとき，駆動力はゼ

ロであり，電気回路には電流が流れていない。

並列配置のコンダクタとコンデンサ

興奮性膜は，並列に配置されたコンダクタとコンデンサを含んでいる。このような電気回路に電流が送られると，コンダクタを通過する電流の流れは，コンデンサ両極間に生じる電位差に依存する。このような電気回路の機能を説明するために，定電圧電源（電池）ではなく，シナプス入力によって生じるような電流発生器（図 5.5 a）による定電流に対する反応を示す。電気回路が並列に配置された要素を含む場合，電流は最もコンダクタンスの高い（最も抵抗の低い）経路を流れる。したがって，発生器によって供給される全ての電流（I_G）は，初めにコンデンサを通過する。V_C が初期

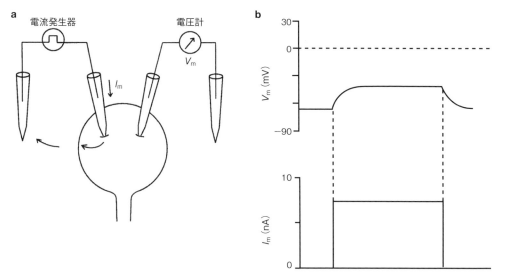

図 5.6 与えられた電流に対するニューロンの膜内外における電位差（V_m）の変化の記録。（**a**）電流発生器と電圧計に接続された一対のプローブが，ニューロンの内外に設置されている。（**b**）電流発生器は膜を通過する電流（I_m）を発生させ，それに付随する膜電位の変化が記録される。

値のゼロから増加するにつれてコンデンサ両極間の電流の流れは減少し，より多くの電流がコンダクタを流れるようになる。電気回路を流れる電流は一定であるため（I_G），コンデンサを流れる電流（I_C）とコンダクタを流れる電流（I_R）における指数関数的な変化は，一定値の総和に従う（図 5.5 b）。

オームの法則で定義されるように，コンダクタ両端の電位差（V_R）は I_R と R の積に等しい。R は一定であるため，V_R の増加は I_R の変化に並行して起こる。さらに，並列回路における分岐路両端の電位差は等しいという法則によって，V_C の変化は V_R の変化に相当し，V_C の最大値は I_R と R の積に等しくなる。

スイッチが開かれると，発生器から電気回路へ電流が供給されなくなり，コンデンサが放電する。この現象には，余剰な正電荷を持つ電極から放出される正電荷（I_G）の放出と，コンダクタを経由してコンデンサの他方の電極へ戻る正電荷（I_R）が含まれる。この反応は，V_C をゼロまで低下させる。正電荷がコンデンサに蓄積される方向とは反対方向へ放出されるため，I_C にはコンデンサの放電として負の値が割り当てられる（図 5.5 b）。対照的に，I_R は同じ方向に流れるため，正の符号のままである。したがって，これら 2 つの電流の総和はゼロとなる。

●興奮性膜の特性●

ニューロンの膜内外を流れる電流は，膜内外の電位差を変化させる。実験設定を図 5.6 a に示す。電流発生器に接続された一方のプローブをニューロン内に刺入し，もう一方のプローブを細胞外に設置することによって，電流が膜を横切って流れる（I_m）。膜内外の電位差（V_m）に対する電流の影響は，電圧計に接続された他の 2 つのプローブを同様に細胞の内外に設置することで記録できる。電流発生器がオンになると，ニューロン内のプローブから外のプローブへ電流が流れ，膜電位に対する影響が記録される（図 5.6 b）。

膜電位の記録（図 5.6 b）によって，膜に関する 2 つの重要な特性を知ることができる。第 1 の特性は，電流発生器がオンにされた際と，その後オフにされた際の V_m の変化により明らかになる。電流発生器は，ゼロから規定値まで，そして規定値から再びゼロに戻るまで，電流を段階的に変化させる。しかしながら，V_m の変化は電流の変化と類似していない。どちらかといえば，電流発生器がオンになったときもオフになったときも，V_m は徐々に変化した。このような振る舞いは，コンダクタとコンデンサが並列に配置されている電気回路と一致する。図 5.5 b は，スイッチが閉じられると電流発生器によって発生する段階的な電流（I_G）が，コンダクタの電流（I_R）を指数関数的に増大させ（抵抗における電位差［V_R］とコンデンサにおける電位差［V_C］も同様に変化する），I_G が止まると I_R を指数関数的に減少させることを示している。これらの測定結果を生じさせるニューロンに準じた回路を図 5.7 a に示す。

V_m の記録で明らかとなる第 2 の特性は，電流発生器からの電流がないときの V_m の大きさである。V_m の大きさはゼロではなく，おおよそ $-65\,\mathrm{mV}$ である。これは静止膜電位として知られている。膜は，静止膜電位を生じさせることのできる電圧電源を持っていなけ

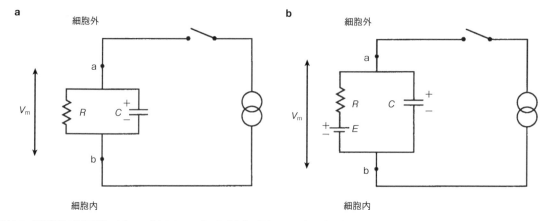

図5.7 興奮性膜の電気回路。(a) コンダクタとコンデンサが並列に配置された電気回路を流れる電流が，膜内外の電位差（V_m）の指数関数的な変化を引き起こす。(b) 外部電流源がない条件下で，V_mの値がゼロにならないためには，電気回路への電池の付加が必要となる。スイッチが閉じているとき，電流はそれぞれの電気回路を反時計回りに流れる。

ればならない。この効果は，陽極が細胞外に向いている電池を持った電気回路で表すことができる。V_mの指数関数的な変化と安静時の値がゼロにならないという両方の特性に合うように修正された電気回路を図5.7bに示す。これらの特性は，どのように神経細胞や筋細胞が，急速な賦活信号を供給する電気パルスを発生させるかを理解するための基礎となる。

静止膜電位

中枢神経系から筋の収縮性タンパク質への賦活信号の迅速な伝達は，神経細胞膜と筋細胞膜の2つの特性（安静時の細胞における膜内外の電位差の存在，および膜電位における一過性の変化を生み出す能力）に依存している。両過程は，膜内外を移動するイオンの制御が関係している。

●イオンチャネルのゲート開閉●

神経と筋の細胞膜の構造は，電流を流し，荷電粒子を蓄え，電位差を発生させることを可能にしている。膜は，脂質とタンパク質から成っている。その土台は，膜の表面を形成するリン脂質の二重層である。リン脂質には，親水性の頭部と疎水性の尾部があり，頭部は細胞外液と細胞質の水溶液に面するように結合している。リン脂質はこの二重層によって水やイオンを遮断している。このことは溶液中のイオンにおける正味の電荷が水分子を引き付けるため，重要である。水分子の正味の電荷はゼロであるが，酸素原子はわずかに負の電荷を有しており，水素原子はわずかに正の電荷を帯びている。結果として，膜の脂質二重層構造は，それがコンデンサとして機能することを可能にしている

る。

リン脂質の二重層は，イオンに対してほぼ不透過性である。しかしながら，イオンは膜の一部である特殊なタンパク質を通して膜を通過することができる。これは**イオンチャネル**として知られている。イオンチャネルはコンダクタとして機能し，神経細胞や筋細胞が膜電位の変化を長距離にわたって迅速に伝達することを可能にしている。イオンチャネルは，表面に炭水化物群が付着した膜を貫通する大きなタンパク質から成っている。このタンパク質には，2つ以上のサブユニットから成る中心孔部位がある。イオンチャネルは，迅速にイオンを伝導し，特定のイオンを認識，選択し，特定の電気的，機械的，あるいは化学的刺激に反応してイオンチャネルを開いて閉じる，という3つの基本特性を有している。

チャネルを通るイオンの流れは，膜内外の静電気や濃度の差に依存する受動的な事象である。たいていのチャネルは，1種類のイオンのみを通過させる。オームの法則（式5.4）によれば，膜内外のイオンの流れ（電流）は，対象のイオンに対する膜のコンダクタンスや膜内外の電位差に依存する。例えば，図5.8はV_mが負のとき，イオンが細胞内に移動（負電流）したことを示しており，それは膜の外に比べ内が負であるということを示す。またV_mが正のときは，イオンは細胞の外に移動（正電流）したことを示している。いくらかのチャネルでは，一方向に，より容易に電流を伝導する。それをグラフで表すと，2つの象限内のIとV_mの関係が異なる傾きを有するものとなる。

ほとんどのイオンチャネルには，少なくとも1つの開口状態と，1つあるいは2つの閉鎖状態がある。これらの状態の切り替えは，**ゲート開閉**として知られている。イオンチャネルは，次の4つの特定の刺激のう

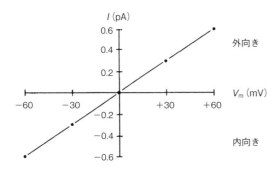

図5.8 膜内外の5つの電位差（V_m; −60, −30, 0, 30, 60 mV）において，単一イオンチャネルを通る電流（I）の方向と大きさ．

表5.1 イカの神経細胞の静止膜を隔てた主要イオンの分布

イオン	細胞質 [mM]	細胞外液 [mM]	平衡電位 [mV]
K^+	400	20	−75
Na^+	50	440	+55
Cl^-	52	560	−60
Ca^{2+}	0.0001	10	+145
A^-	385	—	—

ちの1つに反応して，閉鎖状態から開口状態に変化する：リガンド依存性チャネル（化学伝達物質の結合），リン酸化依存性チャネル（タンパク質のリン酸化），電位依存性チャネル（V_mの変化），伸展あるいは圧依存性チャネル（伸展あるいは圧のような機械的刺激の存在）である．いったんチャネルが開くと，通常，数ミリ秒開いたままとなり，その後再び閉じる．

●静止電位と電流●

ゲート開閉刺激がないときの細胞膜内外の電位差は，**静止膜電位**として知られている．あらゆる電位差と同様に，静止膜電位は荷電粒子の分離に起因している．安静時の神経や筋の細胞は，膜内部に過剰な負の電荷を，外部に正の電荷を有している．多くのニューロンでは，静止膜電位はおおよそ −65 mV である．表5.1に，よく研究されている神経細胞内外の4つの主要なイオン濃度（mM）を列挙した．カリウム（K^+）と有機アニオン（A^-）は細胞質で，ナトリウム（Na^+）と塩化物（Cl^-）は**細胞外液**でより濃度が高い．これら2つの空間におけるイオンの濃度差が，膜内外の**濃度勾配**を引き起こす．濃度勾配は，電池として機能する電位差をもたらす．したがって，K^+イオンと A^-イオンは外向きの濃度勾配を経験するが，Na^+イオンと Cl^-イオンでは内向きとなる．表5.1に列挙された絶対濃度は，異なる脊椎動物の細胞膜内外では異なるが，濃度勾配は類似している．

静止膜内外におけるイオンの不均等な分布に寄与する主要因は，細胞が安静時に開けているイオンチャネルにある（**図5.9**）．これは，**静止チャネル**として知られている．神経細胞は，K^+，Na^+，Cl^-イオンに関する静止チャネルを持っている．膜内外におけるイオンの拡散は，化学的力（濃度勾配によって生まれる力）と電気的力（膜内外の電位差に関連する静電力）の2つの力のバランスに依存している．例えば，静止膜内外の K^+イオンの流動は，外向きの化学的力と内向きの電気的力のバランス，および K^+イオンに関する膜の

コンダクタンス（静止チャネルの数）に依存している．K^+イオンに作用する化学的力は，濃度勾配に起因するが，電気的力は細胞膜外の過剰正電荷による K^+イオンの正電荷に対する斥力に起因している．

イオンに作用する化学的，電気的力がバランスを保っているとき，その膜電位は，そのイオンの**平衡電位**として知られている．あるイオン（X）の平衡電位は**ネルンストの式**によって算出される．

$$E_X = \frac{58 \text{ mV}}{z} \log \frac{[X]_o}{[X]_i} \quad (5.8)$$

z はイオンの価数であり，$[X]_o$ および $[X]_i$ は，細胞外，細胞内のイオン濃度である．ネルンストの式の最初の項（58 mV/z）は電気的力に相当し，2番目の項（$[X]_o$/$[X]_i$）は化学的力を示している．1価を持ち，表5.1に記載されている濃度を持つ K^+イオンの平衡電位は，以下の通りである：

$$E_K = \frac{58 \text{ mV}}{1} \log \frac{[20]}{[400]} = -75 \text{ mV}$$

Na^+，Cl^-，Ca^{2+}イオンに関する平衡電位が，表5.1に記載されている．E_{Cl} は，静止膜電位にきわめて近いので，静止膜の内外で，Cl^-イオンの移動はほとんどない．

一般的な神経細胞の静止膜電位はおよそ −65 mV であり，K^+イオン（E_K）の平衡電位ほど負の値を示さない．したがって，K^+イオン以外のイオンが静止膜内外の電位差の確立に関与しているはずである．その鍵となるのは Na^+イオンである．細胞の安静時，Na^+イオンに作用する化学的力と電気的力は共に細胞内に向けられている．つまり，Na^+イオンは細胞内への大きな駆動力を経験するということである（図5.9）．Na^+イオンによって運ばれる内向きの電流は，膜の内側に正の電荷を蓄積し，K^+イオンに関する平衡電位ほど負ではない静止膜電位をもたらす．静止膜電位の平均値は，内向きの Na^+電流と外向きの K^+電流の間でバランスがとれているため，比較的一定である（図5.9）．

式5.7によって説明されるように，イオンによって運ばれる電流は，そのイオンに関する膜コンダクタン

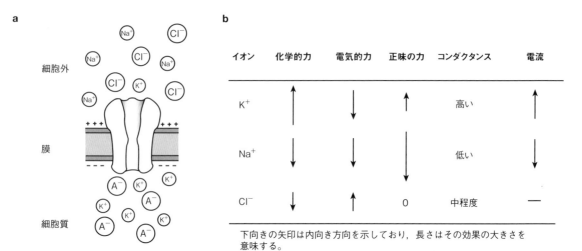

図5.9 静止膜電位の確立に関与するイオン。(**a**) 神経細胞の膜内外における静止K⁺チャネルとイオンの不均等な分布。(**b**) K⁺とNa⁺によって運ばれる対立電流は力とコンダクタンスにおける差に起因する。

スと駆動力（$E - V_c$）の積に依存する。駆動力は、化学的力と電気的力の大きさ、および方向によって規定されるが、コンダクタンスは電流に利用可能なイオンの数（すなわち、濃度勾配）と開いている静止チャネルの数の両方に依存する。静止チャネルは、Na⁺イオンよりもK⁺イオンの方が多いので、膜コンダクタンスは、K⁺イオンに関して非常に高い。したがって、K⁺イオンに関する低い正味の駆動力と高いコンダクタンスの積は、Na⁺イオンに関する高い駆動力と低いコンダクタンスの積と同等の電流を生成する（図5.9b）。K⁺イオンの流出とNa⁺イオンの流入はイオンの受動的な移動を伴うので、それらの拡散は**漏洩電流**と呼ばれることがある。

膜電位に対する電流の影響を評価するときは、その大きさと方向の両方を説明する必要がある（図5.9b）。方向の同定には、イオンが細胞の中と外のどちらに移動するかを特定する必要がある。電流は正電荷の流れとして定義されているので、細胞に流入するNa⁺イオンと細胞から流出するCl⁻イオンの両方が内向き電流として説明される。電流が図示されるとき、負の電流として内向き電流を示すことが慣例になっている（例：図5.8）。

静止膜電位を発生させる濃度勾配の役割により、細胞は、その勾配を維持するための機序がなければ永久にK⁺イオンとNa⁺イオンの受動的な拡散を維持することはできない。その主要な機序は、高濃度の領域にK⁺イオンとNa⁺イオンを戻すことが可能な膜に埋め込まれたタンパク質にある。これら2つのイオンを移動させるには、電気化学的勾配に逆らう必要があるため、タンパク質はエネルギーを使ってこの作用を実施する。それゆえ、ポンプと呼ばれる。**Na⁺-K⁺ポンプ**は膜を貫通する大きなタンパク質で、細胞外表面にK⁺イオンの結合部位を持ち、細胞質側にNa⁺イオンとアデノシン三リン酸（ATP）の結合部位を持つ。1つのATP分子がポンプの各周期で加水分解され、放出されたエネルギーは、細胞質から3つのNa⁺イオンを除去し、細胞質に2つのK⁺イオンを戻すために利用される。2つのイオンの不均衡な移動は、膜の内側に負の電荷を維持する正味の外向き電流をもたらす。これはポンプの**起電性**作用として知られている。Na⁺-K⁺ポンプの起電性作用は、約 $-5.6\,\text{mV}$ の静止膜電位に貢献している。

●電気的等価回路●

静止膜電位は、荷電粒子を分離するための膜容量、膜内外の濃度勾配の存在、選択されたイオンに膜を通過させるイオンチャネルの能力、Na⁺-K⁺ポンプの回復活動、の4つの特性の積である。これら4要素の機能は、電気回路で表すことができる。静止K⁺チャネル、K⁺イオンに関する濃度勾配、荷電粒子を分離する膜の能力のみを考えて、電気回路を構築してみよう。これら3つの特性は、それぞれコンダクタ、電池、コンデンサとして表せる。対応する回路を図5.10aに示す。電流は電池の陽極から流れるので、K⁺電池（E_k）の向きは、K⁺イオンに関する濃度勾配によって静止K⁺チャネル（g_K）を通る電流（I_K）の方向を示している。I_Kは膜の外側に正電荷を蓄積させ、電池の陰極は膜の内側からの正電荷を引き出す。このように、膜はコンデンサ（C_m）として機能し、膜内外の電位差（V_m）に関与している。

この回路に、静止Na⁺チャネル、Na⁺イオンに関する濃度勾配、Na⁺-K⁺ポンプを加えてみる。これは、

例 5.1 　Na$^+$-K$^+$ポンプ作用

Na$^+$-K$^+$ポンプは，作用周期ごとに膜内外に 3 つの Na$^+$イオンと 2 つの K$^+$イオンを移動させる膜貫通分子である．このタンパク質は，この機能を果たすためにATPからのエネルギーを利用する．各ポンプは，1 分あたり最大 8000 個の ATP 分子を分離することができると推定される．哺乳類の骨格筋では，Na$^+$-K$^+$ポンプの密接度は湿重量のおよそ 0.2〜0.8 nmol/g であるが，これは筋力トレーニングや持久性トレーニングに伴い増大し，低酸素下では減少する．安静条件下では，Na$^+$イオンと K$^+$イオンの交換にこれらのポンプの 5％のみが活動している．しかしながら，随意的な賦活あるいは電気刺激によって筋が賦活されるとき，ほとんどの Na$^+$-K$^+$ポンプが活動状態となる．とはいえ，このポンプは持続的な興奮で生じたイオンの大きな流束には対処できず，ある条件下ではおそらく筋の疲労性に影響すると思われる．例えば，被験者が高い作業負荷で自転車漕ぎ運動を持続できる時間は，Na$^+$-K$^+$ポンプの活動における活性酸素種の抑制効果を弱める抗酸化合物の投与によって延長される（McKenna et al., 2006）．

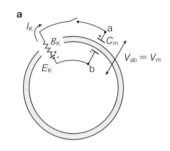

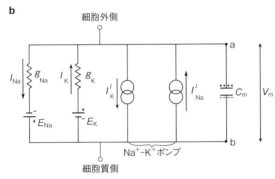

図 5.10 静止膜電位に関する電気回路．(**a**) 膜内外の荷電（C_m）の分離に貢献する K$^+$電流（I_K）とコンデンサ内外に生じる電位差（V_m）を示す簡略化された回路．(**b**) V_mに対する Na$^+$イオンおよび Na$^+$-K$^+$ポンプの貢献を含むより完全な回路．

Na$^+$イオン（g_{Na}）に関するコンダクタ，その平衡電位（E_{Na}）に関する電池，Na$^+$-K$^+$ポンプに関する電流発生器を追加することを意味している．Na$^+$に関する電池の陽極は，平衡電位の方向を表すために細胞質側に面している．Na$^+$-K$^+$ポンプは，電気化学的勾配に対してイオンを移動させるためにエネルギーを使うので，その活動は 2 つの電流発生器として表される．1 つは K$^+$（I'_K）であり，他方は Na$^+$（I'_{Na}）である．2 つの K$^+$イオンの流入と 3 つの Na$^+$イオンの流出を表す Na$^+$-K$^+$ポンプ電流に関して，矢印の長さにおける違いに注意したい．より完全な回路を図 5.10 b に示す．

ニューロン

神経細胞や筋細胞の膜が静止膜電位をどのように確立するのか理解できたところで，次に，筋の収縮性タンパク質の機能を有効にするために，これらの細胞が中枢神経系からの賦活信号を素早く伝達する手段について考える．賦活信号の基本単位は活動電位であり，これは細胞膜内外の電位差の一時的な反転に相当する．本節では，活動電位の発生を可能にする神経細胞（ニューロン）の特性，膜電流を測定するための手法，そして活動電位の特徴について説明する．

●ニューロンの特性●

各ニューロンは，他のニューロンからシナプスとして知られる数千の接続を受ける（図 5.11）．これまで説明してきた電気回路で言えば，**シナプス**はニューロンの電流源として機能する．ニューロンへ電流が受け渡されると膜内外の電位差が変調するので，ニューロンへの継続的な電流入力は，静止膜電位における定常値からの変動を引き起こす．入力により約 15 mV 膜電位が低下すると，ニューロンは活動電位を発射する．電流に対する膜電位変化のサイズやタイミングは，入力コンダクタンスや膜容量，ニューロンの軸索コンダクタンスに依存する．

入力コンダクタンス

図 5.6 は，ニューロンの膜電位に与えられた電流の影響を示している．電流がニューロン内の電極から外の電極に伝えられると，膜電位はおよそ -65 mV の静止値より少し正になる．膜の**脱分極**として知られるこの膜電位の変化は，膜の内側に正電荷イオンが増加することによって引き起こされ，それにより膜内外の電位差（コンデンサ）は低下する．電流が反対方向へ流れ，膜内外の電位差が増大すると，逆の効果が起こ

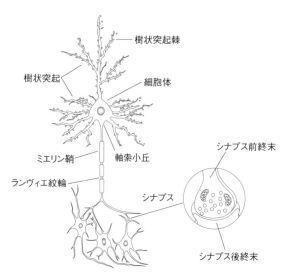

図5.11 ニューロンは樹状突起で入力を受け取り，入力が十分なとき，軸索小丘（トリガー帯）で活動電位を発生させる。そして軸索に沿って標的細胞まで活動電位を伝達する。ニューロンへ入力を伝達するシナプスのほとんどは樹状突起に存在し，その多くは樹状突起棘にある。それぞれのシナプスは，シナプス後ニューロンへと入力を伝えるシナプス前終末から生じている。

る。これは膜の**過分極**として知られている。電流に対する膜電位の変化の大きさと，この変化が膜電位の脱分極，あるいは過分極のどちらをもたらすのかは，ニューロンの入力コンダクタンスに依存する。

ニューロンの**入力コンダクタンス**（g_{in}）とは，電流を伝える能力の尺度のことである。これは，図5.6aに示される手順――膜内外で異なる電流を通過させたときの膜電位変化の測定――によって決定される。図5.8のようにデータを図示すると，電流-電圧関係の傾きが，その入力抵抗（R_{in}）の逆数であるニューロンのg_{in}を表す（式5.9）ということがオームの法則より理解できる。g_{in}の機能的重要性は，与えられた電流に対してニューロンに生じる膜電位（ΔV_m）の変化をそれが示しているということにある。

$$\Delta V_m = \frac{I_m}{g_{in}} \quad (5.9)$$

入力コンダクタンス（g_{in}）は，イオンチャネルの密度とニューロンのサイズに依存する。膜比コンダクタンスとして知られる膜の単位面積あたりのコンダクタンスが全てのニューロンに関して同じであるとき，g_{in}は小さなニューロンで最低となる。結果的に，与えられたI_mに対するΔV_mは，最も小さいニューロンで最大となる（式5.9）。活動電位を放出するために必要な膜の脱分極の量は全てのサイズのニューロンで同等なので，最も小さいニューロンが最小のI_mによって必要なΔV_mに達し，初めに賦活される。その結果，ニューロンはサイズが小さなものから順に賦活される傾向に

ある。膜比コンダクタンスはニューロン間で異なり，細胞体から伸びる樹状突起の大きさもまたg_{in}に影響するが，ニューロンのサイズとそれが受けとる電流に応じた膜電位の変化との間には強力な関連性がある。

膜容量

興奮性膜の電気回路モデルは，並列接続されたコンダクタとコンデンサから成っている（図5.5）。したがって，電流が興奮性膜に与えられると，2つの経路に沿って伝達される。コンデンサに蓄えられる電流は**容量性電流**として知られ，コンダクタを通して伝えられる電流は**イオン電流**と呼ばれる。容量性電流は，膜の一方における正電荷の蓄積と他方における正電荷の損失に相当する。イオン電流は，膜のイオンチャネルを通過するイオンの移動を表している。

電源がこのような回路に電流を供給すると，初めに全ての電流は時間の経過と共に低下する容量性電流として出現し，最終的には単にイオン電流として存在する（図5.5b）。これが膜内外の電位差をもたらす容量性電流であるが，膜電位の変化は，イオン電流の変化と同等である（図5.5b）。容量性電流からイオン電流への転換は，蓄電するコンデンサのサイズ（ニューロンの表面積）に依存する。大きなニューロンではコンデンサの充電に大量の容量性電流を必要とするため，相当のイオン電流とこれに対応する膜電位の変化を実現するためには長い時間がかかる。このように，与えられる電流に対するニューロンの膜電位変化率は，膜容量に依存する。

軸索コンダクタンス

いったん膜内外の電位差が電源によって変えられると，膜電位の変化は，能動的，受動的過程により，ニューロンの膜に沿って伝達される。能動的過程には活動電位の発生が関連している。これについては次節で説明する。受動的過程は，電気回路の電流の流れによる膜電位の変化の広がりに相当する。

ニューロンは，明確に区別できる3つの領域（樹状突起，細胞体，軸索）から成る（図5.11）。入力の多くは**樹状突起上のシナプス**を通して到達し，細胞体や軸索小丘に向かって受動的に伝達される。樹状突起に沿った膜電位変化の受動的伝播は，**電気緊張伝導**として知られており，コンダクタによって連結された一連の膜回路から成るケーブルに樹状突起を見立てて図示することができる（図5.12）。樹状突起の隣接部位につながっているコンダクタは，樹状突起の**軸索コンダクタンス**（g_a）を表し，この全長に沿って電流を伝える樹状突起の容量に相当する。軸索コンダクタンスは樹状突起の長さと直径に依存し，長さに伴って低下し，

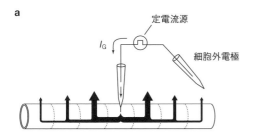
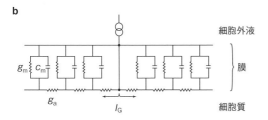
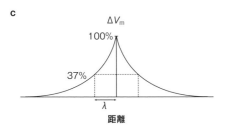

図 5.12 樹状突起の膜電位変化（ΔV_m）は，与えられた電流によって引き起こされる。(**a**) 樹状突起の部位を 7 つの長さ構成単位として表している。定電流源が，細胞内電極を通して電流（I_G）を供給する。電流は，樹状突起に沿って膜内外を両方向に流れる。膜内外への電流の量は，電流源からの距離に応じて低下する。(**b**) a で示した樹状突起の部位を，膜コンダクタ（g_m）と各長さ構成単位について並列に接続するコンデンサ（c_m）から成る電気回路で表している。各長さ構成単位は，軸索コンダクタンス（g_a）で連結している。(**c**) ΔV_m は電流源からの距離の増大に伴い，指数関数的に減衰する。この低下は長さ定数（λ）によって特徴づけられ，ΔV_m が初期値の 37％ に低下する電流源からの距離を示している。

直径に伴って増大する。短く，大きな直系の樹状突起はより高い軸索コンダクタンスを持ち，膜電位の変化を受動的に，より遠くへ伝えることができる。

膜電位における変化は，最も大きなコンダクタンスの経路をたどって伝播する。樹状突起に沿った距離に伴い g_a 構成単位の数が増大するため（図 5.12 b），コンダクタンスは減少する。そのため，電流の大半は電流源の近くを横切る。したがって，膜電位（ΔV_m）の変化は，電流源に最も近い膜の構成単位において最大となり，電流源から遠ざかるにしたがって指数関数的に減少する（図 5.12 c）。電流源で生じる ΔV_m を初期値の 37％ まで膜電位を変化させるために電流が受動的に伝播する距離は，**長さ定数**（λ）として知られている。長さ定数は g_a と膜コンダクタ（g_m）の比の平方根に比例する（図 5.12 c）。これは g_a の増大あるいは g_m の低下に伴って ΔV_m の減衰が小さくなることを意味している。

第 5 章 興奮性膜

●膜電流●

ニューロンには，膜内外に電流を伝えることのできる 3 種類のチャネル（漏洩チャネル，リガンド依存性チャネル，電位依存性チャネル）がある。**漏洩（リーク）チャネル**は，ニューロンの安静時に賦活され，静止膜電位の確立に大きく関与している。漏洩チャネルは，K^+ イオンを選択的に透過させるが，適度な Na^+ イオンと Cl^- イオンの膜内外への通過も可能とする。**リガンド依存性チャネル**は，神経伝達物質の結合によって賦活され，ニューロンが受け取るシナプス電流の大部分に関係する。リガンド依存性チャネルは，**イオンチャネル型受容体**としても知られている。リガンド依存性チャネルは，膜電位の脱分極と過分極のどちらも引き起こすことが可能で，例えば，グルタミン酸と結合すると賦活し，膜を脱分極させる。一方で，グリシンや γ アミノ酪酸（GABA）との結合では，過分極を引き起こす。**電位依存性チャネル**は，漏洩チャネルやリガンド依存性チャネルによって，膜電位が静止膜電位よりおよそ 10〜15 mV 正方向の閾値まで脱分極されると賦活される。

膜電位の変化に対する異なるチャネルの貢献は，**電位固定法**によって測定できる。この章では，電流の流れが膜内外などの 2 点間の電位差にどのように寄与するかを検討してきた。電位固定法はそれとは逆に，一定の電位差を課すことによって，その電位差を達成するために膜を通過しなくてはならない電流を計測する手法である。電位固定とは，膜の両側に設置された一対の電極に接続されている電流発生器に相当する。発生器によって与えられた電流は，膜内外の電位差を実験者によって設定された値まで押しやる。

電位固定法は，活動電位の要因となる電流の同定に用いられてきた。10 mV の脱分極を課すよう電位固定を設定したとき（図 5.13 a），膜を通過する電流（I_m）には容量性電流（I_c）と漏洩（リーク）電流（I_l）の両方が含まれている。I_c は膜容量の充電および放電に関連した電流を表し（図 5.5），I_l は漏洩チャネルに関連したイオン電流に相当することを思い出したい。電位固定が 60 mV の脱分極を課すとき，I_m はより大きく，そしてより多くの局面を有している（図 5.13 b）。その際，I_c と I_l の両方に加え，I_m は大きな内向き電流と，それに続く大きな外向き電流を含んでいる。60 mV の脱分極はこの細胞の閾値を超え，10 mV の脱分極では必要とされなかった電位依存性チャネルを賦活した。図 5.13 b における内向きおよび外向き電流に関与するイオンは，異なる電位依存性チャネルを阻害するために特定の薬物や毒素が用いられた標本によって電位固定実験が繰り返された結果，同定された。その

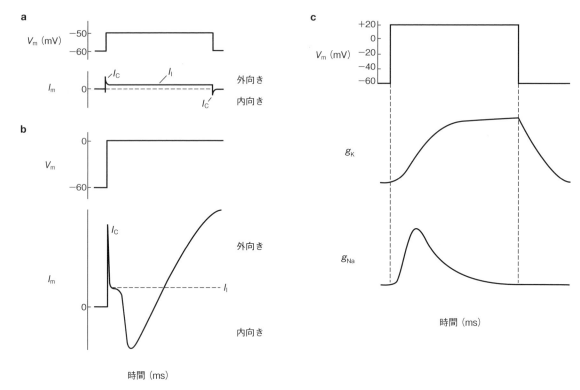

図 5.13 電位固定法による電流（I_m）とコンダクタンスの計測。（**a**）容量性電流（I_c）と漏洩（リーク）電流（I_l）によって小さな脱分極（10 mV）が起こる。（**b**）大きな脱分極（60 mV）がI_cとI_lに加えて内向きと外向き電流を賦活する。（**c**）大きな脱分極によるニューロンのg_Kとg_{Na}の計算上の変化。

結果，内向き電流は Na$^+$イオンによって運ばれ，外向き電流には K$^+$イオンが関与することが明らかとなった。

電位固定法により計測される電流は，活動電位の基礎を成すナトリウムおよびカリウムのコンダクタンスにおける電位依存性変化の計算に用いることができる。この計算はオームの法則に依存し，K$^+$および Na$^+$コンダクタンスの式として再整理できる。

$$g_K = \frac{I_K}{(V_m - E_K)} \text{ および } g_{Na} = \frac{I_{Na}}{(V_m - E_{Na})}$$
(5.10)

g_Kとg_{Na}の計算には，V_m，E_K，E_{Na}，I_K，およびI_{Na}に関する知識が必要である。実験者は膜内外の電位差（V_m）を設定し，電位固定実験により2種類の電流（I_KとI_{Na}）を測定する。分母はイオンに生じた駆動力を示している。各々のイオンにおける化学的駆動力と電気的駆動力間のバランスがとれたとき，平衡電位（E_KおよびE_{Na}）は一定値をとり，V_mと同等になる。1個のイオンにおける平衡電位は，電流の方向が変化した時点のV_m値を電位固定法で同定することにより計測できる。電流が方向を変える際の電圧は**逆転電位**として知られている。これらのデータによって2つのコンダクタンスを算出することができ，それによりニューロンにおける脱分極が閾値を超える際にg_{Na}の急激な増大とその後の減少が生じ，またg_Kのより緩やかで持続的な増大が生じることがわかる（図 5.13 c）。

●活動電位●

ニューロンにおける静止膜電位は一定ではなく，むしろ，静止チャネルや Na$^+$-K$^+$ポンプの働き，少数のシナプスの活性により，定常値付近で揺らいでいる。多くのシナプスが同時に賦活され，電流による入力が膜電位を約 15 mV 以上まで脱分極させると，電位依存性の Na$^+$および K$^+$コンダクタンスが賦活して活動電位を発生させる（図 5.14）。**活動電位**とは，興奮性膜に沿って迅速に伝達される膜内外の電位差における一過性の逆転である。

膜電位はひとたび電圧閾値を超えると数ミリ秒以内で逆転するという点で，活動電位は通常，全か無かの事象である。Na$^+$イオンが通過できるイオンチャネルの電位依存性チャネルは，通常，静止状態では閉じているが，膜が閾値上まで脱分極すると急速に開く。Na$^+$チャネルが開くということは，g_{Na}が増加するということである。g_{Na}の増加により Na$^+$イオンが細胞内に流入し，膜の内側に正電荷を溜め込む内向きの電流を示す。膜内における正電荷の蓄積は膜内外の電位差

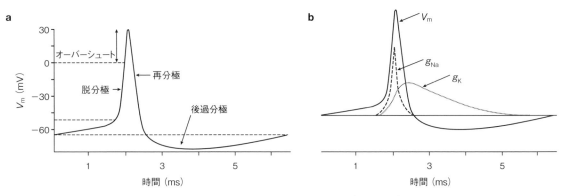

図5.14 活動電位を構成する（a）膜電位の変化（V_m）と（b）関与するNa^+（g_{Na}），K^+（g_K）のコンダクタンス。

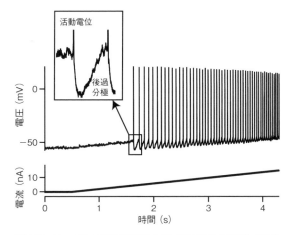

図5.15 ニューロンの膜内外に与えられた電流の緩やかな増加（下図）は閾値に到達し，ニューロンが活動電位を放電するまでゆっくりと膜電位を脱分極させる（電圧がより負でなくなる）。連続する活動電位間の時間は，課された電流量の増加に伴って減少する。挿入図は，膜電位が活動電位後すぐに過分極されたときの先端をカットした活動電位と後過分極（AHP）の位相を示している。
Data provided by C. J. Heckman, PhD.

をさらに減少させ，より多くの電位依存性Na^+チャネルを開き，さらに膜を脱分極させる。内向きのNa^+電流は膜電位をE_{Na}へと近づける。Na^+イオンの流入は活動電位における脱分極の位相（図5.14a）と，膜内部が外部に対して正となるように，膜電位の極性が逆転されるときに起こる短い**オーバーシュート**の位相を引き起こす。

しかしながら，Na^+チャネルが不活性化されるまでの数ミリ秒間は開いたままであっても，Na^+コンダクタンス（g_{Na}）の増加は一過性である（図5.14b）。同時に，電位依存性K^+チャネルが開くことでK^+コンダクタンス（g_K）の緩やかな増加が起こる。Na^+イオンの流入は，K^+イオンに作用する電気的駆動力の方向を反転させるため（図5.9），g_Kの増加は膜内部における正味の正電荷を減少させる外向きのK^+電流をもたらし，膜電位を初期状態に戻す。したがって，K^+イ

オンの流出は，活動電位における**再分極**の位相に寄与している（図5.14a）。g_Kの増加は非常に長い間続くので，その持続的な外向きのK^+電流によって膜は過分極され（図5.14b），活動電位における**後過分極**の位相を生じさせる（図5.14aおよび図5.15）。結果的に，膜は活動電位後，数ミリ秒にわたって**不応性**となり，その間は別の活動電位を引き起こすことが困難となる。不応期の持続時間は，Na^+チャネルが不活性状態でなくなるのにかかる時間と電位依存性K^+チャネルが閉じるのにかかる時間に依存する。活動電位の基本特性はNa^+チャネルとK^+チャネルの働きによって説明できるが，活動電位の特性に影響する他のコンダクタンスも存在する（Heckman & Enoka, 2012）。

膜電位の実際の変化は，図5.14に示されているように円滑ではない。膜電位の実験的な計測は，電圧閾値までの緩やかな脱分極中や後過分極の位相において小さな揺らぎがあることを示している（図5.15）。図5.15はまた，ニューロンが受ける電流の緩やかな増加が一連の活動電位の発生をもたらし，課された電流の増加に伴って連続する活動電位間の時間が減少すること（発火頻度の増加）を示している。

活動電位がどのように生じるのかがわかったところで，次に，それがどのように伝えられるのかを考える。電気緊張伝導による膜電位変化の受動的な拡散とは対照的に，活動電位は**伝播**と呼ばれる能動的な過程により伝えられる。図5.16は有髄軸索の一部を表し，3つの隣接するランヴィエ絞輪にわたって存在する膜電位を示している。膜電位の反転として示される活動電位は絞輪1にあり，絞輪2，絞輪3へと伝播されようとしている（図5.16a）。これまでに検討してきた電気回路の観点から，絞輪1において膜を脱分極させる内向きのNa^+電流（I_{Na}）は，絞輪1において外向きの容量性電流（I_c）を引き起こし，電気緊張伝導によって絞輪2へと拡散する（図5.16b）。絞輪2における脱分極の量が電圧閾値（静止電位よりも約15 mV上）を

> ### 例 5.2　脱髄疾患
>
> ミエリンの完全性はやや脆弱であり，炎症性反応などを起こした結果ミエリン鞘が局所的にまたは斑状に破壊されてしまう多くの神経疾患がある。これらの脱髄疾患は，中枢神経系（例：**多発性硬化症**，脳脊髄炎，脊髄症）や末梢神経系（例：ギラン・バレー症候群，各種の神経障害）におけるミエリンを損傷させ，それにより活動電位の伝播も阻害される。例えば，多発性硬化症の患者が経験する疲労のほとんどは，活動電位を伝達できない脱髄軸索によって引き起こされると示唆する神経科学者もいる（Vucic et al., 2010）。

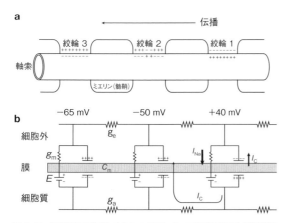

図 5.16　活動電位の伝播。(**a**) 3 つのランヴィエ絞輪を持つ有髄軸索の一部。絞輪 1 の膜は膜電位が反転した活動電位（＋40 mV）を持っている。絞輪 3 は，内側が外側に対して負の（－65 mV）の静止状態にあり，絞輪 2 は膜電位が減少し（－50 mV），わずかに脱分極している。(**b**) 各絞輪と軸索コンダクタンス（g_a）および細胞外コンダクタンス（g_e）によって絞輪を結合したコンダクタに関する等価回路。内向きの Na^+ 電流（I_{Na}）は，絞輪 1 と絞輪 2 の双方において外向きの容量性電流（I_c）を生じさせる。

超えると，絞輪 2 の電位依存性 Na^+ チャネルおよび K^+ チャネルが賦活され，活動電位が絞輪 2 で生成される。これと同じ過程によって活動電位は絞輪 3 へと伝播するが，膜の不応性により絞輪 1 へと戻りはしない。活動電位は，筋線維のようなミエリン化（髄鞘化）されていない興奮性膜上でも同様の機序によって伝播する。

活動電位の伝播速度は**伝導速度**と呼ばれ，軸索の直径に関連した 2 つの要因に依存する。1 つ目の要因は，膜電位の反転が絞輪から絞輪へと電気緊張伝導によって拡散するのにかかる時間である。これは，軸索コンダクタンス（g_a）と膜容量（C_m）の 2 つの受動的特性に依存している。I_c が電気緊張伝導により軸索伝導体を通じて絞輪 1 から絞輪 2 へと拡散し，その後，絞輪 2 で膜を脱分極させるのにかかる時間は g_a/C_m に依存する。これら 2 つの受動的特性のうち，C_m は軸索の直径に正比例して増加するのに対し，g_a は軸索の直径の二乗に従って変化するため，より影響が大きい。したがって，伝導速度は軸索の直径に伴って増加する。

伝導速度に影響する 2 つ目の要因は，ミエリン化である。ミエリン化にはニューロンの軸索を包んでいる**グリア細胞**（中枢神経系ではオリゴデンドロサイト，末梢神経系ではシュワン細胞）が関連している（図 5.11）。膜のような平行板コンデンサの静電容量は電極板間の距離に反比例するので，ミエリン化は軸索における C_m を減少させ，それにより軸索の表面領域の多くが活動電位の伝播に参画するのを防いでいる。結果として，活動電位が伝播する速度は絞輪部分よりもミエリン下での方が速い。また，電位依存性 Na^+ チャネルの密度は各絞輪（長さ約 2 μm）でより高く，それは膜コンダクタ（g_m）が小さく，長さ定数（λ）が大きいことを意味している。これらの特性により活動電位はある絞輪から次の絞輪へと跳んでいるように見える。このような伝導は**跳躍伝導**として知られている。

シナプス伝達

活動電位が発生し伝播される前に，神経や筋細胞は膜電位が細胞の電圧閾値を超えるための電流入力を受けなくてはならない。電流入力はシナプスで生じる（図 5.11）。シナプスとは，ある細胞における膜電位の変化を他の細胞に伝達することに特化した結合部のことである。膜電位の変化を伝える細胞は**シナプス前細胞**として，これを受け取る細胞は**シナプス後細胞**として知られている。本節では 2 種類のシナプス，神経細胞を筋細胞へと結合するシナプスの特性，複数のシナプス入力の統合，シナプス入力によって賦活されるシナプス後細胞内の信号伝達経路について説明する。

●電気シナプスと化学シナプス●

シナプス前細胞における膜電位の変化は，2 種類の方法でシナプス後細胞に伝達される。1 つの方法は**電気シナプス**であり，2 つの細胞間における直接的な電流の伝達が関与している。もう 1 つの方法は**化学シナプス**であり，シナプス前細胞による化学物質の放出が関与し，それがシナプス後細胞に付着することで膜電位の変化を引き起こす。

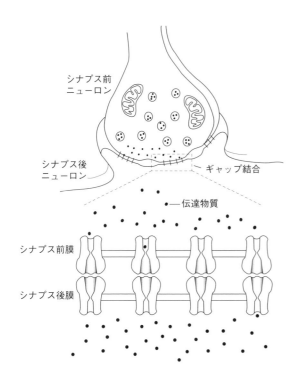

図 5.17 電気シナプスにおける伝達。シナプス前細胞とシナプス後細胞をつなぐギャップ結合を介したイオンの流れ。

電気シナプスでは，シナプス前細胞と後細胞の膜は約 3 nm 離れていて，電流は**ギャップ結合**として知られる特殊なチャネルを通して流れる（図 5.17）。ギャップ結合は，シナプス前細胞と後細胞の膜における一対のチャネルから成る。ギャップ結合の直径は最大で 2 nm ほどあり，代謝信号として機能できる多数の小さな有機分子はもちろん，細胞の膜電位に貢献するイオン全てを通過させるのに十分な大きさである。ギャップ結合は成体哺乳類のニューロン間では比較的稀であるが，グリア細胞や上皮細胞，平滑筋および心筋細胞，肝細胞，いくつかの腺細胞間では一般的である。

電気シナプスの特性には，高いコンダクタンスの経路，双方向に電流が流れる性質，細胞間における高速度の伝達，閉じる能力がある。シナプス前細胞における電位依存性イオンチャネルはギャップ結合を通過する電流を発生させるが，これにはシナプス前細胞内における活動電位の存在が必要である。シナプス後細胞に活動電位を引き起こすには，電流の流れがシナプス後膜を電圧閾値上に脱分極させるのに十分なギャップ結合を持っていなければならない。この過程は，小さなシナプス後細胞で促進される。小さなシナプス後細胞はより低い入力コンダクタンス（高い入力抵抗）を有するため，課されたシナプス前電流に対して膜電位の大きな変化（オームの法則）を引き起こすからである。しかしながら，多くの細胞はしばしば電気シナプスによって結合されており，電流の流れに対して応答性は低く，活動電位を生じさせることが比較的難しい大きな細胞と電気的に同等である。しかし，そのような細胞が電圧閾値に到達すると，同期的に活動電位を発生させ，増強された応答を生成する。この機序は，いくつかの種において防御反応の生成や，視床下部におけるニューロンによって爆発的なホルモン分泌を促進するために用いられる。

双方向性であることに加え，ほとんどの電気シナプスは脱分極性と過分極性の両方の電流を通すことができる。過分極性電流が陰イオンの伝達と一致するのに対し，脱分極性電流は陽イオンをシナプス後の細胞質側に蓄積させる。しかし，いくつかのギャップ結合は電位依存性であり，脱分極性電流しか通すことができない。シナプス後細胞における膜電位の変化が活動電位を誘発しない場合，膜電位の変化は電気緊張性伝導により膜に沿って受動的に拡散する（図 5.12）。

電気シナプスは細胞間の細胞質を効果的に結合しているため，ギャップ結合は細胞を閉じて分離する能力を持っている。このような作用は，細胞損傷の一般的なマーカーである細胞質の pH 低下，または Ca^{2+} イオンの増加によって引き起こされる。ギャップ結合の閉鎖には，シナプス後膜にあるチャネルに存在する**コネキシン**という名の 6 つのサブユニットの向きの構造変化が関与している。

化学シナプスにおける膜電位変化の伝達には 0.5 ms 程度しかかからないものの，電気シナプスに比べると比較的遅い。それにもかかわらず，ヒトの運動に関与する主要なシナプスは化学シナプスである。化学シナプスにおける伝達には，シナプス前細胞による化学物質の放出（**神経伝達物質**として知られている），シナプス後細胞の膜におけるリガンド依存性チャネルへの結合，続いて起こる**シナプス間隙からの除去**が関係している（図 5.18）。神経伝達物質には大きく分けて，低分子伝達物質（例：アセチルコリン，グルタミン，グリシン）とアミノ酸の短い重合体から成る神経活性ペプチドの 2 種類がある。神経伝達物質は**シナプス前終末**の**シナプス小胞**に貯蔵されており，各々のシナプス小胞は特異的な神経伝達物質を約 5000 分子含んでいる。

シナプス前細胞が神経伝達物質を放出するには，シナプス前終末への活動電位の到達が必要である。活動電位により膜電位が変化すると，電位依存性 Ca^{2+} チャネルが賦活し，濃度勾配による Ca^{2+} イオンのシナプス前終末への流入が生じる（図 5.18 a）。細胞内 Ca^{2+} イオン濃度の上昇により，小胞が細胞骨格から動員され，シナプス前膜と融合できるようになる（図 5.18 b）。シナプス前膜への小胞の融合は，神経伝達物質を

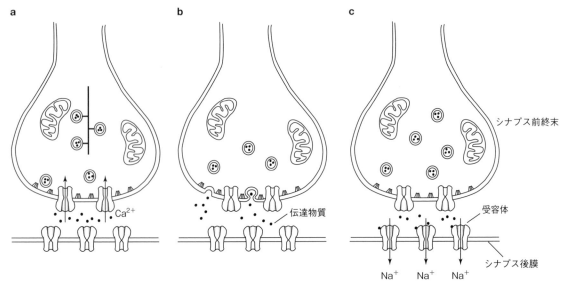

図5.18 化学シナプスにおける伝達。シナプス前終末への活動電位の到着は，(**a**) Ca^{2+}の流入，(**b**) 活性帯におけるシナプス前膜への小胞の融合とこれに続く神経伝達物質の放出，さらに（**c**）神経伝達物質の受容体への結合およびシナプス後膜を横切る電流の流れ，を生じさせる。

特定のシナプス後膜へと向かわせる特殊な遊離部位である**活性帯**でのみ起こる。小胞は，シンタキシン，シナプトブレビン，シナプトソーム関連タンパク質25のような融合タンパク質によって，シナプス前終末の膜に結合する。活性帯の数は，感覚ニューロンと脊髄ニューロン間のシナプスの1個から，神経-筋のシナプスの約300個にいたるまで，シナプスのサイズによって幅がある。Ca^{2+}イオンの流入は，小胞およびシナプス前細胞の膜における既存の半チャネルを整列させ，神経伝達物質が通過するギャップ結合を形成しているものと思われる。

いったんシナプス前膜に結合すると，小胞は神経伝達物質を放出する。この過程を**エキソサイトーシス**という。1つの小胞によって放出される神経伝達物質の量は**素量（量子）**と呼ばれる。中枢神経系におけるほとんどのシナプスでは，シナプス前終末における各々の活動電位が1〜10の素量を放出する。この数は神経-筋シナプスで放出される150の素量よりも少ない。放出された神経伝達物質はシナプス後膜に対する20〜40 nmの間隙に拡散し，特定の受容体に結合してイオンチャネルを開く。リガンド依存性受容体の賦活は，シナプス後細胞の膜電位を変化させるシナプス電流を生じさせる（図5.18c）。神経伝達物質が引き起こすシナプス後電位が興奮性か抑制性かは，神経伝達物質の種類ではなく，結合する受容体の種類に依存する。

●神経-筋シナプス●

神経-筋シナプスは，運動ニューロンと骨格筋線維間の結合部に相当するため，**神経筋接合部**と呼ばれることが多い。このシナプスは比較的大きく（2000〜6000 μm^2），運動ニューロンの軸索と，**終板**として知られる筋細胞膜上の特殊領域間で多数の接点を持っている。この軸索は何本かの細い分枝を形成し，その分枝はそれぞれ**シナプスブトン**として知られるいくつかの膨大部を持っている。神経-筋シナプスにおける神経伝達物質の**アセチルコリン（ACh）**は，このブトンから放出される。膜は各々のブトンの直下の終板領域において複数の折り込み構造をとり，高密度の**ACh受容体**（10000 個/μm^2）を持つ。Achはいったんシナプス間隙に放出されると，**アセチルコリンエステラーゼ**により酵素加水分解され，終板受容体まで100 nmにわたり拡散するため，急速に消失する。各受容体は，AChが結合する細胞外領域とイオンチャネルを形成する膜貫通領域を含む5つのサブユニットを持っている。

ACh依存性受容体の賦活は終板膜を脱分極させる。**終板電位**に関与するAch依存性チャネルは，活動電位を生じさせる電位依存性チャネルとは異なる。これら2種類のチャネル間の重要な違いは，電位依存性チャネルを通るNa^+イオンの流れが自己再生的であるという点である。つまり，Na^+イオンの流入によって起こった脱分極はさらに多くの電位依存性Na^+チャネルを開かせ，活動電位の全か無かの特性を生じさせることになる。これとは対照的に，終板電位の振幅は利用可能なAChの量に依存している。しかしながら，これら2種類のチャネルは共に終板膜に存在するため，終板電位に関連する脱分極は，筋線維の興奮

例 5.3　筋線維における活動電位生成の障害

軸索活動電位から筋線維活動電位への変換に関わる過程は，**神経筋伝播**と呼ばれている。これらの過程は，薬物，神経筋接合部に影響する疾患，または長期にわたる運動によって阻害されうる。例えば，アセチルコリン（ACh）受容体に結合する薬物（スキサメトニウム，ツボクラリン）や Ach の分解を阻害する薬物（抗コリンエステラーゼ）は，手術において筋を麻痺させるために用いられる。

神経筋接合部に影響する疾患は遺伝性であり，ACh のパッケージ障害から，受容体や ACh を処理する酵素の阻害まで多岐にわたる異常を生じさせる。例えば，**重症筋無力症**は，免疫系が ACh 受容体を標的としてしまう免疫疾患である。結果として，ACh 受容体の数が減少し，それが筋力の低下を引き起こす。この疾患は，通常，最初に眼筋で起こり，嚥下，発話，咀嚼を制御する筋へと進行し，筋力低下が 1 日のうちや日ごとに異なることを大きな特徴とする。この疾患は血漿中の ACh 受容体に対する抗体の存在や電気生理学的検査によって検出することができる。臨床検査では，同一運動単位に支配される 2 つの筋線維間で活動電位のタイミングを比較することにより神経筋伝播の障害を検出できる。健康なヒトでは，同じ運動ニューロンにより支配される 2 つの筋線維間で，活動電位における到達時間のばらつきはわずかである（<20μs）。このばらつきは，**ジッター**と呼ばれる。しかしながら，重症筋無力症の患者では，ACh 受容体数の減少によりジッターが大幅に増加する（図 5.19）。

ランバート・イートン筋無力症候群は，神経筋接合部が冒される別の免疫疾患であり，シナプス前運動神経終末における電位依存性 Ca^{2+} チャネルが破壊されてしまう。この疾患に罹患した患者は筋無力症様の筋力低下を示すが，筋の神経を電気刺激すると，重症筋無力症の患

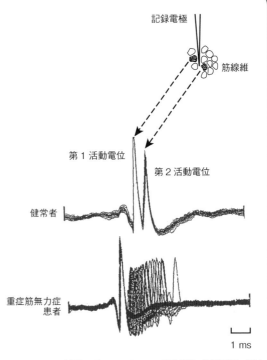

図 5.19　同一運動単位に支配される 2 つの筋線維間の活動電位におけるジッター。健常者の重ね書きトレースは，第 1 活動電位に対する第 2 活動電位のタイミングのわずかな変動しか示していない。重症筋無力症患者の同様な記録では，第 2 活動電位のタイミングにおいて，ジッターが顕著に増大し広がって見える。
Adapted, by permission, from A. J. McComas, 2005, *Skeletal muscle: Form and function*, 2nd ed. (Champaign, IL: Human Kinetics), 146.

者で誘発電位の振幅が減少するのに対し，振幅は増大する。このような結果は，シナプス前過程の損傷を示唆している。

例 5.4　ボトックス

ボツリヌス毒素はボツリヌス菌という細菌によって産生されるタンパク質である。このタンパク質は，化学シナプスでの伝達を阻害するかなり強力な神経毒素である。その一部は，神経筋接合部で融合タンパク質を無効にする酵素であり，小胞のシナプス前膜との融合と Ach の放出を阻害する。したがって，ボツリヌス毒素は，神経筋伝播に関与するシナプス前過程を無効にすることで筋麻痺を引き起こす。

ボツリヌス毒素は致死的であるが，少量であれば多くの治療的有用性をもたらす。ボツリヌスタイプ A トキシン製剤という商標名の医薬品ボトックスは，顔面筋を麻痺させることによって，しわの軽減に広く使われている。また，重度の筋痙攣による首の痛みや頭位異常，過剰な瞬き，斜視，発汗過多，上肢筋群の痙性による硬化，下部食道括約筋の弛緩不全，慢性的な局所神経障害，様々な種類の頭痛に対する治療法としても認可されている。さらに，背筋痛や膀胱機能障害，骨盤底障害といった他の多くの症状にも認可外として使用されている。

ボトックスは筋への注射によって投与され，エキソサイトーシスとは反対の**エンドサイトーシス**によって，筋線維を神経支配する軸索のシナプス前終末に運ばれる。ボトックスによって引き起こされる麻痺は，摂取量に依存するが，毒素の注入後 5〜8 日でピークを迎え，約 3 カ月間持続する。毒素による融合タンパク質の無効化は永続し，いくらかの筋萎縮と軸索の脱髄を引き起こす。筋機能の初期回復には軸索の発芽と，新しいシナプス接合の確立が必要である。元のシナプスは回復可能であり，また元々の機能も多少は回復させることができるが，繰り返し投与すると最終的に，神経筋接合部に多くの異常な特徴が見られるようになる（Rogozhin et al., 2008）。また，観察により，毒素が軸索を上行して輸送され（逆行性輸送），中枢シナプスの機能を妨害しうることも示唆されている（Caleo et al., 2009）。

性膜を伝播する活動電位の生成に関わる電位依存性Na^+およびK^+チャネルのトリガーとなる。終板電位は十分に大きいため，筋線維の活動電位は必ず引き起こされる。

●シナプス統合●

神経-筋シナプスと比較すると，中枢神経間のシナプス伝達はより多くの要因に影響を受ける。そうした要因には，それぞれのニューロンが受け取る結合の数，伝達に関与する神経伝達物質，受容体，電流の種類，シナプス後細胞の応答の大きさなどがある。結果として，神経筋接合部で活動電位を起こすように，シナプス前ニューロンの活動電位がシナプス後ニューロンの活動電位を引き起こすことはまれである。むしろ，シナプス後ニューロンの反応性はそれが受け取る全ての入力の統合に基づいている。

ニューロンは，膜電位を脱分極あるいは過分極する電流を受け取る。膜を脱分極する電流によって発生する応答は**興奮性シナプス後電位**として知られる。一方，膜を過分極する電流によって生じる応答は**抑制性シナプス後電位**と呼ばれている。シナプス後ニューロンで生成される電流の種類は，神経伝達物質ではなく，神経伝達物質によってゲート開閉されるイオンチャネルに依存するが，多くの神経伝達物質は特定の受容体に結合し，連続的に興奮性あるいは抑制性シナプス後電位のどちらかを生成する。例えば，神経伝達物質のグルタミン酸は通常，脊椎動物の脳や脊髄で興奮性シナプス後電位を誘発する。一方，GABA（ガンマアミノ酪酸）やグリシンは通常，抑制性シナプス後電位を引き起こす。グルタミン依存性チャネルは，神経-筋シナプスのACh依存性チャネルと同様，Na^+イオンとK^+イオンの両方に対し透過性があり，GABAやグリシン依存性チャネルは通常，Cl^-イオンを透過させる。

シナプス前ニューロンは，樹状突起，細胞体，あるいは軸索の3つの部位のいずれにおいてもシナプス後ニューロンとシナプス結合できる（図5.11）。シナプス後ニューロンが活動電位を発する可能性に対し特定のシナプスが及ぼす影響は，シナプス後電位の振幅や符号（興奮性か抑制性か），そしてシナプス後ニューロンの軸索小丘に対するシナプスの位置に依存する。シナプス後電位（興奮性，抑制性共に）は，電気緊張伝導により細胞膜に沿って伝わるため，振幅は距離と共に減衰し，軸索小丘での膜電位の変化に対するその貢献は距離の増大と共に減少する（図5.20）。減衰の割合は，シナプス後ニューロンの長さ定数に依存する（図5.12）。

シナプス後ニューロンの細胞体におけるシナプスはしばしば抑制性シナプス後電位を発生させるため，こ

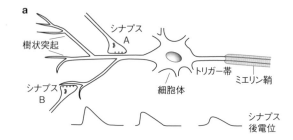

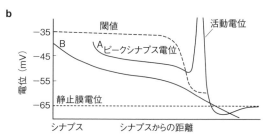

図5.20 シナプス後ニューロンの樹状突起上の2つのシナプス（AとB）から細胞体への興奮性シナプス後電位の電気緊張伝導。(**a**) 興奮性シナプス後電位の振幅は，トリガー帯に向かってニューロン上を伝導するにつれ減少する。(**b**) 活動電位を発生させるための電圧閾値（長破線）とシナプスAおよびBで誘発された興奮性シナプス後電位が樹状突起に沿って伝わった際の振幅との比較。シナプスBからのシナプス後電位がトリガー帯に到達すると，その振幅は電圧閾値よりも低く，活動電位は発生しない。反対に，シナプスAが関与するシナプス後電位の振幅はトリガー帯で電圧閾値を超え，活動電位を誘発する。活動電位の振幅の全体像はここに示されていないが，図5.14aに明示されている。

れらの入力は軸索小丘の膜電位に影響し，電圧閾値から遠ざける傾向にある。しかし，この影響は，複数の興奮性シナプス後電位の加重によって打ち消される。正味の興奮性シナプス後電位の振幅は，複数のシナプスからの入力の総和（**空間的加重**）と，単一シナプスでの複合的な入力の総和（**時間的加重**）に相当する。空間的加重は，長さ定数が合算前の振幅における減衰比率に影響するため，シナプス間の距離に依存する。図5.20において，シナプスBで引き起こされた興奮性シナプス後電位の振幅は，**トリガー帯**（軸索小丘）で電圧閾値を超えるには不十分であるが，シナプスAからの電位と重複し合算されると，活動電位が生成される。時間的加重は，単一シナプス前ニューロンからの連続的な入力によって生じるシナプス後電位の重複を意味している。連続的な電位が重複する程度は，膜の時定数の関数であるシナプス後電位の経時変化に依存する（図5.4）。長時定数はシナプス電流に対するシナプス後電位を長引かせ，複数の電位を合算させることで正味のシナプス後電位の振幅を増大させる。

シナプス後電位の統合は，ニューロンにある2種類の受容体によって複雑化される。それは直接的に電流をゲート開閉するイオンチャネル型受容体と，セカン

ドメッセンジャーを介して間接的にイオンチャネルをゲート開閉できる**代謝調節型受容体**である。グルタミン酸やGABAといった神経伝達物質が代謝調節型受容体に結合すると，その生化学的状態を変えるシナプス後ニューロンにおいて一連の細胞内作用を引き起こす。これらの細胞内作用はイオンチャネルのゲート開閉に関与できるが，この効果はイオンチャネル型受容体によって直接的に引き起こされる（ミリ秒）よりも遅い（秒から分）。代謝調節型受容体は，シナプス後ニューロンの状態を修飾するため，**神経修飾受容体**とも呼ばれている（Heckman & Enoka, 2012）。

多くの種類のニューロンは，1つ以上の神経伝達物質を放出できる。同じシナプス前終末から放出される神経伝達物質は，**共存伝達物質**と呼ばれている。様々な共存伝達物質は別々の小胞にあり，必ずしも同時には放出されるわけではない。典型的な共存伝達物質は，低分子神経伝達物質やペプチドの1つを含んでいる。例えば，AChに加え，脊髄運動ニューロンのシナプス前終末は，筋細胞のリン酸化状態に影響するために，神経修飾受容体を介して作用するカルシトニン遺伝子関連ペプチドを含みうる。

●神経修飾●

神経修飾受容体は，シナプス伝達により誘発される応答を増大し，イオンチャネルのゲート開閉から細胞の遺伝子発現の変調に及ぶ効果を伴う。それらは，神経伝達物質結合部位を含む細胞外領域と，細胞の生化学的状態を変化させるセカンドメッセンジャーを賦活する細胞内領域から成る。

セカンドメッセンジャーには，非ガス性とガス性の2つの種類がある。非ガス性セカンドメッセンジャーの1例としては，環状アデノシン一リン酸（cAMP）がある。神経伝達物質が，cAMPのカスケードに連結している受容体に結合すると，まず，Gタンパク質（グアニンヌクレオチド結合タンパク質）と呼ばれる中間分子を賦活させる。次に，賦活されたGタンパク質は，内在性膜タンパク質であるアデニリルシクラーゼを刺激してATPのcAMPへの変換を触媒する。cAMPの主要な標的は，cAMP依存性プロテインキナーゼである。プロテインキナーゼがcAMPによって賦活されると，細胞応答を制御する特異的な基質タンパク質をリン酸化できる。この系のある重要な特徴は，それぞれの神経修飾受容体が多くのGタンパク質を賦活させ，それによってシナプス前入力のシナプス後作用を大きく増幅できることにある。その他の有名な非ガス性セカンドメッセンジャーには，イノシトールリン酸，ジアシルグリセロール，アラキドン酸がある。これらは細胞膜の細胞質側でリン酸質の加水分解によって生成される。

主要なガス性セカンドメッセンジャーには，一酸化窒素（NO）と一酸化炭素がある。一酸化窒素は一酸化窒素合成酵素によって生成される。一酸化窒素合成酵素はグルタミン酸を結合する神経修飾受容体を介したCa^{2+}イオンの流入によって賦活される。一酸化炭素は，ヘムオキシゲナーゼという酵素によって生成される。これらのセカンドメッセンジャーは，ニューロン以外の細胞で機能しうる。例えば，一酸化窒素は血管の内皮細胞によって放出され，平滑筋細胞を弛緩させたり，血管を拡張させたりする。ガス性セカンドメッセンジャーは膜を容易に通過し，受容体を介しては作用しないが，ガスが急速に拡散するためその効果は短い。双方のガス性セカンドメッセンジャーは，環状グアノシン一リン酸（cGMP）の合成を刺激し，cAMPと同様な効果のカスケードを生じさせる。小脳のプルキンエ細胞においては，cGMPのカスケードが，ある種の運動学習の根底にあるシナプス伝達の長期的抑制に寄与している。

神経修飾受容体は拡散性のセカンドメッセンジャーを動員するため，これらの効果はニューロン全体に広く分布される。したがって，神経修飾受容体によって誘発される作用は，静止膜電位，入力コンダクタンス，長さ定数や時定数，電圧閾値，活動電位の持続時間，発火特性を含む多くの神経特性に影響しうる。修飾には，シナプス前終末から放出される伝達物質の量，シナプス後ニューロンのイオンチャネル型受容体の応答性，細胞体の静止チャネルや電位依存性チャネルの機能の3つの分類がある。

2つの例によりこれらの作用の重要性を説明する。最初の例は，**シナプス前抑制**として知られる過程にある。図5.21に見られるように，シナプス前抑制は，軸索が他の軸索にシナプスを形成し（軸索間シナプス），軸索小丘で生成された活動電位に応答してシナプス前細胞（感覚ニューロン）が放出する伝達物質の量を減少させるために生じる。シナプス前抑制は，3つの機序によって生成される。その2つは神経修飾受容体に関与し，1つはイオンチャネル型受容体を利用する。ある神経修飾受容体によって用いられる機序は，Ca^{2+}チャネルを閉じることであり，それによりエキソサイトーシスに必要なシナプス前終末へのCa^{2+}イオンの流入を減少させる。もう1つの神経修飾受容体は，神経伝達物質の放出に関与する過程を直接的に抑制する。シナプス前抑制を生成するイオンチャネル型受容体はGABA依存性Cl^-チャネルである。このチャネルの賦活は入ってくる活動電位の振幅とその結果流入するCa^{2+}イオンを減少させて，シナプス前膜を脱分極させるCl^-イオンのコンダクタンスを増大させる。

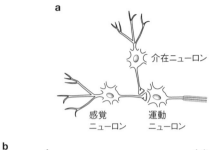
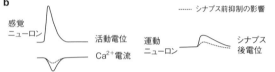

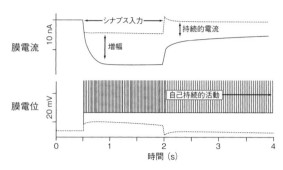

図5.21 シナプス前抑制。(a) 介在ニューロンは感覚ニューロンのシナプス前終末において運動ニューロンと軸索間シナプスを形成している。(b) 介在ニューロンの賦活により，おそらくは感覚ニューロンより放出される神経伝達物質量が減少するため，感覚ニューロンのシナプス前終末における Ca^{2+} 電流が減少し，運動ニューロンのシナプス後電位の大きさが減少する。

図5.22 運動ニューロンに伝えられる内向き電流の効果は，モノアミン作動性神経伝達物質が大量に存在すると増大する。モノアミンの量が少ないとき（破線），内向き電流（シナプス入力）は膜が電圧閾値に到達するのに十分な脱分極を起こさなかった。モノアミンの量が多いとき（実線），イオンチャネル型受容体と神経修飾受容体の複合的な貢献によって内向き電流はより大きくなった。シナプス入力が止まると，持続的電流は電圧閾値より上で膜を脱分極させ続け，ニューロンは持続的に活動電位を発した（自己持続的活動）。
Adapted from *Clinical Neurophysiology of Motor Neuron Diseases*: *Handbook of Clinical Neurophysiology*, Vol. 4, C. J. Heckman and R. M. Enoka, Physiology of the motor neuron and the motor unit. edited by A. Eisen, pp. 119-147, Copyright 2004, with permission from Elsevier.

シナプス前抑制は，入ってくる感覚情報を変調させるために神経系でよく用いられる。反対の効果である**シナプス前促通**は，シナプス前終末への Ca^{2+} イオンの流入を増強し，シナプス後電位を長引かせる機序によって引き起こされる。

修飾のまた別の例は，ニューロンの静止チャネルと電位依存性チャネルにおける効果が関係している。運動ニューロンの樹状突起は，セロトニンやノルエピネフリン（ノルアドレナリン）のような神経伝達物質と結合する神経修飾受容体を持っている。この入力をもたらすシナプス前ニューロンは脳幹に位置し，同様の効果をもたらすその他の神経伝達物質は脊髄で生じる。これらの神経修飾受容体はいったん賦活されると，Ca^{2+} イオンや Na^+ イオンの電位依存性イオンチャネルを開くためにセカンドメッセンジャーを動員し，**持続性内向き電流**として知られる長時間の内向き電流を発生させる（Heckman & Enoka, 2012）。樹状突起のイオンチャネル型受容体がモノアミン（セロトニン，ノルエピネフリン）の放出と同時に賦活されると，神経修飾受容体によって生成される内向きの電流は膜を脱分極させ，イオンチャネル型入力を増幅させる（図5.22）。さらに，イオンチャネル型入力が止まると，持続性内向き電流は膜を脱分極し（プラトー電位），運動ニューロンが活動電位を発火し続けるのに十分な持続的電流を発生し続ける。この現象は，**自己持続的活動**として知られる（図5.22）。結果として，シナプス（イオンチャネル型）入力に対する運動ニューロンの応答性は一定ではなく，高位中枢からの下行性入力によって変調されうる。このような機序は，高い覚醒レベル下で運動出力を高め，逆に必要に応じて運動出力を低下させる（例：睡眠中）のに重要かもしれない。

●軸索輸送●

ニューロンは，軸索にある輸送システムによって神経伝達物質の合成，充填，放出，分解を管理している。神経伝達物質の生成には，細胞体からシナプス前終末までの酵素や前駆体の輸送が関与し，生成された神経伝達物質は小胞内に充填される。輸送系には，ニューロンの細胞骨格を構成する線維成分が関与する。それらは，図5.23で軸索内の長い円柱として表された微小管，ニューロフィラメント，マイクロフィラメントを指している。最大で長さ0.1 mm，直径26 nmの微小管は，軸索内で長軸方向に配列され，細胞小器官が分子モーターによって移動可能なチューブリン二量体の長い重合体から成っている。特異タンパク質は，微小管の安定性と方向性を調節する。ニューロフィラメントは，他の細胞でいえば筋線維のような中間径フィラメントに相当するもので，ビメンチン，デスミン，ケラチン，グリア線維性酸性タンパク質といったタンパク質を含んでいる。直径は約10 nmであり，微小管よりも3〜10倍豊富に存在する。マイクロフィラメントは筋の細いフィラメントに類似していて，直径約4 nmのアクチン重合体の二重らせん構造となっている。

細胞骨格に沿った**軸索輸送**は両方向に，高速と低速の異なる2速度で起こる。細胞体から離れる輸送は**順行性輸送**，細胞体に向かう輸送は**逆行性輸送**として知られている。微小管に沿った高速の順行性輸送は，跳

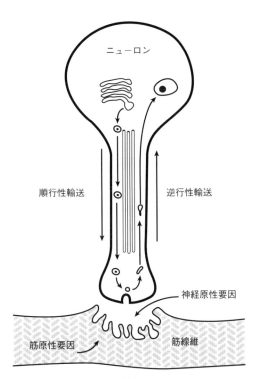

図5.23 軸索輸送システム。

躍するように移動する。基本的な軸索輸送の移動は，キネシン酵素と細胞質ダイニンを含む分子モーターによって駆動される。これらのモーターは微小管に付着し，筋におけるクロスブリッジと同様の機能を持つ。それぞれのモーターは，一方向にのみ物質を移動させる。キネシンは順行性輸送を駆動し，一方で細胞質ダイニンは逆行性輸送を補助する。1つのキネシン分子は約2 pNの力を発揮でき，物質を0.5〜2.0 μm/sの速度で移動させることができる。これらの**高速軸索輸送**に寄与するモーターは，順行方向で400 mm/日，逆行方向で200 mm/日，物質を移動させることができる。対照的に，**低速軸索輸送**は順行方向にのみ物質を移動させ，その速度は非常に遅い（0.5〜5 mm/日）。

神経伝達物質の供給に加え，軸索輸送は神経細胞や筋細胞の特性を変調させる。これらの効果は神経-筋シナプスで双方向に起こり（図5.23），神経-筋向性（**神経原性**）や筋-神経（**筋原性**）向性として知られている。例えば，筋が除神経される（神経が切断される）と，その変化には，筋質量の喪失（萎縮），核の線維中央への移動とミトコンドリアの崩壊による筋線維の変性，単収縮の力と時間経過の低下，除神経後2時間以内における静止膜電位の脱分極，静止膜コンダクタンスの低下，ナトリウムチャネルの構造変化，自発的な筋線維活動電位の発生，接合部外ACh受容体の合成，アセチルコリンエステラーゼ酵素の減少，そして無傷運動軸索による発芽の促進が含まれる。これらの変化の発生は，筋からの神経切断箇所の距離に依存するため，神経原性要因は，神経-筋系の正常な特性の調節に関係するものと捉えられる。さらに，**神経再支配**（神経を筋に再びつなぐこと）は，これらの変化の逆転をもたらす。

同様の効果は反対方向でも生じ，神経の筋への接続が阻害されると，それによって運動ニューロンの特性は変化する。活動電位の伝播を選択的に阻害する（軸索輸送は障害しない）薬物（**テトロドトキシン**）を軸索に投与すると，運動ニューロンの活動電位における後過分極位相に変化が生じる。筋へ活動電位が到達しないように，阻害部の運動ニューロン側で14週間人為的に軸索を刺激すると，後過分極位相の持続時間が減少する。反対に，阻害部の筋側に刺激を与え，筋が収縮すると，後過分極位相に変化は生じない。この知見は，活動電位の後過分極位相によって示されているように，筋の賦活が運動ニューロンの健常性を維持することを示唆している。運動ニューロンの他の電気生理学的特性（例：活動電位のオーバーシュート，静止膜電位，軸索伝導速度）もまた，軸索が切断されると変化する。

しかしながら，神経筋機能における軸索輸送の役割は，身体活動や加齢によって変化しうる。例えば，走行と水泳のトレーニング中は筋活動が実質的に増大するにもかかわらず，走行トレーニングではAChを分解する酵素（アセチルコリンエステラーゼ）が細胞体から神経筋接合部まで輸送される割合が高まるのに対し，水泳トレーニングでは変化しない。さらに，高速軸索輸送は若年ラットの1日380 mmに対し，高齢ラットでは1日200 mmであり，また，軸索輸送が阻害されると，高齢ラットの単一筋線維の静止膜電位と興奮性の変化は小さくなる（Folkis et al., 1997）。軸索輸送の低速化は，ニューロンの加齢に関与する主要な要因である。

軸索輸送はまた，病気が神経系を侵す経路も供給しているようである。ウイルスやバクテリアは，**パイノサイトーシス**（飲作用：エキソサイトーシス後，閉口し，膜から小胞を遊離すること）中，小胞によって吸収され，軸索内に取り込まれる。逆行性輸送は，末端から細胞体へのウイルス（ポリオやヘルペス）や破傷風毒素（バクテリアの皮膚感染による）の移動に関連している。

筋電図

終板電位が神経-筋シナプスで発生すると，通常，シ

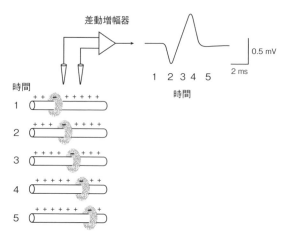

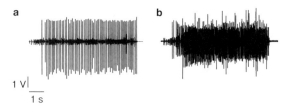

図5.25 筋電図記録の例。(a) 1つの運動単位に支配される筋線維の一連の活動電位。(b) 多くの運動単位が複合的に重なり合った活動電位。

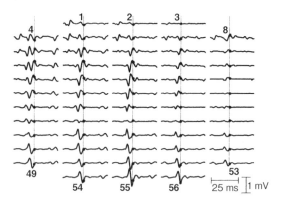

図5.24 一対の電極は，単一筋線維に沿って伝播する活動電位に関連した電場電位の細胞外記録を提供する。活動電位は，5つの瞬間的な時間でドーナツ状の物体として表されている。記録された電位は，2つの電極間の差に相当し，差のない状態（時間1，3，5）から，検出可能な差（時間2，4）まで変動する。
Data from Camhi 1984.

図5.26 低強度等尺性収縮時に，手඲の皮膚上に貼付した61個の電極から得られた合計56チャネルの双極誘導記録。
Adapted from *Clinical Neurophysiology*, Vol. 121, D. Farina, A. Holobar, R. Merletti, and R. M. Enoka, "Decoding the neural drive from the surface electromyogram," pgs. 1616-1623, Copyright 2010, Elsevier. http://www.sciencedirect.com/science/article/pii/S1388245710003457

ナプスから筋線維の両端まで伝播する筋線維活動電位が生じる。筋線維活動電位に関連する電流は，電極によって測定可能な筋内において電位差の変化を引き起こす。**筋電図（EMG）** として知られるこのような記録は，運動ニューロンによってもたらされる賦活に応じて筋線維に生じる電気的活動を示している（Farina et al., 2014）。

●記録と計測●

前述したように（図5.14a），活動電位は興奮性膜における電位差の変化に相当し，膜透過電流によって発生する。膜における電位差の変化を測定するには，膜の両側に電極を配置する必要がある。すなわち，1つの電極を筋線維内に，もう1つを筋線維外に配置する。しかしながら，筋電図の記録は両方とも筋線維の外側に置かれた2つの電極によって取得される。結果として，その記録は膜電位の変化を示すものではなく，むしろ筋線維活動電位の根底にある電流に関連した細胞外電場電位を検出していることになる。このような記録法の例は，単一筋線維に沿って伝播する活動電位として図5.24に示されている。

運動ニューロンによる活動電位の発生は通常，それが支配している各筋線維に活動電位をもたらすため，筋電図の記録は神経系によって筋が賦活されている状態を示している。筋電図信号の振幅は賦活されている筋線維の数に依存するのであり，**筋収縮** に動員されている運動ニューロンの数には依存しない。筋電図の記録に含まれる情報はまた，使用される電極のサイズや場所に依存する。例えば，一対の細いワイヤー（直径

$25\,\mu m$）を筋内に刺入することによって単一運動単位の活動電位（図5.25a）を検出でき（筋内埋入筋電図），一方，筋を覆う皮膚上に貼付した一対の電極（表面筋電図）は，多くの運動単位からの重複した活動電位を記録できる（図5.25b）。多くの運動単位の活動電位を含む筋電図記録は，**干渉筋電図** として知られている。

従来の一対の電極を用いた筋電図信号記録（**双極誘導法**）の手法に加え，筋電図記録は多チャネルの電極を用いれば，全体的な筋賦活の測定だけでなく，同時に活動する複数の運動単位の活動電位を同定することもできる。Dario Farinaらの研究に基づいた図5.26は，短母指外転筋の皮膚上に横5列，縦13列に並べられた61のアレー電極（それぞれの直径は1 mm）から得られた記録の一例を示している。61の各筋電図信号は記録時間が40 msであり，被験者が6 sで力を最大の10%まで増大させ，その後6 sで徐々にゼロまで減少させる等尺性収縮を行った際の3.5 mmの電極間距離で得られた双極誘導による記録を表している。図5.26に示した筋電図記録の解析の例では，8つの運動単位が同定されたが，この実験では収縮全体で総計15個の運動単位が識別された。このような解析では，識別された運動単位が活動電位を放電した時点の同定が可能である。この手法は筋電図信号の**デコン**

表5.2 筋電図記録に影響する非生理学的要因と生理学的特性

分類	要因
非生理学的要因	
解剖学的	筋の形状と結合組織
	皮下組織の厚さ
	神経支配領域の大きさと分布
	各運動ニューロンによって支配される筋線維の数と分布
	筋線維長
	運動単位内および運動単位間における終板と腱接合部の広がり
	羽状角の範囲
計測システム	電極の大きさ，形，貼付位置
	皮膚-電極接点（インピーダンス，ノイズ）
幾何学的	筋線維の短縮
	電極に対する筋の動き
物理学的	組織の伝導性
	近接筋群からのクロストーク
生理学的特性	
線維膜	平均伝導速度
	伝導速度の分布
	細胞内活動電位の形
運動単位	賦活された運動単位数
	発火頻度の分布
	同期

注：運動単位とは，運動ニューロンとそれに支配される筋線維のこと。
Adapted, by permission, from D. Farina, R. Merletti, and R. M. Enoka, 2004, "The extraction of neural strategies from the surface EMG," Journal of Applied Physiology 96：1486-1495.

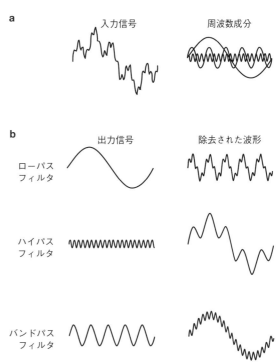

図5.27 フィルタは信号に含まれる周波数信号を変更できる。(a) 3つのサイン波によって構成される入力信号（1 Hz，5 Hz，20 Hz）。(b) 3つのフィルタからの出力信号，および各フィルタによって除去された周波数。ローパスフィルタは5 Hzと20 Hzの波を除去する。ハイパスフィルタは1 Hzと5 Hzの波を除去する。バンドパスフィルタは1 Hzと20 Hzの波を除去する。

ポジション（分解）として知られている。

筋電図の記録から，神経系による筋賦活のタイミングと強度に関する情報を得ることができる。しかしながら，筋電図信号に含まれる情報は，神経筋系の物理学的，生理学的な特性による影響を大いに受けていることを正しく理解する必要がある（表5.2）。非生理学的な要因によってもたらされる，振幅の相殺，不必要な信号の混入，隣接する筋からのクロストークという3つの制限と，どうすればこれらの影響を最小限に抑えられるかを考えてみよう。

最初の例である振幅の相殺では，記録された活動電位の形が重要である。筋電図記録の基本的な要素は，同じ運動ニューロンによって神経支配される一連の筋線維が生み出す活動電位である。これは**運動単位活動電位**として知られている。運動単位活動電位は，電極の記録容積内における筋線維の電場電位に由来する細胞外記録に相当するため，ゼロ電位付近で変化する正・負の位相から成っている（図5.24）。運動単位活動電位の正・負の位相が同時に起こり，重なり合うと，結果として生じる振幅の総和は低下する。**振幅の相殺**として知られるこの効果によって，筋電図記録は筋活動の絶対量を過小評価することになる（Farina et al., 2014）。さらに，記録電極の位置，特に神経筋接合部を含む部位（神経支配帯）では，振幅の相殺が増大されうる。しかしながら，最大随意収縮中のピーク値で正規化された筋電図の振幅は，振幅の相殺の影響を最小化した筋活動の相対的な測定を提供する。また，筋活動のより代表的な測定値は，同一の筋を複数の電極で記録し，その記録を平均化することで得られる（Farina et al., 2014；Staudenmann et al., 2010）。

2番目の例は，ラジオ波ノイズ，あるいは活動している筋線維に対する電極の動きに由来した不必要な信号が，筋電図記録に混入することである。不必要な信号が既知の周波数特性を持っているならば（不必要な信号の詳細は図1.23参照），信号にフィルタをかけることで筋電図記録への影響を減らすことができる。フィルタとは，重なり合った信号の周波数成分を修正するものであり，それはハードウェア，あるいは数値計算のいずれかにより実施される。フィルタには主に

4つの種類がある（図5.27）。信号の低周波成分だけを残すローパスフィルタ，高周波成分を残すハイパスフィルタ，必要な帯域の周波数で信号を構成するように特定の周波数の上下の帯域を取り除くバンドパスフィルタ，信号から特定の周波数（例：60 Hz），または特定の周波数帯を減衰させるバンドストップフィルタである。第1章で述べたように，フィルタの重要な特性は，遮断周波数（図1.23）である。この周波数よりも上，あるいは下の周波数が，フィルタによって変調される。例えば，遮断周波数250 Hzのローパスフィルタは，それよりも高い周波数の振幅を減少させる。反対に，遮断周波数400 Hzのハイパスフィルタは，表面筋電図信号のパワーの90％を取り除き，それよりも上の周波数のみ保持する。同様に，遮断周波数が10 Hzと100 Hzのバンドパスフィルタは，これらの値の上下の周波数成分を減衰させる。

3番目の生理学的ではない要因が筋電図の記録に及ぼす影響の例としては，筋および関連組織の伝導性の関与が挙げられる。運動単位活動電位の基礎となる電流は水媒体中に発生するため，関連する電場電位は活動している筋線維の範囲を越えて伝導することになる。ある筋の上に置かれた電極で，近接する筋から発生した筋電図信号が記録される場合，その記録された信号をクロストークと呼ぶ。クロストークは，賦活された筋線維の両端で活動電位が消失した後，その筋線維の両端を越えて電場電位が伝導することで生じる。筋線維の活動電位における消失局面に関連した電場電位は，筋線維の末端を容易に越えて伝導する。そのため，電場電位によって構成される筋電図の記録は，筋線維の活動電位における伝播と消失の両成分に起因している。消失成分の相対的な貢献度は，脂肪厚に伴って，また電極が筋腹上に比べ腱上に置かれたときに増大するが，電極間距離には影響されない。

筋電図の記録において，クロストークを定量化したり除去したりすることは難しい（Farina et al., 2014）。クロストークの量の評価では，2つの筋から検出された筋電図信号間において相互相関係数を求め，クロストークの存在を意味する有意な値を判断する方法がよく用いられる。しかし，近距離および遠距離で筋電図記録に対する伝播成分と消失成分の貢献度が異なるため，これはクロストークを評価する有効な方法とはいえない。他のクロストークの評価方法は，差動増幅記録の振幅を二重差動増幅記録の振幅と比較することである。二重差動信号は，2番目の差動増幅器を介した2つの差動筋電図信号を記録することで得られる。クロストークがない場合，差動と二重差動信号の振幅は同程度になる。反対に，クロストークが存在する場合は，記録過程におけるクロストークの減衰によって二

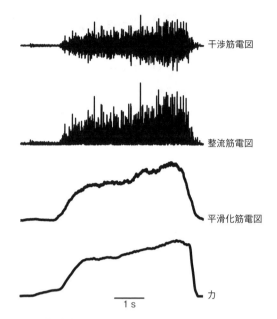

図5.28 等尺性筋収縮中の第一背側骨間筋における干渉筋電図を全波整流し，平滑化（平滑化窓：50 ms）した。平滑化筋電図信号は，人差し指の外転力に近似している。
Data provided by Kevin G. Keenan, PhD.

重差動信号の振幅が小さくなる。しかしながら，筋線維活動電位における伝播位相と消失位相の周波数帯には重複する部分があるため，これらの信号フィルタリングによって，筋電図記録からクロストークを除去することは不可能である。

●分析と解釈●

筋電図信号は2つの情報源を含んでいる。1つは運動ニューロンによって供給される筋への神経駆動であり，もう1つは筋線維膜の電気的特性である。筋電図信号における筋線維膜の影響は，運動単位活動電位の形に表れる。筋電図信号において，活動電位の形状に対する影響から筋に対する神経駆動の特徴を分けることは極めて難しい。

筋電図振幅

筋電図信号の最も一般的な利用法は，筋収縮のタイミングと振幅を推定することである。これらのパラメータは干渉筋電図からも推定できるが，分析前に信号を整流し平滑化することが一般的な方法である。図5.28に示されるように，整流とは電子モジュール，あるいはソフトウェアを用いて筋電図信号の絶対値を取ることである。この処理によって，干渉筋電図における負の位相（基線より下の部分）が除去または反転される。通常はその後，整流筋電図をフィルタ（ローパスまたはバンドパスフィルタ）にかけて平滑化信号を得る。平滑化の程度は分析の目的に応じて異なる。整

例 5.5　標的神経再支配

標的神経再支配は，肢切断患者の機能している筋から導出した表面筋電図信号を利用して，電動式人工装具を駆動する再建法である．Todd Kuiken らによって開発されたこの方法は，健常な筋の神経を除去し，切断された肢の筋を神経支配していた神経によってその筋を再支配するというものである（Agnew et al., 2012；Kuiken et al., 2009）．何名かの患者で用いられた方法には，腕の筋を神経支配していた神経による胸筋の再支配がある．胸筋を除神経した後，4 つの神経を以下のように標的筋へ移植した．筋皮神経を大胸筋鎖骨部へ，正中神経を上部胸骨部へ，橈骨神経を下部胸骨部へ，そして尺骨神経を小胸筋へ．この手術の 2，3 カ月後，患者は再支配された筋で単収縮できるようになった．これは，かつて腕を支配していた神経によって，胸筋の良好な神経再支配がされたということである．

神経再支配を受けた筋が機能を再獲得するにつれ，患者は，肩の内転-外転，手の開-閉，肘関節の屈曲-伸展など 27 の基本動作を学習するために，リハビリテーションを開始する．トレーニングと検査において表面筋電図信号を記録するために 127 チャネルのアレー電極を用いた．このうち，115 個の電極を胸筋全体にわたって，また，三角筋，広背筋，棘上筋，僧帽筋の上部・中部・下部の各筋に一対の電極を配置した．検査初期では，最も強い筋電図信号はこれらのごく少数の電極でのみ確認でき，その後，電極は義肢の一動作の制御に使用するために，筋皮神経，正中神経，橈骨神経の各神経に用いられた．筋皮神経からの筋電図は肘関節を曲げる動作，正中神経からの筋電図は手を閉じる動作，橈骨神経からの筋電図は手首の回転と屈曲の動作をそれぞれ制御した．続いて，表面筋電図信号によって制御できる動作の数を増やすために，6 個のモーターを備えた電動義肢が開発された．この技術の開発における最大の挑戦は，表面筋電図信号に対する心電図（ECG）アーチファクトや他筋からのクロストークの混入を最小化する点にあった．ECG アーチファクトはソフトウェアのアルゴリズムによって同定および除去し，クロストークはモーターを駆動させるための信号を供給する表面筋電図電極を注意深く選択し，神経を移植する手術の際に皮下脂肪を取り除くことによって低減された．

流および平滑化筋電図信号の振幅における変化は，安静から最大まで徐々に収縮を増大させたときの手筋による発揮筋力の変化に対応していることが図 5.28 に示されている．この関連性ゆえに，適切に調整された筋電図信号は義肢を駆動する作動装置（アクチュエータ）の制御に利用できる（例 5.5）．

筋電図信号の振幅を推定するには，平滑化されているものもされていないものも，整流筋電図を一定の時間間隔で平均化する．例えば，最大随意収縮中の筋電図ピーク値は，0.5 s 間隔で平均化することにより，その条件下で発揮された最大値として表すことができる．同様に，最大下における疲労性の収縮では，100 ms 間隔の整流筋電図を平均化することにより，収縮強度の変化を示すことができる．筋電図振幅の代替的測定値は，干渉筋電図の**二乗平均平方根**（rms）である．rms の値は以下の式によって計算される：

$$\mathrm{EMG_{rms}} = \sqrt{\frac{1}{N}\sum_{i=1}^{N} x_i^2} \qquad (5.11)$$

x_i は干渉筋電図における i 番目のサンプル値であり，N は対象とする区間のサンプル数を示している．$\mathrm{EMG_{rms}}$ は信号の平均パワーを反映し，その平均値は信号下の面積に関する情報を提供する．これら振幅の推定の絶対値は筋電図計測の条件によって異なるが，収縮中の変動と高く相関する．

整流し，フィルタ処理した筋電図を筋が発揮した力と比べると，2 者間の関係は似たものになりうる（図

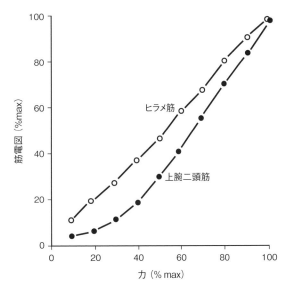

図 5.29 整流し，フィルタ処理した筋電図と等尺性収縮中のヒラメ筋および上腕二頭筋の力との関係．筋電図と力は，いずれも最大値に対して正規化されている．
Data from Bigland-Ritchie, 1981.

5.28）．しかしながら，この関係性は，筋全体の長さが変化せず，力が比較的一定な筋収縮である**等尺性収縮**に限られる．等尺性収縮下では，整流し，フィルタのかけられた筋電図と力の間には，線形関係あるいは曲線関係がある（図 5.29）．筋電図記録による筋力の推定は，アレー電極によって検出される信号（図 5.26）

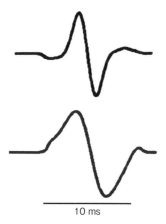
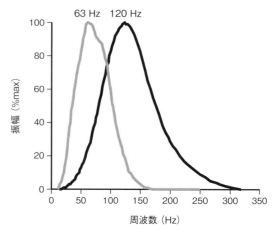

図5.30 運動単位活動電位（左）の形とそのパワー密度スペクトル（右）の関係。幅広い活動電位に関するパワー密度スペクトルの平均周波数（灰色線）は，120 Hz（黒線）のより狭い活動電位の平均値と比較して63 Hzであった。
Adapted from Farina, Merletti, and Enoka, 2004.

を加算することで改善できるので，個人間や実験セッション間で筋電図振幅（μV）における絶対値の比較が可能である（Staudenmann et al., 2010；Vila-Chã et al., 2010）。

収縮中に筋の長さや張力が変化するとき（いわゆる動的あるいは**非等尺性**収縮），信号の定常性の急速な変化や筋線維に対する電極位置のシフト，そして組織の伝導性の変化によって，筋の賦活と筋張力の関係性は複雑化する。信号の統計的特性が時間と共に変化しないとき，信号は定常であるが，持続的な等尺性収縮や動的収縮中における運動単位の活動の変調ではそうはならない。等尺性収縮中は運動単位活動の変化率がより緩やかなため，短い時間間隔での筋電図振幅の比較は許容されるが，動的収縮中はそうではない。これらの影響は，筋賦活のタイミングの推定においてささいな影響にすぎないが，動的収縮中の収縮強度の推定における筋電図振幅の利用がいかに神経系による筋の賦活と無関係であるかは，Dario Farina（2006）が述べているところである。

●スペクトル特性●

干渉波筋電図信号や整流筋電図信号は，いずれもスペクトル解析を用いて周波数成分を決定することによって特徴づけられる（サンプルとして図1.22参照）。スペクトル周波数は，標準的ピリオドグラム，自己回帰に基づいた方法，コーエンクラスの時間-周波数分布，ウェーブレット解析といった複数の異なる手法を用いて計算できる（Farina, 2006）。運動単位活動が大きく変化して筋電図信号が定常でないときは，時間-周波数解析が必要となる。活動電位の形状，運動単位の発火頻度，異なる運動単位間で発火した活動電位

の相対的タイミング，という筋電図信号の3つの特徴が，その周波数成分に影響しうる。

活動電位の形状は，筋電図のパワースペクトルに影響を及ぼす主要な要因である（**図5.30**）。活動電位の形状は，筋線維の平均伝導速度や記録電極に対する筋線維の長さおよび配置に依存する。高強度から中強度の持続的な等尺性収縮中のスペクトル周波数における変化と伝導速度との間には線形関係があるが，賦活された運動単位の数が収縮中に有意に変化するときにこの関係性を用いるのは適切ではない。さらに，タイプⅠおよびタイプⅡ筋線維の活動や収縮中の運動単位の動員の推定に表面筋電図のスペクトル解析を用いることはできない。例えば，筋電図パワースペクトルにおける中心周波数（平均あるいは中央）は，筋力の増大やさらなる運動単位の動員によって増加する，または変化がない，あるいは減少するといった報告がある（Farina et al., 2014）。

活動電位の放電頻度が筋電図干渉波のパワースペクトルに与える影響はわずかであり，干渉波あるいは整流信号いずれかに由来するスペクトルに信頼性の高いピークを持たない（Farina et al., 2014）。様々な運動単位による活動電位の相関した放電は，筋電図スペクトルの平均周波数に影響しうるが，相関的活動量の指標として単独で用いるには不十分である。

一般的なスペクトル分析の活用法の例は，ニューロン間のつながりを推定し，それによって筋への神経系駆動の間接的な測定を得ることである（Farina et al., 2014）。2つの筋電図信号間あるいは筋電図信号と脳波（EEG）間の周波数領域の相関を測定する手法は，**コヒーレンス**として知られている。脳波記録と筋電図信号の間のコヒーレンスは，運動ニューロンへの皮質

脊髄入力の強度を定量するために用いられる。同様に，2つの筋電図信号間のコヒーレンスは，2つの筋を神経支配している運動ニューロンが受け取る共通シナプス入力の強度の推定に用いられる。しかしながら，運動単位活動電位の形も筋電図信号のスペクトルの特徴に影響するため，両測定から得られるのは筋に対する神経系駆動の間接的推定のみである。また，コヒーレンスの総量は，運動ニューロンへの皮質脊髄入力や求心性神経入力，そして筋間のクロストークの有無のような共通入力の複数信号源によって変調されている。ある条件下で，整流は共通入力を検出するためのコヒーレンス分析能力を改善できるが，信号の振幅キャンセルが大きい場合はその限りではない（Farina et al., 2014）。

表面電極によって記録される筋電信号の振幅，スペクトル，コヒーレンス分析は，筋への神経系駆動や筋線維膜の電気特性双方に関する情報の有無に強く影響される。筋への神経系駆動に関する情報を抽出するための最も直接的な手法は，表面筋電図信号を運動単位活動電位に関する放電時間の連なりに分解することである（図 5.26）。

まとめ

この章は運動系の特性における3つの章のうちの1番目であり，神経細胞や筋細胞が賦活信号を即座に伝達することを可能にする興奮性膜の電気特性や，細胞間の活性化信号の伝達に焦点をあてている。神経細胞や筋細胞の電気的信号伝達は，受動的あるいは能動的に広がりうる細胞膜内外における電位差の一時的な変化に関連している。膜電位変化の能動的伝播は活動電位に相当し，細胞間の急速な信号伝達の基本単位である。細胞間の伝達はシナプスで起こる。神経細胞は数千ものシナプスを有するが，筋細胞は単一シナプスしか持たない。神経細胞の活動電位の発生は，多くのシナプスで同時に生じる入力の正味の効果に依存する。対照的に，1つの神経-筋シナプスの伝達は，通常，筋線維の活動電位を引き起こす。神経-筋シナプスは，脊髄や脳幹のニューロンが筋線維に活動電位を引き起こし，筋を収縮させる経路を示している。筋線維活動電位は筋電図（EMG）として知られる手法で記録され，神経系による筋の賦活を示す。そして，賦活の強さに関する情報を提供するため，また，筋への神経系駆動に関する詳細を推測するために用いられる。

第 6 章

筋と運動単位

運動系の働きについて理解するため，収縮性タンパク質を賦活し，筋の収縮を可能とする運動単位活動電位の力学的重要性について論じる。この章では，筋の構造，収縮性タンパク質の賦活，脊髄ニューロンと筋線維間の機能的関係性，筋の力学的特性，および筋活動の運動への貢献について検討する。

筋

筋は化学エネルギーを力へと変換する分子構造であり，興奮性（刺激に対して反応する能力），伝導性（興奮性信号を伝播する能力），収縮性（長さを変化させる能力），適応性（限定的な発達と再生能）の特性を持っている。組織学的には心筋，平滑筋，骨格筋の3種類に分類されるが，ここでは，細胞が互いに結合し，はっきりとした横紋が確認できる骨格筋に焦点をあてる。いくつかの顔の筋を除き，骨格筋は身体セグメントを回転させる（つまり，運動を発生させる）ために関節をまたいで作用する。したがって，筋の特性は，ヒトの運動能力に大きな影響を及ぼす。

●全体的構造●

筋線維は細胞外基質として知られる3段階のコラーゲン性結合組織によって結合される（Gillies & Lieber, 2011）。**筋内膜**は個々の筋線維を取り囲み，**筋周膜**は筋線維を筋束にまとめ，**筋外膜**は筋全体を収める。筋の端だけでなく全体にわたって存在するこの結合組織基質は，筋線維を腱へ，つまりは骨格へと結合させている。筋線維と腱を含む結合組織は1つの機能単位として動作するため，**筋**という表現はこれらの組織全体を意図して使用される。

筋線維は長さが1～400 mm，直径が10～60 μmと多様である。筋線維を包む細胞膜は，**筋鞘**として知られている（図6.1）。筋鞘は厚さが約7.5 nmであり，

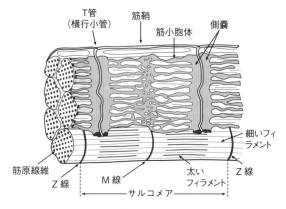

図 6.1 筋原線維に対するT管と筋小胞体の配列。この図では1本の筋線維の一部として6本の筋原線維が示されている。

第5章で説明した特性を持つ興奮性膜である。筋鞘の線維に包まれた液体は，**筋形質**として知られている。燃料源や細胞小器官，酵素，収縮性タンパク質に加えて，筋形質は，筋小胞体，側嚢（終末漕），T管（横行小管）などの膜系を含んでいる（図6.1）。**筋小胞体**は，線維に沿って縦方向に走行し，筋原線維を取り囲んでいる。また，筋鞘の延長でもあり，側嚢へと隆起してT管を取り囲んでいる。筋鞘から収縮性タンパク質への賦活信号の素早い伝達は，筋小胞体とT管の連結によって促進される。

●サルコメア●

サルコメア（筋節）は筋の基本的収縮単位で，太いフィラメントと細いフィラメントの相互の組み合わせから成り，Z線から隣のZ線まで伸びている（図6.1）。細いフィラメントが直径7 nm，長さ1.27 μmであるのに対し，太いフィラメントは直径12 nm，長さ1.6 μmである。端同士で結合したサルコメアの単列は**筋原線維**として知られ，直径は約1 μmである。長さ10 mmの筋原線維には，直列に4000個のサルコメアが

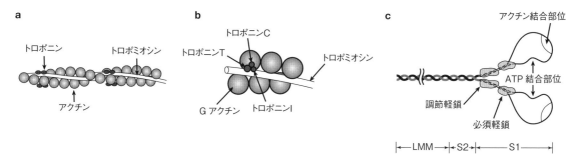

図 6.2 筋フィラメントの構成。(**a**) 細いフィラメント。(**b**) アクチン鎖とトロポミオシンの結合を形成する球形アクチン分子（G アクチン），およびトロポニンの 3 要素。(**c**) ミオシン分子。ATP＝アデノシン三リン酸；LMM＝軽メロミオシン；S1, S2＝サブフラグメント 1 と 2。

存在している。筋線維は，並列に配列された多くの筋原線維によって構成されている。

筋原線維における太いフィラメントと細いフィラメントの各組み合わせは，中央横帯に結合している。太いフィラメントは M 線（もしくは中心膜；サルコメアの中央部に位置している）に付着し，細いフィラメントは Z 線（もしくは間膜）に接続している。各々の Z 線には，およそ 3000〜6000 本の細いフィラメントが接続している。

●筋フィラメント●

細いフィラメントは**アクチン**分子が大部分を占めるが，タンパク質の**トロポミオシン**や**トロポニン**（TN）も含んでいる。各々の細いフィラメントは，らせん構造をとる 2 本の線維性アクチン（F アクチン：図 6.2 a）から成り，約 200 個の球形アクチン（G アクチン）分子を含んでいる（図 6.2 b）。1 つの G アクチン分子は約 374 個のアミノ酸を含むタンパク質である。F アクチンのらせん構造の溝には，トロポミオシンという 2 本の巻きつけられたより糸（それぞれ約 284 個のアミノ酸を含む）がある（図 6.2 a, b）。トロポニン複合体は 3 つのサブユニットを伴う球形構造をしている（図 6.2 b）。3 つのサブユニットとは，トロポニンをトロポミオシンへと結合させる**トロポニン T**（TN-T），トロポミオシンの存在下で，4 個から 7 個の G アクチン分子のミオシンへの結合を阻害する**トロポニン I**（TN-I），カルシウム濃度に応じて Ca^{2+} イオンを可逆的に結合させることができる**トロポニン C**（TN-C）である。トロポニン C には 4 箇所の結合部位がある（Ca^{2+} イオンに対して 2 箇所と Ca^{2+} イオンもしくは Mg^{2+} イオンに対して 2 箇所）。したがって細いフィラメントは，その周囲に巻きつくもしくは結合した，二重鎖のタンパク質（トロポミオシン）と球形のタンパク質（トロポニン）を持ったアクチン分子の二重鎖（F アクチン）で構成されている。トロポミオシンとトロポニンは，アクチンとミオシンの相互作用，すなわち筋収縮を可能としていることから，調節タンパク質と呼ばれている。

太いフィラメントは，**ミオシン**といくつかのミオシン結合タンパク質（C タンパク質，H タンパク質，M タンパク質，ミオメシン）を含んでいる。ミオシン分子は一端が 2 個の大きな球形頭部になった長い二重鎖のらせん構造をしており（図 6.2 c），6 本のタンパク質（ミオシン必須軽鎖と調節ミオシン軽鎖を 1 本ずつ持つ 2 本のミオシン重鎖〔約 200 キロダルトン〈kDa〉〕）により構成される。長さが約 17 nm の各々の球形頭部は 1 個のアデノシン三リン酸（ATP）結合部位，アクチン結合部位と，ATP の加水分解部位を持っている。ミオシン分子は，**軽メロミオシン（LMM）**と**重メロミオシン（HMM）**の 2 つのフラグメントに分解される。LMM の分子量は比較的軽いが（135 kDa），HMM は重い（335 kDa）。HMM フラグメントは**サブフラグメント 1 と 2**（S1 と S2：図 6.2 c 参照）に分けられる。S1 はミオシン分子の球形頭部に相当し，S2 は残りの部分を示している。

太いフィラメントは対になって配列する約 300 個のミオシン分子から成っており，それぞれの分子の S1 要素は，他方に対して 3.14 rad（180°）の方向を向いている。隣接するペアとは約 0.0143 μm および 2.1 rad（120°）ずれている。ミオシン分子のこのような規則正しい配列により，太いフィラメントを取り巻く HMM 突起部（クロスブリッジ）が形作られる。各々のサルコメアは反対方向を向いたミオシンのセットを 2 組含み，M 線に結合して単一のフィラメントを形成している。

ミオシン分子には非常に柔軟性に富んだ領域が 2 つある。これらの領域は LMM-HMM および S1-S2 接合部に存在している。その結果，HMM フラグメントは細いフィラメントに近くなるよう太いフィラメントから伸びる配列となっている。S1 はアクチンと相互作用することができるので，HMM の延長部は**クロスブリッジ**（架橋）と呼ばれる。HMM の S1 領域は

表6.1 成人の骨格筋における収縮性タンパク質のアイソフォームの例

遺伝子ファミリー	線維の種類による形式		位置
	遅収縮性	速収縮性	
ミオシン重鎖	S	F_{2A}, F_{2B}, F_{2x}, F_{EO}, F_{SF}	太いフィラメント
アルカリ軽鎖	1_{Sa}, 1_{Sb}	1_F, 3_F	太いフィラメント
ジチオニトロ安息香酸軽鎖	2_S, $2_{S}'$	2_F	太いフィラメント
アクチン	$α_{sk}$	$α_{sk}$	細いフィラメント
α-アクチン	S	F	Z線
ミオシン結合タンパク質C	S	F	太いフィラメント
チチン	長い	短い	太いフィラメント
トロポミオシン	$β$, $α_S$	$β$, $α_F$	細いフィラメント
トロポニンC	S	F	細いフィラメント
トロポニンI	S	F	細いフィラメント
トロポニンT	S	F	細いフィラメント

注：S＝遅収縮性，F＝速収縮性。F_{2A}とF_{2B}は組織化学的に定義された2種類の速筋線維に相当する；F_{2x}は抗体染色とタンパク質分析によって定義される；F_{EO}は成人の外眼筋に見られる；F_{SF}は顎筋における超高速の収縮性タンパク質；$α_{sk}$は骨格筋に見られるアクチンフィラメント。
Data from Caiozzo & Rourke, 2006；Schiaffino & Reggiani, 2011.

ATPを加水分解する部位と化学エネルギーを力学的仕事に変換する運動領域を含んでいる。各々の太いフィラメントは，これを取り巻く6本の細いフィラメントと作用し，1本の細いフィラメントは3本の太いフィラメントと作用できる。ヒトの大腿四頭筋では，1 $μm^2$あたり約1600個の太いフィラメントが存在する。

複数の遺伝子ファミリーと転写因子の相互作用は，骨格筋の主要な筋形質タンパク質のいくつかのアイソフォーム（ミオシン重鎖，アルカリ軽鎖，ジチオニトロ安息香酸軽鎖，アクチン，トロポミオシン，トロポニンC，トロポニンI，トロポニンT，表6.1）を産出する。**重鎖**と**軽鎖**という用語はタンパク質を分子量によって区別しており，重鎖タンパク質は軽鎖タンパク質よりも大きな数のアミノ酸配列（鎖）を持っている。

●細胞骨格●

太いフィラメントと細いフィラメントに加えて，筋は，収縮によって生成された力を伝達する上で重要な他の構造を含んでいる。これらの構造は総称として**細胞骨格**と呼ばれ，2種類の格子から成っている。**サルコメア内細胞骨格**はサルコメア内において太いフィラメントと細いフィラメントの方向を維持しており，**サルコメア外細胞骨格**は筋原線維の隣り合った配列を維持している。

サルコメア内細胞骨格の主要な構成要素は，2種類の巨大タンパク質，**チチンとネブリン**である。チチンは太いフィラメントをZ線に結合させる巨大タンパク質（約3 MDa, 長さ約1.5 μm, 図6.3）で，単一分

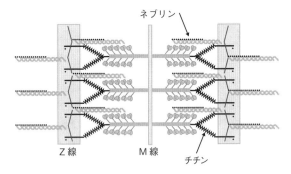

図6.3 細胞骨格タンパク質チチンは太いフィラメントをZ線へ連結し，ネブリンは細いフィラメントに結合されている。

子のフィラメントである。チチンのフィラメントはサルコメアに沿って連続的な結合をもたらすため，筋の受動的張力に大きく貢献する。また，チチンのスティフネス（剛性）は，筋形質へのCa^{2+}イオンの流入とクロスブリッジの賦活によって増大するため，チチンは動的ばねとして機能し筋収縮中の力に貢献することが示唆されている（Monroy et al., 2012）。ネブリン（500～900 kDa）はアクチンと結合した細いフィラメントのタンパク質で，細いフィラメントの長さを調節し，アクチンとミオシンの相互作用に関係しているようである（図6.3）。ネブリンは，サルコメア集合の際に結合（重合）されるように複数の要素を配置し，Ca^{2+}イオンが利用可能なときにATPを加水分解する酵素（ミオシンアデノシン三リン酸加水分解酵素〔ATPアーゼ〕）の活性を抑制することにより，アクチンとミオシンの相互作用を調節している。ノックアウ

トマウスモデルのようにネブリンが欠乏した状態では，クロスブリッジの動力学が変調し，筋収縮におけるエネルギーコストが増大する。したがって，サルコメア内タンパク質は，サルコメアの構造における単なる受動的要素ではなく，むしろその組織や筋張力の生成に大きく貢献している。

サルコメア外細胞骨格は収縮性タンパク質（アクチン，ミオシン，チチン）によって生成された力を筋内結合組織と骨格に伝達するための結合をもたらしている。サルコメア外タンパク質は中間フィラメントとコスタメアを含んでいる。**中間径フィラメント**は骨格を形成し，筋線維内における筋原線維間や筋線維間に縦横方向に配列されている。**デスミン，ビメンチン，スケレミン**などのタンパク質によって構成される中間径フィラメントはZ線やM線に局在し，各々の筋原線維をその隣接部位に結合させている。中間径フィラメントは隣接したサルコメアの配列に関係しているようで，サルコメア，筋原線維，筋線維間の縦横方向の力伝達のための経路となっている。さらに，筋肥大で起こるように，筋原線維が筋線維に追加されると，中間径フィラメントは新たな収縮性タンパク質を配列させることができる。

コスタメアは，筋原線維を筋鞘に，筋線維を筋内膜と筋腱接合部に結合させる。細胞内タンパク質を細胞外基質と結合させることにより，コスタメアは収縮性タンパク質が生成した力の横方向への伝達に関して重要な役割を担っている。コスタメアは，ジストロフィン-糖タンパク質複合体とインテグリン-ビンキュリン-タリン複合体の2種類の主要なタンパク質複合体により構成されている。ジストロフィン-糖タンパク質複合体は，Fアクチンの細胞骨格と細胞外基質間の物理的な連結をもたらしている。ジストロフィン-糖タンパク質複合体の要素（例：ジストロフィン）の欠乏は筋鞘の構造的完全性を変化させ，進行性の収縮誘発性損傷をもたらす。インテグリン-ビンキュリン-タリン複合体に含まれるタンパク質は，細胞粘着，遊走，生存などの様々な細胞過程に関与する。したがって，コスタメアは，サルコメアと筋鞘間で力を伝達する経路としての機能を果たすことに加え，細胞外環境と細胞内ネットワーク間で信号を伝達する細胞信号伝達にも貢献している。

興奮-収縮連関

神経筋接合部において，神経伝達物質であるアセチルコリンがシナプス間隙全体に広がりシナプス後膜（筋線維）の受容体に付着するまでに要する時間は100 μs未満である。受容体へのアセチルコリンの付着によって伝達物質依存性Na^+-K^+チャネルが開き，Na^+イオンの流入と筋線維からのK^+イオンの流出が可能となる。そして，筋線維膜を横切るNa^+イオンとK^+イオンの移動によって終板電位が生じ，それが筋線維における活動電位の発生を引き起こす。

筋線維の活動電位を筋線維の張力へと転換させるプロセスは**興奮-収縮連関**と呼ばれる。図6.4に興奮-収縮連関に含まれる段階が示されている。その段階とは，(1) 筋線維に沿って活動電位が伝播し，(2) T管下方に活動電位を伝播させると，(3) 活動電位を筋小胞体のCa^{2+}コンダクタンスの変化に結びつけ，(4) 筋小胞体からCa^{2+}イオンを放出し，(5) 筋小胞体にCa^{2+}イオンを再び取り込む，(6) Ca^{2+}イオンがトロポニンに結合すると，(7) 収縮性タンパク質が相互作用を引き起こす。これらの段階の多くは，アクチンとミオシンの相互作用（Ca^{2+}脱抑制）を可能にする事象を含んでおり，第7段階のみがクロスブリッジサイクルに相当する。

Ca^{2+}脱抑制

安静状態では，トロポニンとトロポミオシンおよびネブリンの調節作用によって太いフィラメントと細いフィラメントの相互作用が妨げられており，Ca^{2+}イオンは筋小胞体に蓄積されている。図6.4の第1段階から第6段階は，この抑制を除去するための事象に相当する。この一連の事象における正味の効果は抑制の除去であるため，**脱抑制**と呼ばれている。

Ca^{2+}脱抑制は，筋線維の活動電位が筋鞘に沿って伝播し，T管を通じて筋線維内部に到達することから始まる。T管の活動電位は，信号を筋小胞体内の**リアノジン受容体**に伝達する電位感受性DHP受容体（図6.4a）を賦活する。それによりCa^{2+}イオンが筋小胞体から放出される。しかし，DHP受容体がどのようにT管と筋小胞体間の15 nmの間隙に広がってリアノジン受容体と接触するのか，その機序は不明である。可能性としては，化学的結合，機械的信号，あるいはCa^{2+}イオン濃度の変化による影響が考えられる。今のところ，DHPチャネルの立体配座（構造）の変化と骨格筋内におけるリアノジン受容体が物理的に結合することを支持するいくつかの証拠が挙げられている。

安静状態では，筋鞘の電位は外部に対して内部が負であり，Ca^{2+}イオンのほとんどがT管付近の筋小胞体に蓄積されている。そして，T管の活動電位がCa^{2+}コンダクタンス（g_{Ca}）の増大を引き起こす。これはリアノジン受容体の開放に相当する。活動電位がない場合はg_{Ca}が通常低く，Ca^{2+}イオンが筋小胞体の膜を通過することは難しい。いったん膜の脱分極によって

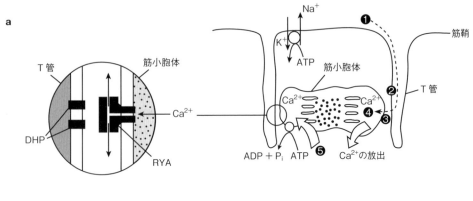

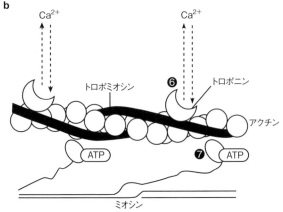

図6.4 興奮-収縮連関に関与する7つの段階。(**a**) 最初の5段階は，筋線維の活動電位（❶〜❸）を，筋形質へのCa²⁺イオンの放出（❹）と再取り込み（❺）へ変換する過程を示している。(**b**) 残りの2つの段階は，トロポニンへのCa²⁺イオンの結合（❻）とクロスブリッジの結合（❼）である。**a**の挿入図は，筋小胞体からのCa²⁺イオンの放出に関する構造を示している。ジヒドロピリジン（DHP）受容体はT管に存在し，電位センサとして作用する。活動電位がある場合は，DHP受容体が筋小胞体のリアノジン受容体（RYA）を活性化し，筋線維の筋形質内にCa²⁺イオンが流入する。
Adapted, by permission, from R. H. Fitts and J. M. Metzger, 1993, Mechanisms of muscular fatigue. In *Principles of exercise biochemistry*, edited by J. R. Poortmans (Basel : Karger), 214.

g_{Ca}が増大すると，Ca²⁺イオンは自身の濃度勾配によって筋小胞体からリアノジン放出チャネルを経由して筋形質へ移動する。収縮速度の速い筋線維ではリアノジン受容体の量は2〜3倍あるため，各々の活動電位によるCa²⁺イオンの大量放出が可能となる。

筋形質におけるCa²⁺イオンの濃度が閾値（10^{-7} M）を超えると，Ca²⁺イオンは調節タンパク質のトロポニンと結合し，細いフィラメントの構造的変化を引き起こしてアクチン上のミオシン結合部を露出させる。調節複合体（トロポニン-トロポミオシン-ネブリン）の一過性の回転を伴う結合部の露出は，アクチンとミオシンの相互作用を可能とし，アクチンとミオシンがクロスブリッジサイクルへ従事できるようにする。

活動電位が通過した後は，g_{Ca}が安静レベルに戻り，酵素であるCa²⁺ATPアーゼの働きによってCa²⁺イオンは筋小胞体に送り返される。このとき，Ca²⁺イオンが筋小胞体に戻る速度によって活動電位の停止後にどれだけ早く力が低下するかが決まる。例として，疲労にいたる筋収縮後にCa²⁺イオンの再取り込み速度が減少すると（Ca²⁺ポンプの活動低下による），クロスブリッジ活動が長引くため，筋の弛緩率が低下することが挙げられる。

●クロスブリッジサイクル●

Ca²⁺脱抑制後の収縮性タンパク質間の相互作用は，タンパク質の一時的な構造変化をもたらす複数の生化学的な事象を含んでいる。これらの事象にはアクチンに結合するミオシンの球形頭部が関係することから，一連の流れは**クロスブリッジサイクル**（架橋サイクル）として知られている。クロスブリッジサイクルは，トロポニンに結合するCa²⁺イオンの欠乏（非活性状態）または存在（活性状態）に基づいて区別される複数の段階により構成される。

ミオシンの球形頭部におけるクロスブリッジサイクルには，解離局面，活性局面，および結合局面がある。クロスブリッジサイクルは，図6.5の最上段でATPがミオシン頭部に結合することから始まる。その結果，ミオシン頭部がアクチンから解離し（第2段階），

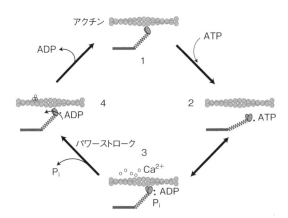

図6.5 クロスブリッジサイクルの4つの段階。ATP＝アデノシン三リン酸；ADP＝アデノシン二リン酸；P$_i$＝無機リン酸。

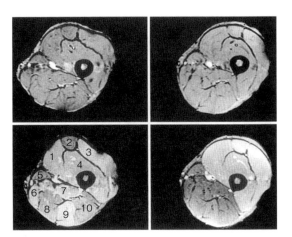

図6.6 安静時（上段）および運動後（下段）における右大腿部筋群のMRI。左側の2つは自転車エルゴメータによる運動前後の画像，右側の2つは膝関節伸展装置による運動前後の画像である。運動後により明るくなっている領域は，T$_2$値を決定するために用いられる信号強度の増加を意味する。下段左側の画像でラベルされた筋群は，1＝内側広筋；2＝大腿直筋；3＝外側広筋；4＝中間広筋；5＝縫工筋；6＝薄筋；7＝長内転筋；8＝半膜様筋；9＝半腱様筋；10＝大腿二頭筋である。

Reprinted, by permission, from R. S. Richardson, L. R. Frank, L. J. Haseler, 1998, "Dynamic knee-extensor and cycle exercise: functional MRI of muscular activity," *International Journal of Sports Medicine* 19 (3): 182-187. © Georg Thieme Verlag KG.

ATPがアデノシン二リン酸（ADP）と無機リン酸（P$_i$）に加水分解され，ミオシン頭部とアクチンとの結合が弱くなる（第3段階）。ATPの加水分解の速度は筋線維内で4倍もの差があり，最も速く収縮する筋線維で最大となる。図6.5の最下段に示されている第3段階で起こるトロポニンへのCa^{2+}イオンの結合は，ミオシンの2つの頭部を近づけ，その結果P$_i$の放出とクロスブリッジサイクルのパワーストローク（ミオシン頭部の首振り運動）が生じる（第4段階）。各クロスブリッジは強固に結合している間，数百ミリ秒にわたって約2 pNの力を発揮し，これはADPの放出に伴い終了する。ミオシン頭部による仕事は，1回のクロスブリッジサイクルで，太いフィラメントと細いフィラメントを5〜10 nm移動させる。クロスブリッジの周期運動は，筋細胞内に十分な量のCa^{2+}イオンとATPが存在する限り続く。

アクチンとミオシンが結合している間にミオシン頭部の変位が生じるため，太いフィラメントと細いフィラメントは互いに滑り込み，細胞骨格において力を発揮する。筋によって発揮される力は，Ca^{2+}脱抑制が結合部を有効にした時点で生じる多くのクロスブリッジの並列的ではあるが同期しない周期運動の結果として通常説明される。このことは**筋収縮におけるクロスブリッジ理論**として知られる。さらに，**収縮**という用語は，筋線維の活動電位に反応してクロスブリッジが周期運動しているときの筋活動の状態を意味している。活動電位が通過すると，筋小胞体のg_{Ca}が通常の低いレベルに戻り，Ca^{2+}イオンは能動的に筋形質から除去され，トロポニンとトロポミオシンおよびネブリンによる抑制作用が再開される。

●筋収縮の画像化●

クロスブリッジ活性化の結果は，いくつかの画像法を用いて評価することができる。例として，磁気共鳴画像法による筋収縮後の体液移動の検出，陽電子放射断層撮影法による筋収縮後の摂取した標識化合物の測定，そして超音波法による筋収縮中の筋構造の変位の追跡が挙げられる。

原子核の位置を特定する手法である**磁気共鳴画像法（MRI）**は，筋の構造と機能の研究に用いられる。概念的に，この手法には3つの段階がある。(1) まず物体を磁場に曝露させて奇数の原子量を持つ化学元素を整列させ，(2) 次にこれらの元素の配列に摂動を与え，(3) 最後に原子核が初期配列に戻る速度（緩和速度）を計測する。基本的な緩和速度は，縦緩和時間（T$_1$）と横緩和時間（T$_2$）と呼ばれている。T$_1$緩和時間とT$_2$緩和時間の両方の増加は，筋の含水量の増加と相関があるため，結果として筋の賦活，筋痛，筋腱挫傷の研究に有用である。

緩和時間の変化が，なされた仕事や筋によって発揮された力の大きさなどのパフォーマンス基準と関連するとき，MRIのデータはクロスブリッジ活動の累積量に関する情報を提供しうる。例えば，筋収縮後のT$_2$緩和時間の変化は，筋収縮中の筋線維における細胞内含水量の変化を示している。図6.6は，そのような計測例を示している。このデータは，膝関節伸展装置および自転車エルゴメータで高強度の単発運動を実施したときの大腿筋群における使用度合いを比較したものである。これら2つの運動中に動員される筋を，運動

後の画像における明度の比較によって定量的に評価することができる。運動後により明るくなっている領域は，その領域の筋群がより使われていたことを意味している。そして，明度における変化の大きさは，算出されたT_2値から推測可能である。Russ Richardson ら（1998）は，膝関節伸展運動後に4つの膝関節伸筋群のT_2が有意に増加し，自転車運動後は10個の全ての筋群のT_2が増加することを明らかにした。

T_2信号の変化と筋収縮強度には正の線形関係がある。この関係は短縮性（求心性）と伸張性（遠心性）収縮に関して，また，複数の異なる筋群に関して報告されている。例えば，ある筋群が短縮性収縮によってある負荷を持ち上げる場合は，同じ負荷を伸張性収縮で下ろす場合よりも酸素消費量が高く，運動単位も多く動員されるという報告がある。その結果，筋電図とT_2信号の両方の強度が伸張性収縮時に小さくなる。

MRI測定は，個々の指の活動を制御する手指屈筋（浅指屈筋と深指屈筋）のサブボリュームの同定に十分な空間分解能を持っている。この方法を用いることで，単一筋内および協働筋群内における機能的な**神経筋コンパートメント**の有病率を判定することができる。また，ある運動課題が主動筋と拮抗筋の共活動を伴うかどうかを判定することも可能である（図6.6）。運動後のT_2信号の強度変化の分布は，筋電図の記録によって得られる情報を補完する生体内の筋機能への洞察を提供しうる。

陽電子放射断層撮影法（PET）は，ラジオアイソトープ（放射性同位体）によって標識され，生理学的過程によって活性組織へ運ばれた化合物の検出を原理としている。^{11}C，^{18}F，^{15}O，および^{13}Nなどのラジオアイソトープは，サイクロトロン内で原子核にプロトンが付加されることによって製造される。PET画像は，電子とラジオアイソトープによって放出された陽電子の衝突によって生じるγ線から得られる。化合物の生理学的な機能はラジオアイソトープが付加されても変化しないため，標識化合物の蓄積状況から特定の生理学的過程に関する情報を得ることができる。例えば，サイクロトロン内で^{18}Fを生み出すために酸素と水素イオンを衝突させた場合，^{18}Fがデオキシグルコースへ結合（^{18}F-デオキシグルコース）してもデオキシグルコースの機能は変化しないため，化合物が含まれる生化学的な経路はPETで間接的に観察することができる。

フルオロ-デオキシ-D-グルコース（FDG）が^{18}Fで標識されて[^{18}F]-FDGになると，その場所がPETで画像化され，随意収縮中の骨格筋によるグルコース摂取の推定が可能となる。[^{18}F]-FDGは一連の筋収縮後約2時間で消失するため，サイクリング，ランニング，ウォーキングなどの活動におけるグルコース摂取総

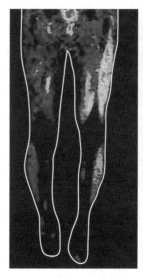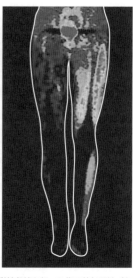

図6.7 左膝関節伸筋群において疲労性収縮を行った後の若年男性（左側）と高齢男性（右側）の[^{18}F]-FDGの強度と分布を示すPET画像。より明るい領域は信号強度が最も高いことを意味している。
Images provided by Thorsten Rudroff, PhD.

量，つまり筋活動を推定するためには，運動後即座にPET画像を撮影する。例えば，図6.7は，左脚の膝関節伸筋群において最大随意収縮の25％の力で約15分間の等尺性収縮を行った直後の若年男性1名と高齢男性1名の下半身における[^{18}F]-FDG強度のPET画像を示している。このPET画像とCTで得られた解剖学的画像を並べると，異なる条件下における様々な筋の信号強度を比較することができる。例えば，[^{18}F]-FDGの信号強度（図6.7）から推定されるように，疲労性収縮中の筋活動を比較すると，持続性最大下収縮中の膝関節伸筋群，膝関節屈筋群，股関節まわりの筋群，下腿筋群の活動は，高齢男性が若年男性より大きいことがわかった（Rudroff et al., 2013）。

通常は[^{18}F]-FDGのPET画像から運動課題中の筋活動に関する情報を得ることはできないが，活動の絶対強度やパフォーマンスに参画していた筋の数に関する詳細情報は得ることができる。しかしながら，運動課題がスキャナの中で行われるならば，他のラジオアイソトープによるPET画像で，筋収縮中の情報を得ることができる。例えば，持久性トレーニングを行った男性群と行っていない男性群の片脚運動中の骨格筋における血流（[^{15}O] H_2O），筋血液量（[^{15}O] CO），および筋の酸素摂取量（[^{15}O] O_2）を比較するには，異なるトレーサー（追跡子：ラジオアイソトープで標識された化合物）が注入される（Kalliokoski et al., 2001）。その結果から，両群が同一強度で運動したとき，持久性トレーニングを行った群は，トレーニングを行っていない群よりも酸素摂取能が高く，血液循環

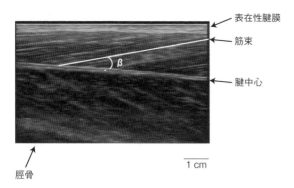

図6.8 若年男性における前脛骨筋の一部分の超音波画像。この画像は8MHzのリニアアレープローブを使用し、Bモードによって取得された。
Image provided by Mark Jesunathadas, PhD.

時間が長く、血液灌流もより均質であることが明らかにされた。

筋収縮中および収縮後の変化を観察するために用いられる3つ目の方法は、**超音波法**である。指向性高周波音波（2〜20 MHz）は、異なる音波特性（音の速度と組織の密度）を持つ組織間を区別できる検出エコーを生成する。そして、反射した音波の周波数と振幅を再構築することによって、目的部位の画像が得られる。音波が筋から筋膜といった組織の変化に遭遇すると、信号の一部が反射され、プローブによって検出される。エコー強度は反射の程度によって決まる。通常の筋の画像は低いエコー強度のため暗いが、結合組織ではエコー強度が高く、したがって画像上では明るい領域として見える。超音波は浅部の筋では、厚さ、断面積、筋束の方向を確実に計測することができる。図6.8は、皮膚上に設置したプローブによって得られた前脛骨筋の一部分の超音波画像を示している。このような画像では、筋の収縮量は筋束長の減少と羽状角の増加（β）によって示される。また、神経筋疾患による筋形態の変化も超音波によって視覚化できる（Pillen & van Alfen, 2011）。

運動単位

運動単位は脊髄前角もしくは脳幹の運動ニューロンとその軸索、それが支配する筋線維によって構成される。大部分の骨格筋は数百の運動単位から成るが、その数は数十から数千と幅がある（表6.2）。単一の筋を支配する運動ニューロンの群は**運動核**と呼ばれる。神経筋接合部は大きく、しっかりしたシナプスであるため、運動ニューロンから発せられた各々の活動電位は通常、支配する全ての筋線維に活動電位を誘発する。

表6.2 霊長類における特定の上肢筋の運動核における運動ニューロン数

筋	数	脊髄分節
短母指外転筋・短母指屈筋	115	C8〜T1
母指内転筋	370	C8〜T1
長母指外転筋	126	C8〜T1
上腕二頭筋	1051	C5〜C7
橈側手根伸筋	890	C5〜C7
尺側手根伸筋	216	C7〜T1
第二指伸筋	87	C8〜T1
総指伸筋	273	C8〜T1
長母指伸筋	14	C8〜T1
第一背側骨間筋	172	C8〜T1
橈側手根屈筋	235	C7〜C8
尺側手根屈筋	314	C7〜T1
深指屈筋	475	C8〜T1
浅指屈筋	306	C8〜T1
虫様筋（外側）	57	C8〜T1
上腕三頭筋	1271	C6〜T1

注：運動ニューロンは数を数えるために各筋内に注入した西洋ワサビペルオキシダーゼの逆行性輸送によって可視化された。
Data from Jenny and Inukai, 1983.

収縮によって筋が発揮する力は賦活（動員）される運動ニューロンの数と活動電位の発火頻度に依存する。

●運動ニューロン●

運動ニューロンとその樹状突起は神経系からの指令が統合され筋へと送られる**最終共通路**である（Duchateau & Enoka, 2011）。運動ニューロンは脊髄の前角と脳幹に位置し、末梢神経を介して軸索を各々が支配する筋線維へ送っている。図6.9は、脊髄の右側と左側に複数の脊髄分節にまたがって分布する2つの運動核を示している。それぞれの運動核における運動ニューロンは、同側の筋を支配している。

運動核ごとに異なる運動ニューロンの特徴には、形態、興奮性、入力の分布がある（Heckman & Enoka, 2012）。最も注目されてきた形態学的特徴は、直径、表面積、樹状突起の数、細胞体のコンデンサの計測により定量される運動ニューロンのサイズである。Elwood Henneman（1957）によって最初に観察されたように、運動ニューロンのサイズと運動核内における動員の順序には強い相関関係がある。Hennemanは伸張反射の研究において、運動単位が賦活される順序は活動電位の振幅によって様々であると述べている。活動電位の振幅は軸索の直径、すなわち細胞のサイズに依存するため、運動単位のサイズは小さい順に動員されると、彼は推察した。このような見解は**サイズの原理**と

第 2 部 ■ 運動系

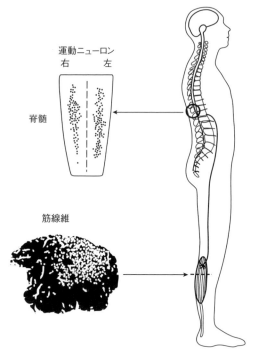

図6.9 身体の右側の筋を支配する運動ニューロンは脊髄の右側に位置し，左側の筋を支配する運動ニューロンは左側に位置する。運動核を構成する運動ニューロンは複数の脊髄分節にわたって分布し，脊髄の前面に点で示してある。各々の運動ニューロンは平均で数百の筋線維を支配している。1個の運動ニューロンに支配される筋線維の分布は筋の断面に白い点として示してある。

表6.3　サイズの違いによる運動ニューロン特性			
特性	大きい	中間	小さい
形態			
細胞直径（μm）	53	53	49
細胞表面積（μm^2）	369	323	249
主要樹状突起数	10	11	11
軸索直径（μm）	7	7	6
膜特性			
軸索伝導速度（m/s）	101	103	89
入力抵抗（MΩ）	0.6	0.9	1.7
基電流（nA）	20	13	5
電圧閾値（mV）	20	19	14
後過分極持続時間（ms）	65	78	161
シナプス入力			
Ia群結合（%）	87	97	94
Ia群興奮性シナプス後電位振幅（μV）	71	118	179
反回抑制振幅（μV）	280	679	1173

Burke et al. 1982；Cullheim and Kellerth 1978；Fleshman et al. 1981a, b；Friedman et al. 1981；Gustafsson and Pinter 1984；Ulfhake and Kellerth 1982；Zengel et al. 1984.

して知られるようになった。

その後，細胞内に微小電極を刺入留置し，その電気特性を測定することによって運動ニューロンの特性を明らかにする研究が続けられた。ネコの運動ニューロンに関して表6.3にまとめられているように，これらの特性は形態や膜の興奮性，運動ニューロンのシナプス入力を含んでいる。これらの特性が運動ニューロンサイズの違いによってどのように異なるかが，5つの例，すなわち入力抵抗（MΩ），基電流（nA），電圧閾値（mV），後過分極持続時間（ms），軸索伝導速度（m/s）によって示されている。入力抵抗（コンダクタンス〔伝導率〕の逆数）とは，受容する電流に対して生じる膜電位の変化として細胞が示す電気抵抗のことである（オームの法則：式5.9）。入力抵抗は静止イオンチャネルの密度とニューロンのサイズに依存するため，小さい運動ニューロンは高い入力抵抗（低い入力コンダクタンス）を示す傾向にあり，印加されたシナプス電流に対して大きなシナプス後電位をもたらす。基電流とは運動ニューロンが活動電位を発するために必要な電流の量として示される興奮性の指標である。基電流は静止膜電位，電圧閾値，入力抵抗に依存する。小さな運動ニューロンの基電流は，大きな運動ニューロンのそれより著しく小さい。電圧閾値は，ニューロンが活動電位を発するのに必要な脱分極の量を示している。主にNa$^+$チャネルの電圧感度によって決定される電圧閾値は，内向きのNa$^+$電流がNa$^+$チャネルの不活性化速度を超える膜電位に相当し，サイズの小さな運動ニューロンで最も小さい。後過分極持続時間は膜電位が活動電位に続く局面において，通常の静止膜電位よりもさらに過分極している時間である。後過分極はCa^{2+}活性化g_k（カルシウム活性化カリウムコンダクタンス）によって引き起こされる。後過分極持続時間は小さな運動ニューロンで最も長く，その最大発火頻度の低さに関係している。伝導速度は活動電位が軸索に沿って伝播する速度を指し，軸索の直径に伴って増加する。これらの関係性が示しているのは，小さな運動ニューロンは大きな運動ニューロンよりも興奮しやすいが，それが発し，伝播する活動電位の速度は大きな運動ニューロンよりも遅いことを示している。

運動単位の機能を理解するには，それが皮質，脳幹，末梢の感覚受容器から受け取る入力の詳細と運動ニューロンの興奮性に関する情報を結び付けて考える必要がある（Heckman & Enoka, 2012）。運動ニューロンは最大で50000のシナプス結合を持ち，その約95%は樹状突起で起こる。しかしながら，異なる発信源から受け取る入力は，各々の入力の種類に関連した

シナプスの数や位置が多様であるため，運動ニューロンによる活動電位の発生に様々な影響を及ぼしうる。また，イオンチャネル型受容体によって伝達されるシナプス入力の影響は，神経調節性の入力とシナプス前抑制によって調節される。

シナプス入力の分布と運動ニューロン特性の相互作用は，与えられた入力に対して運動ニューロンで発生した**実効シナプス電流（nA）**を測定することによって評価できる。この計測値は，入力系を賦活する正味の効果を示しており，活動電位が生み出される軸索小丘へ伝導される信号を表している。この手法により，興奮性入力が大きな運動ニューロンで最大となり，小さな運動ニューロンで最少となる傾向が見出され，一方，抑制性入力は全ての運動ニューロンに類似の電流を発生させることもわかった（表6.3）。しかしながら，この法則の例外として，Ia 求心性入力による興奮は小さい運動ニューロンで最大となる。例えば，2つの重要な下行性経路（皮質脊髄路，赤核脊髄路）では，大きな運動ニューロンへの興奮性入力は最大であり，運動核間への抑制性入力は一様である。しかしながら，皮膚由来の求心性入力や腱器官からの Ib 求心性入力，皮質脊髄路の単シナプス成分のようないくつかの系によって引き起こされる電流は，まだ体系的に研究されていない。

●筋単位●

単一運動ニューロンによって神経支配される筋線維は**筋単位**として知られている。単一運動ニューロンによって神経支配される筋線維の数，すなわち**神経支配数**は，所定の運動核内で指数関数的に異なっている（図6.10）。剖検標本によれば，平均の神経支配数は筋のサイズによって異なる（表6.4）。例えば，内側腓腹筋

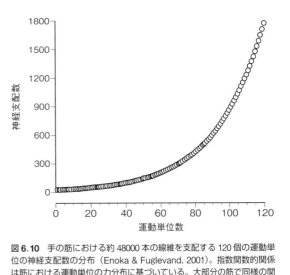

図6.10 手の筋における約48000本の線維を支配する120個の運動単位の神経支配数の分布（Enoka & Fuglevand, 2001）。指数関数的関係は筋における運動単位の力分布に基づいている。大部分の筋で同様の関係性が存在しうる。

表6.4 ヒトの骨格筋におけるα運動軸索，筋線維数，平均神経支配数の解剖学的推定

筋	標本	α運動軸索	筋線維数	神経支配数
小指外転筋[g]	成人10名	380	72300	190
短母指外転筋[h]	成人10名	171	15400	90
母指内転筋[h]	成人10名	128	13600	106
上腕二頭筋[b,d]	死産児	774	580000	750
腕橈骨筋[f]	40歳男性	337	>129000	>410
第一背側骨間筋[f]	22歳男性	119	40500	340
第一虫様筋[f]	54歳男性	93	10038	108
	29歳女性	98	10500	107
短母指屈筋[h]	成人10名	172	15300	89
咬筋[c]	54歳男性	1452	929000	640
母指対立筋[b,d,h]	成人10名	172	15300	89
内側腓腹筋[f]	28歳男性	579	1120000	1934
足底筋[e]	死体10体	204	64300	372
外側直筋[f]	死体2体	4150	22000	5
アブミ骨筋[a]	死体20体	256	1081	7
側頭筋[c]	54歳男性	1331	1247000	936
鼓膜張筋[i]	死体2体	146	1100	8
前脛骨筋[f]	40歳男性	445	250000	562

[a]Blevins 1967；[b]Buchthal 1961；[c]Carlsöö 1958；[d]Christensen 1959；[e]de Carvalho 1976；[f]Feinstein et al. 1955；[g]Santo Neto et al. 1985；[h]Santo Neto et al. 2004；[i]Torre 1953.

例 6.1　筋における運動単位数

筋において機能する運動単位の数は，運動単位数推定法という電気生理学的手法によって推定できる。この手法では，末梢神経に対して様々な強度の電気刺激を与え，筋に誘発された応答を計測する（図6.12a）。最初に弱い強度の刺激を与え，1つの運動単位活動電位に相当すると推定される単一運動軸索の活動電位を生じさせる。その後，一連の試行において刺激強度を徐々に増大させて，運動軸索を1つずつ賦活させる。例えば，1番目と2番目の応答における振幅の差は，2つ目の運動単位の応答の大きさを示している。同様に，9番目と10番目の応答の差は，10番目の運動単位における応答の大きさを表す。目的は，11～20の運動軸索から誘発電位（図6.12b）を計測して，単一運動単位に関して誘発される応答の平均振幅を定量し，最大刺激によって誘発される応答（図6.12c）と比較することである。機能する運動単位の数は，最大応答の振幅（図6.12c）を単一運動単位に関する平均振幅（図6.12b）で除することによって推定される。この手法によって筋萎縮性側索硬化症やポリオ後症候群といった神経筋疾患の進行を伴う筋において，機能する運動単位数の変化に関する有用な情報を得ることができる。

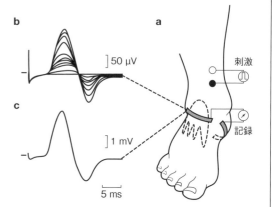

図 6.12　筋において機能している運動単位の数を推定する電気生理学的手法。(**a**) 短趾伸筋に応答を誘発するため，神経上に置いた刺激電極。(**b**) 単一運動軸索で誘発された10回分の応答。(**c**) 最大誘発応答。
Reprinted, by permission, from B. MacIntosh, P. Gardiner, and A. McComas, 2006, *Skeletal muscle: Form and function*, 2nd ed. (Champaign, IL: Human Kinetics), 193.

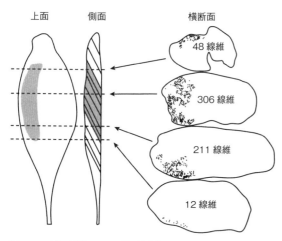

図 6.11　内側腓腹筋における単一筋単位に属する線維の分布について，縦断面を左に，横断面を右に示している。横断面における各々の点は単一筋線維を表す。
Republished with permission of Wiley and Sons, from *Journal of Physiology*, "Anatomy and innervation ratios in motor units of cat gastrocnemius," R. E. Burke and P. Tsairis, 234: 755, 1973; Copyright Clearance Center, Inc.

では約580の運動単位が存在し，神経支配数は平均1934であるのに対し，第一背側骨間筋（手の筋）には約120の運動単位があり，神経支配数は平均340である。筋単位が生成できる最大張力はその神経支配数に大きく依存する。

ある筋単位に属する線維は，筋の比較的限られた容積に局在する傾向にある。図6.11はネコの内側腓腹筋で単一筋単位に帰属する線維（$n = 500$）の位置を示している。筋線維100本あたり2～5本という密度のこの筋において，単一筋単位の領域（**運動単位領域**）は，筋量の約15%にまで広がりうる。結果として，所定の筋量には20～50の異なる筋単位が含まれることになる。同様に，ネコの前脛骨筋における筋単位の領域は断面積の8～22%，ヒラメ筋では41～76%である。さらに，筋単位における線維はヒトの内側腓腹筋や縫工筋のように，近位から遠位の筋付着部までは伸びていない。

●筋線維タイプ●

筋線維の組織学的，生化学的あるいは分子学的特性に基づいて筋単位を分類することがある（Schiaffino & Reggiani, 2011）。組織学的，生化学的計測は，筋線維中の特定の酵素の含有量を示している。酵素は化学反応の触媒となることから，酵素の量を計測することは，反応が起こる速度の指標となる。同様に，分子学的手法は，収縮において鍵となる分子の様々なアイソフォームの分布を調べるために用いられる（**アイソフォーム**とは，わずかに異なるアミノ酸配列から成るタンパク質を表す）。いったん，生化学的反応もしくは分子の豊富さと生理学的反応の相関関係が確定されると，酵素または分子の量は生理学的特性と相互に関連のあるものと見なされる。

一般によく用いられる方法の1つに，収縮の最大短縮速度と関連のあるミオシンATPアーゼの分析があ

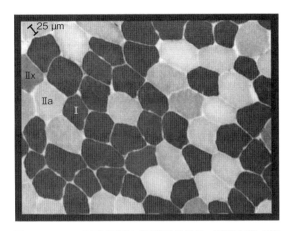

図 6.13 pH4.6 での前培養後に筋原線維 ATP アーゼ活性に関して染色した筋生検断面の顕微鏡写真。この前処理によって，タイプ I は暗く，タイプ IIa は明るく，タイプ IIx は中間色に染色されている。

Republished with permission of Wiley and Sons, from *Journal of Physiology*, "A mechanism for increased contractile strength of human pennate muscle in response to strength training：Changes in muscle architecture," P. Aagaard et al., 534：615, 2001；permission conveyed through Copyright Clearance Center, Inc.

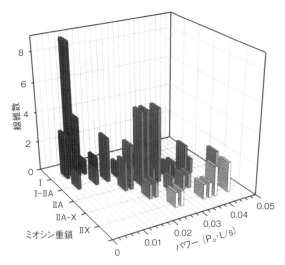

図 6.14 ミオシン重鎖アイソフォームの種類の異なる単一筋線維の断片によって生成されるパワーのピーク値。線維断片はヒト外側広筋の筋生検より取得した。縦軸は異なる線維タイプごとのサンプル数を示している。2 種類のハイブリッド線維（I-IIa, IIa-IIx）は両タイプのミオシン重鎖アイソフォームを含んでいる。パワーは強縮下のパワー（P_o）と単位時間あたりの線維長変化（L/s）で表される最大収縮速度の積によって算出した。

Adapted with permission of Wiley and Sons, from *Journal of Physiology*, 1996, "Force-velocity properties of skeletal muscle fibres：myosin heavy chain isoform and temperature dependence," R. Bottinelli et al., 495：581, 1996；permission conveyed through Copyright Clearance Center, Inc.

る。1 つの枠組は，組織学的な分析に基づいており，ヒトの骨格筋で 3 種類の線維（タイプ I，タイプ IIa，タイプ IIx）を同定する。タイプ I 線維とタイプ II 線維の区別は，pH 9.4 の溶液での前培養後に筋に残存する ATP アーゼ活性の量に基づいている。タイプ I 線維はミオシン ATP アーゼの量が少ないために収縮速度が遅く，遅筋線維と呼ばれる。一方，タイプ II 線維はミオシン ATP アーゼの量が多く，速筋線維と呼ばれている。タイプ II 線維は pH 4.3（IIa）と pH 4.6（IIx）の溶液での前培養によってさらに 2 つの群（IIa と IIx）に区別される。ヒト外側広筋の薄断面をミオシン ATP アーゼで染色して区別した筋線維のタイプを図 6.13 に示す。

もう 1 つのよく用いられる分類方法では，クロスブリッジサイクルにおけるアクチンとミオシンの結合時間や筋線維の最大短縮速度の違いに関係する，**ミオシン重鎖（MHC）**という遺伝学的に定義されたアイソフォームの分布を評価する（Bottinelli et al., 1996；Canepari et al., 2010）。この手法により，筋線維標本の分子成分をゲル電気泳動によって分離でき，各要素の量をデンシトメトリー（光学密度計測）によって計測できる。ヒトの骨格筋ではこの手法によって，ミオシン重鎖 I（MHC-I），ミオシン重鎖 IIa（MHC-IIa），ミオシン重鎖 IIx（MHC-IIx）の 3 種類の筋線維が同定できる。組織学的に同定されるタイプ I，タイプ IIa，タイプ IIx と，分子学的解析による MHC-I，MHC-IIa, MHC-IIx は高い対応関係にある。しかしながら，ヒト外側広筋における単一筋線維のミオシン重鎖含有量の分析では，さらに 3 種類のハイブリッド線維（I-IIa, I-IIx, IIa-IIx）が存在する可能性が示されている。これら 6 種類の線維の収縮特性は，生成できるパワーの最大値が示しているように，MHC-I から MHC-IIx の順で増大するが，異なる種類の線維間でかなりの重複が存在する（図 6.14）。さらに，運動トレーニング後の無負荷における収縮速度の変化または身体活動の低下と，加齢に伴う適応あるいは筋疾患の進行は，筋線維のミオシン重鎖アイソフォームの量とは無関係の可能性がある（Canepari et al., 2010）。

筋線維タイプの機能的意義については不確かである。Monster ら（1978）が 8 時間の労働時間中における 15 の筋の使用に関する測定を行ったところ，タイプ I 線維の比率の高い筋がより頻繁に使用されていることがわかった。反対に，Steve Harridge ら（1966）は，線維タイプの比率と筋内における収縮特性は関連が弱いことを報告している。彼らは，ヒトでの 3 つの異なる筋の筋生検標本を取得し，線維タイプの比率と生理学的特性との関連を比較した。この研究では，ヒラメ筋（MHC-I = 70％），外側広筋（MHC-I = 47％），上腕三頭筋（MHC-I = 33％）が対象とされた。これら 3 筋で，単収縮におけるピーク張力までの時間（図 6.15a），筋が電気刺激によって賦活された際の強縮力の増加率（図 6.15b），間欠的電気刺激の 2 分後に示される疲労性（図 6.15c）は全て，筋中の

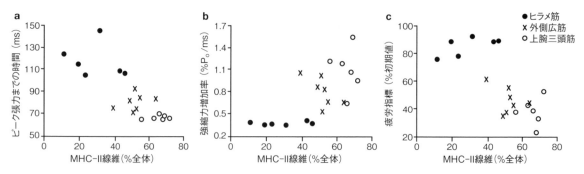

図6.15 ヒトの3つの筋におけるMHC-Ⅱ線維の比率と（a）単収縮のピーク張力までの時間，（b）強縮力の増加率（P_o），（c）疲労性との関連性。各データポイントは各被験者の各筋における線維タイプの比率の平均値と生理学的指標を表す。
Adapted from Harridge et al., 1996.

MHC-Ⅱ線維の比率と関連していた。MHC-Ⅱ線維の比率の増大に伴って収縮は速くなり（単収縮におけるピーク張力までの時間と電気刺激による強縮力の増加率），疲労性は増大した。しかしながら，各筋内，例えばヒラメ筋では，6人の被験者でMHC-Ⅱ線維の比率にかなりの違いがあったものの，収縮特性に体系的な違いはなかった。これらの結果は，線維タイプの比率の違いでは収縮機能の違いの一部分しか説明できないことを示唆している。

●収縮特性●

収縮速度やピーク張力，疲労性によって示されるように，筋における運動単位の収縮様式はそれぞれ異なる。

収縮速度

運動単位の基本的収縮特性は**単収縮**である。これは単一の活動電位に対する応答として生成される張力に相当する。単収縮は，ピーク張力までの時間（収縮時間），ピーク張力，張力がピーク値の半分まで低下するのにかかる時間（1/2弛緩時間；図6.16）の3つの計測で特徴づけることができる。ピーク張力までの時間は，主にCa^{2+}イオンが筋小胞体から放出される率に依存するものの，しばしば収縮速度の指標として用いられる。筋における単収縮のピークトルクまでの時間は1つの筋内で運動単位が交わるように連続的に分布し，速筋や遅筋運動単位といった明確な個体群を構成しない（図6.17a）。1つの筋内の運動単位にわたる神経支配数の指数関数的分布と（図6.10），単収縮のピークトルクの分布（図6.17b）によって示されるように，たいていの運動単位における単収縮ピークトルクは概して弱い。

収縮速度は，可能な限り最小の負荷に対して運動単位が収縮する際に計測される短縮の最大速度（V_{max}）としても定量される（Schiaffino & Reggiani, 2011）。

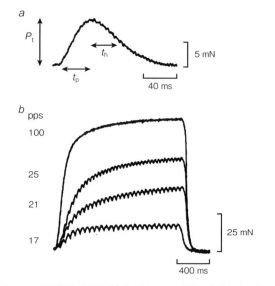

図6.16 運動単位における単収縮と強縮による張力。（a）単収縮はピーク張力までの時間（t_p），ピーク張力の大きさ（P_t），1/2弛緩時間（t_h）によって特徴づけられる。（b）4種類の強縮は，活動電位を誘発する刺激頻度ごとの単収縮における加重の程度を示している（pps = パルス/秒）。
Adapted, by permission, from B. R. Botterman, G. A. Iwamoto, and W. J. Gonyea, 1986, "Gradation of isometric tension by different activation rates in motor units of cat flexor carpi radialis muscle," Journal of Neurophysiology 56：497.

このような条件下では，太いフィラメントと細いフィラメントが互いに滑り込む速度はクロスブリッジサイクル中のアデノシン二リン酸の放出率によって制限される（図6.5）。

運動単位による張力

運動単位が個々の単収縮を生成するために賦活することはほとんどない。むしろ筋単位は，単収縮の重複をもたらすいくつかの活動電位を受け，それらが足し合わされて**強縮**と呼ばれる力特性が生成される。連続した単収縮間の重複の程度は，活動電位の発生率と単収縮応答の時間経過に依存する（図6.16）。たいていの随意収縮で生じる強縮は，17～25パルス/秒（pps；

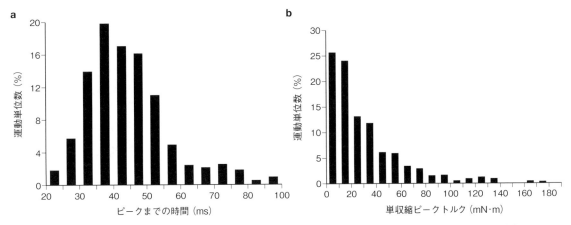

図6.17 ヒト前脛骨筋の528個の運動単位における（a）単収縮トルクのピークまでの時間と（b）単収縮ピークトルクの分布。
Data from Van Cutsem et al., 1997.

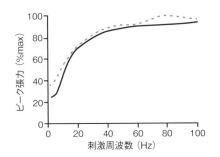

図6.18 賦活頻度（周波数）とヒトの足筋群の単一運動単位によって発揮される力の関係。神経内刺激によって賦活された運動単位は，各々の運動単位における最大値で正規化された背屈筋群の力を誘発し，賦活頻度と力の間の関係を表すようグラフ化されている。この運動単位のサンプルにおける力の最大半量は約10 ppsの賦活頻度で生じた。運動単位のデータは，力の最大半量が16.4 Hzの刺激周波数で得られた腰部伸筋群（点線）と比べられている。
Data from Macefield, Fuglevand, and Bigland-Ritchie 1996（solid line）; Russ, Ruggeri, and Thomas 2009（dashed line）.

図6.16）で賦活する運動単位に起因する強縮のように，単収縮の部分的加重が関与している。

運動単位において賦活頻度が単収縮の加重に与える影響は，電気刺激により人為的に活動電位を発生させ，誘発された力を計測することによって同定できる。そのような実験の結果を図6.18に示す。単一運動単位の軸索を様々な周波数（2～100 pps）で刺激するために，タングステン製の微小電極を神経線維に挿入し，各運動単位によって発揮される力を計測した。結果は，最大の力に達するにはヒトの運動単位は80～100 ppsで活動する必要があることと，最も大きな力の変化は8～20 ppsの賦活率で起こること，単収縮は5～8 ppsで加重し始めることを示している。

単一運動単位が発揮できる最大の張力（P_o）は，単収縮（P_t）の1.5倍から10倍と様々である。この値は単収縮-強縮比として知られている。ヒトの運動単位における強縮力のピークは，他の哺乳類の筋と同様に，単収縮のピーク張力までの時間に応じて変化することはない。むしろ，単収縮のピーク張力までの時間が同じでも，P_oはかなりの範囲にわたって変化し，反対に，同じP_oを持つ運動単位でもピーク張力までの時間は異なる。したがって，ヒトの速筋運動単位の強縮力のピークは弱くも強くもなる。

疲労性

運動単位の疲労性は一連の強縮におけるピーク張力の低下として定量できる。ネコの後肢の運動単位用に開発された標準的な評価法（Burke et al., 1973）では，2分から6分にわたって，電気刺激により1 sに1回の強縮（各々の強縮は330 ms持続し，13回の刺激を含む）を誘発する。最初の強縮力に対して，この刺激手順の2分後（120回の強縮）に発揮された強縮力のピークの比が疲労性の指標として用いられる。

その比は，最も疲労性の高い運動単位の<0.25から，最も低い運動単位の>0.75まで幅がある。0.25という比は，繰り返しの電気刺激による120回の強縮後では，運動単位は初期の25%以下の張力しか発揮できないことを表している。このような試験における運動単位への人工的刺激は興奮-収縮連関を緊張させる。すなわち，Burkeの方法で示された運動単位の疲労性の違いは，筋線維の活動電位を収縮性タンパク質の賦活に変換する過程における障害の比率の違いによることを意味している。この評価法によって生成される疲労性は，ヒトでは強縮力の最も強い運動単位で最大となる。

●運動単位の賦活●

筋によって生成される力は，賦活される運動単位の数（運動単位の動員）と運動ニューロンが活動電位を発する頻度（レートコーディング）に依存する。

例6.2 スパイクトリガー平均

一般に，**スパイクトリガー平均**は非常に大きな信号から小さい信号を抽出するために神経生理学で用いられる手法である。Richard Stein らのグループは，単一の運動単位の収縮特性の推察に，この手法を応用して使用した（Duchateau & Enoka, 2011）。この方法では，筋によって発揮される張力と単一運動単位における活動電位の発火時間を同時計測する。図 6.20 は，第一背側骨間筋によって発揮される外転の力（下段のトレース）と，筋内電極によって記録される 10 個の連続した活動電位（スパイク，上段のトレース）を示している。もし，運動単位が低頻度（≤10 pps）で活動電位を発していれば，各々の活動電位によって誘発される単収縮はさほど重複せず，平均の単収縮応答を抽出（中段のトレース）することができる。平均の単収縮は，スパイク（活動電位）によって誘発（トリガー）される応答の平均であることから，スパイクトリガー平均と呼ばれている。

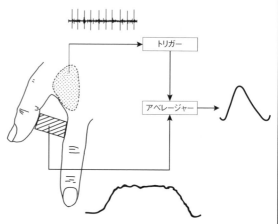

図 6.20 スパイクトリガー平均は筋が発揮する張力（下段のトレース）を平均することにより単一の運動単位（中央のトレース）の収縮特性の推測に用いられる。運動単位が活動電位（上段のトレース）を発するごとに，これに続く短いインターバル（約 200 ms）の力が抽出され，移動平均（中段のトレース）に加算される。
McComas, 1995.

運動単位の動員

随意収縮には，サイズの原理によって説明されるように，サイズが小さい順に動員される運動ニューロンの賦活が関与している。運動単位が動員される際の力は**動員閾値**として知られている。図 6.19 は筋力の漸増中における 2 個の運動単位の動員を説明しており，単収縮のピーク張力は先に動員される運動単位の方が，後に動員されるものよりも小さいことを示している。これら 2 個の運動単位はそれぞれ低い動員閾値と中程度の動員閾値を有するものとして特徴づけられる。スパイクトリガー平均によって推定される運動単位の単収縮のピーク張力とその動員閾値には線形関係がある。最後の運動単位が動員される際の力は動員の上限値として知られ，筋によって力の最大値の 60～90 ％と異なる。例えば，前脛骨筋では上限値は 90 ％であり，この筋における運動単位の半数は動員閾値が力の最大値の ≤20 ％である。

同じ収縮が複数回行われる際，運動単位は比較的固定された順序で賦活される。このような現象は**規則的動員**として知られている。通常の条件下では，ある一対の運動単位の動員順序は，運動課題が繰り返され，その 2 つの運動単位の動員閾値が比較的近い場合に限り，試行の約 5 ％で変動する。運動単位が動員される際の力のレベルは速い収縮で低下するものの，動員順序は収縮速度の違いでは変わらない。しかしながら，筋が異なる活動に関与するか，皮膚に対する電気刺激

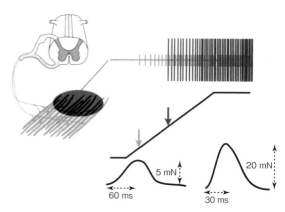

図 6.19 随意収縮における運動単位の動員。筋に挿入された細いワイヤー電極（左）は線形的に力が増加する筋収縮において，2 個の運動単位より発せられる活動電位を検出した。運動単位の動員閾値（下向きの矢印）はそれぞれで異なっていた。これら 2 個の運動単位（下の波形）の単収縮力は，スパイクトリガー平均によって推定される。先に動員された運動単位では，動員閾値の高いものよりも収縮が遅く（単収縮のピーク張力までの時間が長い）弱かった。

が皮膚受容器を興奮させるときに起こるように，運動核が受容するシナプス入力が変調されると，運動単位の動員順序は変化しうる。運動単位はまた一定の順序で脱動員される。力を増大させるとき最後に動員される運動単位は，力を減少させるとき最初に脱動員される。脱動員の閾値張力は通常，動員閾値張力に近い。

規則的動員の利点の 1 つは，筋が張力発揮の指令を受ける際に，運動単位の動員順序が脊髄の機序によって決定され，脳には規定されない点である。したがっ

■ 第6章 筋と運動単位

て，脳によって発せられた指令にはどの運動単位を賦活させるかという情報は含まれていない。実際に，随意収縮において運動単位を選択的に賦活させることは脳でさえできない。

レートコーディング（発火頻度の調節）

筋が生成する張力は，運動ニューロンが活動電位を発する頻度（発火頻度）にも依存する。例えば，**発火頻度の漸増**は，筋力の線形的な増加につながり，発火頻度と力の増大の割合には強い関連がある（図6.21）。最小発火頻度は，閾値の低い運動単位で5〜8 pps，閾値の高いもので10〜15 pps と幅がある。しかしながら，最大発火頻度は，筋や運動課題によって大きく異なる。四肢の大部分の筋群では，力の漸増では20〜60 pps 程度だが，急激な短時間の収縮では120 pps にも達する。平均発火頻度と運動単位による張力はS字形の相関関係を示すため，運動単位による張力の変化は8〜20 pps あたりの中間の発火頻度で最も大きい（図6.18）。

日常生活動作に含まれるほとんどの収縮では，運動単位の動員とレートコーディングが同時に行われている。例えば，図6.22 a は，等尺性収縮中の力の漸増とそれに続く漸減に関与する，（多数存在するうちの）4つの運動単位の動員とレートコーディングを示している。力はピーク値で最大の35％に達した。各々の運動単位の活動は細い線で示されている。各線の最左端は動員の時点，最右端は脱動員の時点を示している。運動単位1における動員閾値は最大筋力の10％で，初期の発火頻度は9 pps だった。運動単位2，3，4はより高い力レベルで動員され，発火頻度はわずかに異なった。また，この最大下収縮中，早い段階で動員された運動単位ほど発火頻度が高い値まで達している点に留意してほしい。強い収縮では，後に動員された運動単位がより高い発火頻度に達する（図6.22 b）。

最大筋力に対する動員とレートコーディングの相対的な貢献は，運動単位の動員とレートコーディングの計算論的モデルによって推定できる。このモデルの結果は，2％から60％への筋力の増加は運動単位の動員とレートコーディングによって同時に行われ，それ以上の筋力（≧60％）では大部分がレートコーディングによることを示している（図6.22 b）。180個の各運動単位の閾値（最少発火頻度）において発揮される力を合計すると，この運動ニューロンプールが完全に賦活された際には最大筋力の25％に達することが示さ

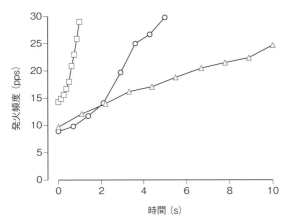

図6.21 前脛骨筋における運動単位の発火頻度は収縮速度の増大に伴いより急速に増加した。この収縮では，それぞれ1 s（四角），5 s（丸），10 s（三角）以内に120 N まで力が線形的に増大した。
Data from Desmedt and Godaux 1977.

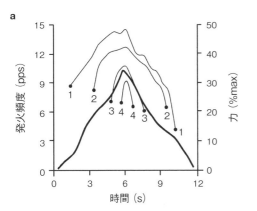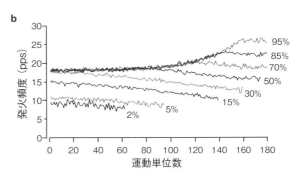

図6.22 等尺性収縮中の運動単位における動員とレートコーディング。(**a**) 膝関節伸筋群の等尺性収縮中における力（太線）の漸増と漸減に関与する4つの運動単位（細線）の動員とレートコーディング。(**b**) 最大筋力の2〜95％の等尺性収縮中における発火頻度のシミュレーション。各線における最右端は収縮に対して動員された最後の運動単位を表している。180個の運動単位からなるこのプールの動員における上限は最大筋力の60％だった。

Figure 6.22 a adapted from *Electroencephalography and Clinical Neurophysiology*, Vol. 32, R. S. Person and L. P. Kudina, 1972, "Discharge frequency and discharge pattern of human motor units during voluntary contraction of muscle," pgs. 471-483, Copyright 1972, with permission from Elsevier. http://www.sciencedirect.com/science/journal/00134694. Figure 6.22 b adapted, by permission from C. T. Moritz, B. K. Barry, M. A. Pascoe, and R. M. Enoka, 2005, "Discharge rate variability influences the variation in force fluctuations across the working range of a hand muscle," *Journal of Neurophysiology* 93 : 2449-2459.

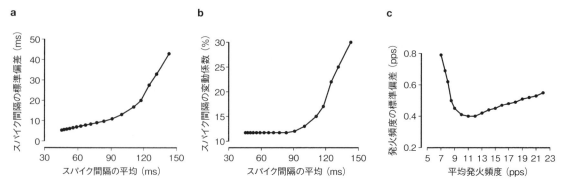

図6.23 発火頻度のばらつきと平均の関係性。(a) 連続する活動電位間の時間(スパイク間隔)の標準偏差は,スパイク間隔の減少に伴って低下する。(b) スパイク間隔の変動係数も,スパイク間隔の減少に伴って低下する。(c) 発火頻度の標準偏差は最低で10〜12 pps を示す。
Data provided by Benjamin K. Barry, PhD.

れた。この結果は,最大収縮で発揮される筋力の約75%がレートコーディングによるものであることを表している。

単一運動ニューロンが活動電位を発する頻度は,図6.22 a の細線で示されるように規則的ではない。むしろ,スパイク間隔として知られる連続した活動電位間の時間は,平均発火頻度によって変化する(図6.23)。低い発火頻度に相当する長いスパイク間隔では,放電時間の標準偏差は高く,平均スパイク間隔の減少にしたがって低くなる。同様の関係性は,ばらつきを変動係数(式6.1)として正規化した場合でも認められた。したがって,膜電位の変動が最大のとき,運動ニューロンによるシナプス入力の統合に依存する放電時間は,低い発火頻度下で最も変わりやすい。

$$変動係数(\%) = \left(\frac{標準偏差}{平均}\right) \times 100 \quad (6.1)$$

単一運動単位によって発揮される力は,その運動ニューロンが活動電位を発する頻度に依存するので,発火時間のばらつきも発火頻度の標準偏差(SD)として表される。この計算には式6.2(Stein et al., 2005)が用いられ,その最低値は10〜12 pps であることが示されている(図6.22 c)。

$$標準偏差(pps) = \sqrt{\frac{(スパイク間隔の標準偏差)^2}{(スパイク間隔の平均)^3}} \quad (6.2)$$

数式中,スパイク間隔は秒で示されている。したがって,連続した活動電位のタイミング(スパイク間隔)とは対照的に,発火頻度は,比較的低い値ではばらつきが最小となるが,最低発火頻度では著しく増大する。

随意収縮に伴う発火頻度は,重複する単収縮の部分的な加重をもたらすので(図6.16),発火頻度のばらつきは,筋が発揮する力に大きく影響する。例えば,収縮の開始時に短時間(約10 ms)のスパイク間隔が発生すると,力の大幅な増大につながる。そのような間隔はよく二重放電と呼ばれ,ヒトにおけるいくつかの課題遂行下で観察される。また,電気刺激による人為的な筋の賦活によって誘発される力は,刺激系列の最初に刺激の間隔を短くすることによって増強される。

相関発火

随意収縮中に運動ニューロンによって発せられる活動電位は,2種類の相関した活動(同期と周波数変調)を示す。異なる運動ニューロンによって発せられた複数の活動電位が同時に起こるとき,運動単位の発火は「同期した」と表現される。**運動単位同期**は,対を成す運動単位の活動電位が同時に発火する割合として慣例的には定量され,シナプス前ニューロンから分岐した軸索によってもたらされる共有入力が放電時間に及ぼす影響に起因している。この分析では,同時に賦活される一対の運動単位の放電時間から相互相関ヒストグラムを構築し,このヒストグラムにおけるピークの大きさを計測する。対の運動単位間における同期の量は可変的で,対象とする運動課題,使用される運動単位や筋,習慣的な身体活動などの要因に影響される。例えば,運動単位の同期はほとんどの人で利き手よりも非利き手で大きく,また,ストレングストレーニングを積んだ人で最も大きく,スキルトレーニングを積んだ人で最も小さい。さらに,運動単位同期は脳卒中やジストニアなどの中枢神経系の病歴のある人では低下する。とはいえ,運動単位同期が筋による力発揮に与える影響はわずかである(Farina & Negro, 2015)。

相関性のもう一方の形態とは,共通した周波数での発火頻度の調節である。相互相関分析により,1〜2 Hz と16〜32 Hz の2つの周波数帯域における運動単位発火の顕著な調節が示されている。16〜32 Hz における調節は,運動単位の同期と強固に関連しており,**共通指令**として知られる1〜2 Hz の調節は,運動単位

同期とは関係しない。16〜32 Hz での調節が筋力に著しい影響を及ぼさないのとは対照的に，低い周波数における平均発火頻度の共通した調節は，最大下等尺性収縮における力のばらつきに貢献している。単収縮の持続時間は活動電位の持続時間よりもはるかに長いので，一定した筋収縮中の力のばらつきと最も強い関連性を持つ発火頻度の共通の調節は，ゆっくりとした変化（低周波）を示す（Negro et al., 2009）。結果として，最大下で一定の収縮中の力変動における条件間や個人間の違いは，関与する運動核によって受容される共通の低周波入力に起因する。

筋力学

随意収縮によって筋が発揮する張力は，動員される運動単位の数，運動単位の収縮特性，収縮性タンパク質が付着する結合組織の機械的特性に依存する。

●機械的特性●

運動単位の動員とレートコーディングに加え，収縮中に筋が発揮する張力は，賦活される筋線維の収縮特性，筋内における筋線維の配列，筋の骨格への付着部位に依存する。これらの特性は筋の機能に対して，筋線維タイプの違いよりもかなり大きな影響を及ぼす。この節では単一筋線維レベル，全筋レベル，関節レベルにおける筋の機械的特性について述べる。

単一筋線維レベル

筋収縮におけるクロスブリッジ理論は，太いフィラメントから伸びるクロスブリッジ（S1 延長部）が細いフィラメントに結合し，仕事をするために構造的−化学的変換を行うと主張する。この理論によると，筋が生成する力は結合しているクロスブリッジの数に比例する。

筋の収縮中に長さが短縮し，太いフィラメントと細いフィラメントが互いに滑り込むと，クロスブリッジが届く範囲内のアクチン結合部位の数が変化する。したがって，1 つのサルコメアが生成できる張力（牽引力）は，太いフィラメントと細いフィラメント（筋フィラメント）の重複の度合いによって変化する。張力は，中間的な長さのときに最大となり，それより長くても，短くても低下する（図 6.24）。例えば，手術の際に行った手関節筋（短橈側手根伸筋）の計測では，サルコメア長は，手関節屈曲位（筋伸張時）で 3.4 μm，伸展位で 2.6 μm だった（Lieber et al., 1994）。図 6.24 を参照すると，このようなサルコメア長の変化は，筋線維が発揮できる最大の張力の約 50％の低下をもたらす

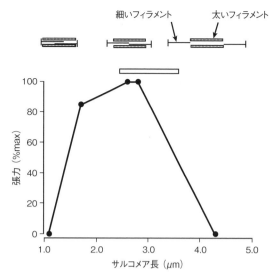

図 6.24 サルコメア長に応じて筋線維が発揮できる張力。上部の白抜きバーは，手関節伸筋の生理学的範囲におけるサルコメア長変化の程度を示す。
Modified, by permission, from R. L. Lieber, F. J. Loren, and J. Fridén, 1994, "In vivo measurement of human wrist extensor muscle sarcomere length changes," *Journal of Neurophysiology* 71：880. Used with permission.

可能性がある。

単一線維を摘出して溶液に入れ，ある決まった力を与えることのできる装置に接続することで，筋の張力が収縮速度によってどのように変化するかを評価できる。筋線維は短時間の電気刺激によって賦活された後，収縮速度が計測できるように解放される。筋収縮の速度は筋線維における最大等尺性収縮の張力（P_o）と筋線維に与えられた力の割合に依存する。与えられた力が P_o よりも小さいと，収縮中に長さは短くなる。反対に，与えられる力が P_o を超えると線維は長くなる。各々の力において速度を計測することで，線維の張力−速度関係が示される（図 6.25）。

単一筋線維における張力−速度関係（図 6.25）には，3 つの重要な特徴がある。1 点目として，短縮速度（図 6.25 における正の速度）がその最大値（V_{max}）まで増加するにつれ，ピーク張力は減少する。2 点目に，張力−速度関係は P_o 付近（y 軸の 100％）ではかなり平坦であり，2％の速度変化は 30％の張力変化に相当する。3 点目に，筋線維によって発揮される張力は伸張性収縮（図 6.25 における負の速度）中に最大となる。負荷が P_o よりも約 40％大きくなったとき，この標本では伸張性収縮が生じた。

最大短縮速度（V_{max}）は筋線維によって異なり，クロスブリッジの最大周期頻度によって制限される。筋線維長に対して 1 s あたりの長さで表すと，V_{max} は筋原線維の ATP アーゼ酵素の量と強く相関する。この酵素は収縮系内で ATP の分解を制御する役割を担って

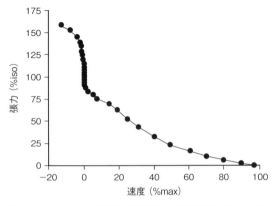

図6.25 カエルの単一筋線維における張力と速度の関係。図は32回の速度計測に基づいている。正の速度は短縮性収縮を示し、負の速度は伸張性収縮に相当する。
Based on Edman, 1988.

ブリッジ理論によって説明できる。収縮中の筋による仕事量は、クロスブリッジの結合数と各クロスブリッジ周期中の平均仕事量に依存する。短縮速度の増加に伴う力の減少は、太いフィラメントと細いフィラメントが互いにより素早く滑り込み、結合し損ねることによって説明される。つまり、結合部位の数が収縮速度の増加に伴って減ってしまうのである。反対に、伸張性収縮の際に起こる大きな力は、各筋原線維内において不完全に賦活されたサルコメアの伸張や各クロスブリッジ周期中に発揮される平均的な力の増大、そしてより急激な再結合相によって生じていると考えられる。

全筋レベル

単一筋線維における張力-長さ関係（図6.24）や張力-速度関係（図6.25）によって特徴づけられる筋の基本的収縮特性は、筋における線維の配列や関連する結合組織の機械的特性によって変調される。

■**線維配列** 筋の収縮特性に対する線維配列の影響を3つの筋線維を持つ筋を例として図6.27に示す。3つの線維はそれぞれ直列配列または並列配列で示され

いるので、その量が増加するとクロスブリッジが使用できるエネルギーの比率を増大させることになる。さらに、V_{max}はサルコメア長および様々な活性レベルの範囲にわたって一定である。

様々な速度下で筋が発揮できる力は筋収縮のクロス

例6.3　Hillの筋モデル

筋の収縮はよく、Hillの筋モデル（図6.26）のような**レオロジー（流動学的）モデル**によって特徴づけられる。レオロジーは物質の変形や流れについて調べる研究分野である。このモデルにはしばしば、弾性を表す線形ばね、粘性を表すダッシュポット（緩衝装置）、および摩擦要素の3要素が含まれる。内部摩擦の影響は筋や腱の弾性や粘性特性の影響に比べると比較的小さいので、通常はこのモデルでは省略される。Hillモデル（図6.26）の中心的要素は**収縮要素**（CE）で、ダッシュポットを含めることもあり、筋の張力-長さ関係と張力-速度関係によって特徴づけられる。CEは関連する結合組織の弾性を表す2つの弾性要素に囲まれている。これらはモデル上ではばねとして示されている。**直列弾性要素**（SE）と**並列弾性要素**（PE）は、細胞骨格を含む結合組織のCEによって発揮される張力に対する効果と一致している。SEは能動成分と受動成分に分類される。能動成分はクロスブリッジと**筋フィラメント**の弾性を表し、一方受動成分は腱や腱膜の弾性を示している。SEはCEから骨格に伝達される力を変調させる。

Hillモデルは、単一の活動電位（単収縮）に対して筋が発揮する張力のピークが、なぜ複数の活動電位（強縮）に対して発揮される張力よりも小さいのかを説明するのによく用いられる。この力の違いは、筋小胞体より放出されるカルシウムの量と筋の機械的特性の2つの要因に起因する。まず、単収縮を引き起こす単一の活動電位では、最大張力に達するのに十分な結合部位を曝露する

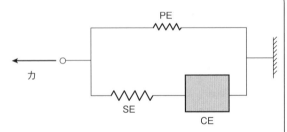

図6.26 単一筋線維のHillモデル。CE＝収縮要素；PE＝並列弾性要素；SE＝直列弾性要素。

ためのCa^{2+}イオンの放出が十分でない。連続した活動電位では、細胞内にCa^{2+}が漸進的に蓄積し、それが最終的に十分な結合部位を曝露し、クロスブリッジの活性と筋張力を最大化させる。第二に、多くのクロスブリッジが賦活されたときであっても、CEによって生成される張力が骨格を動かすために腱へ伝えられる前に、ばね（SE）によるたるみを伸張させなくてはならない。1つの活動電位によって生み出される賦活の量は、SEを完全に伸張させるには不十分なので、単収縮によって生成される力はCEによって生成される力よりも小さい。しかしながら、複数の活動電位によるCEの活性は長く持続し、SEは単収縮力よりも大きな強縮力を生成するために完全に伸張されうる。

ている。活動電位によって賦活されると、直列の筋における3つの各々の筋線維では長さ変化（Δl）が起こり、筋長（ΔL）が Δl の3倍となる。その結果、筋における動作範囲は直列に配列された筋線維の数（n）に依存する（$\Delta L = n\Delta l$）。同様に、収縮の最大速度（V）は直列に配列された筋線維の数に依存する（$\Delta V = n\Delta v$）。しかしながら、直列の筋における張力はこれら3つの筋線維によって発揮される張力の平均に等しい。反対に、並列の筋における張力（F）は、これら3つの筋線維の各々によって発揮される張力（f）の和に等しい（すなわち、$F = nf$）。したがって、直列の配列は動作範囲（ΔL；図6.28a）と収縮速度（図6.28b）を最大化し、並列では筋張力（F；図6.28c）が最大化される。

筋線維の直列配列と並列配列の影響に加え、筋張力は筋の長軸に対する筋線維の向きによっても変化する。筋線維の向きと筋の長軸間の角度は**羽状角**と呼ばれる。筋によって生成される牽引力は長軸に沿って骨格に伝えられるので、筋線維の力は、ゼロ以外の羽状角では全筋と同じ方向に作用する筋線維張力の長軸成分（羽状角の余弦）しか反映されない。しかしながら、筋線維の張力におけるこの見かけ上のロスは、細胞骨格を通した側方への伝達によって軽減される（図6.3）。このような配列の利点は、羽状角がゼロより大きい際には筋の体積に対してより多くの数（長さは短くなるが）の筋線維を含むことができる点にある。

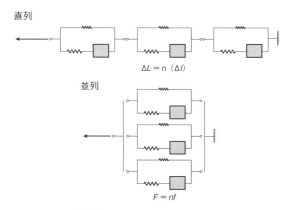

図6.27 3つの筋線維における直列配列と並列の配列の違いによる筋の動作範囲（ΔL）と最大張力（F）発揮に対する影響。各々の筋線維はHillモデルによる2つの図解で示されている。

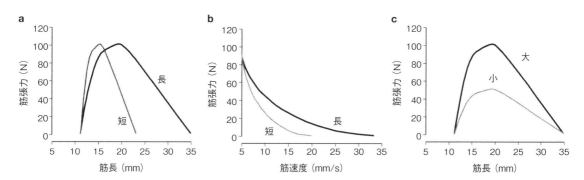

図6.28 動作範囲（**a**）と最大短縮速度（**b**）は長い筋線維でより大きい。ピーク筋張力は並列に配列された線維が多いため横断面積の大きな筋（**c**）で大きい。
Republished with permission of Wiley and Sons, from *Muscle & Nerve*, R. L. Lieber and J. Fridén, "Functional and clinical significance of skeletal muscle architecture," 23：1647-1666；permission conveyed through Copyright Clearance Center, Inc.

例6.4　並列筋線維数の推定

筋線維のレベルと同様に、全筋の張力発揮能力は横断面積によって異なる。しかしながら、横断面積は、筋線維の方向に対して垂直に計測されなければならないが、羽状角がゼロより大きいときは筋の長軸に対して垂直ではない。筋領域の垂直な計測は**機能的横断面積**として知られ、筋体積、平均羽状角（β）、平均線維長によって計算される。

$$\text{機能的横断面積} = \frac{\text{体積（cm}^3\text{）} \times \cos\beta}{\text{線維長（cm）}} \quad (6.3)$$

$\cos\beta$ は全筋の力に対する筋線維の力の方向を説明している。筋体積はMRIやCTなどの画像法によって計測されるが、羽状角と筋線維長は通常、公開されているデータ（図6.29）から推定される。そうして得られた図6.29の脚筋における機能的横断面積は、1.7 cm²（縫工筋、薄筋、母趾伸筋）から58 cm²（ヒラメ筋）に及ぶ。この計測によると、ヒラメ筋はヒトの脚で最も強い筋である。

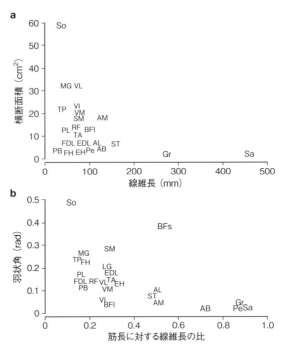

図 6.29 ヒトの脚筋における構造特性。(a) 解剖学的横断面積と線維長の関係。(b) 羽状角と筋長に対する線維長の比の関係。AB = 短内転筋；AL = 長内転筋；AM = 大内転筋；BFl = 大腿二頭筋長頭；BFs = 大腿二頭筋短；EDL = 長趾伸筋；EH = 母趾伸筋；FDL = 長趾屈筋；FH = 母趾屈筋；Gr = 薄筋；LG = 腓腹筋外側頭；MG = 腓腹筋内側頭；PB = 短腓骨筋；Pe = 恥骨筋；PL = 長腓骨筋；RF = 大腿直筋；Sa = 縫工筋；SM = 半膜様筋；So = ヒラメ筋；ST = 半腱様筋；TA = 前脛骨筋；TP = 後脛骨筋；VI = 中間広筋；VL = 外側広筋；VM = 内側広筋。
Data from Friederich and Brand 1990 ; Wickiewicz et al., 1983.

人体における筋は3つの構造的特徴が組み合わさって成り立っている。長い筋もあれば，横断面積の大きな筋もあり，また大多数は筋の長軸に対して一定の角度で配置されている（羽状角がゼロではない）。これらの特性は5献体の25筋における計測（図6.29）から明らかである。直列と並列の構造における筋間の違いはかなり大きい。例えば，図6.29 a で用いられている標本では，筋線維はヒラメ筋の25 mm から縫工筋の448 mm までの幅がある。平均サルコメア長を2.2 μm と仮定すると，直列の平均サルコメア数はヒラメ筋の11364個から縫工筋の203636個にまで及ぶ。

同様に，横断面積の計測によって示されるように，並列に配置されている筋線維の数も筋間でかなりの違いがある（図6.29 a）。直立姿勢を支持する筋（例：膝関節屈筋群，足関節底屈筋群）の横断面積は，それらの拮抗筋に比べて大きい。例えば，大腿直筋の横断面積はハムストリングスの倍（87 cm² vs. 38 cm²）であり，また，底屈筋群の横断面積は背屈筋群よりもかなり大きい（139 cm² vs. 17 cm²）。しかしながら，横断面積の小さい筋では線維長が長い傾向にあり，大きな長さ変化（可動範囲）や短縮速度を可能とする（図6.29 a）。

図6.29 b は，筋線維長が通常は筋長よりも短いことを示している。筋長に対する線維長の比は，ヒラメ筋の0.08 から，いくつかの脚筋（縫工筋，恥骨筋，薄筋）や手関節筋（橈側手根伸筋長頭）の0.85 にまで及ぶ。多くの筋では，この比率は0.2～0.5の範囲にある（図6.29 b）。比率の高い筋は，小さな羽状角で配列される傾向にある（図6.29 b）。これは線維が筋長の大部分に広がっていることを意味する。

筋長に対する線維長の比が1以下であることは，筋の全長に沿って短い**スタッガード配列筋線維**（互い違いに配列された筋線維）が直列結合していることを示している。この線維の配列は，運動単位の電位が筋の全長に沿って伝播される距離を記録することによって明らかにできる。このような実験は，人体で最も長く，600 mm の長さにまで達することのある縫工筋で行われる。筋の全長に沿って5個の電極を配置（図6.30 a）することで，各々の運動単位の運動終板の位置（黒丸）と線維端方向への電位の伝播が同定できる（Harris et al., 2005）。5人を対象とした記録から，縫工筋には複数の終板帯があり，また運動単位の70%は筋の全長に及ばない線維を有していることが明らかとなった

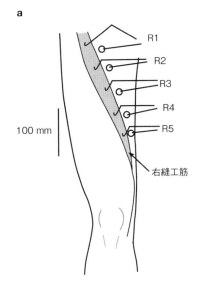
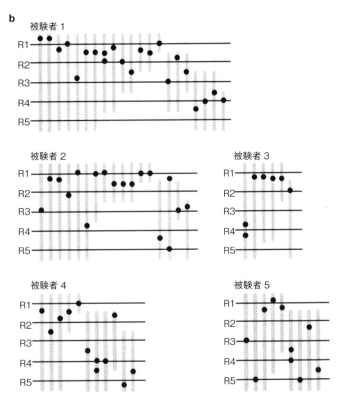

図6.30 縫工筋における運動単位領域。(**a**) 縫工筋の全長に沿った記録電極の配置（R1～R5）。(**b**) 終板の位置（黒丸）と単一運動単位の電位が記録された筋長の範囲。各々の垂直のバーは単一運動単位を表している。各被験者において記録された運動単位は被験者3の6個から被験者1の21個まで幅があった。
Adapted, by permission, from A. J. Harris et al., 2005, "Muscle fiber and motor unit behavior in the longest human skeletal muscle," *Journal of Neuroscience* 25：8529-8532. Copyright 2005 by The Society for Neuroscience.

（図6.30 b）。スタッガード配列筋線維によって発揮される張力は，様々な結合組織を通して張力を側方に伝達することにより，正味の筋力に貢献するものと思われる。また，同じ結合組織を通して筋線維が発揮する張力の側方伝達は，運動単位や全筋の力における個々の筋線維の収縮特性の影響を軽減させる。

■**腱** 筋と骨をつなぐコラーゲンの柔軟な帯である腱の主要な機能は，筋から骨へ力を伝達し，弾性エネルギーを蓄積することにある。筋が骨格に連結するために，単純にその両端に1個ずつの腱を持っているということは稀である（図6.31）。むしろ，通常は腱に関連した結合組織が筋内へ延びて**腱膜**となる。腱膜は，羽状筋線維を有する筋で顕著であり，それを介して張力を腱に伝える。したがって，腱膜の機械的特性は，全筋の張力に対する個々の筋線維の貢献を調整することである。

腱の機械的特性はしばしば，伸張に抵抗するために生成される力によって特徴づけられる。この力はピーク値まで線形的に増加し，持続的な伸張が腱の構造的特性を阻害し始めると低下する。腱の機能が阻害されるまでに許容できる伸張の量は，腱の長さに伴って増加する。反対に，スティフネスを示す腱の伸張に伴う力の増加率は，その横断面積に依存する。

したがって，サイズの異なる腱の機械的特性を比較するには，計測された力や変位（伸張）を正規化する必要がある。これは腱の横断面積に対する力によって表され，**ストレス**（MPaまたはMN/m^2）の指標となる。同様に，長さ変化（伸張）は腱の初期長によって正規化され，**ストレイン**（%）として示される。ストレス-ストレイン（応力-ひずみ）関係によって表される正規化された腱の特性は，弾性，塑性，および破断の3つの領域を示す（図6.32 a）。弾性領域は持続的な伸張が腱の構造的変化を引き起こし始める前の約8%のストレインまで伸びている。腱におけるストレスのピークは約100 MPaで，弾性係数として知られるスティフネスは0.8～2.0 GPa程度である。

粘弾性材料として，課された伸張に対する腱の抵抗はその伸張速度に依存する。腱の力はより速い伸張に対して，より急速に増加する。また，腱に生じるストレス（MPa）は，伸張時とその後の解放時では異なる（図6.32 b）。2つの曲線間の領域（図6.32 bの網掛け部分）は伸張-解放動作によって消失したエネルギー

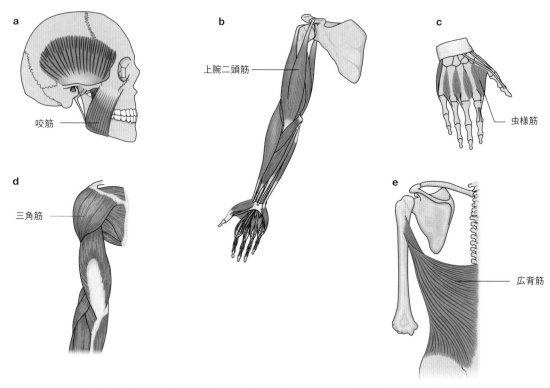

図 6.31 筋と腱の様々な配列は，骨格の近位と遠位における付着部位間での力の伝達に大きく影響する。

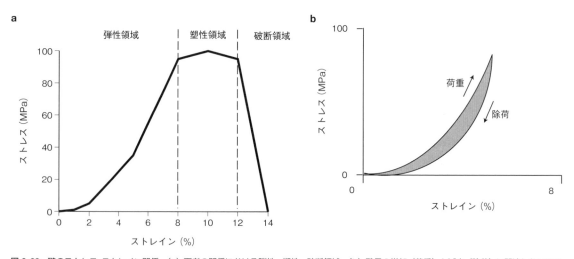

図 6.32 腱のストレス-ストレイン関係。(a) 両者の関係における弾性，塑性，破断領域。(b) 腱長の増加（荷重）と減少（除荷）に関連したヒステリシス領域。

の量を表し，**ヒステリシスループ**として知られている。純粋な弾性組織のヒステリシスは，ストレス-ストレイン線が互いに重なるのでゼロとなる。しかしながら，腱のストレス-ストレイン曲線におけるヒステリシスの量は 2～20% 程度である。ヒステリシス領域の小さな腱では，より大きな弾性（ストレイン）エネルギーを蓄え，放出することができる。

■**筋力学** 筋が発揮する張力は収縮要素（筋フィラメント）と構造的要素（結合組織と細胞骨格）の双方に依存する。図 6.33 は，筋長が最小から最大にいたるまでの変化に伴う総筋張力に対する収縮（能動）成分と構造的（受動）成分の貢献について説明している。この図は全筋における張力-長さ関係を示しており，データは特殊な前腕義手を装着している患者の筋力を直接計測することによって取得したものである。2つの筋力が各筋長で測定されている。一方は安静時（受

■ 第6章 筋と運動単位

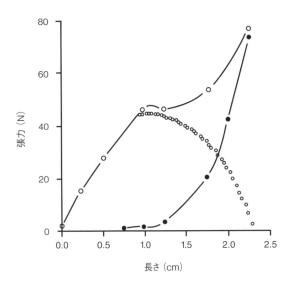

図 6.33 全筋の張力-長さ関係の総筋力（白丸）に対する能動的要素（放物線関数）と受動的要素（黒丸）の貢献。
Adapted from Ralston et al., 1947.

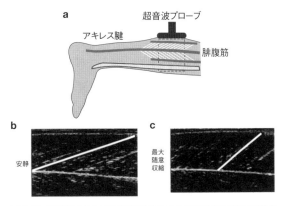

図 6.34 安静時（b）と最大等尺性収縮中（c）における腓腹筋の超音波画像。
Figure 6.34a adapted with permission of Wiley and Sons, from *Journal of Physiology*, "In vivo muscle fibre behaviour during counter-movement exercise in humans reveals a significant role for tendon elasticity," Kawakami et al., 540（2）: 635-646, 2002 permission conveyed through Copyright Clearance Center, Inc. Images provided by Yasuo Kawakami, PhD.

動的＝黒丸）であり，他方は最大筋張力発揮時（総筋張力＝白丸）である。安静時は，受動的筋張力が筋長の増加に伴って増大した。各筋長で最大随意収縮を発揮したとき，総筋張力は受動的要素と能動的要素の双方に依存していた（図 6.33）。張力の総量と受動的要素の差によって決定されるこの放物線は，筋長に応じた能動的要素による張力の変化を示している。筋長が短いときの張力は全て能動的要素（クロスブリッジ活性）によるものであるが，長いときの張力のほとんどは受動的要素によるものである。しかしながら，これらの異なる要素の実際の形は，**筋形状の違い**（図 6.29）からも予測できるように，筋によって異なる。

随意収縮中の筋長の変化は，筋束の長さや方向を示す超音波画像により推定できる（図 6.34）。この手法により，最大等尺性収縮中，筋束は初期長に対して 30％ほど短縮できることがわかった。これは，一定の筋長を維持するには腱やその他の結合組織をその分，伸張させなくてはならないことを意味している。ヒラメ筋や内側腓腹筋のサルコメア長は，安静時の 2.5〜3.0 μm から，最大等尺性収縮時の 2.0 μm まで短縮するため，サルコメアは張力-長さ関係（図 6.24）の上昇局面に位置していることになる。また，筋収縮中の羽状角の増大は，全筋速度が筋線維速度よりも大きいことを意味している。全筋速度と筋束速度の差は，等速性動力計などで行われる速い動的運動で最大となる。

例 6.5　等張性収縮は筋機能を過小評価する

筋における張力-速度関係を計測するための古典的な方法は，筋の一端を骨から切り離した上で負荷を課し，神経への刺激によって筋を最大限に賦活させることにより収縮中の張力と速度を計測することである。この手法は等張性負荷として知られている。**等張性収縮中の負荷は一定である**。ある筋における張力-速度関係は，負荷を変えて収縮を誘発することにより同定できる。

筋における張力と速度は，筋を骨から切り離さなくても生体内で計測することができる。Bob Gregor ら（1988）らのグループは，ネコのヒラメ筋の腱に力変換器を取り付け，トレッドミル上を走行する際のビデオ映像を記録して計測を行った。筋長の変化はビデオ画像から推測された。この方法で取得した張力-速度関係とパワー-速度関係は，等張性負荷によって計測されたそれらの関係性と比較された（図 6.35）。

トレッドミル走行中，ネコのヒラメ筋は足の接地（黒丸）後一定時間にわたって，伸張性収縮（負の速度）を示した。これは張力のピーク値への急激な増加とパワーの吸収（負のパワー）に関連づけられた。収縮が速度ゼロに（等尺性）に達すると，ヒラメ筋は短縮性収縮（正の速度）を示し，パワーを生成（正のパワー）した。運動中（2.2 m/s の走行），筋の張力とパワー生成の双方とも，等張性負荷中に計測された値より大きかった。これらの結果は，周期的運動時，特に異なる移動形態では，等張性収縮が筋の能力を過小評価することを示している。

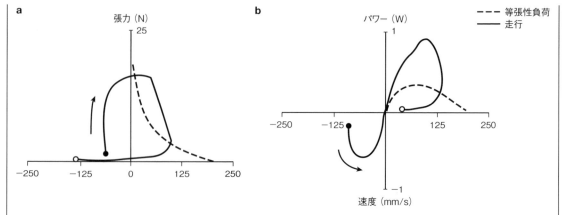

図6.35 ネコのヒラメ筋における（a）張力-速度関係と（b）パワー-速度関係。等張性負荷曲線は実験的に計測され，走行において推定されたデータと比較された。走行中の足の接地は黒丸，離地は白丸で示す。

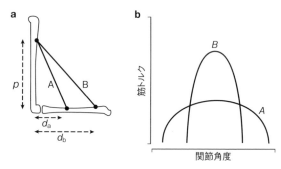

図6.36 筋の骨格への付着部位は（a）関節に対するモーメントアームと（b）トルク-角度関係に影響する。
Adapted from Rassier, MacIntosh, and Herzog, 1999.

関節レベル

分析の次段階では，骨格に付着した筋の張力-長さ関係と張力-速度関係について考える。単一筋線維や全筋とは対照的に，関節レベルにおける筋の重要な機械的作用は，それが発揮する張力ではなく，関節において生成するトルクである。張力-長さ関係と同様，トルク-角度関係は筋の動作範囲を通じて変化する。しかしながら，トルク-角度関係の形状は，主として筋が骨格に付着する位置に依存する。その付着位置は関節に対するモーメントアーム，筋がトルクを発揮する軸の数，筋がまたぐ関節の数に影響する。

■モーメントアーム 筋の張力-長さ特性（図6.33）やモーメントアームの多様性により，可動域を通じて筋が生成できるトルクは一般的に変化する。ほとんどの筋に関するモーメントアームの多様性は，筋が関節に対して骨格のどこに付着しているかによって決まる。例えば，図6.36aは遠位付着部の異なる2筋（AとB）を示している。近位付着部から関節までの距離（p）は2筋間で同じである。遠位付着部から関節までの距離では，筋A（d_a）は筋B（d_b）の半分で，pとd_bの距離は等しい。この配列の結果として，モーメントアームの短い筋（筋A）はより大きな可動域にわたってトルクを発揮できる一方で，ピークトルクはモーメントアームの長い同じ筋（筋B，図6.36b）よりも小さい。

Rick Lieberらのグループは，死体の上肢標本に基づいてモーメントアームを計測し，手関節をまたぐ複数の筋の筋力を推定した。図6.37に示す手関節伸展に関わる3筋のデータは，モーメントアームと筋力が可動域を通して筋ごとに異なり，異なるトルク-角度特性を示すことを表している（Loren et al., 1996）。正味の筋トルクは可動域を通して変化し，中間の関節角度付近でピーク値を示す。トルク-角度関係の形状に対するモーメントアームや筋力における変化の相対的な貢献は一般的には知られていないが，可動域におけるモーメントアームの変化率は，通常，筋の変化率よりも大きい（図6.37a, b）。

特定の筋における筋線維長とモーメントアーム長間の比率の大きさは，可動域全体にわたって結果として生じる筋トルクに対するその筋の貢献の程度を表している。比率が高いとき，筋線維（サルコメア）長の変化はモーメントアームの変化に比べて小さく，筋線維はより大きな可動域にわたって最大筋張力を発揮できる中間の長さで動作する。反対に，比率が小さいときは，トルク-角度関係の形状が，筋線維の張力発揮能力における長さに関連した変化に主として依存する。比率の高い筋には大臀筋（80），縫工筋（11），長橈側手根伸筋（11）があり，比率の低いヒラメ筋（0.9），広筋（1.8），ハムストリングス（1.8），足関節背屈筋群（3.1）とは対照的である。したがって，サルコメアの

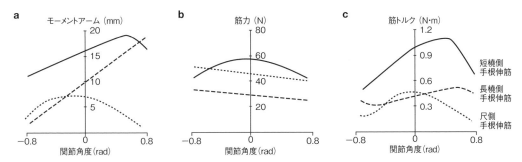

図 6.37 手関節の可動域における短橈側手根伸筋，長橈側手根伸筋，尺側手根伸筋の（**a**）モーメントアーム，（**b**）筋力，（**c**）筋トルクの変化。負の関節角度は手関節の初期位置（0 rad）に対して屈曲に相当する。
Data from Loren et al., 1996.

配列から関節組織まで，筋の全体構造は可動域全体にわたって筋の生体内での機能に大きく影響する。

■**軸外結合** 筋が，伸展や内転のような単独機能のために関節まわりに付着していることはほとんどない。むしろ，1つ以上の軸に対してトルクを発揮できるように，筋は軸からわずかにずれて結合している。例えば，Zev Rymer らのグループは，可動域全体のあらゆる関節角度において，それぞれの筋に電気刺激を与え，ヒトの肘関節をまたぐ筋群が発揮するトルクの方向を計測した（Zhang et al., 1998；図 6.38）。各筋に誘発されたトルクは，その筋が屈曲−伸展方向に対して発揮した最大トルクによって正規化され，全被験者間で平均化された。前腕は中間位を維持した。上腕二頭筋の二頭は，屈曲および回外方向へトルクを発揮し，関節角度に応じてその方向は変化した（図 6.38）。他の筋は回内と回外方向における成分が小さく，これらもまた関節角度によって変化した。

各筋によって発揮される力の大きさや方向がその筋に固有であることを考えると，正味の力に対する協働筋の相対的な貢献は課題によって変化しうる。**力の共有**と呼ばれるこの問題に関する研究は，関係する筋間でどのように力が分配，共有されるか同定することを目的としている。力の共有パターンを同定する最も直接的な方法は，特定の筋の腱に力変換器を設置し，普通の運動行動の過程で筋力を計測したり，その行動の力やキネマティクスを記録することである。このような実験のほとんどは，関与する筋群の特性がそれぞれ本質的に異なるネコの後肢で行われてきた。図 6.39 はネコの 0.4 m/s での歩行から 2.4 m/s での速歩までの典型的なデータを示している。各トレースはループを構成し，単一のステップ周期中に2筋が発揮する力に相当する。ループは速度によって変化し，2筋の組み合わせによって異なる。ヒラメ筋が発揮する力のピークは3つの速度で比較的一定しているのに対し，腓腹筋と足底筋における力のピークは速度に応じて増

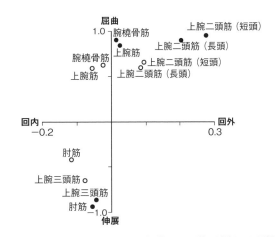

図 6.38 電気刺激によってヒトの肘関節をまたぐ筋に誘発された正規化トルク。被検筋は，肘筋，上腕二頭筋長頭および短頭，上腕筋，腕橈骨筋，上腕三頭筋外側頭。2方向（屈曲−伸展と回内−回外）に誘発されたトルクは，肘関節が直角（黒丸）および完全伸展位から 0.5 rad 屈曲した角度（白丸）で測定された。
Data from Zhang et al., 1998.

大した（図 6.39）。筋電図の記録の増加（歩行中の脚筋からの測定に関しては，図 4.9 を参照）は，歩行および走行中，ヒトの協働筋間で類似した力の共有が起こっていることを示している。

■**二関節筋** 筋の付着部位における一般的な変量は，筋がまたぐ関節の数である。例えば，多くの筋は2つの関節をまたぐことから**二関節筋**と呼ばれる。二関節筋は関節レベルでの運動の制御に少なくとも3つの利点をもたらす。第一に，二関節筋はまたいでいる2つの関節の動作を連結させる。例えば，上腕二頭筋は肘と肩の二関節をまたいでいることから，両方の関節の屈曲トルクに貢献する。肘関節と肩関節の屈曲は日常生活動作の多くにおいて同時に起こることから，両方の動作に貢献する筋の存在は有益である。この配置はまた，単関節筋の筋電図活動を減少させ，二関節筋の活動を増加させることによって，二関節の連携動作の生成を可能とする。例えば，股関節伸展と膝関節屈

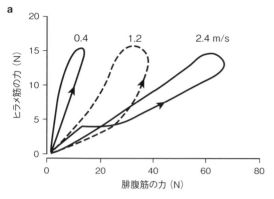
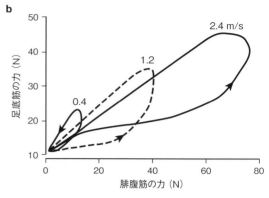

図 6.39 3つの速度の移動運動・ステップ周期中のネコにおける腓腹筋とヒラメ筋（a），足底筋（b）間の力の共有。
Data from Herzog, 1996.

曲が同時に起こる際の大臀筋（単関節伸展筋）の筋電図活動の減少と半膜様筋（股関節伸展と膝関節屈曲の二関節筋）の活動の増大が挙げられる。

第二に，二関節筋の短縮速度は単関節筋よりも遅い。例えば，股関節と膝関節が同時伸展する際の大腿直筋（二関節筋）の短縮速度は，広筋（単関節筋）の短縮速度よりも遅い。同様に，膝関節伸展と足関節底屈を同時に行う際の腓腹筋（二関節筋）の短縮速度は，ヒラメ筋（単関節筋）の短縮速度よりも遅い。二関節筋において短縮速度が遅い利点は，張力-速度関係により単関節筋よりも大きな張力を生成できる点にある。

第三に，二関節筋は肢の至る箇所で筋トルク，関節パワー，機械的エネルギーを再分配できる。図 6.40 はいくつかの単関節筋および二関節筋を伴う骨盤，大腿，脛によって構成されるヒトの脚モデルを表している。このモデルでは，筋1と筋3は単関節筋の股関節伸展と膝関節伸展，筋2と筋4は単関節筋の股関節屈筋と膝関節屈筋，筋5と筋6は二関節筋である。これらの筋は，股関節と膝関節で伸展トルクを発揮するために様々な組み合わせで賦活できる。1つの選択肢は，伸展トルクを生成する2つの単関節筋である筋1と筋3を賦活させることである。あるいは，筋1や筋3と共に筋5を賦活させることも可能である。筋5（二

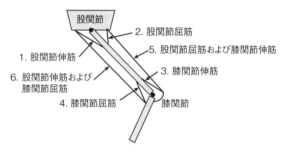

図 6.40 6つの筋を股関節と膝関節周辺に配置したヒトの脚モデル。筋1から筋4は1つの関節をまたぎ，筋5と筋6は2つの関節をまたぐ。
Multiple muscle systems: Biomechanics and movement organization, 1990, pg. 647, edited by J. M. Winters and S. L. Y. Woo, "The unique action of bi-articular muscles in leg extensions," G. J. van Ingen Schenau, M. F. Bobbert, and A. J. Van Soest (New York: Springer-Verlag). Springer Science and Business Media.

関節筋）は股関節で屈曲トルクを，膝関節で伸展トルクを発揮するので，筋1，筋3，筋5の同時賦活は股関節における正味のトルクを減少させる一方で膝関節における正味のトルクを増加させる。これらの相互作用に基づき，二関節筋（筋5）は筋トルクと関節パワーの一部を股関節から膝関節へと再分配しているものと説明できる。反対に，筋1や筋3と共に筋6を賦活すると，トルクを膝関節から股関節へと再分配することになる。

例 6.6　ペダリングの力の方向は二関節筋の活動を必要とする

サイクリング時，足でペダルを下に押す動き（ダウンストローク）では，股関節と膝関節が同時伸展される（図 6.41）。この動きは股関節と膝関節における単関節伸展筋（大臀筋と広筋）の活動によって実現されるが，筋電図で計測すると，この課題に複数の二関節筋が参画していることがわかる。例えば，大腿直筋はダウンストロークの初期に活動するが，ハムストリングスは後期に活動する。この活動パターンに対する説明は，ペダルに加えられる力の方向に基づいている。ダウンストロークの初期では，ペダルの力は下方と前方に向けられているので（図 6.41a），股関節と膝関節における正味の伸展トルクが必要である。しかしながら，股関節における筋トルクは，モーメントアームが股関節（b）よりも膝関節（a）でより長いため，股関節の筋トルクよりもはるかに大きい。大臀筋と大腿直筋の共活動によって，股関節における正味のトルクは小さく維持され（ペダルの力を前向きに維持するために必要），膝関節における伸展トルクは大腿直筋により発揮される。膝関節における大腿直筋の作用

は広筋の作用を補うが，それは大臀筋の強い収縮によってのみ可能となる。

　ダウンストロークにおけるその後の位相では，ペダルの力の方向は前方から後方に変化する（図6.41b）。この後方に向けられたペダルの力の作用線は，正味の股関節伸展トルクと正味の膝関節屈曲トルクの結果として，膝関節の前方を通過する。二関節筋のハムストリングスの共活動は，股関節の伸展トルクと膝関節の屈曲トルクの両方に貢献する。しかしながら，膝関節では，ハムストリングスと広筋の両方が賦活するが，ハムストリングスが優性効果を発揮し，膝関節において必要な屈曲トルクを生成する。広筋とハムストリングスの共活動は，股関節と膝関節の双方に影響するハムストリングスによる力発揮を増大させる。この機序により，股関節における正味の伸展トルクは，ダウンストロークのこの局面で増大する。

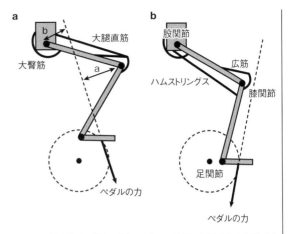

図6.41　サイクリング時のダウンストローク相の初期（a）と中期（b）におけるヒトの脚モデル。ペダルの力の方向は，それに貢献する筋群に依存する。
Based on van Ingen Schenau, 1990.

■**トルク-速度関係**　関節に対するモーメントアーム，軸外結合，またぐ関節の数，ある作用における複数筋の関与といった修飾効果は，筋力に対する収縮速度の影響を複雑にしている。関節レベルにおいて張力-速度関係はトルク-速度関係として表され，しばしば単一筋線維や全筋の研究で用いられる等張性収縮と類似した**等速性収縮**によって計測される。等速性収縮は，モーターによって可動域と角速度が制御されたレバーアームを押すことによって実施される。モーターは可動域全体にわたって角速度を一定に（等速性）維持するが，収縮中に羽状角が増大するため，収縮速度は一定ではない。関節における回転がレバーアームの変位と同方向に起こるとき，筋は短縮性（求心性）収縮を行う。反対に，レバーアームによって課される動きに抵抗するとき，筋は伸張性（遠心性）収縮を行う。

　短縮性収縮におけるピークトルクは，角速度の増加に伴って低下し，最も遅い速度下で最大となる。短縮性収縮中に膝関節でピークトルクが生じる角度は，角速度の増大に伴ってより伸展位となる。対照的に，伸張性の等速性収縮中に生じるピークトルクは，等尺性最大随意収縮中よりも大きくなることがあり，角速度の広範囲にわたって比較的一定している。

　トルク-角度関係の大きさと形状は筋収縮の強度にも依存する。例えば，足関節背屈筋群が電気刺激によって賦活された場合，誘発されるトルクの大きさは刺激頻度に応じて変化する（図6.42）。3つの低い周波数（1 Hz，10 Hz，20 Hz）では，誘発されたトルクは関節角度が底屈位になるにつれて増加した。しかしながら，30 Hzと40 Hzの刺激では，中間位の関節角度でトルク-角度関係にピークがあった。40 Hzの刺激におけ

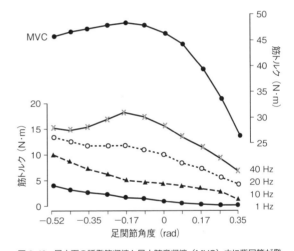

図6.42　最大下の誘発筋収縮と最大随意収縮（MVC）中に背屈筋が発揮したトルク。負の角度は底屈を示す。各データポイントは最大随意収縮もしくは誘発筋収縮中に得られたピークトルクを表している。誘発筋収縮は前脛骨筋に対する1〜40 Hzの電気刺激から成る。
Data from Marsh et al., 1981.

る曲線の形状は，背屈筋群の最大随意収縮による曲線に類似していた。これに似た刺激頻度の影響は，摘出筋の長さ-張力関係の実験でも観察されている。

●動作中の筋●

　筋の張力-長さ関係と張力-速度関係は，単一筋線維から関節のレベルにいたるまで，等尺性，等張性，等速性収縮によって実験的に測定される。これらの様相は，課された筋長や長さ変化率（速度）において筋が最大限に賦活された際に発揮できる力についての情報をもたらす。しかしながら，実際の運動パフォーマン

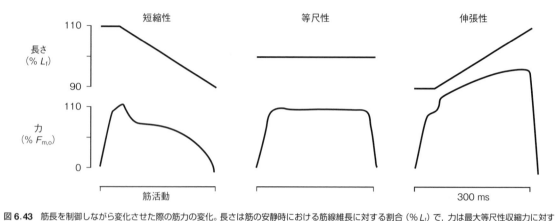

図 6.43 筋長を制御しながら変化させた際の筋力の変化。長さは筋の安静時における筋線維長に対する割合（% L_f）で，力は最大等尺性収縮力に対する割合（% $F_{m,o}$）で示されている。筋は，各収縮中に 150 Hz で 300 ms 間刺激された。100 ms の刺激後，筋長は減少（短縮性収縮），一定を維持（等尺性），もしくは増加（伸張性収縮）した。短縮性および伸張性収縮における力の特性を等尺性収縮のそれと比較してみよう。
Modified with permission from K. K. McCully and J. A. Faulkner, 1985, "Injury to skeletal muscle fibers of mice following lengthening contractions," *Journal of Applied Physiology* 59：120. Used with permission

スでは，筋長は様々に変化し，賦活が最大となることはほとんどなく，また，筋に課される負荷は変化しうる。本節で説明されるように，動作中の筋によって発揮される力は，図 6.24，図 6.25，図 6.33 に見られる筋機能の標準的測定によって説明される張力とは多くの場合異なる。

短期硬化

　筋が最大の等速性収縮で発揮できる力は強制的に伸張されているときに最大となる（図 6.25）。筋のこの特性は，より制約の小さい運動でも明らかである。例えば，手に持った重い負荷を肘関節屈筋群の伸張性収縮により下げる方が，同じ負荷を短縮性収縮により持ち上げるよりも簡単である。しかしながら，筋が伸張性収縮によって発揮する力には，かなりのばらつきがある。

　能動的に等尺性収縮を行っている筋が強制的に伸張されると，筋の力は，最初は急激に，そしてその後は緩やかに増加する。例えば，図 6.43 に示されるように，長指伸筋を支配する神経を電気刺激によって賦活させて筋力を計測する間，筋長が一定となるように制御したとする。等尺性収縮中は筋長は変化しないが，電気刺激中，力は頭打ちになるまで増大した。刺激中に等速で収縮できるようにすると，力は初期の等尺性の値から最初は急峻に，そしてその後はゆっくりと低下した。対照的に，等速での筋伸張による力は，初期の等尺性の値から最初は急峻に，その後ゆっくりと増加した。力の軌跡の傾きは等速性収縮中の筋のスティフネスを示しているので，伸張性収縮中のスティフネスは初期に高く（すなわち，傾きが急），その後に低下する。この初期のスティフネスは**短期硬化**と呼ばれ，

収縮の遅い運動単位でより大きい。

　短期硬化は，クロスブリッジの機能によって説明できる。筋が等尺性収縮から強制的に伸張されると，結合したクロスブリッジは伸張され，結果，各々のクロスブリッジによって発揮される平均の力が増大する。このような方法で伸張されたカエルの筋線維により発揮される力は，初めに急激に増大し，その後は一定の値を示した。伸張中の一定した力は等尺性における力のおよそ 2 倍であり，線維が半サルコメアあたり約 20 nm ほど伸張されると生じる。伸張初期の力における変化は伸張速度に依存する。ゆっくりとした伸張では継続的に増大するが，早い伸張では増大した後に減少する。クロスブリッジはある程度伸張されると素早く分離し，再結合する。伸張性収縮時の再結合速度は等尺性収縮時より最大で 200 倍速い。したがって，伸張性収縮初期の短期硬化は，各々のクロスブリッジによって発揮される平均的力の増大によるものである。伸張性収縮が続くと，クロスブリッジはより大きな平均的力を持続するために素早く分離し，再結合する。

　賦活中の筋線維に対して課された伸張にもまた，それらの筋線維が各筋長で発揮する力の増加として現れる持続的な効果がある。この効果は**力増強**として知られている。力増強の量は伸張の大きさや線維長によって増加するが，伸張速度にはほとんど依存しない。力増強には能動的成分と受動的成分の両方がある。能動的成分には太いフィラメントと細いフィラメント間の重複に影響する不均一な半サルコメア長の形成が関与しているようである。受動的成分は，チチンのような構造タンパク質のスティフネス変化によって生成されるが，伸張開始時に線維長が長いときにのみ現れる。力増強はおそらく，その後の筋活動に大きく影響して

いる。

伸張-短縮サイクル

多くの動作に共通する筋の賦活パターンは，短縮性収縮を行う前の筋の伸張である。これは**伸張-短縮サイクル**として知られ，私たちが行うほとんどの運動で起こっている。例えば，走行の足接地後の膝関節伸筋群と足関節底屈筋群（図4.4，図4.5），蹴動作中の膝関節伸筋群，投動作中の体幹および腕の筋群，反動ジャンプ（図4.17，図4.18）および走幅跳の踏切動作（図4.19）中の股関節，膝関節，足関節の伸筋群などが挙げられる。おそらく，伸張-短縮サイクルを伴わない唯一の身体運動は水泳だろう。

伸張-短縮サイクルの利点は，短縮する前に積極的に伸張されることによって筋がより大きな正の仕事を実現でき，大きなパワー生成ができることにある。伸張-短縮サイクルによって筋がなすことのできる大きな正の仕事の説明として，張力発現までの時間，弾性エネルギーの貯蔵と放出，力の増強，伸張反射の4つの機序が提唱されている。第一の機序である張力発現までの時間は，初めに伸張性収縮をする際に，筋が完全に賦活されるまでにかかる時間が増加することに関係している。正の仕事は張力-長さ曲線下の面積に相当するので，初めの伸張性収縮によって短縮性収縮の開始時の力は増大し，それにより面積も大きくなる。第二の機序，弾性エネルギーについては，伸張中の直列弾性要素（SE，図6.26）における弾性エネルギーの貯蔵と，その後の短縮性収縮におけるこのエネルギーの利用に関係している。仕事-エネルギー関係（第3章）から，利用可能なエネルギーの増加は，実施可能な仕事量を増加させることがわかっている。第三の機序，力の増強は，個々のクロスブリッジによる力が，先行する伸張の結果として増強されることを示唆している。しかしながら，この効果は比較的長い筋長で伸張が起こったときのみ顕在化する。第四の機序は，伸張-短縮サイクル開始時の強制的な筋伸張に伴う付加的な感覚性フィードバック（伸張反射）の機能に関係しており，それは短縮性収縮中の運動ニューロンの賦活を増強する。

伸張-短縮サイクルにおける筋の正の仕事の増加に対し，これらの機序が果たす役割については議論の余地がある。各機序の相対的な貢献は動作によって異なるようである。このトピックに関するいくつかの研究では，反動ジャンプとスクワットジャンプの比較が行われた（図4.17および図4.18）。反動ジャンプによって得られる上積みの高さは，第一の機序（短縮性収縮の開始前に筋が張力を生成するのに必要な余分な時間）によって完全に説明することができる。このような素早い伸張-短縮サイクルを伴う他の動作は，弾性エネルギーの機序に依存していると思われる。

反対に，反射の役割については議論の余地が残るが，力の増強の貢献については可能性が低い。伸張-短縮サイクルにおいて伸張反射を誘発することは可能であるが，応答のタイミングが問題となる。例えば，感覚受容器が伸張中に賦活されるまで，あるいは求心性信号が脊髄へ伝達されるまで，また反射応答が筋に戻ってくるまで，そして筋が張力応答を発生するまでにはいくらかの時間がかかる。130 msよりも速い伸張-短縮サイクルは伸張反射の影響を受けないと主張する研究者もいる。とはいえ，伸張-短縮サイクルの多くで筋が経験する伸張速度は，実際に短縮性収縮中に筋が発揮する張力に影響するのに十分な大きさの伸張反射を引き起こすものと思われる。さらに，4週間に及ぶホッピングのトレーニングによってヒラメ筋の短潜時伸張反射の興奮性が増加したとの報告もある（Voigt et al., 1998）。

伸張-短縮サイクルによるパフォーマンス向上の根底にある機序に関して意見が分かれているのは，筋の異なる部分がいつ伸張され，いつ短縮されるかを特定するのが難しいからである。例えば，筋線維長と腱長の変化を別々に知ることは重要である。伸張-短縮サイクルを伴う運動中の筋線維長の変化は，多くの場合，関節角度変化に対応していない。Kawakamiら（2002b）は，しゃがんだ姿勢から始まる垂直跳（スクワットジャンプ）中の変化と反動動作を伴う垂直跳中の変化を比較した。反動ジャンプは立位姿勢から始まり，下向き（足関節屈曲）と上向き動作を行う。スクワットジャンプでは対照的に，初めのしゃがんだ位置から単純に上向きの動作のみが行われ，足関節の持続的な伸展と内側腓腹筋の筋線維束の短縮を伴う。筋線維束は反動ジャンプ中，足関節を伸展する際にも短縮する。しかしながら，足関節が反動ジャンプの初期に屈曲すると，筋線維束は初めに伸張されるが，その後の下向き動作の位相（足関節角度の減少）の大部分では一定の長さのまま（等尺性収縮）であった。このように，反動ジャンプは内側腓腹筋における短い伸張性収縮と等尺性収縮，そしてその後の短縮性収縮によって行われる。

伸張-短縮サイクルは短縮性収縮における正の仕事とパワー生成を増加させるため，パフォーマンスの**効率**も向上させる。これは歩行や走行，ホッピングのような周期的な運動において特に顕著である。これらの運動の支持相においてなされなければならない正の仕事は，代謝および弾性の2つのエネルギー源によって実現される。伸張-短縮サイクルによって生じるように，課された量の仕事を実施するのに使われる代謝エ

エネルギーがより少ないとき，パフォーマンスはより効率的となる．例えば，低速走行における立脚期前半にヒトの腓腹筋によって吸収される45Jのエネルギーの多くは，立脚期後半で正の仕事をするのに使用される60Jのエネルギーに貢献できる．弾性エネルギーを蓄積し，それを使って正の仕事をなす能力は，長い腱を持つ筋で最も大きく，シチメンチョウの速歩における腓腹筋では60％，ハトの飛翔における胸筋では0％であるのに対し，ワラビーのホッピングにおける足底筋や腓腹筋では最大95％が弾性エネルギーによるものである（Biewener et al., 1998）．

ほとんどの運動で，伸張-短縮サイクルが頻繁に起きることには，2つの理由が考えられる．第一に，短縮性収縮において正の仕事とパワー生成を増大させることができるため，第二に，一定量の正の仕事を実施するための代謝コストを下げることができるためである．

短縮非活性

伸張-短縮サイクルにおいて筋の力を増大させる機序とは対照的に，短縮性収縮中の筋力を低下させる機序がある．この効果は単一筋線維および全筋の両方で確認されている．この低下は，等尺性収縮中に筋が発揮しうる力と等尺性収縮と同じ長さまで筋が短縮したときに発揮される張力を比較することによって測定される．**短縮非活性**と呼ばれるこの力の低下は，短縮の量，賦活レベル，張力の大きさに伴って増大する．しかしながら，筋線維が**完全強縮**を引き起こすまで刺激されたときには，張力が低下することはなかった．

短縮性収縮後に短縮非活性を引き起こす機序には，筋原線維系の非活性が関与していると思われる．しかしながら，そのような機序が化学的か機械的かの議論については様々な意見の相違がある．化学的説明は，短縮性収縮が結合部位でのカルシウムに対する親和性の一時的な低下を引き起こすというものである．しかしながら，その低下が一過性の化学的効果に起因すると位置づけるにはあまりに持続時間が長い（>5 s）．機械的説明は，短縮後の太いフィラメントと細いフィラメントの新たな重複領域におけるクロスブリッジ結合の応力起因性の抑制が関与するというものである．機械的理論によれば，細いフィラメントは短縮性収縮中に伸張され，これが新たな重複領域におけるアクチンの結合部位の利用可能性を低下させる．短縮に起因する結合クロスブリッジの割合低下は，多くの運動に影響を及ぼすのに十分な大きさと持続時間を有する力の低下を引き起こす．

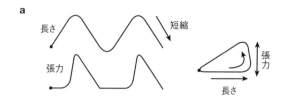

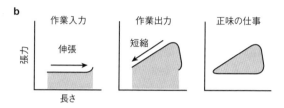

図 **6.44** 筋によってなされる正味の仕事を定量するワークループ法．(**a**) ワークループを構成するために長さと張力の記録を用いる．(**b**) ワークループは作業入力（負の仕事）と作業出力の差分を可視化する．
Data from Josephson, 1985.

ワークループ解析

運動中に筋によって発揮される力や生成されるパワーの大きさは，多くの場合，等張性収縮中や等速性収縮中とは全く異なる（図6.35）．この差の大きさは，運動中の筋力や変位の直接的な計測や，**ワークループ解析**によって評価することができる．この方法では，短縮性収縮による筋の仕事から伸張（伸張性収縮）による仕事を差し引くことによって，筋による正味の仕事を定量する．

ワークループ法の一例を図6.44に示す．筋に生じる長さ変化とその筋が発揮する張力を反復運動中に計測し，そのうちの2サイクルを図6.44aに示した．これらの計測結果は張力-長さ関係の図の右側に描画され，反時計周りの方向で解釈される．図6.44a中の点から始まるこの略図には，(1) 小さな張力変化を伴う長さの増加，(2) 長さがわずかに減少している間に見られる張力の増加，(3) 長さと張力の両方の減少，の3つの位相がある．この例における第一の位相は伸張性収縮に相当し，第三の位相は短縮性収縮を示している．張力によってなされる仕事は張力と変位の積に等しいので，張力-長さ曲線下の面積はこの運動に関連した仕事を意味している．しかしながら，この筋によってなされる仕事は，伸張性収縮においてなされる仕事（作業入力）と短縮性収縮においてなされる仕事（作業出力）から成る．この筋によってなされる正味の仕事とはこれら2つの差分であり，長さ-張力曲線で囲まれる面積として説明される（図6.44b）．

ワークループの形状は運動や筋間で異なる．例えば，図6.45では，ヒトの内側腓腹筋によってなされる仕

■ 第6章 筋と運動単位

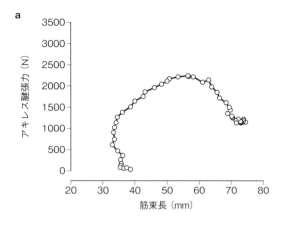
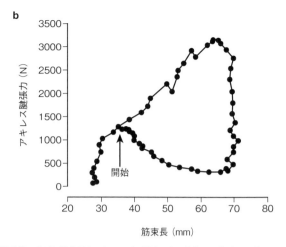

図6.45 スクワットジャンプ（**a**）と反動ジャンプ（**b**）を行った際の内側腓腹筋における筋束長とアキレス腱の推定張力の変化。反動ジャンプは，筋束長35 mmから開始し，反時計回りの方向へ進む。短い筋束長は足関節の底屈に相当する。
Based on Kawakami et al., 2002.

事をスクワットジャンプと反動ジャンプ間で対比させている。スクワットジャンプ（図6.45a）では，アキレス腱の張力は最初に増大し，その後減少するという推測のとおり，75 mmの筋束長から始まり，離地時では最終的に35 mmまで減少した。スクワットジャンプは初めの伸張性収縮を伴わないため，筋によってなされる仕事は短縮性収縮における張力-長さ曲線下の面積に相当する。反動ジャンプ（図6.45b）では35 mmの筋束長から始まり，伸張性収縮中に70 mmまで増加し，等尺性収縮中は一定となって短縮性収縮中に30 mmまで減少した。図6.44に示されているように，内側腓腹筋よってなされる正味の仕事は，作業入力（伸張性収縮中の面積）と作業出力（短縮性収縮中の面積）の差分である。作業出力とジャンプの高さは反動ジャンプでより大きかった。ワークループ法はさらに筋の構造とその筋が運動中に生成するパワーの間の重要な関連性も示している。

まとめ

　この章は，運動系の特性における3つの章のうちの2番目にあたり，神経系と筋の間の結合，筋の機械的特性，筋機能のいくつかの側面について説明している。この章の中心テーマは脊髄で発せられる賦活信号の，収縮中に筋によって生成される出力への変換にある。本章は，筋の収縮性タンパク質の組織と筋線維の活動電位によるそれらの賦活についての説明から始まり，その後，随意収縮中に筋が発揮する張力を変化させるために脊髄からの出力が神経系によってどのように構成されるかを検討している。これは，単一脊髄ニューロンの活動と個々のニューロンによって支配される筋線維の制御に関係している。この章は，動員された運動単位による張力の発揮，仕事，パワー生成における筋，腱の機械的特性の影響を検討することによって結んでいる。

第 7 章

運動の神経制御

運動系についての先行する2つの章では、興奮性膜の特性、細胞間の賦活信号伝達、筋によって引き起こされる機械的作用について説明してきた。運動系についてのさらなる理解のために、この章では運動ニューロンに対するシナプス入力とそのような入力によって引き起こされる3種類の作用（脊髄反射、自動運動、随意動作）について説明する。

脊髄反射は脊髄への求心性信号と筋への遠心性信号を含む素早い応答である。求心性と遠心性の軸索間の結合には、1個から複数のシナプスを含んでいる。**自動運動**は求心性入力と下行性経路からの入力の両方によって引き起こされるが、脊髄反射よりも広範囲に及ぶ回路が関与し、しばしば律動運動を生じさせる。自動運動の範囲には、生命の維持に関連した闘争・逃走反応から運動を伴う姿勢調節などが含まれる。**随意動作**は知覚された必要性に応じて大脳皮質により生成される。

脊髄反射

脊髄反射には機能的に分類された3種類のニューロン（求心性ニューロン、介在ニューロン、遠心性ニューロン）が関わっている。図7.1は、末梢からの情報が中枢神経系へと伝わり、筋に伝達される応答に終わるニューロン間の関連性を示している。**求心性**ニューロンは末梢で検出された刺激に関する感覚情報を中枢神経系に伝える。人体には異なる種類の感覚受容器があり、これらは、位置（外受容器、**固有受容器**、内受容器）、機能（機械受容器、温度受容器、光受容器、化学受容器、侵害受容器）、形態（自由神経終末、被嚢性終末）に基づいて分類される。ヒトの運動に関する研究は、通常、体性感覚受容器や運動に関してそれらがもたらす情報に着目している。この入力によって神経系は外乱に対する素早い応答を構成し、身体位置を

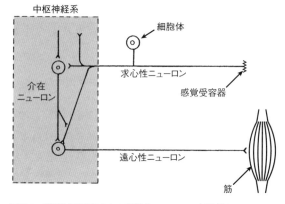

図7.1 機能的に分類された3種類のニューロン（求心性ニューロン、介在ニューロン、遠心性ニューロン）。

同定し、自己生成した運動と課された運動を区別することができる（Pearson & Gordon, 2013a）。

介在ニューロンはニューロン全体の99％を占め、入力（求心性）ニューロンと出力（遠心性）ニューロンの相互作用を調節することができる。介在ニューロンは、直接的または間接的に他のニューロンに興奮性もしくは抑制性の応答を誘発できる。介在ニューロンが求心性ニューロンと遠心性ニューロンとの間の経路に含まれるとき、直接的な調節が生じる。また、介在ニューロンが求心性ニューロンと遠心性ニューロンとの間の結合部位を調節するときは、間接的な調節が起こる（図7.1）。

遠心性ニューロンは中枢神経系から効果器へと活動電位を伝える。筋線維を支配する遠心性ニューロンは**運動ニューロン**として知られている。運動ニューロンの細胞体は脳幹および脊髄前角に位置している。直径の大きな有髄軸索は椎間から脊髄を出て、標的筋へ投射する末梢神経として束ねられる。ヒトでは43対（脳神経12対、脊髄神経31対）の神経が中枢神経を出て、末梢神経系を形成している。遠心性ニューロンに属す軸索は脊髄の**前根**より出て、求心性ニューロンの軸索

は後根より入る（図7.2）。前根と後根はそれぞれ，脊髄の前面と後面に位置している。

●求心性フィードバック●

入力（求心性信号）と出力（遠心性信号）間のシナプス結合が少ない経路では，外乱に対し，感覚受容器が素早い応答を引き起こしうる。このような入出力関係を反射と呼んでいる。反射における最も単純な経路は，感覚受容器から運動ニューロンへの直接的な求心性軸索の投射である。反射は単一筋に加え，協働筋（共通の機械的作用に貢献する筋群）や一対の主動-拮抗関係にある筋群，また対側肢の筋群の制御に関わっている。したがって，反射に関する研究は，様々な動作の実行中に感覚フィードバックが広がる経路についての情報を提供する。

反射について論じるにあたり，まずは中枢神経系に求心性フィードバックを提供するいくつかの体性感覚受容器について説明する。運動を行うために必要な感覚情報は，筋紡錘，腱器官，関節受容器，皮膚の機械受容器，侵害受容器，熱センサといった**体性感覚受容器**に由来する。これらの受容器を神経支配する求心性軸索と各々の受容器への運動刺激，活動電位の伝播速度を表7.1に示す。求心性神経のⅠ群からⅣ群への分類は軸索の直径に基づいており，Ⅰ群の軸索が最大である。

筋紡錘

ヒトの身体には約27500個の**筋紡錘**があり，このうちの4000個が各腕に，7000個が各脚に存在し，また手と首の筋で最も密度が高い。単一筋における筋紡錘の数は6〜1300個程度である。筋紡錘は紡錘形で，骨格筋線維と並行に配列されている（図7.3e）。筋紡

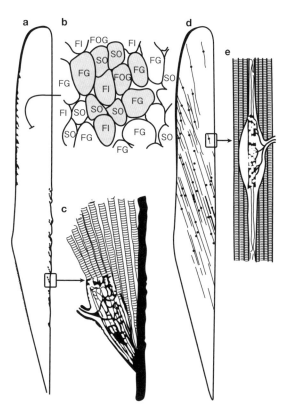

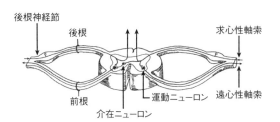

図7.2 脊髄の分節における構造。脊柱の各椎骨レベルで，脊髄は身体左右それぞれに一対ずつの後根と前根を出している。

図7.3 ネコの内側腓腹筋における筋紡錘と腱器官の分布。(a) 腱器官を染色した筋の縦断面。(b) 組織学的に同定された異なる筋線維（FG，FI，FOG，SO）の混合を示す筋の横断面。(c) 腱膜に付着した骨格筋線維と直列の単一腱器官の拡大図。(d) 筋腹における筋紡錘の分布を示した筋の縦断面。(e) 骨格筋と平行に位置していることを示す筋紡錘の拡大図。

Adapted, by permission, from B. R. Botterman, M. D. Binder, and D. G. Stuart, 1978, "Functional anatomy of the association between motor units and muscle receptors," *American Zoologist* 118：136. Copyright 1978 by The Society for Integrative and Comparative Biology.

表7.1 代表的な体性感覚受容器の特性

体性感覚受容器	運動刺激	求心性神経	伝導速度（m/s）
筋紡錘1次終末	筋伸張速度	Ⅰa	40〜90
腱器官	筋張力	Ⅰb	30〜75
筋紡錘2次終末	筋伸張	Ⅱ	20〜45
関節受容器	関節まわりの力	Ⅱ-Ⅲ	4〜45
触覚受容器	皮膚運動	Ⅰ-Ⅲ	4〜80

Reprinted, by permission, from J. D. Brooke and E. P. Zehr, 2006, "Limits to fast-conducting somatosensory feedback in movement control," *Exercise and Sport Sciences Reviews* 34：22-28.

錘は長さが2～6mm程度で，結合組織嚢に入った2～12個の微小な骨格筋線維で構成されており（図7.4），その両端は筋内結合組織に付着している。嚢外の骨格筋線維と区別するために，筋紡錘の線維は**錘内筋線維**と呼ばれている。錘内筋線維は，核の配列，運動神経支配，収縮速度の違いに基づいて2種類ある。**核鎖線維**（直径約8 μm）の核は，鎖のように端と端が連結して配列されているのに対し，**核袋線維**（直径約17 μm，長さ8～10 mm）の核は，集まって塊になっている。いずれの種類の錘内筋線維にも，その中央領域に筋フィラメントはない（図7.4）。そして筋フィラメントは骨格筋線維とは異なる種類のミオシン重鎖アイソフォームを含んでいる。

筋紡錘の嚢状の領域は通常，1本のⅠa群求心性神経と1本のⅡ群求心性神経を含んでいる。Ⅰa群求心性神経は，核鎖線維と核袋線維の両方の中央領域でらせん状の終末を持っている（図7.4）。Ⅱ群求心性神経は，核鎖線維に主として接続するらせん状ではない終末を持っている。Ⅱ群求心性神経は全ての筋紡錘にあるわけではないが，Ⅰa群求心性神経は全てに存在する。Ⅰa群およびⅡ群求心性神経の細胞体は，脊髄に近い後根神経節内に位置している（図7.1）。

錘内筋線維はまた，γ運動ニューロンから生じる遠心性軸索によって神経支配されている。γ運動ニューロンは，骨格筋線維を神経支配するα運動ニューロンよりも小さい。各筋紡錘は10～12個のγ運動ニューロンによって神経支配されている。γ運動ニューロンの軸索によって形成される神経筋接合部は，収縮性タンパク質が存在する錘内筋線維の端にある（図7.4）。γ運動ニューロンが活動電位を発したときの正味の影響は，錘内筋線維の両端における短縮とその中間領域の伸張である。筋紡錘が検出した長さ変化に対する反

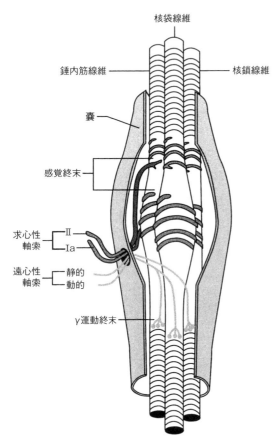

図7.4 筋紡錘の概念図。錘内筋線維（核袋と核鎖）は嚢に包まれ，両方の求心性神経（ⅠaおよびⅡ）および遠心性（γ）軸索によって支配されている。

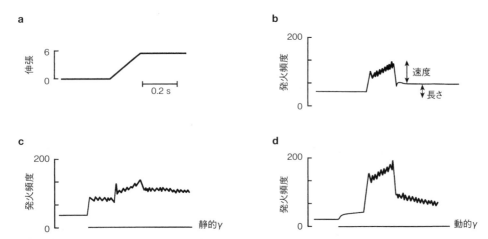

図7.5 筋伸張に対する単一筋紡錘のⅠa群求心性神経の応答。(**a**) 筋に課された伸張の大きさ（長さの増加）。(**b**) 発火頻度の増加は，伸張の大きさとその速度に関連した。(**c**) 筋紡錘を支配する静的γ運動ニューロンに対する刺激（細線）は，筋長の変化に対するⅠa求心性神経の反応性を増大させた。(**d**) 動的γ運動ニューロンに対する刺激は伸張速度に対する反応性を増加させた。

Adapted, by permission, K. Pearson and J. Gordon, 2000, Spinal reflexes. In *Principles of neural science*, 4th ed., edited by E. R. Kandel, J. H. Schwartz, and T. M. Jessel (New York: The McGraw-Hill Companies), 719. © The McGraw-Hill Companies, Inc.

応性は，γ運動ニューロンにより錘内筋線維の中央部に課された伸張の量によって決まる。

図7.5は，γ運動ニューロンが筋紡錘の反応性にどのように影響するかを示している。データは，筋紡錘からのIa群求心性神経で生じる活動電位の発火頻度に対して筋伸張が与える影響を示している（図7.5a）。基準の状態では，発火頻度は初めに低く，筋伸張中に増加し，その後，新たな筋長下で定常状態の頻度まで低下する（図7.5b）。この発火頻度の変化は，伸張速度による効果と筋長の変化による効果の2つの効果を反映している。同じ量の筋伸張下で静的γ運動ニューロンが刺激されると（図7.5c），Iaの発火は筋長の変化に関する情報の量を増加させる。反対に，動的γ運動ニューロンが刺激されると，Ia求心性神経の伸張速度に対する反応性が増大する（図7.5d）。

γ運動ニューロンの活動を変調させることにより，中枢神経系は筋紡錘から受け取るフィードバックの量や種類を変化させることができる。極論を言うと，例えば，γ運動ニューロンの活動がなければ，中枢神経系が筋長の変化に関する筋紡錘からのフィードバックを受け取ることができなくなるかもしれない。しかしながら，通常では，α運動ニューロンとγ運動ニューロンは同時に賦活する。これは**α-γ共活動**として知られている。α運動ニューロンは動作に必要な力を生成するために骨格筋線維を賦活し，γ運動ニューロンは，筋紡錘からのフィードバックを望ましい水準に維持するために錘内筋線維を賦活する。

例7.1　ヒトにおける筋紡錘の活動

図7.6は，ヒトの筋紡錘の活動例を示している。この実験（Al-Falahe et al., 1990）では，実験者（図7.6a）あるいは被験者自身（図7.6b）のどちらかによって指が動かされている最中に，前腕の指伸筋における単一筋紡錘由来の求心性神経の発火を計測した。求心性軸索を伝播する活動電位を記録するために，探針（電極）を神経に刺入するこの方法は，**微小神経電図**として知られている。それぞれの図における最下段のトレースは，2つの条件下で記録された活動電位を示している。発火頻度を表す下から2番目のトレースは，ピーク値が25パルス/秒（pps）まで達している。下から3番目のトレースは中手指節関節の関節角度を示しており，上方向への振れは指伸筋の屈曲および伸張を示している。最上段のトレースは指伸筋の筋活動（筋電図〔EMG〕）を示している。この筋は受動運動中（図7.6a），電気的には活動していないのに対し，被験者が運動を行うと（図7.6b）電気的活動が見られる。これらのデータは，受動および能動双方の運動において，屈曲位相中（上方向）の指伸筋が伸張されるときに求心性神経の発火が増大したことを示している。

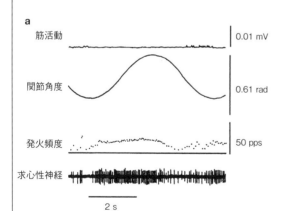 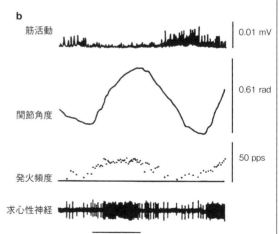

図7.6　前腕筋の（a）受動運動および（b）能動的伸張（関節角度における上方向）中のヒトの筋紡錘における発火。それぞれの図における4つの出力は（上から下へ）指伸筋の筋電図活動，指の変位，同定されたIa求心性神経の瞬間的発火頻度，Ia求心性神経の発火による活動電位を示している。
N. A. Al-Falahe, M. Nagaoka, and A. B. Vallbo, "Response profiles of human muscle afferents during active finger movements," *Brain*, 1990, 113 : 339, by permission of Oxford University Press.

Ia群およびⅡ群求心性軸索は，多くのニューロンと結合している。求心性軸索の分枝は脊髄に入ると同じ髄節レベルで結合し，脊髄の白質における上行路に寄与する。Ia求心性神経は例外として，運動ニューロンに影響する全ての求心性神経は，1つ以上の介在ニューロンを含む経路を介してそのように機能している。これらの介在ニューロンに対しては中枢性および末梢性入力がかなり収束しており，結果として標的運動ニューロンに様々な応答を引き起こす。運動ニューロンに直接的な結合を持つIa求心性神経でさえ，筋紡錘の求心性神経から運動ニューロンへの情報伝達は介在ニューロンによって変調されうる（図5.21，シナプス前調節を参照）。

Ia求心性神経は，自らを発する筋を神経支配している運動ニューロンに単シナプス性の興奮性結合（**同名結合**）を作り，同じ関節や他の関節をまたぐ他の筋を神経支配している運動ニューロンに弱い単シナプス性の興奮性結合（**異名結合**）を有している。あるよく調べられた経路に，拮抗筋を神経支配している運動ニューロンに投射している介在ニューロンと結合するIa求心性神経がある。この経路は拮抗筋の運動ニューロンに抑制性シナプス後電位を引き起こすので，この介在ニューロンは，**Ia抑制性介在ニューロン**として知られている。

Ⅱ群求心性神経もまた同名筋運動ニューロンに単シナプス結合を有しているが，これらは1つ以上の介在ニューロンを含む経路を介した結合よりも稀である。Ⅱ群求心性神経は屈筋と伸筋を神経支配する運動ニューロンに正反対の効果，すなわち屈筋運動ニューロンでは興奮性シナプス後電位を，伸筋運動ニューロンでは抑制性シナプス後電位を引き起こす。求心性入力が介在ニューロンに収束しているため，筋紡錘のⅡ群求心性神経，関節受容器，触覚受容器の運動ニューロンに対する影響には，かなりの重複がある。

腱器官

筋紡錘とは対照的に，腱器官は比較的単純な感覚受

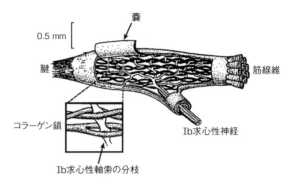

図7.7 腱器官とその求心性軸索。
Adapted, by permission, from A. Prochazka, 1996, Proprioceptive feedback and movement regulation. In *Handbook of physiology sect 12 : Exercise*, edited by L. B. Rowell and J. T. Shepherd (Bethesda, MD : American Physiological Society), 94.

容器であり，単一求心性神経の結合はあるが遠心性の結合はない。腱器官に関連した軸索はIb群求心性神経である（表7.1）。腱器官の長さは0.2～1 mmで，多くは複数の骨格筋線維まわりに配列し，腱膜に結合している（図7.3a）。この配置のため，腱器官は骨格筋線維と直列に存在していると説明される。求心性ニューロンの感覚終末は嚢の中に入っており，筋線維と結合組織の接合部で複数のコラーゲン鎖を取り囲むように分枝している（図7.7）。典型的な腱器官の嚢中には約15本の骨格筋線維があり，各々の筋線維は異なるα運動ニューロンに神経支配されていると推定されている（図7.3b）。1個の運動単位における筋線維は，1～6個の腱器官に関与している。

筋を引っ張るか（受動的伸張），もしくは骨格筋線維を賦活する（能動的伸張）ことにより，筋とその結合組織が伸張されると，コラーゲン鎖がIb求心性神経を挟んで興奮させる（図7.7の拡大図）。このような直列配置により，腱器官は筋力に関する情報を供給する。腱器官を興奮させるのに必要な力のレベルは，賦活の様式に依存する。受動的伸張では2 Nの筋力が必要であるが，能動的伸張では単一筋線維の賦活（30～90 μN）で十分である。

例7.2　ヒトにおける腱器官の活動

腱器官の発火の例を図7.8に示す。微小神経電図法を用いて，ヒトの指伸筋から発するIb求心性神経の発火を記録した（Al-Falahe et al., 1990）。電極はIb求心性神経に沿って伝播する活動電位を記録する。被験者は指の運動を負荷なしの条件下（図7.8a）と軽い負荷を課した条件下（図7.8b）で行った。それぞれの図において，最上段は中手指節関節の角度を示し，上方向の振れは関節の屈曲と筋の伸張を表す。中段はIb求心性神経の発火を示し，ピーク値は約40パルス/秒に達している。下段は指の運動中の筋電図活動を示している。図7.8は，腱器官の発火がいかに筋電図の振幅変化に対応しているかを示している。このような条件下における筋電図の振幅と力との密接な関係から，これらのデータは腱器官の発火が筋によって発揮される力を示すことを表している。

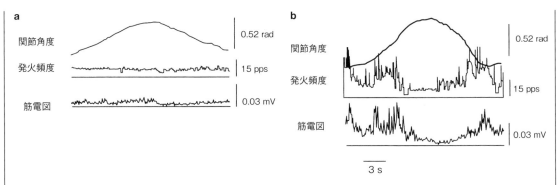

図7.8 （a）負荷なしの条件下，および（b）軽い負荷の条件下における指の運動中のヒトの腱器官の発火。各々の図における3つのトレースは（上から下へ），指の位置，同定したIb求心性神経の平滑化された発火頻度，指伸筋の筋電図活動を示す。
Adapted, by permission, from N. A. Al-Falahe, M. Nagaoka, and A. B. Vallbo, 1990, "Response profiles of human muscle afferents during active finger movements," Brain 113 : 339. Copyright 1990 by Oxford University Press.

　Ib求心性神経は1個または2個の介在ニューロンを含む経路を介し，運動ニューロンに結合している。1個の介在ニューロンを含む経路は，同名筋の運動ニューロンに抑制性シナプス後電位を引き起こす。また，2個の介在ニューロンを含む経路は，拮抗筋を神経支配する運動ニューロンに興奮性シナプス後電位を引き起こす。Ib求心性神経の効果は広範囲に及び，脳幹から抑制性経路の単一介在ニューロンへの下行性入力によって変調されうる。Ia求心性神経もまたこの介在ニューロンにシナプスを形成するので，この経路はIaおよびIb求心性神経両方からの抑制性入力を同名筋運動ニューロンに伝達している。この経路は**非相反性Ⅰ群抑制性経路**として知られている。**非相反性**とは，同名筋や異名筋運動ニューロンで引き起こされるが拮抗筋では引き起こされない作用を意味している。

関節受容器

　筋紡錘や腱器官とは対照的に，**関節受容器**は明確に定義された実体がない。それにもかかわらず，関節受容器は運動の制御において非常に重要なフィードバックをもたらしている。関節受容器は関節嚢，靭帯，疎性結合組織にあり，直径の小さなⅡ，Ⅲ，Ⅳ群求心性神経に支配されている。

　関節受容器にはルフィニ終末，ゴルジ終末，パチニ小体がある。**ルフィニ終末**は通常，直径5～9μmの単一有髄軸索を伴う2～6個の細長くカプセル化された球状小体から成っている。この受容器は静的または動的機械受容器に分類され，関節の位置や変位，角速度，関節内圧に関する信号を伝えることができる。**パチニ小体**は直径8～12μmの軸索を持ち，分厚いカプセルに入っている。この受容器は機械的圧力に対する閾値が低く，関節の加速度を検知する。**ゴルジ終末**は細長くカプセル化された腱器官に似た紡錘状の小体で，求心性軸索の直径は13～17μmである。これらの受容器は閾値が高く，特に可動域の終点付近における靭帯の張力を測定している。**自由神経終末**は広範囲に分布し，関節の侵害受容系を構成している。これらの軸索の直径は小さく（0.5～5μm），関節が異常な圧力や化学的因子に曝された際に賦活する。

　これら4種類の関節受容器は，関節の位置，変位，運動の速度および加速度，侵害刺激に関する情報を中枢神経系に供給している。関節受容器が関節位置に関するはっきりとしたフィードバックをもたらすことはないが，膝関節のように明確な解剖学的領域に位置したものは，固有の求心性情報を供給することができる。関節受容器に由来する求心性軸索は，脊髄から脳まで中枢神経系全体に広くフィードバックを供給している。例えば，前十字靭帯からの求心性神経に対する刺激は，外科手術中の患者の体性感覚野に応答を引き起こす。関節受容器は脊髄レベルにおいて，γ運動ニューロンとα運動ニューロンの両方に投射している。ある研究では，膝関節由来の求心性神経が脚筋を神経支配するγ運動ニューロンに短潜時および長潜時応答を引き起こすことが報告されている。短潜時効果は興奮性もしくは抑制性であるのに対し，長潜時効果は興奮性である。γ運動ニューロンへの投射により，関節受容器は筋紡錘から中枢神経系へのフィードバックに影響を与えることができる。

　α運動ニューロンへの投射もまた混在したシナプス後作用を引き起こすが，その作用は賦活される感覚受容器によって異なる。靭帯における求心性神経からのフィードバックは，α運動ニューロンに強力な効果をもたらしうる。例えば，後十字靭帯への電気刺激は，ヒトの大腿四頭筋とハムストリングスの筋活動に短潜時の抑制を引き起こす。しかしながら，一般的に，関

節受容器からのフィードバックは複数の上行路や反射経路に広がり，皮膚や筋からのフィードバックと混ざり合う。さらに，個々の関節受容器の多くは複数の刺激に対して応答することが可能で，中枢神経系による解釈は賦活された感覚受容器の個体群から受け取るフィードバックに基づいているようである。

運動の制御における関節受容器の重要性は，筋賦活に対する関節病理学の影響によって説得力をもって示されてきた。例えば，健常者の関節腔に液体を注入すると，痛みを感じなかったとしても，大腿四頭筋の活動は大幅に低下する（30～90％）。反対に，膝関節から液体を除去すると（例：半月板切除後），患者の筋の使用は著しく改善される。痛みがない場合では，慢性関節滲出液は筋の衰弱や萎縮を引き起こしうる。同様に，時間が経過した十字靱帯断裂の患者は通常，大腿四頭筋とハムストリングス両方の筋力低下を呈し，靱帯断裂後に再建したとしても，長期の機能低下を引き起こす可能性がある。

皮膚の機械受容器

筋紡錘や腱器官，関節受容器とは異なり，**皮膚の機械受容器は外部の機械的事象に関する情報**，すなわち，皮膚や深部組織の加速度，毛の運動，皮膚の変位，伸張と圧入などの情報を独占的に提供する。このフィードバックには5種類の受容器（メルケル盤，マイスナー小体，ルフィニ終末，パチニ小体，自由神経終末）が関わっている。**メルケル盤**は局所的な垂直圧に対する感受性が高く，皮膚の横への伸張には応答しない。この受容器は大きな有髄軸索による神経支配を受け，初めに活動電位を高頻度で発火し，その後，急速に緩やかな定常状態へ低下する応答を示す。メルケル盤は触覚弁別に大きく貢献している。**マイスナー小体**は2～6本の軸索によって神経支配され，各々の軸索は1個以上の小体を神経支配することがある。また，マイスナー小体は局所的な持続性の圧力には感受性が高いが，その応答（活動電位の発火）は急速に弱まる。ルフィニ終末は大きな有髄軸索による神経支配を受け，広範囲に及ぶ皮膚の伸張に応答する。ルフィニ終末は伸張の方向に対する感受性があり，特定の一方向への伸張によって興奮し，その至適方向と直角の方向への伸張では抑制される。ルフィニ終末の応答は，持続的な伸張に対して緩やかに順応する。皮膚における最も大きな受容器であるパチニ小体は，真皮と皮下組織の深部に位置し，単一の軸索による神経支配を受けている。この受容器には大きな受容野があり，主に刺激の加速成分に応答し，急速な圧力変化を検知している。自由神経終末は，皮膚と毛の運動に関するフィードバックを提供している。

皮膚の機械受容器は中枢神経系に対して機械的刺激の強度，速度，方向に関する情報を提供している。これらの求心性神経は，局所介在ニューロンや後索として知られる上行路に結合している。後索の軸索は主に対側の視床を経由して大脳皮質へと投射する。この経路を介して，皮膚の機械受容器からのフィードバックは運動野の興奮性に影響を及ぼすことができる。脊髄レベルでは，皮膚の機械受容器から運動ニューロンまでの経路に介在ニューロンが存在しているにもかかわらず，単一の求心性フィードバックは運動ニューロンの発火を変調できる。したがって，皮膚の機械受容器からのフィードバックは中枢神経系のあらゆる場所に広範囲に振り分けられ，様々な効果に貢献している。

●反射経路●

感覚受容器から中枢神経系への求心性フィードバックは，反射として知られる素早い応答を引き起こす。反射経路の応答性を計測することにより，運動の神経制御に対する感覚フィードバックの貢献について知ることができる。

単シナプス反射

脊髄反射経路のなかで最もよく研究されているのが，Ia求心性神経の同名筋運動ニューロンに対する単シナプス性の投射である。この反射は，末梢神経に対する単発の電気刺激によって誘発することができ，その神経が支配する筋に単収縮応答を引き起こす。その応答は筋電図信号や単収縮力として計測できる（図7.9）。電気的に誘発されるこの単シナプス応答は**ホフマン（H）反射**として知られている（Hoffmann, 1918, 1922）。H反射はヒラメ筋で最もよく研究されているが，安静時の大腿四頭筋，ハムストリングス，前脛骨筋，橈側手根屈筋などでも誘発することができる。例えば，大腿四頭筋では，背もたれを倒した椅子に被験者を座らせ，刺激電極を鼠径靭帯直下の大腿神経上に設置し（図7.9a），応答が検出されるまで（図7.9c）徐々に刺激強度（電流）を増加させることにより誘発できる。H反射はIa求心性神経の選択的な賦活が必要であり，人によっては誘発が難しい。H反射は，弱い随意収縮中に刺激可能な末梢神経を持つほとんどの四肢筋群で記録できる。

H反射の基盤を成す経路を図7.10に示す。電気ショックによってIa求心性神経に発生した活動電位は中心に向かって伝播し（図7.10の②），同名筋運動ニューロンでシナプス後電位を引き起こす。運動ニューロンで引き起こされる興奮性シナプス後電位の大きさは，最も小さい運動ニューロンで最大であり，運動ニューロンのサイズの増大に伴い減少する。そし

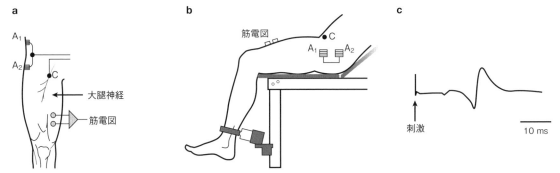

図7.9 大腿四頭筋に誘発されるホフマン（H）反射．(**a**) 刺激電極の位置（C＝陰極；A_1とA_2＝短絡させた陽極），(**b**) 適度にリクライニングされた被験者の姿勢，(**c**) 内側広筋から筋電図として記録されたH反射．

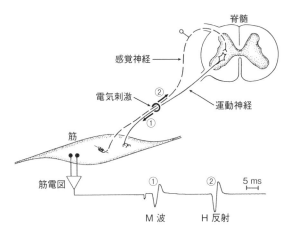

図7.10 M波とH反射の経路．電気刺激が末梢神経へ与えられると，その神経によって支配されている筋で応答が測定される．M波は，運動神経軸索の直接的な賦活に対する応答を示すが（①），H反射は感覚フィードバックを介した運動ニューロンの間接的賦活によって生じる応答に相当する（②）．

て，サイズの原理に一致した順序で運動ニューロンの賦活をもたらす．

　末梢神経に加えられた電気ショックは，初めに最も太い軸索に活動電位を発生させ，最も細い軸索は最後となる．Ia求心性神経の直径は，α運動ニューロンに属する遠心性神経の直径よりわずかに大きく，求心性軸索は長い刺激パルス（1 ms）に対し，遠心性軸索より敏感に反応する．Ia求心性神経は，遠心性軸索を賦活することなく，低い刺激強度で賦活される．しかしながら，刺激電流を増大すると活動電位は遠心性軸索にも発生し，M波（図7.10の①）と呼ばれる短潜時（5 ms）応答を誘発する．M波は，刺激部位（筋神経の遠心性軸索）と記録部位（運動単位活動電位）の間の経路における反応性を調べるために実験的に誘発されるものである．

　M波を導出する刺激は，H反射の振幅も変調させうる．活動電位が遠心性軸索で発生すると，神経筋接合部方向と運動ニューロンの細胞体へ戻る方向の両方へ伝播する．**順行性**に（神経筋接合部に向かって）伝播する活動電位はM波を生じさせるのに対し，**逆行性**に（運動ニューロンに向かって）伝播する活動電位は運動ニューロンに押し寄せ，入ってくるIa求心性入力に対する運動ニューロンの反応性を低下させる．逆行性斉射によるH反射の変調は，H反射とM波の**動員曲線**を測定することにより特徴づけられる．これは刺激電流の範囲に対して，H反射とM波の振幅を測定することで得られる．図7.11は，M波が小さいときにH反射のサイズが最も大きく，さらに遠心性軸索を賦活するために刺激電流が増加されるにつれ，M波のサイズが増大することを示している．

　単シナプス反射は，筋腱を瞬間的にたたくことで引き起こすこともできる．**腱反射**として知られるこの応答は，ヒラメ筋，大腿四頭筋，半腱様筋，大腿二頭筋，上腕三頭筋，橈側手根屈筋，橈側手根伸筋，咬筋など多くの筋で誘発することができる．2つの単シナプス反射の主な違いは，腱反射が筋紡錘を伸張させる機械的刺激に対する応答であるのに対し，H反射は筋紡錘を迂回する電気刺激によって人為的に引き起こされるもので，直接的にIa求心性神経に活動電位を引き起こすことにある．したがって，腱反射の振幅は，運動ニューロンに接続するIa求心性経路の反応性とγ運動ニューロンによって決定される筋紡錘の感度の両方に依存している．

単シナプス性Ia興奮

　Ia求心性神経は，同名筋および異名筋運動ニューロンの両方に対し，広範囲にわたって単シナプス性の結合を有している．それぞれのIa求心性神経は，ほとんどの同名筋運動ニューロンとシナプスを形成しているが，協働筋を神経支配している運動ニューロンともいくらかのシナプスを形成している．例えば，ヒラメ筋からのIa求心性神経は，同名筋（ヒラメ筋）の運

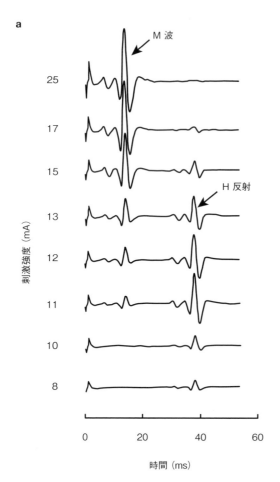
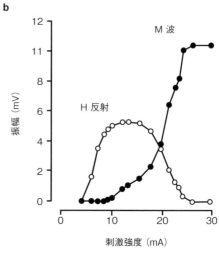

図7.11 ヒラメ筋におけるH反射とM波の動員曲線。(**a**) 8段階の刺激強度に対する応答。(**b**) 刺激強度の変化に伴うH反射とM波の振幅における変動。
Data provided by Jacques Duchateau, PhD.

表7.2　ヒト下肢の6神経（列）から7筋（行）への単シナプス異名筋Ia興奮の分布

	ヒラメ筋	内側腓腹筋	浅腓骨神経	深腓骨神経	大腿神経	脛骨神経
ヒラメ筋	H	−	+	−	+	+
内側腓腹筋	+	H	+	+	+	+
短腓骨筋	+	−	H	+	+	+
前脛骨筋	−	−	−	H	+	+
大腿四頭筋	+	+	−	+	H	+
大腿二頭筋	+	+	+	−	−	+
半腱様筋	+	+	+	+	−	+

H＝同名筋単シナプス性Ia興奮；＋＝異名筋単シナプス性Ia興奮の存在；−＝異名筋単シナプス性Ia興奮の欠如。
Adapted from Pierrot-Deseilligny and Burke, 2005.

動ニューロンや近接する協働筋（内側腓腹筋）の運動ニューロン，大腿四頭筋を神経支配している運動ニューロンに単シナプス性に投射している。表7.2と表7.3は，ヒトの脚と腕における異名筋運動ニューロンに対する単シナプス性Ia興奮の分布を記載したものである。これらの分布は，ヒトの下肢の異なる関節にまたがる筋間や，上肢の遠位筋から近位筋に広く投射する単シナプス性Ia興奮の存在を示している。

筋が瞬間的に，予期しない長さに増大（伸張）するときの急速な応答は，**伸張反射**として知られている。伸張反射の例を図7.12に示す。この例では，予期せず身体から離れる方向に変位するハンドルを握っていると，肘関節屈筋群が伸張され，上腕二頭筋の筋電図に群発放電が生じる（図7.12）。筋電図活動の増大（伸張に対する応答）は，ハンドルの変位（刺激）開始後すぐに始まり，それは少なくとも同名筋Ia興奮に

表7.3 ヒト上肢の6神経（列）から10筋（行）への単シナプス異名筋Ia興奮の分布

	筋皮神経	上腕三頭筋	正中神経	橈骨神経	尺骨神経	正中および尺側神経
三角筋	+	+	−	+	−	?
上腕二頭筋	H	−	+	+	−	+
上腕三頭筋	−	H	+	+	−	+
橈側手根屈筋	−	−	H	−	+	+
橈側手根伸筋	−	−	−	H	−	+
尺側手根屈筋	−	−	+	?	H	+
尺側手根伸筋	−	−	?	?	?	+
浅指屈筋	−	?	?	?	?	+
指伸筋	−	?	?	?	−	+
手	?	?	?	?	?	H

H＝同名筋単シナプス性Ia興奮；＋＝異名筋単シナプス性Ia興奮の存在；−＝異名筋単シナプス性Ia興奮の欠如；?＝わかっていない。
Adapted from Pierrot-Deseilligny and Burke, 2005.

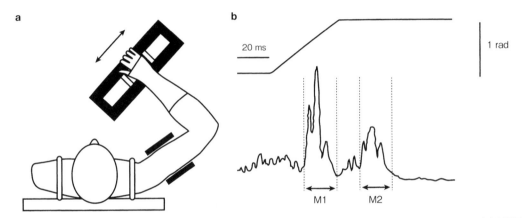

図7.12 上腕二頭筋の予期せぬ伸張によって誘発される伸張反射。(**a**) 被験者は腕を水平にし，ハンドルを握った状態で座っている。(**b**) 肘関節屈筋群で弱い収縮を維持しているとき，手が予期せず動かされ，筋が伸張される（約90°/sの速度で0.6秒間）。下のトレースは，上腕二頭筋の短潜時（M1）および中潜時（M2）応答を示している。
With kind permission from Springer Science＋Business Media；*Experimental Brain Research*, "The effect of task instruction on the excitability of spinal and supraspinal reflex pathways projecting to the biceps muscle," 2006, Vol. 174 (3), pgs. 413-425, G. N. Lewis, C. D. MacKinnon, and E. J. Perreault, figure 1, © Springer Science＋Business.

よって生じる短潜時応答（M1）と，おそらくⅡ群求心性神経やより多くのシナプスを介する経路によって生じる中潜時応答（M2）の2つの成分から成っている。3つ目の成分（M3）は時折観察される。

図7.12は，M1とM2成分が，予期しない伸張に対抗することのできる最速の随意筋電図（＞120 ms）に先行していることを示している。その潜時は，M1成分で約30 msであり，M2成分では約55 msである。伸張反射は，立位時，歩行時，走行時，跳躍時，着地時などに，ヒトの下肢筋群で観察され，同名筋運動ニューロンへの単シナプス性Ia経路によるフィードバックが，これらの活動の神経制御に貢献することを示している。同様に，手の筋における伸張反射は，繊細な運動課題の実施中に変調される。伸張反射を変化させる神経疾患（例：パーキンソン病，片麻痺，ハンチントン病，ジストニア）は通常，M2成分に影響する。

単シナプス性Ia興奮によって誘発される反射は，運動ニューロンの興奮性に影響を受け，また，Ia入力は広く分布しているために，遠くの外部刺激（例：大きな予期しない音）や遠隔筋の収縮が反射応答の振幅に影響しうる。例えば，ヒラメ筋で誘発されるH反射や伸張反射は，歯を食いしばるのに関与する筋など，他の筋群を随意的に賦活させると振幅が増大する。運動ニューロンの興奮性，すなわち単シナプス反射の振幅を増大させるために遠隔筋を利用することは，ジェンドラシック法と呼ばれている。博識なセラピストは，弱い下肢筋群の活動を促通するためにこの手技を使っており，患者が自分で腕や首の筋群の随意的な収縮に耐えることで，椅子から立ち上がることを可能にさせ

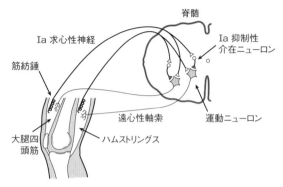

図 7.13 伸張反射および相反性 Ia 抑制に関与している経路。

ている。

相反性 Ia 抑制

Ia 求心性神経による Ia 抑制性介在ニューロンの賦活は，拮抗筋を神経支配している運動ニューロンに抑制性シナプス後電位を誘発する。この経路は，**相反性 Ia 抑制として知られている**（図 7.13）。それぞれの Ia 抑制性介在ニューロンは，運動核で運動ニューロンの約 20％に投射しており，細胞体や近接した樹状突起にシナプスを形成している。運動ニューロンに入る全ての末梢入力および下行性入力は Ia 抑制性介在ニューロンへも投射しているので，相反性 Ia 抑制は，皮膚受容器からのフィードバックや下行性経路からの入力によって促通されうる。相反性 Ia 抑制の機能は，関節の屈曲・伸展を伴う運動中，**拮抗筋の抑制を主動筋の賦活**に関連づけることにある。

相反性 Ia 抑制性経路の賦活は，ある筋において，その拮抗筋を支配している神経に電気ショックが加えられた後の H 反射の振幅の低下として立証される。この方法により，相反性 Ia 抑制の存在が，後脛骨神経から前脛骨筋に対して，深腓骨神経からヒラメ筋に対して，上腕二頭筋と上腕三頭筋の間などにおいて示されてきたが，手首の屈筋群および伸筋群の間では示されていない。

相反性 Ia 抑制性経路は，随意筋活動前や活動中に賦活される。例えば，ヒラメ筋の H 反射振幅は，背屈筋群の随意筋活動時，前脛骨筋の筋電図開始前 50 ms までに抑制される（例 7.3）。これは，前脛骨筋を神経支配している運動ニューロンへの下行性入力が，前脛骨筋からヒラメ筋への相反性 Ia 抑制性経路にある Ia 抑制性介在ニューロンをも賦活させることを示している。この随意収縮時の H 反射の継続的な抑制は，背屈筋群から Ia 抑制性介在ニューロンへの求心性フィードバックに起因する。Ia 抑制性介在ニューロンへの下行性および末梢性入力の組み合わせは，主動筋および拮抗筋群の共活動を含む課題中には相反性 Ia 抑制を低下させ，姿勢活動時には増大させ，歩行中には足関節の屈筋，伸筋間で変調される。さらに，共収縮として知られる（Perez et al., 2007）主動筋，拮抗筋群両方の意図的な同時賦活を伴う課題は，相反性 Ia 抑制性経路の低下を必要とする。

反回抑制

脊髄を通る求心性フィードバックの流れは，**レンショウ細胞**として知られる介在ニューロンの影響を受ける（Renshaw, 1941）。レンショウ細胞は，α 運動ニューロンから生じる軸索分枝，II～IV 群求心性神経，下行性経路によって賦活され，α 運動ニューロン，Ia 抑制性介在ニューロン，γ 運動ニューロンに抑制性シナプス後電位を引き起こす。α 運動ニューロンと Ia

---

例 7.3 収縮中の相反性 Ia 抑制

Jens Bo Nielsen らは，条件刺激 H 反射を用いて背屈筋の随意収縮中，前脛骨筋からヒラメ筋へ作用する相反性 Ia 抑制の変化を追った（Crone et al., 1987；図 7.14 b）。運動課題は，600 ms でゼロから 6.4 N·m まで背屈トルクを増大させ，それを 1.4 s 間維持することであった。随意収縮前および収縮中に，後脛骨神経を刺激してヒラメ筋に H 反射を誘発する約 2 ms 前に，総腓骨神経に**条件刺激**を与えた（図 7.14 a）。総腓骨神経の Ia 求心性神経への刺激は，前脛骨筋を神経支配している運動ニューロンを賦活し H 反射を誘発する，ヒラメ筋運動ニューロンに投射する Ia 抑制性介在ニューロンに興奮性シナプス後電位を発生させる，という 2 つの効果を持つ。結果として，後脛骨神経への刺激によって発生するその後の活動電位は，Ia 抑制性介在ニューロンによって引き起こされる抑制性シナプス後電位により過分極されている間にヒラメ筋の運動ニューロンへ達することになる。この相互作用による正味の効果は，前脛骨筋からの相反性 Ia 抑制によるヒラメ筋の H 反射における低下となって現れる。

ヒラメ筋が安静下にあるとき，ヒラメ筋の H 反射における振幅は，相反性 Ia 抑制により約 20％まで抑制された（図 7.14 b）。背屈筋がトルクを漸増させると，背屈筋群による筋収縮開始前および収縮中のヒラメ筋の H 反射における振幅は低下した。これはおそらく，下行性および末梢性入力（総腓骨神経）双方の組み合わせが影響したものと思われる。このような相反性 Ia 抑制の促通は，背屈筋の随意収縮中に，ヒラメ筋の伸張反射を誘発する可能性を低下させる。したがって，相反性 Ia 抑制は，単シナプス経路の反応性を調節するための手段を提供し，立位，歩行，走行間の H 反射の振幅における違いに寄与している。

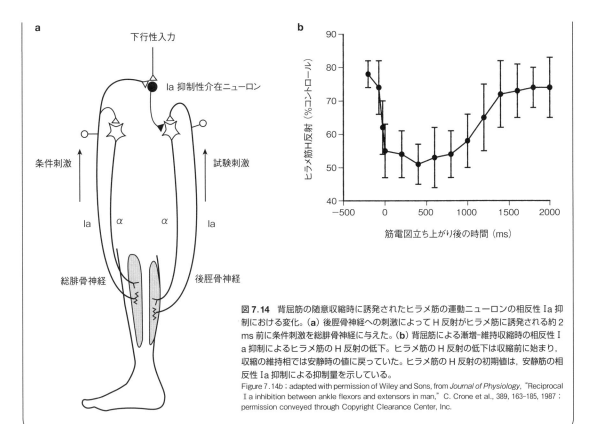

図 7.14　背屈筋の随意収縮時に誘発されたヒラメ筋の運動ニューロンの相反性 Ia 抑制における変化。(**a**) 後脛骨神経への刺激によって H 反射がヒラメ筋に誘発される約 2 ms 前に条件刺激を総腓骨神経に与えた。(**b**) 背屈筋による漸増–維持収縮時の相反性 Ia 抑制によるヒラメ筋の H 反射の低下。ヒラメ筋の H 反射の低下は収縮前に始まり，収縮の維持相では安静時の値に戻っていた。ヒラメ筋の H 反射の初期値は，安静筋の相反性 Ia 抑制による抑制量を示している。

Figure 7.14*b*; adapted with permission of Wiley and Sons, from *Journal of Physiology*, "Reciprocal I a inhibition between ankle flexors and extensors in man," C. Crone et al., 389, 163-185, 1987; permission conveyed through Copyright Clearance Center, Inc.

抑制性介在ニューロンへのつながりを図 7.15 に示す。レンショウ細胞を賦活する α 運動ニューロンの分枝は反回側枝として知られており，レンショウ細胞と運動ニューロンを含む抑制性経路は**反回抑制**と呼ばれている。同名筋反回抑制は，ヒトの多くの上肢，下肢の近位筋で観察されるが，足や手の筋群では見られない。異名筋との結合は，ヒトの上肢より下肢（例：大腿四頭筋と多くの足関節筋との間）においてより広く存在する。前脛骨筋や内側腓腹筋などの筋では，Ia 興奮は共有しているが，反回抑制は共有しておらず，そのため種々の課題においてそれらの筋が連動することを可能にしている。γ 運動ニューロンの反回抑制は，α 運動ニューロンのそれよりはるかに弱い。

それぞれのレンショウ細胞は，拮抗筋ではなく主に協働筋を神経支配している多くの運動ニューロンによって賦活される。レンショウ細胞からの最も強い投射は，同名筋運動ニューロンや α 運動ニューロンと同じ Ia 興奮を受け取る Ia 抑制性介在ニューロンに対してであるが，他の運動ニューロンもかなりの抑制を受ける。レンショウ細胞による Ia 抑制性介在ニューロンの抑制は，拮抗筋を支配している運動ニューロンの**反回促通**として知られている。反回促通は相反性 Ia 抑制の低下をもたらすが，皮質脊髄路からの下行性入力はレンショウ細胞を抑制し，それによって Ia 抑制性介在ニューロンへの影響を低下させうる。このように，反回抑制はその経路上のいくつかの部位で調節されうる。

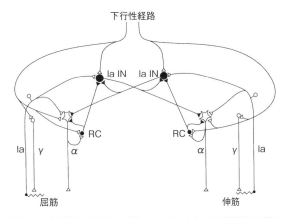

図 7.15　主動筋を支配する α 運動ニューロン（α）の反回抑制および拮抗筋を支配する α 運動ニューロンの反回促通を生じさせるレンショウ細胞（RC）に関する経路。γ＝γ 運動ニューロン；Ia＝Ia 求心性神経；Ia IN＝Ia 抑制性介在ニューロン。

ヒトの反回抑制は，同じ刺激電極による H 反射のペア（H1 と H′）を誘発することにより調べることが

できる。2つの反射は同じ最大下刺激により誘発されるが，最大M波を誘発する最大上刺激によって隔てられている。H1反射は参照応答であり，M波の後のH'の相対的振幅は反回抑制の量を示している。H反射のペアにより得られた応答は，弱い随意収縮中に反回抑制を促通するが，強い随意収縮時には抑制することを示している。これはおそらく，下行性入力によるレンショウ細胞の抑制のためだと考えられる。同様に，レンショウ細胞は，同レベルの力であっても，持続的な筋収縮に比べるとダイナミックな筋収縮時により抑制される。それとは対照的に，レンショウ細胞は拮抗筋の共活動中に促通され，同名筋，異名筋双方の反回抑制は立位中に増大する。共活動中の反回抑制の促通は，相反性Ia抑制を抑制し，Ia求心性興奮に対する運動ニューロンの反応性を低下させる。

Ib経路

Ib求心性神経は腱器官から発し（図7.7），筋線維によって発揮される力に関するフィードバックを提供する。また，Ib介在ニューロンとして知られる介在ニューロンを介して，同名筋，協働筋，拮抗筋を神経支配している運動ニューロンに投射している。同名筋や協働筋運動ニューロンにおいて生じる反応は抑制性であるが，拮抗筋運動ニューロンでの反応は興奮性である。多くの筋から発するIb求心性神経は，しばしば同じIb介在ニューロンに収束し，相互に促通しあっている。

Ib介在ニューロンは，末梢性および下行性経路から入力を受ける。末梢性入力は，IbおよびIa求心性神経からの直接的な接続（Ib入力の方が大きい）と，1つ以上の介在ニューロンを介したII群，皮膚，関節からの求心性神経による間接的な接続を含んでいる。これらの入力は，運動ニューロンへのIb抑制の伝達の抑制も（皮膚求心性神経），促通も（皮膚および関節求心性神経）しうる。下行性入力には，経路によって単シナプス性興奮のものもあれば，単シナプス性抑制のものもある。このようにIb介在ニューロンへ入力が大量に収束する結果，安静条件時に運動ニューロンに引き起こされる抑制は，運動中に変化しうる。例えば，筋の安静時にIb求心性神経によって運動ニューロンに誘発される抑制性応答は，歩行の立脚期では興奮性に転じる。これは，体重の支持と推進力の供給に必要な筋活動を促進する腱器官からのフィードバックをもたらしている。さらに，介在ニューロンへのIb入力は，Ib求心性神経自身や下行性経路から生じるシナプス前抑制によって調節されうる。自身によるIb求心性神経のシナプス前抑制は，筋収縮の過程で運動ニューロンにおける抑制性シナプス後電位の低下に貢献する。

IaおよびIb求心性神経は直径が同等であるため，電気ショックによって賦活される際の電圧閾値も同等である。したがって，H反射を誘発するための末梢神経への刺激は，Ib求心性神経にも活動電位を発生させる。その結果，運動ニューロンは最初の単シナプス性Ia興奮を経験し，それから2シナプス性のIb抑制を経験することになる。この効果は2つの刺激，つまり，運動ニューロンプールを条件付けする最初の刺激と，その興奮性を調べる2番目の刺激間の様々な時間間隔で一対のH反射を誘発することにより，定量化することができる。条件刺激を下ヒラメ筋神経に与えると，ヒラメ筋と大腿四頭筋の試験H反射の振幅は，初め増大し，それから減少し，最終的にコントロール値まで回復する。Ib抑制に起因するH反射の振幅低下は，条件刺激と試験刺激間が3〜7 msの遅延で生じる。同様な効果が内側腓腹筋神経から大腿四頭筋および大腿二頭筋に対して，大腿神経からヒラメ筋に対して，そして正中神経から上腕二頭筋に対して観察される。試験H反射のIb抑制は10 ms未満続く。

II群経路

筋神経のほとんどのII群求心性神経は筋紡錘から生じ，Ia求心性神経よりも数が多い。II群求心性神経の電気的閾値は，Ia求心性神経の閾値の約2倍である。1つの筋からのII群求心性神経は複数の運動核に達し，個々の運動ニューロンはいくつかの筋からII群入力を受け取る。運動ニューロンに対するII群求心性神経の主要な効果は，同側，対側のII群，Ia，Ib求心性神経，皮膚や関節の求心性神経，および下行路からの入力を受ける介在ニューロンを通して仲介される。II群介在ニューロンは，一般的に屈筋群を神経支配するα運動ニューロンには興奮を，伸筋群を支配するα運動ニューロンには抑制を引き起こす。これらの介在ニューロンはまた，γ運動ニューロンに強い興奮をもたらす。そしてほとんどのγ運動ニューロンは，いくつかの筋から入力を受けている。

II群求心性神経は，同名筋の伸張あるいは筋神経の高強度電気刺激によって賦活させることができる。いったん賦活されると，H反射や伸張反射の振幅，そして進行中の筋電図活動を変調させうる。図7.16は，そのような変調の一例を示している。II群求心性神経を介した筋伸張に対する中潜時応答（M2）は，立位時に支持物につかまっていると低下した。ヒトが外乱に抗して立位姿勢を維持するために，伸張された筋群（ヒラメ筋や内側腓腹筋）に依存する必要がないとき，II群求心性神経によってもたらされるフィードバックや伸張反射の中潜時成分の振幅は低下する。同様に，II

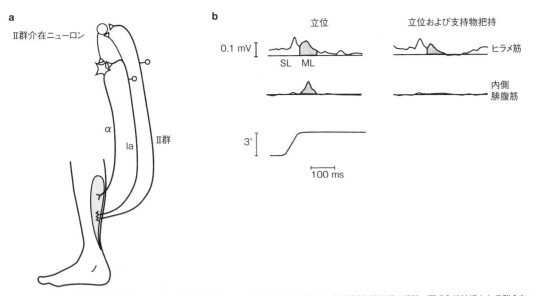

図 7.16 立位中のⅡ群興奮性調節。(a) ヒラメ筋の運動ニューロンに対するⅠ群およびⅡ群求心性神経の経路。両求心性神経ともⅡ群介在ニューロンに投射している。(b) つま先を上げる方向に足底支持面を3°回転させて，下腿三頭筋に伸張反射を誘発した。応答は短潜時 (SL) および中潜時 (ML) 成分から成っていた。被験者が外乱時に支持物につかまっているとき，中潜時応答のサイズ（灰色領域）は，ヒラメ筋では減少し，内側腓腹筋では消失した（右図）。ヒラメ筋の短潜時応答は，2つの条件間で変わらなかった。
M. Schieppati et al., "Free and supported stance in Parkinson's Disease. The effect of posture and postural set on leg muscle responses to perturbation, and its relation to the severity of the disease," *Brain*, 1991, Vol. 114, pg. 1236, Oxford University Press.

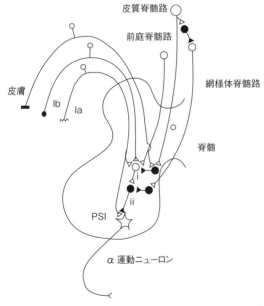

図 7.17 末梢求心性神経および下行路から Ia シナプス前抑制 (PSI) を仲介する介在ニューロンへの接続。下行性経路は前庭脊髄路，皮質脊髄路，網様体脊髄路を含む。
From E. Pierrot-Deseilligny and D. Burke, 2005, Presynaptic inhibition of Ia terminals. In *The circuitry of the human spinal cord. Its role in motor control and movement disorders*（New York：Cambridge University Press）, 338. Cambridge University Press.

群求心性神経は，歩行中の同名筋の賦活を補助し，歩行中に遭遇する外乱に対して同名筋や異名筋のいくつかの反応を仲介することが明らかにされている。

Ia 終末のシナプス前抑制

Ia 終末のシナプス前抑制は Ia 求心性神経のシナプスにおいて，α 運動ニューロンへの神経伝達物質の放出を調節する複数の経路を持っている（図 7.17 における PSI）。Ia シナプス前抑制を介する最短経路は，2つの介在ニューロンを含んでいる（図 7.17 において i と ii として示されている）。これらの介在ニューロンは，Ia 求心性神経，Ib 求心性神経，皮膚および関節の求心性神経や下行性経路からの入力を受ける。屈筋群から生じる Ia および Ib 求心性神経は，同側の全ての筋に Ia シナプス前抑制をもたらすが，伸筋群から生じるこれらの神経は，伸筋群からの Ia 求心性神経におけるシナプス前抑制のみに貢献する傾向がある。皮膚および関節の求心性神経は，Ia シナプス前抑制を低下させる抑制性介在ニューロンに結合している。下行性経路は，いくつかの経路を介して Ia シナプス前抑制を促通させたり抑制させたりすることができる。

Ia シナプス前抑制の程度は，立位，歩行，走行などの課題によって異なり，また，課題の難易度によっても調節される。例えば，大腿神経（大腿四頭筋）の電気刺激によるヒラメ筋の H 反射の促通は，難しい視覚運動課題の訓練後では低下するが，足関節にまたがる筋群の随意収縮時では低下しない。したがって，Ia シナプス前抑制の機能は，運動ニューロンへの単シナ

例7.4　脊髄病変患者におけるIaシナプス前抑制の低下

下肢筋群を神経支配する運動ニューロン上のIa終末に作用するシナプス前抑制は，脊髄病変患者（外傷性，筋萎縮性側索硬化症，多発性硬化症）で低下する。Iaシナプス前抑制を評価するために，異名筋へ条件刺激を与えた上で，被験筋にH反射を誘発する方法がある。例えば，前脛骨筋の腱に対する短時間の振動刺激（200Hzで3パルス）は，この筋から発するIa求心性神経に活動電位を誘発する。この入力が，異名筋運動ニューロンに対するIa終末のシナプス前抑制を仲介する介在ニューロンを賦活させる（図7.18）。この種の条件刺激は，ヒラメ筋やヒラメ筋運動ニューロンに投射する大腿四頭筋からのIa求心性神経のシナプス前抑制を約250ms間，引き起こす。そのような条件刺激に対するヒラメ筋H反射の低下は，健常者よりも筋萎縮性側索硬化症患者での方が小さい。脊髄病変を持つ患者におけるH反射低下の減少は，おそらくIaシナプス前抑制の安静時レベルを維持する下行性経路が遮断されているためと考えられる。

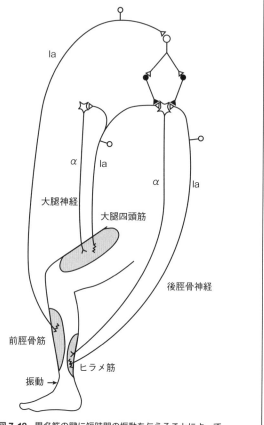

図7.18　異名筋の腱に短時間の振動を与えることによって誘発されるIaシナプス前抑制。

プスIa入力を遮断することであり，課題の必要性に応じて調節される。

逃避応答および皮膚筋応答

皮膚受容器が運動ニューロンの活動に及ぼす影響は，逃避応答や皮膚筋応答といった2種類の応答で特徴づけられる。**逃避応答**は，皮膚や小径の求心性神経を賦活する神経に痛み刺激が加えられることによって引き起こされる。逃避応答に動員される筋は，刺激位置に依存する。一般に，逃避応答を誘発するために下肢に加えられる刺激は，とりわけ刺激位置に対して近位にある屈筋群の賦活と伸筋群の抑制を伴う。同様に，示指における皮膚受容器の賦活は，上肢の近位筋における筋電図活動と手筋の抑制を引き起こす。逃避応答の強さは，それぞれの課題における筋の役割によって異なる。課題にとってその筋が重要な場合には抑制される。

ヒトの**皮膚筋応答**は，随意収縮中の筋電図活動に対する皮膚受容器の賦活の影響を調べることによって評価できる。例えば，示指の指神経に与えられた単一刺激（知覚閾値の2倍強度）は，第一背側骨間筋に，早期興奮（E1），抑制（I1），後期興奮（E2）の3相応答を生じさせる。この3相応答は，皮膚求心性神経が手筋に投射する運動ニューロンの興奮および抑制の両方を生じさせることを示している。皮膚求心性神経の投射は，低閾値運動単位の動員閾値を増大させ，高閾値運動単位の動員閾値を低下させるので，運動核ごとに異なるようである。逃避応答と同様に，皮膚筋応答，とりわけE2成分は，パフォーマンス中に変調される。E2成分はおそらく，皮質間経路を伴っていると考えられる。運動中の皮膚求心性神経の主要な役割は，位置や運動の知覚に関するフィードバックを中枢神経系に供給する経路の伝達を調節することにある。

●脊髄固有経路●

脊髄の主要な機能の1つは，脳から運動ニューロン

に対し，運動に関する指令を伝達することである。ヒトの脳から運動ニューロンへは直接的な接続もあるが，たいていの経路は複数のニューロンを伴っている。そのような経路に含まれるニューロンの1種に，複数の脊髄分節を縦走する軸索を持った脊髄ニューロンである**脊髄固有ニューロン**がある。脊髄固有ニューロンは脊髄の頸部と腰部に集まっており，末梢および下行性起源の興奮性入力と抑制性入力の両方を受け，運動ニューロンに出力を伝達する。このような機能により，脊髄固有ニューロンは様々な入力を統合し，運動ニューロンにその結果を伝えることができる。

図7.19は，ネコの頸部脊髄固有ニューロンにおける多くの入出力のうちのいくつかを示している。しかしながら，種によってこれらの接続には大きな違いがある。Emmanuel Pierrot-Deseilligny らによるヒトを対照とした実験結果は，脊髄固有ニューロンが末梢や皮質脊髄路の入力から単シナプス性の興奮を受け取り，同じ経路から2シナプス性の抑制を受け取ることを示唆している。入力は全ての脊髄固有ニューロンに均一に広がるのではなく，むしろ，それらが受け取る興奮性の筋求心性入力に基づいて小グループに組織化される。例えば，手首の伸筋からの筋求心性神経によって興奮させられる脊髄固有ニューロンは，手の甲からの皮膚求心性神経により抑制されるが，手掌からのそれでは抑制されない。したがって，手首を伸展するための下行性指令は，手の甲が物体に接触すると停止する。さらに，下行性入力による抑制性ニューロンの興奮は，運動の終わりで大きくなることが示され，運動の停止に寄与する経路と一致している。そのような結果は，運動に関する下行性指令の少なくとも一部が，脊髄固有ニューロンを介して伝達されることを示している。

腰部脊髄固有ニューロンは，下肢筋群を神経支配する運動ニューロンに投射している。下腿筋群を支配する運動ニューロンに対し腰部脊髄固有ニューロンを介した伝達があることは，大腿四頭筋による随意収縮の開始時点で確認されている。総腓骨神経（前脛骨筋）への条件刺激は，大腿四頭筋のH反射振幅を促通する。条件刺激とH反射刺激の間隔が短いとき（<10 ms）促通は最大であり，間隔が長くなると低下する。これはおそらく，同じ脊髄固有ニューロンに対する求心性フィードバックや下行性指令の収束によるものと考えられる。この観察は，皮質脊髄性入力が随意収縮の開始時に抑制性介在ニューロンを興奮させることを示唆している。したがって，頸部，腰部脊髄固有システムは双方とも，下行性運動指令と末梢からの求心性フィードバックを統合する重要な中枢としての機能を果たしている。

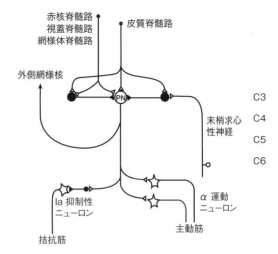

図7.19 ネコのC3〜C4脊髄固有ニューロン（PN）におけるいくつかの結合。PNは上肢筋群を神経支配するα運動ニューロンへ投射しており，下行性経路から，またそれほどではないにせよ末梢求心性神経から単シナプス性興奮を受ける。下行性経路には，皮質脊髄路，赤核脊髄路，視蓋脊髄路，網様体脊髄路が含まれる。脊髄固有ニューロンは，下行性および末梢性の混合入力を受ける介在ニューロンから抑制性入力を受ける。脊髄固有ニューロンは，外側網様核へ反回側枝を送る。

From E. Pierrot-Deseilligny and D. Burke, 2005, Propriospinal relay for descending motor commands. In *The circuitry of the human spinal cord. Its role in motor control and movement disorders* (New York: Cambridge University Press), 453. Adapted by the permission of Cambridge University Press.

●脊髄経路と運動●

運動は，神経系が運動ニューロンを賦活して，その活動に必要な筋群を参画させることによって達成される。運動ニューロンが受け取る入力は，下行性経路および求心性経路の双方から生じる。

図7.20は，屈筋群を神経支配する運動ニューロンが受け取る入力の一例を示している。屈筋群（主動筋）と伸筋群（拮抗筋）へ投射する運動ニューロンに対しては，対称的な求心性経路のセットが存在する。これらの経路には，単シナプス性Ia興奮，相反性Ia抑制，反回抑制および反回促通，そしてIa終末におけるシナプス前抑制がある。屈筋へ投射する運動ニューロンの興奮を促進する皮質脊髄路からの入力は，これらの求心性経路に重畳している。皮質脊髄性入力は，筋を神経支配しているαおよびγ運動ニューロンの直接的興奮をもたらし，α運動ニューロンの興奮を減少させうる入力を抑制する。これはレンショウ細胞やIa終末におけるシナプス前抑制を仲介する介在ニューロンの抑制を含んでいる。屈筋に投射するα運動ニューロンの活動を補助するために，皮質脊髄性入力は，反回抑制を促通し，相反性Ia抑制を抑制し，Ia終末におけるシナプス前抑制を低下させることで，伸筋を支配する運動ニューロンの興奮を低下させている。この図解では，随意収縮時に下行性経路によって補助され

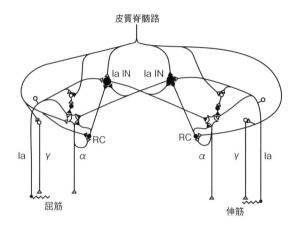

図7.20 屈曲動作で随意収縮をするときの皮質脊髄路による求心性経路の制御。屈筋群と伸筋群はα運動ニューロンとγ運動ニューロンによって神経支配されており，α運動ニューロンからの軸索側枝はレンショウ細胞（RC）に接続している。筋紡錘からのIa求心性神経は，α運動ニューロン，Ia抑制性介在ニューロン（IaIN），Ia終末でのシナプス前抑制を仲介する介在ニューロンに入力を伝える。

る運動ニューロンの賦活に求心性経路が果たす本質的役割を明確に示している。

筋群セットを神経支配している運動ニューロンに投射する脊髄経路は，変化しうる。手首の屈筋群および伸筋群は，これらの関係に生じうる相違の一例を示している。橈側手根屈筋および伸筋は，手首の屈曲と伸展では拮抗筋として作用するが，手首の外転では協働筋として機能する。これらの筋の脊髄経路における重要な違いは，両方の運動ニューロンに対して互いに反回抑制を持つことと，両筋群のセットから非相反性のI群抑制をもたらす介在ニューロンへ，IaおよびIb求心性神経の投射を持っていることにある。非相反性I群抑制は，筋間の相反抑制がIa入力だけでは誘発されず，介在ニューロンがレンショウ細胞によって抑制されないという点で，相反性Ia抑制とは異なる。I群介在ニューロンへの皮質脊髄性入力は，実行中の課題の要求を満たすために，非相反性I群抑制を促通したり抑制したりする。例えば，手首の屈曲を実行するための橈側手根屈筋の賦活は，拮抗筋（橈側手根伸筋）へ投射するI群介在ニューロンの下行性促通を含んでいるが，屈筋に投射しているI群介在ニューロンは抑制するだろう。いったん収縮が進行すると，収縮している屈筋から生じるIaおよびIb求心性神経からのフィードバックは，伸筋運動ニューロンに非相反性I群抑制をもたらすI群介在ニューロンにさらなる興奮性をもたらす。

全ての運動が主動筋の興奮と拮抗筋の抑制を必要とするわけではない。多くの課題は，筋間の相反性Ia抑制を抑えることが必要な主動筋と拮抗筋の**共活動**を含んでいる。これは，相反性Ia抑制と反回抑制の下行性調節によって達成されうる。図7.20に見られるように，この経路には，Ia抑制性介在ニューロンとレンショウ細胞の皮質脊髄性の促通の停止を含んでいる。さらに，共活動はIa終末でのシナプス前抑制の増大を伴うが，γ運動ニューロンの賦活の増大も伴っている。共活動を補助するこれらの異なる機序による貢献は，収縮力によって異なっており，反回抑制とIaシナプス前抑制は，収縮の増加に伴って増大するが，相反性Ia抑制の低下は低い力で最大となる。

筋長の変化に抗する受動的なスティフネス（剛性）は，**筋緊張**として知られている。伸張反射経路が影響しているため，筋緊張障害は運動系の問題と関連していることが多い。例えば，下行性経路の途絶は，筋緊張の異常な増大，あるいは減少を引き起こしうる。**筋緊張低下**として知られる筋緊張レベルの低下は，小脳半球の損傷を呈する患者や脊髄損傷者において見られる。筋緊張低下は伸張反射の興奮性低下が原因である。

逆に，筋緊張の増大は**筋緊張亢進**と呼ばれる。筋緊張亢進の最も一般的な2つの症候は，痙性と硬直である。**痙性症候群**は，不随意性筋力の異常パターンを引き起こす一連の適応をもたらす。不随意性筋力は，運動単位の不適切な賦活や筋の収縮特性および受動的特性の変化のいずれかによって生じる。不適切な運動単位の賦活は，神経調節性入力に伴う運動ニューロンの興奮性変化のように（図5.22），増大した伸張反射の興奮性によって生じる。したがって，痙性に対する1つの治療は，Iaシナプス前抑制を模した薬剤を投与してIa求心性神経が運動ニューロンへ伝達する興奮性入力を減弱させることである。痙性は，脳損傷，脊髄損傷，脳性麻痺，多発性硬化症を含むいくつかの運動疾患で生じる。痙性に伴う症状として，一方向への運動に対する受動的抵抗の増大や，腱反射の亢進，関連肢による特徴的姿勢，関連筋を弛緩できない，素早く関節を動かす，あるいは方向を変え転換することができないことなどが挙げられる。

痙性は運動能力も低下させる。拮抗筋における変化はよく運動機能低下の原因とされるが，これは正しくない。むしろその機能障害は，主動筋が十分な数の運動単位を動員することができないことに原因がある。リハビリテーションの計画は，拮抗筋の痙性を低下させようとするよりむしろ，主動筋の賦活を改善する方が適切である。例えば，総腓骨神経への経皮的電気刺激の長期的な適用は，背屈筋力（主動筋）を有意に増大させるが，低屈筋力には影響せず，背屈筋群が呈する痙性を低下させる。とはいえ，痙性は，収縮特性を維持するのに役立つので，一部の人には有益なものとなりうる。

緊張亢進のもう1つの特徴は，固縮である。**固縮**に

伴う症状には，筋の持続的な緊張や動作速度によらない受動的な双方向の抵抗，そして腱反射亢進の欠如などがある。固縮はパーキンソン病で最も頻繁に生じ，大脳基底核の問題が原因となっている可能性がある。

感覚受容器から生じる求心性信号もまた，四肢の位置や活動についての知覚に寄与している。**固有感覚**という用語は，運動の位置や速度および課題を実施するために発揮された筋力に関して知覚された感覚のことをいう（Windhorst, 2007）。皮膚，関節，筋受容器からの入力は，実施した運動や課された運動に関する情報を中枢神経系に与える。例えば，下行性経路が特定の運動をするために脊髄中枢へ運動指令を送る場合，固有受容フィードバックは，四肢の位置と運動が期待通りに実施されたかどうかについての情報を中枢神経系に伝える。

求心性入力と下行性運動指令は組み合わされて，四肢の位置や速度，課題中に発揮される力，持ち上げられる物体の重さに関する知覚の生成に利用される。位置感覚は，実験者が一方の腕を動かした後，被験者がもう一方の腕の位置をそれに合わせる方法によって調べられることが多い。多くの知見は，前腕筋が受動的に収縮させられた場合は約1度，前腕筋が適度に収縮しているときには約3度の正確性で手首の角度を再現できることを示している。運動の知覚は，αおよびγ運動ニューロンの共活動や筋紡錘からのフィードバックを利用して意図した変位と課された変位を区別する中枢神経系の能力に関連している。運動を検知する我々の能力は，運動速度，対象の関節，そして関係している筋群の収縮状態によって異なる。ヒトは，膝，足首，指の関節では，分速2°ぐらいのゆっくりした運動を検出することができる。力や重さの判断は，動作を実施するために発揮される相対的筋力の推定値を参照する。したがって，弱くなった筋，あるいは疲労している筋で物体を持ち上げると，重く感じられる。

また，固有受容フィードバックは，運動を実行するのに用いる戦略の選択にも関連している。例えば，より速く歩くには，歩幅を広くするべきなのか，それとも歩行周期を増やすべきなのか。最適なフィードバック制御理論は，下行性運動指令と感覚フィードバックの統合から決定される費用関数の最適化に基づいて運動戦略が選択されていると提唱している（Shadmehr & Krakauer, 2008）。費用関数の例として，安定性の維持，代謝エネルギー支出の最小化，運動における正確性の最大化，規定時間あるいは距離に対する最大パワー産出の持続，そして**努力感**の最小化が挙げられる。このスキームでは，下行性運動指令は適切な戦略を予測し，感覚フィードバックはいかにうまく費用関数が達成されているかを中枢神経系に伝える。固有受容フィードバックは，費用関数を評価するために，そして要求に応じて運動特性を修正するために利用される身体の生体力学的状態に関する情報を迅速に提供する。したがって，感覚受容器からのフィードバックは，迅速な修正（反射）を引き起こすためにも，また活動のより長い潜時の修正を調節するためにも用いられる。

自動運動

感覚受容器からのフィードバックは，生命の維持に関わる闘争・逃走反応から運動のパフォーマンスに先行する姿勢調節にいたるまでの自動運動に関しても重

例7.5　歩行中の脊髄経路の賦活

脊髄経路は歩行中の筋群の活動をサポートするのに加え，歩行を阻害する外乱に対して反応する準備をしておかなければならない。歩行中のヒラメ筋のH反射を測定すると，立位時よりも振幅が低下し，立脚期に最も大きくなり，遊脚期では消失することが示されている。H反射の調節は，Ia終末におけるシナプス前抑制の下行性制御によって行われている。シナプス前抑制は，同名筋運動ニューロンの単シナプス性Ia興奮を低下させるが，Ia求心性神経は，さらに他の脊髄経路や下行性経路に情報を提供している。また，II群求心性神経によるヒラメ筋運動ニューロンの興奮は，下行性賦活を補助するために立脚期に増大する。例えば，ふくらはぎの筋の急速な伸張は，立脚期に短潜時（M1），中潜時（M2），長潜時（M3）応答を生じさせる。したがって，Iaシナプス前抑制の増大にもかかわらず，伸張反射は，歩行時，立脚期の支持脚における安定性に貢献している。

筋求心性神経からのフィードバックが少ないとき，皮膚求心性神経もまた歩行周期の維持，とりわけ遊脚期や位相転移時に役立つ急速な応答を生じさせる。例えば，皮膚求心性神経を賦活する浅腓骨神経を刺激すると，遊脚期の前脛骨筋における筋電図活動を低下させるが，脛骨神経を刺激すると，遊脚期の大腿二頭筋や外側広筋の筋電図活動を増大させる。対照的に，腓腹神経を刺激すると，遊脚期初期に前脛骨筋の筋電図活動を増大させ，終盤では低下させる。このように，皮膚反射は歩行中の筋活動に大きな影響をもたらすが，その応答は皮膚受容器の位置や歩行周期の位相に依存している。

要となる．姿勢調節や歩行のような自動運動の制御もまた下行性経路と求心性フィードバックによって供給される複合入力に依存している．

●姿勢●

姿勢の制御は，ある運動を実施することが可能な位置に身を置き，運動中にバランスを維持するための筋収縮を必要とする．姿勢制御のこの2つの特徴は，体性感覚，前庭，視覚センサからのフィードバックの様々な組み合わせに依存する．

姿勢定位

姿勢定位では，支持基底面に対する重心線のように，身体をその取り巻く環境に配置し，互いに身体セグメントを位置付けることを必要とする．ある運動のために選択される特定の姿勢はその要求に依存しており，物体を運んでいる間，手の静止を維持したり，本から一定距離で頭部の位置を保ったり，他の身体部位が動いている間，1つの部位が静止したままであることを保証したり，環境からの予期せぬ外乱に即座に反応する能力を最適化したり，姿勢を維持するエネルギー消費量を最小化したりするといった規範に関係している．姿勢定位は運動の最適なパフォーマンスを可能にし，感覚の解釈や，バランスに対して予期される外乱への準備を補助する．

バランス

バランスの維持には，身体の質量中心の位置を支持基底面内で制御すること，身体位置を乱す外乱に対し反応すること，運動に関連したバランスの乱れを予測することが必要である．直立立位姿勢において，支持基底面は足底および両足間の面積を含む足の位置によって決まる．直立立位姿勢のヒトは，体重ベクトルの作用線を支持基底面の境界内に留める限り**姿勢平衡**の状態にあり，骨格筋系が外乱に順応して平衡位置に戻す限り，そのヒトは**安定**している．直立姿勢で立っているとき，身体は前後に揺れるが，自動姿勢活動が平衡を維持しているため倒れることはない．

直立立位中の平衡維持は，一般的に，身体の前後の揺れで誘発される反射によって生じる矯正的応答に起因している．しかしながら，Ian Loramら（2005）が超音波スキャナを用いて，通常の立位時におけるふくらはぎの筋長の変化を測定したところ，筋は前方への揺れで短縮し，後方への揺れで伸張することがわかった．つまり，前方への揺れで筋が収縮して腱を伸張し，前方への動きに抗するために蓄えられた弾性エネルギーを利用して後方への揺れを生じさせているということである．さらに，筋電図の記録は，各方向に身体が動揺すると，質量中心をわずかに移動させる（30～300 μm）短時間の群発放電（約2.7回/s）を示す．したがって，立位中の平衡制御は，反応性応答を生じさせるために反射に依存するというよりも，むしろ学習された質量中心の予測変位に基づいているように思われる（Loram et al., 2014）．

とはいえ，立位姿勢に対する外乱が平衡を維持するための予測戦略の能力を超えるときには，反射応答が自動姿勢応答に貢献しているかもしれない．大きな姿勢外乱に対する自動応答を研究するための一般的手法は，複数の方向に突然動かすことのできるプラットホーム上にヒトを立たせることである．予期せず支持面が動くとき，筋収縮は変位開始後70～100 msの潜時で誘発される．自動応答は，外乱の方向と速度，初期位置と個々の事前経験および実施されている課題に依存する．

これら自動応答の特異性を明確に示す2つの例がある．足関節が背屈し，ふくらはぎの筋群が伸張されるように支持面が変位するとき，自動応答は，筋の賦活がバランス維持に必要かどうかに依存する．例えば，プラットホームの後方移動は，つま先が上がる回転よりも後部脚筋群（ヒラメ筋，ハムストリングス，腓腹筋）において大きな筋電図活動を誘発する（図7.21 a）．2つ目の例は，自動応答に参画する筋群の初期条件に関係している．被験者が可動式プラットホーム上に直立立位姿勢でいるとき，外乱に対する応答は脚筋群に生じる（図7.22）．しかしながら，支えのためのハンドルを握ることができた場合，腕の筋群に応答が生じる．

姿勢平衡に関連する自動応答はそれぞれの条件に特異的であるが，要求の変化に応じて適応することができる．例えば，支持面の後方移動（移動条件）と，つま先上方回転（回転条件）を伴う外乱に対するふくらはぎの筋群の筋電図応答の比較はそのことを示している（図7.21 b）．プラットホームの2条件の変位により，筋紡錘には同様な伸張が起こったようだが，平衡を維持するために移動条件下では腓腹筋を，回転条件下では前脛骨筋を賦活させる必要のあることを参加者は即座に知っていた．しかしながら，4試行にわたる筋電図振幅や身体動揺の漸進的変化によって示されるように，姿勢応答は次第に順応していく（図7.21 b）．

運動に先行する姿勢関連収縮

平衡の維持には，運動が開始される前に実施される姿勢関連の収縮も関与している．これらの作用は，**先行随伴性姿勢調節**として知られている．単純な例としては，直立立位でリラックスしているヒトが可能な限り素早く水平位まで片方の腕を挙上するときに全身に

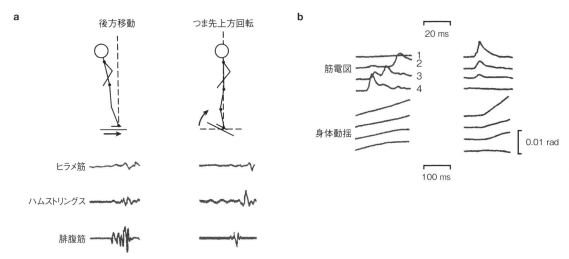

図7.21 支持面が後方移動（左列）したとき，あるいはつま先が上方回転（右列）したときの姿勢応答。(a) 両変位は共にふくらはぎの筋群を伸張させるが，後部脚筋群，特に腓腹筋の筋電図活動の強度は，筋が平衡を維持するために必要とされるかどうかに依存している。(b) 2種類の条件に関する4試行中の腓腹筋における整流筋電図および身体動揺。筋電図と身体動揺の両トレースに関して，試行1は最上段，試行4は最下段である。後部脚筋群は後方移動に関するバランス維持のために必要だが，つま先上方回転では必要ないため，外乱が後方移動に関連した場合，参加者は試行中に筋電図活動を増大させるようになり，つま先の上方への回転を経験すると，その活動を低下させるようになる。試行にわたって筋電図活動の変化は，付随する身体動揺を減少させた。
Springer Science＋Business Media：*Experimental Brain Research*,"Adapting reflexes controlling the human posture," Vol. 22, 1976, pgs. 62, 65, 66, L. M. Nashner, figure 3, 4, © Springer Science＋Business.

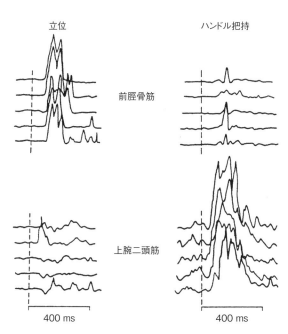

図7.22 姿勢外乱に対する脚筋と上腕筋の筋電図応答。鉛直線は，一定の前方移動が支持面に与えられた瞬間を示している。2つの条件（立位とハンドル把持）のそれぞれに関して5試行示されている。前脛骨筋の応答（整流筋電図）は立位条件で大きいが，上腕二頭筋の筋電図は被験者がハンドルを握っているときに大きい。
Adapted, with permission, from P. J. Cordo and L. M. Nashner, 1982,"Properties of postural adjustments associated with rapid arm movements," *Journal of Neurophysiology* 47：296.

観察される姿勢関連の活動が挙げられる。三角筋前部は主として腕を挙上することを担っており，その筋電図活動は，急速な腕の挙上課題を指示された後，約120 msで始まる。しかしながら，身体の同側におけるハムストリングスの筋群は，腕を挙上するのに用いる筋（三角筋前部）が賦活される約50 ms前に賦活される。ハムストリングスの賦活は，少なくとも2つの目的を果たしている。それは，腕の運動の慣性効果に先行して安定を提供すること，四肢の動きと関連する地面反力との間に強固なつながりを確立することである。直接的に運動に関与しない身体セグメントの剛性を増大させることによって，先行随伴性調節は，その後の運動を容易にする。先行随伴性姿勢調節の有無は，課題，外部環境における支持物，また，対象者の神経学的状態に依存する。例えば，パーキンソン病患者にとって，意図した（随意）運動に先行随伴姿勢調節を組み合わせることは困難である。先行随伴性姿勢調節の制御は，随意運動に関する指令を生成する部位とは異なる部位から生じる。

姿勢応答の配分

片肢への外乱によって引き起こされる自動応答は，一方の肢へ与えられた刺激が他方の肢に反射応答を引き起こすのと同じように，しばしば両肢に起こる。例えば，立脚期やバランス保持時，あるいは歩行時の片脚への変位外乱は，両脚に同様の潜時の両側性応答を誘発する。両側性応答は，おそらく外乱を相殺することで，より安定した基盤を構築している。同様に，支持物をつかんでいる手が外乱を受けたとき，対側の腕や手に把持力を強めるような自動姿勢応答が誘発され

うる。そのような応答は自動的であり，外乱を受けていない肢によって実行される他の運動に重畳される。外乱を受けていない筋における自動姿勢調節の出現は，これらの応答が協調的で，あらかじめ決められた運動パターンを示すことを示唆している。

おそらく外乱に対する自動応答の最も極端な例は，**驚愕反応**である。これは，予期しない聴覚刺激に対する身体の応答であり，時折，視覚や前庭あるいは体性感覚刺激でも誘発されうる。驚愕反応は，ヒトの脚筋群においても誘発されうるが，顔や首，肩，腕に最も顕著に起こる全身性の屈曲応答とされており，強烈で予期しない感覚刺激後に続く行動に対して身体を準備する逃避応答の一種として分類される。

驚愕反応は脳幹尾側部に由来し，皮質下反射ループを含んでいると考えられている。反応は瞬目（40 ms）に始まり，首（75～120 ms），体幹と肩（100～120 ms），肘（125～195 ms），指（145～195 ms），脚（145～395 ms）の順に屈曲が進行する急速な応答を伴う。瞬目反応は，初めの聴覚性瞬目反射と，その後の全身性驚愕反応の2つの部分から成る。驚愕反応の大きさは，反復刺激に対する慣れとエタノールの服用依存で低下する。また不安や覚醒で増大するなど様々に変化し，脊髄より上位の中枢により調節されうる。最も効果的な刺激は，約30 msで90 dBの音のような短時間の大きい音である。

驚愕反応は随意運動に大きな影響を与えうる。例えば予期しない大きな音刺激は，**反応時間をおよそ半分**まで低下させうる。反応時間課題には，例えば手首の屈曲と伸展，あるいは立位姿勢でのつま先上げなどがある。コントロール条件下では，開始シグナルから応答開始までの時間は，手首の運動に関して204 msであり，足の運動に関して244 msである。驚愕刺激の付加に伴い，反応時間は手首の運動では104 ms，足の運動では123 msに短縮する。筋電図パターンは，驚愕刺激の有無で同様であったことから，それぞれの運動は，皮質下レベルの活動によって引き起こされているようである。

姿勢制御

姿勢の方向定位やバランスの維持を可能にする自動応答は，体性感覚，前庭，視覚センサによって提供されるフィードバックに由来する。それぞれの姿勢調節は，複数の情報源から提供される感覚フィードバックの成果であり，各モダリティの相対的貢献は，条件によって変化する。

体性感覚情報を運ぶ直径の大きな軸索は，自動姿勢応答のタイミングや方向に素早く貢献する。体性感覚フィードバックはおそらく，筋紡錘からのIa求心性神経，腱器官からのIb求心性神経，筋紡錘や皮膚機械受容器からのII群求心性神経が関係している。これらの求心性神経は，身体の位置，速度，加速度やその質量中心に関する情報を中枢神経系に提供することができる。

前庭系は，重力に対する身体の方向についてのフィードバックを提供する。前庭系器官には，重力の方向を示す耳石器と頭部回転速度を検出する三半規管の2つの重要な要素がある。前庭フィードバックは身体方向に関する情報を提供し，バランスの維持に必要な筋活動はその情報により決定される。前庭器官が損傷すると，支持面を傾ける外乱に応答する能力が損なわれるが，支持面の並進移動を含む外乱に応答する能力の欠損に比べると，その程度は小さい。

視覚入力は，身体に対する周辺環境の方向性や動きに関する情報を伝える。網膜上の画像の流れは，**動的視覚情報**（オプティックフロー，オプティカルフロー）として知られる信号を提供し，その速度と方向は，身体の方向性とその相対的な運動に関する情報を中枢神経系に伝える。視覚フィードバックは，先行随伴性姿勢調節に著しく貢献しているが，突然の外乱に対する姿勢応答に対応するには遅すぎる。

これら3つの各モダリティは，何が，あるいは誰が動いているのかを明確に同定することのない感覚フィードバックを提供するので，それぞれの情報は不確定要素を解決するために統合される。予期的で自動的な姿勢応答は，中枢神経系が**身体図式**として知られる身体やその周辺環境の内部モデルに感覚フィードバックを対応づけていくことで発達する。姿勢制御のための身体図式には，身体セグメントそれぞれの長さ・質量・位置の知識と，運動が実施されるときに想起されるべき感覚フィードバックの期待値，の2つの要素がある。異なった種類の感覚フィードバックの相対的な影響を条件に応じて調節することにより，身体図式は変えられうる。例えば，前庭および視覚情報の影響は，動いているか，または不安定な路面に立っているときに増大するが，安定した場所に立っているときには，体性感覚フィードバックがより重要となる。

脊髄を損傷したヒトは，自動姿勢応答を生成することができない。これは，脊髄より上位の経路が姿勢の制御に関与していることを示している。小脳の2つの機能的領域である前庭小脳と脊髄小脳は，姿勢の方向定位やバランスに関係している（この章の後半の図7.31参照）。前庭入力や視覚入力を受け取る脳幹や前庭小脳の損傷は，姿勢の方向定位を混乱させる。対照的に，固有受容性入力や皮膚入力を受け取る脊髄小脳の損傷は，バランス反応の欠損を引き起こす。しかし，随意動作は姿勢調整を伴うので，姿勢制御もまた補足

例 7.6 手の運動中の自動応答

　運動能力の中でも，周辺環境の探索に関与する運動は質的に他とは異なる。この違いは，腕や脚と比較して，手の機能でより象徴的である。ヒトの手と脳は，物理的世界を探索し，それを再構築する能力において密接なパートナー関係にある。これらの機能は，物体が手に密着する際の機械的事象の正確な描写に依存する。この情報の多くが，手の無毛皮膚を支配している機械受容器の求心性神経によって提供される。これらの感覚受容器は，**能動的触覚**と呼ばれる行動に関与している。

　運動出力の制御における皮膚機械受容器の役割は，予期しない負荷変化に対する把持力反応の研究で調べられている。物体が示指と母指のつまみ握りで圧迫されているとき，物体を引っ張る荷重の予期しない変化は，短時間遅れで把持力の自動的調節を引き起こす。**反応性把持応答**と呼ばれることもあるこの応答は，手で持っている物体が，滑ったり，バランスが乱されるなどの不安定下で起こる。把持力応答の潜時は，物体を引く荷重の変化率の増大に伴い減少する（174 ms から 80 ms まで）。自動応答は，初期相に釣鐘型の力の変化率を示し，第2相では緩やかな増大を示す2つの部分から成っている（図7.23）。同様な2相性の応答は，等尺性収縮中や支持面の移動によって誘発される身体動揺の補償作用中，そして円滑性追跡眼球運動中などで報告されている。初期相は，一定の持続時間を持つ標準的な要素であるが，引き荷重における変化率に伴い，その振幅は変化する。第2相は，把持力における長期増大を出現させ，示指と母指を麻酔すると消失する。このように第2段階は，手の機械受容器からの求心性フィードバックに依存している。

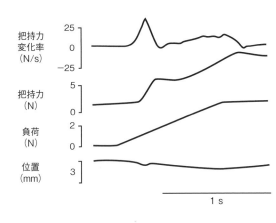

図 7.23 予期しない負荷の変化に対する自動把持力応答。被験者はモーターが課す負荷に抗し，その動きを阻むか，あるいは位置を変えることが要求された。把持力変化率（最上段トレース）は，初めの釣鐘型応答と，それに続くより段階的な変化の2相から成る。
Johansson et al. 1992.

運動野や側頭頭頂皮質のような大脳皮質のいくつかの領域を含んでいる。条件ごとの姿勢応答の適応には，脊髄小脳や大脳基底核が関係している。脊髄小脳は経験に基づいて姿勢応答の大きさを調節しており，大脳基底核は突然の条件変化に対する応答を整理して文脈を提供する。**前庭脊髄路**と**網様体脊髄路**の2つの下行性経路は，姿勢調節のための指令を脊髄まで伝達する。したがって，姿勢制御には，大脳皮質から脳幹に及ぶ脊髄より上位の構造内における感覚フィードバックの様々な組み合わせによる統合が関与している。さらに，その制御には，フィードフォワードとフィードバック信号の双方が含まれている。

●移動運動●

　歩行の制御では，物体を避けるために，また条件変化に対して歩様を適応させるために，大脳皮質の参画が必要であるが，基本的な歩行のリズムは脳幹と脊髄によって生成される自動的な行動として現れる（Pearson & Gordon, 2013b）。第1章で論じたように，歩行周期の基本要素は，足の接地（立脚期）と離地（遊脚期）を交互に行うことによる連続動作である。股関節，膝関節，足関節の屈曲，伸展を生じさせる筋群が，立脚期と遊脚期を制御している。

　下行性経路による賦活に応じて協調した運動パターンを発生する神経ネットワークは，基本歩行運動リズムを構成する屈曲-伸展作用を制御する。そのようなネットワークは**中枢パターン発生器**（CPG）として知られている。CPG は，移動運動，呼吸，嚥下，防衛反応のような自動運動を生じさせる。それぞれの CPG は，その構成ニューロンの組織や特性，そしてこれらのニューロン間の相互作用を変えることによって，特異的な運動パターンを生じさせる。

　律動的な運動を制御する CPG の構造と機能についてはよく知られており，移動運動はその古典的な例である。歩行運動 CPG は拮抗筋の交互の賦活をもたらすリズムを発生させるが，そのリズムには順応性があ

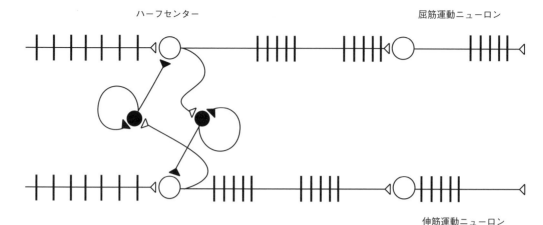

図 7.24　Graham Brown (1911) のハーフセンターモデルでは，下行性経路によって伝えられる持続的入力が活動電位の交互の群発放電に変換され，歩行に必要な屈曲-伸展リズムを制御している筋群に伝達される。ハーフセンターモデルは，屈筋群や伸筋群を神経支配している運動ニューロンに投射するニューロン（上図のハーフセンター内のニューロン）と相反抑制を引き起こす介在ニューロン（黒丸ニューロン）の反回抑制との間で相反抑制を構成している。運動リズムは，一対の拮抗筋群へ投射している神経の活動電位における交互の群発放電として示されている。

る。CPG の初期のモデルの 1 つは，Graham Brown (1911) によって，歩行中のネコの脚筋に見られる運動パターンを説明するために提唱された。彼は**ハーフセンターモデル**を提唱して，分離された脊髄が，屈筋群と伸筋群の交互の賦活を引き起こしうるという観察を説明した。ハーフセンターモデルは，伸筋群を支配する運動ニューロンに投射する CPG ニューロンの集合と，屈筋群を神経支配する運動ニューロンに投射するもう 1 つの集合から成る（図 7.24）。これらの 2 つのニューロンの集合，すなわちハーフセンターは，一方のハーフセンターが賦活するときは他方を抑制するというように，互いに相反的に抑制する。それぞれのハーフセンターにおける興奮と抑制の期間は，ニューロンの内的特性やニューロン間の結合によって決定される。

CPG によって生じる出力は，関連するニューロンの特性，ニューロン間のシナプス結合の特徴，ニューロン間の結合タイプに依存する。ニューロン特性は，電圧閾値（図 5.15），入力電流と発火頻度間の関係（図 6.18），後過分極（図 5.15），神経修飾（図 5.22）などの先述したいくつかの要因に関連している。他の特性は，適応，抑制後リバウンド，シナプス効率の低下に関連している。**適応**とは，一定の興奮性入力を受けとっているにもかかわらず，ニューロンが発射する持続的な活動電位間の時間が漸増すること，すなわち，発火頻度の低下である。**抑制後リバウンド**とは，膜電位が過分極する抑制期間を経た後のニューロンの興奮性増大を指す。**シナプス効率の低下**は，神経伝達物質の可用性の低下，あるいは制限因子の蓄積によって生じうる。適応あるいはシナプス効率の低下に伴うニューロン発火の経時低下は，他方のハーフセンターのニューロンを介在ニューロンから受ける抑制から開放することになる。また，抑制後リバウンドのため，そのニューロンは受け取るあらゆる興奮性入力に対してより活発に反応する。

同様に，入力を受けているニューロンの応答は，シナプス結合の特徴に依存する。例えば，化学シナプスより電気シナプスの方が，より速く応答を誘発する。受容器は，膜電位を脱分極（興奮性シナプス後電位；EPSP）あるいは過分極（抑制性シナプス後電位；IPSP）し，シナプス後電位の経時的変化は，膜の経時的変化に依存する。そしてシナプス結合の効率（強さ）は，頻繁に使われるシナプスの方が高い。さらに，それぞれのニューロンの応答は，相反抑制，反回抑制，相互興奮，同時に起こる興奮と抑制の存在によって調節される。そのような機序によって，高次中枢から CPG への絶え間ない入力は，2 つのハーフセンターからの交互の出力をもたらす（図 7.24）。

リズムの起源，CPG に含まれるニューロンの種類，そして運動パターンを定義する神経相互作用など，CPG についてわかっていることの多くは，ニューロン数の少ない脊椎動物の CPG に関する研究から得られた。例えば，甲殻類の心拍 CPG，軟体動物の摂食・スイミング CPG，甲殻類の口腔胃系における幽門部と胃の CPG，バッタの飛行 CPG，ヤツメウナギとヒルのスイミング CPG，そして哺乳類の呼吸 CPG などの系である。ヒトにおける CPG の存在は，律動的な相反性収縮，対麻痺患者の長潜時反射応答の観察，また霊長目の分離した脊髄によって生じうる歩行パターンに基づいて確かだと考えられている。さらに，幼児

例 7.7　脊髄経路の機能

脊髄における歩行 CPG の存在は，脊髄損傷者にとって重要な意義がある．Graham Brown（1911）の観察は，歩行制御に関する数々の詳細を明らかにしてきた．(1) 除脳ネコ（CPG は中脳レベルで高位中枢から切り離されている）は，脳幹の特定領域を電気的に刺激されると，トレッドミル上を歩くことができる；(2) 脊髄ネコ（CPG は脊髄レベルで高次中枢と切り離されている）でも歩行トレーニングが可能である；(3) 対麻痺のある哺乳類における腰仙髄への電気刺激は，歩行リズムを引き起こしうる；(4) 胸髄の低い位置の損傷により，これより上位からの制御のないヒトが，立ち，ステップし始めることを学習できる．これらの実現は，リズム生成を担う CPG を含んだ脊髄歩行システムと，感覚受容器からの求心性フィードバックとの間の相互作用によって可能となる．

Reg Edgerton らによる学習応答の速度と特異性に関する一連の研究は，脊髄の能力を顕著に示している（Roy et al., 2012）．例えば，トレッドミル上を歩く脊髄ネコは，単一ステップサイクル内で障害物を避けるために遊脚期で肢をより屈曲させることを学習できる．同様に脊髄ラットは歩行リズムの変更を素早く学習して後肢に与えられた摂動力に順応できる．これらの適応の特異性は，歩き方をトレーニングされた脊髄ネコの歩行能力や，立つことをトレーニングされた脊髄ネコの立位能力の改善によって示されている．これらの能力は，脊髄損傷患者のリハビリテーション戦略と密接に関係する（Edgerton & Roy, 2012）．

（11〜14 カ月），未就学児（22〜48 カ月），大人，そして他の種と新生児（2〜7 日）のステッピング中における脚の筋電図活動との類似性は，ヒトの歩行に分散型 CPG が関与していることを示唆している（Dominici et al., 2011；Hägglund et al., 2013）．肢の運動を制御している CPG は脊髄に沿って分布しており，単一の存在ではない．例えば，トレッドミル上でのステッピングトレーニングによる脊髄損傷患者の通常の脚運動の回復は，脊髄頸部から仙骨部までの歩行ネットワークの再組織化を含む新規の筋活動パターンの獲得により実現される．

CPG の構造

ほとんどの CPG によって産生される出力は，ニューロンネットワークの特性に基づいている．CPG に存在しうる特性の組み合わせの一例として，ヤツメウナギの泳ぎを生み出す CPG の組織に関する検討がなされている（Kozlov et al., 2009）．ヤツメウナギは，頭から尾へと進行する体幹の各側の筋を交互に賦活させて泳ぐ．それぞれの脊髄分節の CPG は，関連する筋群の賦活を制御している（図 7.25）．脳幹の網様体からの下行性入力は，CPG の片側のニューロンで代謝型受容体を賦活してネットワークを興奮させ，それにより Ca^{2+} イオンの流入とその後の K^+ イオンの流出を可能にする電位依存型 Ca^{2+} チャネルを賦活する．

各側のネットワークは，2 種類の抑制性介在ニューロン（I と L）と運動ニューロンに投射する多数の興奮性介在ニューロン（E）から成る．網様体脊髄路によりネットワークが賦活されると，興奮性介在ニューロンは，運動ニューロンと両タイプの抑制性介在ニューロンに興奮性シナプス後電位を引き起こす．I 介在ニューロンの賦活は反対側のネットワークに相反抑制を生じさせる．しかしながら，L 介在ニューロンでは遅延興奮が起こり，最終的に I 介在ニューロンを抑制する．これは，反対側のネットワークにおける相反抑制を取り除くことになる．相反抑制の除去に伴い，反対側のネットワークの介在ニューロン（E, I, L）には抑制後リバウンドが生じ，網様体からの下行性興奮に対して応答する．これらの相互作用によって，各脊髄レベルのネットワークは，関連する運動ニューロン群から発する交互の活動電位の群発放電を生成する．スイミング動作の生成には，ヤツメウナギの身体に沿った一連の交互筋活動を連動させるために，各分節ネットワークの作用と隣接する分節ネットワークとの連結も必要となる．

歩行運動リズム（交互活動）を生成する神経系を通した情報の流れを，図 7.26 に示す．高次中枢と運動ニューロンの間に位置する CPG は通常，脳幹に位置する司令ニューロンや調節性ニューロンからの信号によって賦活される．しかしながら，CPG の活動は感覚フィードバックやホルモン（神経修飾）にも影響される．

CPG の感覚性調節

CPG は特定の運動パターンを生成することができるが，周辺環境によって課される制約に見合うように運動パターンを調節するには，感覚受容器からのフィードバックが不可欠である．CPG 機能への感覚フィードバックの統合に関する研究から，以下の 4 つの原則が明らかとなった：感覚フィードバックはリズム活動の発現や維持に貢献している；一過性の感覚信号は損傷のない運動系で主要な相転移を開始する；感

第2部 ■ 運動系

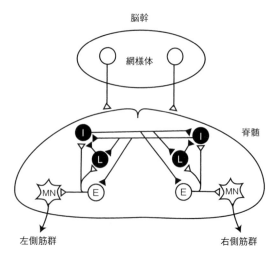

図7.25 ヤツメウナギの脊髄分節におけるニューロンネットワークは，スイミングの運動リズムを生成できる。E = 興奮性介在ニューロン；IとL = 抑制性介在ニューロン；MN = 運動ニューロン。

Adapted, by permission, from K. Pearson and J. Gordon, 2000, Locomotion. In *Principles of neural science*, 4th ed., edited by E. R. Kandel, J. H. Schwartz, and T. M. Jessel (New York：McGraw-Hill Companies), 745. © The McGraw-Hill Companies, Inc.

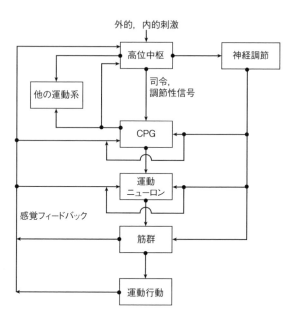

図7.26 運動の生成における神経系を介した情報の流れに対する中枢パターン発生器（CPG）の位置。

Stein, Paul S. G., Sten Grillner, Allen I. Selverston, and Douglas G. Stuart, eds., *Neurons, networks, and motor behavior*, figure 10.1 on page 106. © 1997 Massachusetts Institute of Technology, by permission of The MIT Press.

覚性信号は進行中の運動活動の大きさを制御する；反射経路における伝達は運動中に変化しうる。

■**リズムの発生と維持** 律動的な運動パターンを発生させるCPGの能力は，CPGを末梢神経切断によって筋から切り離して感覚フィードバックを遮断したり（**求心路遮断**），除脳や脊髄切断により脳から切り離したりした研究で実証されてきた。しかしながら，CPGは神経系のその他の部分から切り離されると，人工的に賦活されなければならない。例えば，電気刺激や薬理学的化学物質の導入，あるいは相動性求心性入力などがCPGを賦活しうる。分離されたCPGを求心性入力が賦活できることは，CPGの機能に対する感覚フィードバックの貢献を明確にしている。

自然な条件でCPGがリズム生成に関与しているとき，感覚フィードバックは運動リズムの形成に重要な役割を果たす。一例として咀嚼が挙げられる。咀嚼中に用いられる運動パターンは咀嚼される食物に依存し，3つの閉口筋群（側頭筋，咬筋，翼突筋）と1つの開口筋（顎二腹筋）が関与している。咀嚼のパターンは，脳幹に位置するCPGによって制御されており，三叉神経運動系が関与している。咀嚼パターンを調節しうる感覚受容器には，閉口筋群の筋紡錘や歯周組織における圧受容器がある。これらの受容器からのフィードバックは，咀嚼の閉口相で，周期持続時間や運動ニューロンの群発放電を増大させる興奮性の補助を提供する。さらに，咀嚼に関係した構造に伴う筋骨格系の慢性疼痛は，咀嚼運動の速度を遅らせ，関連の運動パターンを変化させる。

CPG活動を調節する感覚フィードバックの重要な役割の別の例として，完全脊髄損傷者の脚における歩行様筋活動が挙げられる。完全脊髄損傷者の脚を他者が動かすとき，ヒラメ筋や内側腓腹筋，大腿二頭筋に誘発される筋電図活動は，動作の詳細に依存する。筋電図の振幅は，両脚が前方と後方へ同時に動かされたとき（同相）より交互に動かされたとき（逆位相）に最大であった。このように，脚が歩行様パターン（両脚の交互の動き）で動かされたとき，分離された脊髄に伝えられる感覚フィードバックは，同相で観察された筋活動を増幅する。

■**相転移** Charles Sherrington（1910）は，求心性入力が歩行の**相転移**を制御するのに重要であることを発見した。ネコがトレッドミル上を歩くとき，彼は，立脚期から遊脚期への切り替えが股関節の伸展量に依存していることを指摘した。脊髄ネコ（CPGが脊髄レベルで高位中枢から切り離されているネコ）のその後の研究から，トレッドミル歩行中の股関節伸展の阻害は，後肢の遊脚期開始を妨げることがわかった。ステップ周期中，様々な筋群に伸張刺激や振動刺激を与えた研究は，股関節および足関節屈筋群（図7.27の経路5）の筋紡錘からのフィードバックが，歩行リズムをリセットしうることを示している。一般に，筋の求心性神経は，関連する関節の可動域を設定するために，オン-オフスイッチのように作用する入力を供給している。対照的に，皮膚入力は通常の歩行中あるいは外乱

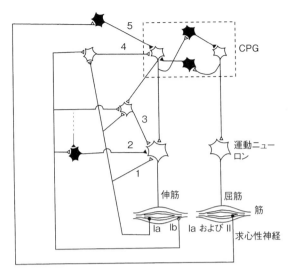

図7.27 筋紡錘（ⅠaおよびⅡ群求心性神経）と腱器官（Ⅰb求心性神経）から運動ニューロンへのいくつかの経路と歩行中枢パターン発生器（CPG）。
Data from Pearson 1993 ; Pearson and Ramirez, 1997.

後の肢の配置の決定に関与している。

　歩行時の立脚期から遊脚期への転換は，腱器官からのフィードバックにも依存している。典型的な静止条件下における腱器官の賦活は，その腱器官の存在する筋を支配する運動ニューロンに2シナプス性の抑制をもたらす（図7.27の経路2）。しかしながら，歩行中は，伸筋群のⅠb求心性神経からの入力は，伸筋群に投射する運動ニューロンに興奮を生じさせる（図7.27の経路3）。これには，2シナプス性抑制経路の抑制を要する。興奮性入力は，立脚期において伸筋の活動を増大させる効果を持っている。膝および足関節伸筋群からのⅠaおよびⅠb求心性神経の電気刺激は，トレッドミル歩行時の除脳ネコ（CPGが中脳レベルで高位中枢と切り離されているネコ）における立脚期の筋活動を長引かせる。歩行中の筋活動に対するⅠ群求心性神経フィードバックの影響は，立脚期終了に伴って生じる肢への耐重負の減少によって終了する。

■**運動における活動の大きさ**　直径の大きな求心性神経からのフィードバック機能の1つは，歩行の立脚期のように，リズムの様々な位相で筋活動を増大させることである。歩行立脚期における伸筋群の賦活を以下の3つの経路が増強している：Ⅰa求心性神経からの単シナプス性興奮（図7.27の経路1），ⅠaおよびⅠb求心性神経およびCPGから伸筋運動ニューロンへの2シナプス性興奮（図7.27の経路3），ⅠaおよびⅠb求心性神経からのフィードバックによるCPG伸筋ハーフセンターの多シナプス性興奮（図7.27の経路4）。歩行リズム中のⅠ群求心性神経による筋活動の増強は，坂を上ったり，後ろ向きに歩いたり，重いものを運んだり，逆風の中を歩いたりするような環境の変化に対する順応を補助している。

　歩行リズムの強度に対する求心性フィードバックの影響は，支持する体重量を変えられるハーネスを装着して，トレッドミル上を歩く（補助歩行訓練）際の筋電図活動の記録により調べることができる。Susan Harkemaら（1997）はこの方法を用いて，胸髄レベルの完全脊髄損傷者4名と健常者2名に関して，脚筋群の筋電図活動を記録した。ヒラメ筋，内側腓腹筋，前脛骨筋における平均筋電図活動は，脚にかかるピーク荷重に伴い変化した。この効果は，ハーネスが体重の少なくとも50%を支えているとき，ヒラメ筋と内側腓腹筋で最も顕著であった。筋電図活動に対する荷重の同様の効果は，臨床的完全脊髄損傷者でも，片脚でトレッドミル上をステッピングさせ，他方の脚に様々な荷重条件を課した際に，観察された。これらの発見は，脚の荷重に関する感覚フィードバックが，歩行リズムの大きさに影響しうることを示している。

■**反射経路における伝達調節**　この章の初めで論じたように（例7.5），反射の大きさは固定されたものではなく，課題間や単一課題でも位相ごとに変化する。例えば，歩行CPGが賦活されるとき，反射経路は姿勢制御モードから運動制御モードに転換する。制御戦略におけるこの転換は反射の逆転にもつながり，同じ求心性入力が反対の運動応答を引き起こしうる。例えば，ある肢の変位は，姿勢課題中の外乱に抗する反射だけでなく，動作中の変位を増強する反射もまた誘発することができる。同様に，Ⅰb求心性神経によるフィードバックは姿勢制御中の運動ニューロンを抑制するが（図7.27の経路2），歩行中では抑制性介在ニューロンは抑制され，興奮をもたらす。

　以下の3つの機序は，反射経路の**利得**と方向（抵抗あるいは補助）を変えることができる：筋紡錘の感受性における紡錘運動制御のような固有受容器の遠心性調節（図7.5）；求心性経路のシナプス前調節（図7.17）；特定の状況に関係している神経修飾物質（図5.22）。例えば，歩行におけるネコの単シナプス反射やヒトのH反射の振幅変化（図7.28）は，主に脊髄での求心性フィードバックのシナプス前抑制に由来している。これら3つの機序が一緒になって，歩行に必要な筋の賦活が運動を行う周辺環境に合うことを確実にしている。

CPGの神経修飾

　CPGの研究から想起される原理の1つは，それらが固定されたネットワークではなく，むしろ可変であり，それによりCPGによって生じた行動を修正できるということである。感覚フィードバックによる調整

に加え，ニューロンの内的特性やニューロン間のシナプス結合は，調節性ニューロンからの入力による影響を受ける．例えば，神経修飾物質は歩行パターンの頻度と筋収縮強度の両方を変化させることができる．修飾物質に含まれているアミノ酸やアミン，ペプチドなどの化学物質は，CPG のニューロンの電気的特性を変えることができ，CPG 内のシナプス前終末で神経伝達物質の放出を引き起こすことができる．

そのような修飾物質のうちの 2 つに，セロトニン（5-HT）と γ アミノ酪酸（GABA）がある．5-HT の作用には，細胞コンダクタンス，伝達物質受容体，シナプス結合の制御がある．例えば，5-HT は運動ニューロンの電位依存性コンダクタンスをいくらか変えることができ，それによって歩行中，運動ニューロンによって放電される活動電位のタイミングや強度に影響を与えている．脳幹の縫線部は，歩行 CPG に投射するニューロンによって 5-HT の放出を制御しており，歩行中これらのニューロンの活動は増大する．同様に，GABA は，抑制性および興奮性介在ニューロンからのシナプス伝達を調節し，Ca^{2+} 電流を低下させるために，代謝調節型受容体（$GABA_B$）を通して作用する．

CPG や行動に影響しうるもう 1 種類のニューロンは，ステロイドホルモンを放出するニューロンである．ステロイドは，樹状突起の再構成，神経細胞新生，神経細胞死，および興奮性や神経ペプチド発現における変化などの神経可塑性を誘導することができる．性ホルモンやステロイドホルモンは発達に影響すると共に，脳のニューロンの構造と特性を変更することができる．例えば，性ホルモンとストレスホルモンは両方とも，文脈記憶，空間記憶，宣言記憶に関与する海馬のニューロンの構造と機能を変えることができる．ステロイド調節に関与する分子および細胞プロセスは，CPG の構成，発現，調節において重要な役割を果たしている．

下行性経路

歩行 CPG は脊髄に位置しているが，歩行制御には脳から脊髄への**下行性経路**が関与している．一般的に下行性経路は，脊髄に位置する歩行ネットワークの賦活，四肢からの感覚フィードバックに基づく運動パターンの調整，視覚，前庭入力に応じた四肢の運動の誘導の 3 つの機能を果たしている．

歩行に関する賦活信号は，**脳幹**の内側網様体から生じ，網様体脊髄路を経由して脊髄に伝達される（図 7.29）．内側網様体のニューロンは，**中脳歩行誘発野**や**間脳歩行誘発野**（外側視床下部）として知られる脳幹領域を含むいくつかの発信源から入力を受け取る．Mark Shik ら（1966）による独創性に富んだ研究では，

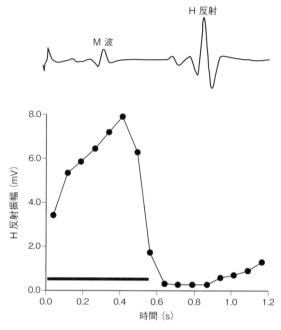

図 7.28　ヒラメ筋の H 反射の振幅（図 7.11）は歩行の立脚期で最大となり（図の下段の実線），遊脚期で低下する．歩行周期中変化しなかった M 波の振幅は，H 反射を誘発するための電流が一定であることを示すので，H 反射振幅における変化は，脊髄反射経路の調節に起因している．
Data from Capaday and Stein 1986.

除脳ネコの中脳歩行誘発野を電気刺激すると，刺激強度により歩行やトロット，ギャロップをさせることができることを実証した．この結果は，網様体脊髄路によって伝達された中脳歩行誘発野からの賦活信号が，脊髄歩行系により筋活動の関連パターンに変換されうることを示している．したがって，賦活信号は，歩行運動の開始と速度の両方を制御しているのである．

中脳歩行誘発野は，探索的，欲求的，防衛的の歩行といった歩行に関する行動的文脈をもたらす**大脳基底核**によって賦活される．大脳基底核は，主として大脳皮質，視床といくつかの脳幹核に投射する数個の核から成っている．大脳基底核が受け取る入力は，**線条体**の 3 つの部分（尾状核，被殻，側坐核を含む腹側線条体）と視床下核に到達する（図 7.30）．出力は，淡蒼球内節，黒質網様部，腹側淡蒼球より成る**淡蒼球**から生じる．大脳基底核の出力は，サッカード（急速眼球運動），歩行，姿勢に関する運動指令を持続的に抑制している．したがって，これらの行動を起こすには，大脳基底核の出力が抑制されなければならない．大脳基底核内の結合は，出力を促通することも抑制することもできる（図 7.30）．出力が低下すると（灰色線），持続的な抑制が低下し，運動指令は様々な行動を生成することができる．しかしながら，出力が増強されると（黒線），大脳基底核の抑制効果はさらに増大する．

■ 第7章 運動の神経制御

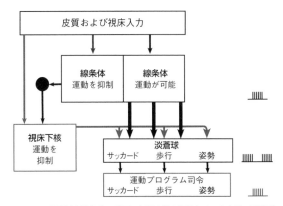

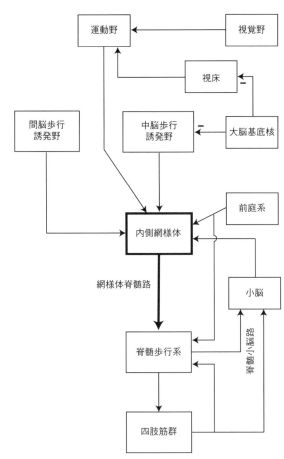

図7.29 リズム生成中枢パターン発生器（CPG）を含む脊髄歩行系からの運動出力に影響を及ぼす下行性経路。大脳基底核内，および大脳基底核から中脳歩行誘発野を除き，全ての結合は興奮性である。

図7.30 大脳基底核経路の略図。大脳皮質や視床からの入力は，淡蒼球や視床下核に到達する。線条体によって受け取られた入力は，直接的または間接的に（視床下核を経由して）淡蒼球として示される出力核へ投射する。大脳基底核からの出力は，サッカードや歩行，姿勢調節のような多くの自動運動を生み出す運動中枢を持続的に抑制する。抑制性出力は，線条体からの直接経路（黒線）によって抑制され，視床下核を経由した線条体からの間接経路（灰色線）によって促通される。運動可能であることは，右側に群発活動電位として示した；運動を可能にする一部の線条体ニューロンが活動電位を発射するとき，持続的な抑制が抑えられ，運動プログラムは群発活動電位を生成することができる。
Adapted from *Trends in Neurosciences*, Vol. 28, S. Grillner, J. Hellgren, A. Ménard, K. Saitoh, and M. A. Wikström, "Mechanisms for selection of basic motor programs—roles for the striatum and pallidum," pg. 7, Copyright 2005, Elsevier.

　四肢からの感覚フィードバックは，脊髄歩行システムと下行性信号の両方の活動に影響しうる。求心性入力は，歩行を取り巻く環境に対し運動パターンを順応させる。例えば，皮膚の機械的刺激，あるいは皮膚求心性神経の電気刺激のような感覚性入力は，歩行を停止させるほど強くなりうる。しかしながら，より一般的には，求心性入力は歩行制御に関与する脊髄より上位の組織に投射し，内側網様体のニューロンの発火を調節している。さらに，歩行中に与えられた外乱はおそらく，ステッピング中の足の適切な位置を確かめる反応として，運動野ニューロンによる活動電位の発火にも影響を及ぼしうる。歩行中の運動野ニューロンの関与は，より正確な四肢の運動を必要とする環境下で最も大きくなる。

　臨床的観察では，歩行リズムの調節に**小脳**が重要な役割を果たすことが示されている。小脳が受け取った入力は，歩行のような意図した運動と実際の運動の間の相違を低減する出力を生成するために用いられる。その入力の中で，小脳はステッピング運動や脊髄歩行システムの状態に関する情報を受け取っている。内側網様体への投射を含む出力は（図7.29，図7.31），歩行周期に対し，反応的な調節（フィードバック）というよりはむしろ予測的な調節（フィードフォワード）に貢献しており，小脳の運動学習への関与を可能にしている。小脳の疾患により，正常な運動ができなくなるわけではないが，混乱を来す。小脳疾患を有する患者は，支持基底面の拡大，単一肢の速度や動作範囲の変動，四肢間の協調の低下などの異常歩行を呈する。

　小脳は，前庭小脳，脊髄小脳，および大脳小脳の3つの機能的下位区分から成る（図7.31）。**前庭小脳**は前庭入力や視覚入力を受け取り，脳幹の**室頂核**にその出力を送る。前庭小脳の出力は，バランスや他の前庭反射，そして眼球運動に関与している。虫部と半球中間部からなる**脊髄小脳**は，視覚，聴覚，体性感覚，固有受容器，そして前庭からの入力を受ける。**虫部**からの出力は室頂核を通り，身体や四肢の近位筋群の制御に貢献する皮質や脳幹領域に送られる。半球中間部は，**中位核**を通して，その出力を四肢の遠位筋や指の筋を制御する下行性経路（外側皮質脊髄路，**赤核脊髄路**）へ送る。**大脳小脳**は小脳半球の外側部から成る。大脳小脳からの入出力のほとんどは，大脳皮質に関係している。出力は**歯状核**を通って，運動の計画や実行に参画する運動野，運動前野，前頭前野に送られる。

　歩行中の運動パターンを調節する感覚フィードバックの役割に加え，四肢の軌道は，視覚系や前庭系から

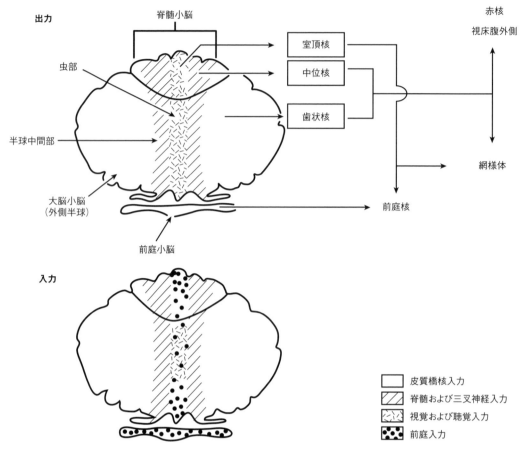

図7.31 小脳における3つの機能的下位区分。各区分とも中枢神経系の異なる部位から入力を受け，異なる部位に出力を送る。

の入力によって誘導される（図7.29）。視覚入力は，方向の選択と障害物の回避，そして前庭入力と共に身体定位の確立に利用される。例えば視覚情報は，ヒトに障害物までの距離の判断と，適切な回避方略の準備を可能にさせる。これらの調節は，視覚野からの出力が運動野から**後頭頂皮質**が関与すると見られるワーキングメモリを介して，脳幹下行経路へと送られることによって達成される。ヤツメウナギでは，視覚入力と前庭入力が同じ赤核脊髄路ニューロンに収束する。そうすることで，脊椎動物は受け取る感覚フィードバックの不安定性を補うことができる。通常歩行中では視覚入力が優位だが，視覚入力が不十分なときでは前庭入力の影響が増大する。

●歩行に関する運動プログラム●

特定の運動の遂行を身につけたヒトは，しなければならないことを詳細に考えることなくその運動を達成できる。例えば，歩くとき，歩行周期の立脚期や遊脚期の遂行に注意を払う必要はめったにない。この能力はよく，特定の運動学的事象を生じさせる筋賦活の特徴的なタイミングとして定義される**運動プログラム**の概念によって説明される。この枠組みに従えば，運動の学習という行為は，その運動の遂行に必要な筋活動の確立を意味している。いったん運動が学習されたら，その運動の実施に必要なのは，確立された筋活動の組み合わせを始動させるための賦活信号だけである。

運動プログラムの研究で最もよく用いられる実験的手法は，運動に関連する筋活動の定型化されたパターンを同定することと，脊髄から送り出される制御信号に一致する筋活動パターンを推測することである。Francesco Lacquaniti らはヒトが歩行や走行で用いる運動パターンを研究するために，この方法を用いている。歩行中，身体における同側の32の筋から記録した筋電図の統計的分析（図4.9に示されている結果）は，筋活動が5つの特定の事象（体重受容，推進力，二足支持での体幹安定性，離地，接地）に一致することを示している（図7.32）。時間はずれているが，同じパターンが両脚に関して生み出され，賦活のそれぞれのパターンの持続時間は歩行速度の変化に応じて伸びたり縮んだりする。個々の筋の筋電図活動は体重免

例 7.8　小脳疾患の症状と徴候

ヒトの小脳疾患における最も鋭敏な指標は，直立姿勢と歩行の乱れである。ヒトの小脳の疾患は4つの症状を呈する。

1. **筋緊張低下**：筋緊張の欠如が受動的な四肢の変位に対し抵抗の低下をもたらす。筋緊張低下の1つの兆候は，膝蓋腱反射を誘発するために膝蓋腱を1度打腱した後の脚の継続的な振動である。
2. **起立歩行不能**：起立あるいは歩行ができない。起立不能とは，安定した四肢あるいは身体姿位を維持する能力の低下を指す。歩行不能とは，重力に抗して直立姿勢を維持することが困難なことである。
3. **運動失調**：随意運動を実行する能力の低下。協調不足と呼ばれることもある。機能障害には，応答開始の遅延や動作範囲における誤差（推尺異常），運動の規定速度や規則性に一致させる能力の障害，多関節運動の構成要素において適切なタイミングを計ることの困難さがある。
4. **振戦**：腕を標的に接近させるときに現れる動作時（あるいは企図）振戦（振動）。振戦は小脳による不十分な適応的制御のため動作範囲に対して誤った修正を示す。

小脳疾患を持つヒトは，運動に伴う機械的要求の変化に関して，予測や調節が困難である。典型的な問題として，例えば，運動開始の遅延や多関節運動の精度の低下，交互運動パターン実施における誤差などがある。

例 7.9　運動中の前庭入力評価

運動制御における前庭入力の影響は，**ガルバニック前庭刺激**のように，前庭系に課される短時間の外乱に対する応答を測定することによって調べられる。この方法では，数秒間，乳様突起上に置いた電極によって，第Ⅷ脳神経に直流電流を流す。電流（約1 mA）が陽極（ガルバーニ電池の陰極）から陰極へ流れるとき，前庭求心性神経の発火頻度は低下する。その刺激は，立位時では電極に対して頭を傾けさせ，歩行時では曲線軌道を描かせる。前庭求心性神経は，安静時には自発的に発火しており，発火頻度の変化は，特定方向への頭部の加速度を示している。ガルバニック前庭刺激は，耳石器と三半規管の両方から生じる求心性神経に影響を及ぼし，不規則に発火するニューロンに対してより大きな効果を有する。

ガルバニック前庭刺激は，四肢や体幹の筋群がバランスをとるような活動に関与するとき，それらの筋電図に反射応答を誘発する。刺激を開始すると，短潜時（約40 ms）および中潜時（腕で55〜65 ms，脚で110〜120 ms）応答を誘発し，刺激を止めると逆の効果が観察される。中潜時応答は他の感覚入力によってより容易に変化し，視覚入力によって減弱される。応答の大きさは刺激強度と共に変化する。しかしながら，ガルバニック前庭刺激は，現実ではないバランスに対して知覚された脅威への応答を引き起こすので，その応答は複雑なものとなる。したがって，バランスを維持するには他の感覚入力が代償的な反応を引き起こす必要がある。

ガルバニック前庭刺激は，歩行やステッピングのような身体の加速を含む運動課題における前庭入力の影響を調べるために用いられてきた。例えば，ガルバニック前庭刺激は，足の内-外側における配置やバランスを維持するための能力に影響する。その効果は，立脚中期やつま先離地時に比べ，踵接地時に最も大きい。その結果，前庭入力は，次の1歩の軌道が計画される二脚支持期中（立脚期）で最も重要となる。

荷歩行中，健常者に比べると脊髄損傷者では変動が生じうるが，5つの同様な筋活動パターンは脊髄損傷者にも見られる。さらに，第2成分のタイミングが歩行周期においてより早く生じるが，筋賦活の同様なパターンは走行においても確認できる（図7.32）。

しかしながら，障害物をまたぎ，角を曲がり，地面から何かをつまみ上げるためにかがんだり，ボールを蹴るといった重畳する課題に対応するため，活動の異なるクラスタ（パターン）は変更されうるので，歩行に関連する運動プログラムは普遍的なものではない。また，筋活動のそれぞれのクラスタに貢献する個々の筋も条件で変化する。例えば，キックの付加は，腰髄の運動ニューロンに神経支配される筋群のより大きな賦活に関連しているが，前かがみになることは，近位筋群のさらなる活動や体幹筋群の遅発的賦活に関連している。とはいえ，歩行中に随意動作がなされるとき，それぞれのパターンの相対的タイミングは変更されうるが，5つの基本的な筋の賦活は存在する。

随意動作

脊髄反射や自動運動とは対照的に，随意動作は脳による意識的な制御である。物体に手を伸ばすような随

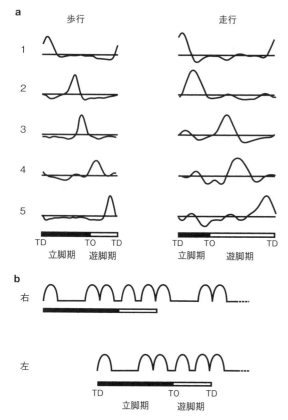

図7.32 ヒトの歩行，走行中の筋電図活動における5つのパターン。(a) 首から足におよぶ筋群の筋電図を整流，フィルタ処理し，統計的分析をすることで，筋活動に5つのクラスタを同定した（1～5）。活動パターンは，歩行と走行の立脚期と遊脚期の接地（TD），離地（TO）事象に対して相対的に示されている。(b) 歩行中の身体各側の活動タイミング。

Figure 7.32a adapted by permission, from G. Cappellini, Y. P. Ivanenko, R. E. Poppele, and F. Lacquaniti, 2006, "Motor patterns in human walking and running," *Journal of Neurophysiology* 95 : 3431. Figure 7.32b : G. Cappellini, Y. P. Ivanenko, R. E. Poppele, and F. Lacquaniti, *The Neuroscientist*, 12（4）: 339-348, copyright © 2006 by Sage Publications. Reprinted by permission of SAGE Publications.

意動作を遂行するためには，身体に対する物体の相対的な位置や活動を遂行する周辺環境についての詳細，および身体の生体力学的状態を知る必要がある。したがって，随意動作の研究では，主として，その活動の遂行に必要な筋群の賦活に対し，いかに感覚情報が運動指令に変換されるかという点に焦点が絞られる。

●内部モデル●

動作を制御するための感覚入力における運動指令への変換は，**内部モデル**として知られる一連の神経経路によってなされる。内部モデルは物理的世界の予測から成るので，一連の感覚性入力に応じて，特定の運動指令を発することができる。内部モデルには，順モデルと逆モデルの2種類が存在する。**順モデル**は，動作が予想通りに進行したなら運動指令が発するはずの感覚フィードバックを予測するために初期条件に関する情報を利用する。例えば下行性運動指令のコピーは，動作の結果生じる感覚入力を予測し，また予測と実際の感覚フィードバックを比較できるように，順モデルに送られる。下行性運動指令のコピーは，指令信号を伝達する遠心性軸索との関連から，**遠心性コピー（随伴発射）**として知られている（図7.33）。一方，**逆モデル**は初期条件に関する感覚情報を利用して，要求される動作を達成するために必要な運動指令を決定する。

●感覚運動変換●

内部モデルの一般的機能は感覚情報を運動指令に変換することであり，その過程は**感覚運動変換**として知られている。内部モデルは感覚入力を利用して，意図した動作に必要な特異的運動指令パターンを決定する。例えば，物体を掴むための到達動作を行う際，内部モデルは上肢の方位やその物体を掴みに行く手に対する物体の相対的位置を知る必要がある。これら2つの位置（手と物体）の幾何学的な詳細は，身体の外部あるいは内部のどちらかの同じ座標系で表現される必要がある。例えば，周辺環境における物体の位置は起点を頭部に固定したデカルト座標（x, y, z）で表現され，示指の位置は体幹に対する上腕の角度（肩関節）と上腕に対する前腕の角度（肘関節）に基づいて定義される。

ある動作で用いられた座標系を同定するための1つの方法は，課題の複数の試行にわたって生じる誤差を測定することである。例えば，被験者が16個のターゲットのうちの1つに対して水平面上に手を動かすとき，方向と距離の誤差は互いに独立していた。このことは，この動作が手を中心とした座標系で計画されたことを示唆している（Gordon et al., 1994）。逆に，記憶された視覚的ターゲットに対する暗所でのポインティングでは，方向の誤差は小さく，距離の誤差は大きかった。そして誤差の分布は，動作が手特有の軌道というよりはむしろ手の最終位置を達成するために肩を中心とした球面座標（極座標）で計画されたことを示唆している（Soechting & Flanders, 1989）。

随意動作における感覚運動変換の役割は，物体を掴むために手を伸ばしたり，レーザーポインタのビームを向けたり，釘を金槌で打ったり，コンピュータのスクリーン上でカーソルを動かしたりするリーチングやポインティング課題の遂行に必要な段階を検討することにより説明される。これらの動作を遂行するとき，中枢神経系は，手やレーザービーム，金槌，カーソル（**手先効果器**として総称される）の位置を制御しなければならない。中枢神経系はこれらの動作の1つが開始される前に手先効果器やターゲットの位置を決定し

7.35 は，初期の差分ベクトル（r_{dv}）から筋トルク（τ）を推定しうる変換についての一般的な図式を示している。その過程は，固視中心座標における手先効果器（$\hat{r}_{ee}$）とターゲット（$\hat{r}_t$）の位置を推定する2つのネットワークにもたらされる固有感覚入力と視覚入力によって始まる。推定された2つの位置ベクトル（$\hat{r}_{ee}$と$\hat{r}_t$）は，差分ベクトル（r_{dv}）の計算と関節角度（$\hat{\theta}$）の推定を行うために用いられる。いったん，差分ベクトルと関節角度がわかったら，他のネットワークが必要な変位（$\Delta\hat{\theta}$）を推定するが，情報は固視中心座標から固有身体座標に変換される。そして最終的なネットワークは，意図した変位を達成するのに必要な筋トルク（$\hat{\tau}$）を推定する。

●運動計画●

いったん初期条件が確立し，運動計画が決まれば（図7.35），随意動作は2つの様式のうちのいずれかで実行される。そのうちの1つ，**フィードバック制御**と呼ばれる様式では，実行中に予測される感覚フィードバックと実際のフィードバックとの差に基づいて運動計画が調整される。**フィードフォワード制御**として知られるもう一方の様式では，調整なしに運動計画が実行される。フィードフォワード制御は，感覚信号の発生，受容，および比較にかかる時間より早く動作を実行する際に必要であり，その後，運動指令の変更に利用される。ターゲット位置の変化などの感覚刺激を検出し，運動指令を調節するのにかかる最小の時間はおよそ200 msであり，この時間は**感覚運動遅延**として知られている。運動計画は，随意動作時には調整されないので，フィードフォワード制御は，運動計画が正しいときにのみ適切なものとなる。

運動計画は常にフィードフォワード制御により開始されるが，動作が展開されるにつれ，少なくとも2つの方法で変更されうる。最初の例は，意図した運動の方向や範囲を示す運動ベクトルから要求される最終的な四肢の位置への変更など，運動計画の符号化が変更されうるということである（Hudson & Landy, 2012）。そのような調節の利点は，感覚運動変換から生じる誤差を減少させうるという点にある。調節の第二の例は，予測された感覚の状態（図7.33の遠心性コピー）を，求心性信号によって中継される情報と比較することによって得られる誤差信号に基づいて，運動指令を調整することである。予測と実際の感覚に関する状況の不一致は，誤差サイズに比例した調節によって修正される運動指令をもたらす。したがって，フィードバック制御は，誤差信号が生成された後でしか運動指令を変更できない。

たいていの随意動作はフィードフォワードおよび

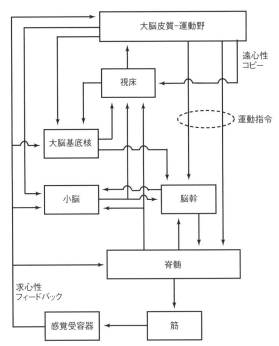

図7.33 下行性運動指令のコピー（遠心性コピー）は，視床や意図した動作の順モデルへ伝達される。

なければならず，そのうえで2つの位置を一致させる運動の振幅と方向を規定する**差分ベクトル**を計算しなければならない。

差分ベクトルは，共通座標系の原点に対する手先効果器およびターゲットの位置を規定するベクトル間の差分に相当する。もし，ターゲットが視覚によって配置されるなら，その位置ベクトルは網膜を起点とする。逆に，固有感覚を利用して手先効果器の位置を規定すると，位置ベクトルは肩あるいは頭部のような身体上の近位位置に対するものとなる。視覚誘導性のリーチングやポインティング運動に関する共通座標系は，頭部，肩あるいは外部の参照点を基準としうる。では，眼球による外部注視点に対して2つの位置が決定される**固視中心座標系**を考えてみよう。

固視中心座標系における差分ベクトルを計算するための図式を図7.34に示す。ターゲット位置を視覚で把握でき，注視点を中心とする座標内でその位置ベクトル（r_t）を特定できる周辺環境内の1点に眼球を固定する。しかしながら，手先効果器（r_{ee}）の位置は，視覚と，腕，手，眼球に関する固有感覚情報に基づいている。ターゲットに到達するために被験者が必要とする変位は，単純にこれら2つのベクトル（r_{dv}）の差である。

いったん差分ベクトルが決定されたら，この情報は他のネットワークに転送され，差分ベクトルをゼロに減少させるのに必要な筋トルクが推定される。図

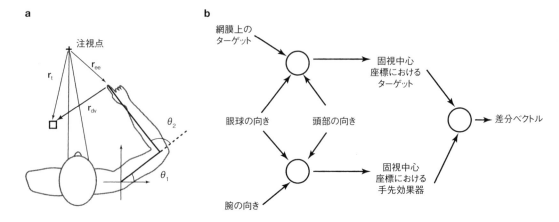

図7.34 示指を動かしてターゲット上に置くことを可能とする感覚運動変換。(**a**) 固視中心座標における差分ベクトル (r_{dv}) の算出。(**b**) 網膜上の注視点とターゲットの位置から，ターゲットへの位置ベクトル (r_t) が規定される。腕や手，眼球の向きにおける視覚および固有感覚情報に基づき，手先効果器（示指）への位置ベクトル (r_{ee}) が，固視中心座標で表現される。
Shadmehr, Reza, and Steven P. Wise, *The computational neurobiology of reaching and pointing : A foundation for motor learning*, figure 12.4B © 2004 Massachusetts Institute of Technology, The MIT Press.

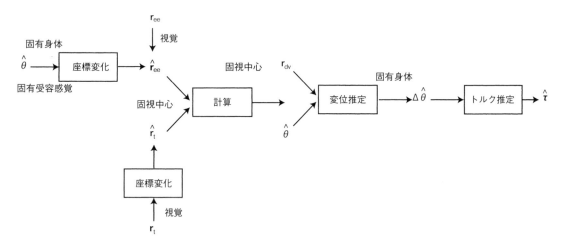

図7.35 初期差分ベクトルに基づいてリーチング動作を実施するために必要な筋トルクの推定に関与する感覚運動変換。ハット記号 (^) は，位置ベクトル ($\hat{r}$)，関節角度 ($\hat{\theta}$)，筋トルク ($\hat{\tau}$) のような変数の推定値を意味する。
Shadmehr, Reza, and Steven P. Wise, *The computational neurobiology of reaching and pointing : A foundation for motor learning*, figure 14.1A, © 2004 Massachusetts Institute of Technology, The MIT Press.

フィードバック制御の両方を含んでいる。初期条件が大きく変化する前，全ての随意動作の少なくとも最初の部分は，フィードフォワード制御により達成される。その後，フィードバック制御は運動指令を変更しうるが，それは課題の持続時間が感覚運動遅延を超えるときだけである。これらの制御戦略の利用法の一例として，ヒトが母指と示指で物体をつまみ上げるとき（つまみ把持），何が起こるか考えてみよう。物体を持ち上げるには，物体の質量と滑りやすさの推測に基づいたフィードフォワード指令によってつまみ力を発生させなければならない。さらに，つまみ力により物体がつぶれたりダメージを受けたりしてはいけない。もし，物体を持ち上げているときに滑り始めたら，皮膚受容器は誤差信号を生じさせて，運動指令を修正しつまみ力を増大させるためのフィードバック情報を提供するだろう。誤差信号は指の間で滑る物体と滑るのを止める調節に基づいているので，その修正は**負のフィードバック制御**に関係している。すなわち，応答は刺激を打ち消すことになる。しかしながら，感覚フィードバックによって生じた変化が**正のフィードバック制御**に関与し，それにより修正された運動指令が誤差信号をもたらす刺激を増強するといった例もある。例えば，歩行中の立脚期では，筋張力増大に伴う腱器官求心性神経からのフィードバックは運動ニューロンに興奮性入力をもたらし，それが脚伸展筋群によって生み出される力をさらに増大させている。

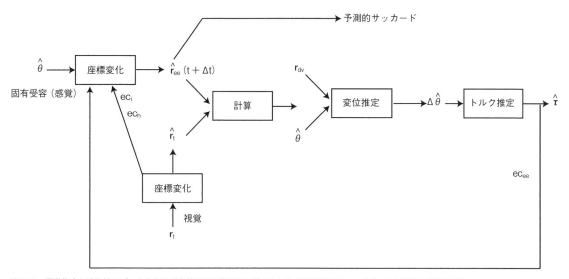

図7.36 運動指令の遠心性コピーと未来の手先効果器の位置を予測するための固有受容フィードバックを連合する順モデル。
Shadmehr, Reza, and Steven P. Wise, *The computational neurobiology of reaching and pointing : A foundation for motor learning*, figure 17.10, © 2004 Massachusetts Institute of Technology, The MIT Press.

　感覚信号は運動指令の瞬時の調節を引き起こすことができないので，フィードバック制御は状況がどのように変化するかという予測を含みおかなければならない。図7.35に示すリーチング動作の一般的な図式を再度考えてみよう。いったん運動計画が実行されると，フィードバック制御は未来のターゲットと手先効果器の位置の推定を必要とする。最も単純な到達では，同じ外的な点を注視したまま，差分ベクトルがゼロへと減少するように手先効果器の位置のみが変化する。しかし，この例においてさえ，手先効果器の位置は運動中，定期的に更新される。多くのリーチング運動では，ターゲットと眼球の両方が移動するため，これらの位置の継続的な補正が必要である。例えば，スクリーン上のターゲットへカーソルを動かすビデオゲームをしているとき，注視点とターゲットは頻繁に変化し，差分ベクトルはそれぞれの変化に伴って更新されなくてはならない。

　ターゲットあるいは手先効果器の位置の補正は，変化が起きる前に始めることが可能である。この予測的補正は，関連筋群への運動指令の遠心性コピーに由来する。リーチング動作において，これらの信号は，眼球の位置を制御する6つの筋群，頭部の位置を制御する筋群，および手先効果器の位置を制御する筋群への運動指令が関与する。もし手先効果器の位置が見えるのであれば極めて簡単に推定できるが，たいていのリーチング動作ではターゲットを注視しており，手先効果器は見ていない。遠心性コピーの信号によって示されるように，未来の手先効果器の位置は，計画された運動指令の情報から予測できることを実験的結果は示唆している。図7.36は，将来のある時点での手先効果器の位置を示す予測的**サッカード**（急速眼球運動）を生じさせる順モデルの一例を示している。この図式では，手先効果器に対する運動指令の遠心性コピー（ec_{ee}）は，四肢からの固有受容フィードバックと，未来の手先効果器の（Δt）位置 $[\hat{r}_{ee}(t + \Delta t)]$ を推定する眼球（ec_i）や頭部（ec_h）の筋群への随伴発射を受けるネットワークに伝達し戻される。予測的制御戦略は，運動が安定した状況で行われるとき，最も効果的である。

　リーチング運動が行われるとき，手先効果器が移動する軌跡は通常，避けるべき障害物がない限り真っすぐである。図7.37は，水平面における2点間リーチング運動の一例を示している（Moraso, 1981）。被験者はあるターゲットからもう一方のターゲットへの移動を指示されている。図7.37bは，ターゲット2（T2）からターゲット5（T5）へ，ターゲット1（T1）からターゲット4（T4）への移動における手の変位を示している。これらのターゲット間の手の変位は，速度-時間グラフに単一ピークがあり，線形であった。この意味するところは，それぞれのリーチング運動が差分ベクトルの継続的な減少によって達成されているということである。しかしながら，このような手の直線的軌道は，肩と肘の双方における正と負の角速度が示すように（図7.37f），肩関節と肘関節の両方向への角度変位を必要とする。この結果が，リーチング中の手の位置に関するフィードバックを変調させる実験の結果と合わせられると，中枢神経系がリーチング運動に関して視覚的に直線的な変位を選択することがわかる。さ

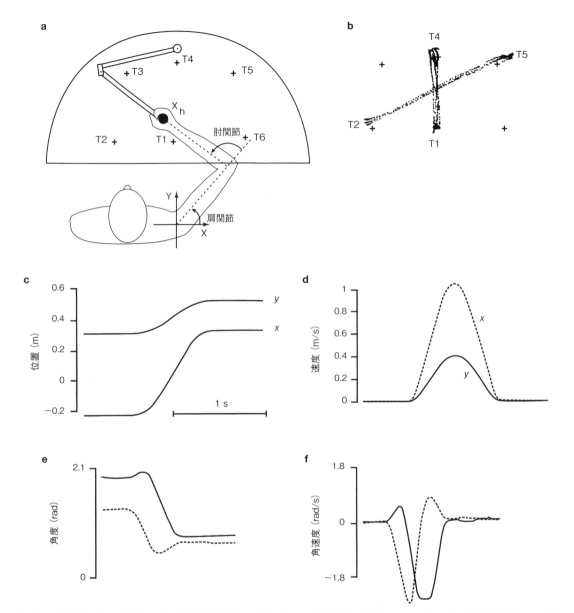

図7.37 水平面における2点間のリーチング課題に関連する手と腕の軌道。(**a**) 使用された6つのターゲット（T1〜T6）。(**b**) T2からT5へ，T1からT4へのリーチング中における手の軌跡。(**c**) T2からT5へリーチングする手の x-y 座標における位置-時間グラフ。(**d**) T2からT5へリーチングする手の x-y 座標における速度-時間グラフ。(**e**) T2からT5へのリーチングに関する肘関節（実線），肩関節（点線）の角度-時間グラフ。(**f**) T2からT5へのリーチングに関する肘関節（実線），肩関節（点線）の角速度-時間グラフ。
Shadmehr, Reza, and Steven P. Wise, *The computational neurobiology of reaching and pointing : A foundation for motor learning*, figure 18.2, © 2004 Massachusetts Institute of Technology, The MIT Press.

らに，そのようなリーチング課題には，視覚座標において計算される差分ベクトルの最小化が関与している。

　リーチングの軌道，とりわけ練習されたものは，非常に一貫しているので，運動計画が特定の課題に対して要求される軌道に特化したものであると想定することは理に適っている。しかしながら，リーチング運動が乱されるか，ターゲットが変化するかしたとき，中枢神経系は止める必要も新たな軌道を決定する必要もないため，リーチング動作は継続される。むしろ，四肢の現状（位置，速度，加速度）を推定するためのフィードバックと，変位の次の段階を決定するためのターゲット位置の推定を組み合わせる**次期状態計画器**（Shadmehr & Wise, 2005）として知られる系によって軌道は決定される。すなわち，次期状態計画器が次に何をするかを決定するのである。この戦略によって，軌道は一連の小さな変位として現れ，運動出力は任意の軌道範囲を生成することができる。大脳基底核にお

ける線条体の進行性萎縮や固有受容フィードバックのレベル縮小を呈する**ハンチントン病**患者は，リーチング中の軌道修正が困難である。このことは大脳基底核の次期状態計画器への関与を示唆している。

健康なヒトにおいて，中枢神経系は可逆性が非常に高く，手先効果器や全身の回転に課される様々な力場などの状況変化に対して，リーチングやポインティング運動を順応させることができる。状況変化に対する初期応答は主動筋-拮抗筋の共活動の程度を増大させることであるが，ヒトは新たな状況に順応することを学習し，関節スティフネスを通常レベルまで減少させることができる。その順応は，ネットワークが置かれている状況下で肢の特異的な状態を達成するのに必要な力を予測できる動力学の内部モデルに依存すると推定される。例えば，内部モデルは順応により，2点間のリーチング中に課される力場によって生じる手の曲がった経路を修正し，望ましい直線的な経路に戻す運動指令を生じさせることができる。この図式で内部モデルが描写しているのは，課題のタイミングの詳細ではなく，力に対する四肢の状態である。変更された状況に十分に暴露されると，内部モデルは新たな状態に順応するために，筋群の相対的な賦活を順応および変化させる。順応を仲介する感覚フィードバックはおそらく，パフォーマンスに関する視覚入力や，固有受容器と皮膚受容器から生じる体性感覚信号を含んでいる。大径の感覚神経軸索（固有受容）の選択的な損傷を呈する感覚性ニューロパチー（神経障害）の患者は，適切な運動指令の生成と運動指令によって生じる身体位置の推定の両方に対して，内部モデルを更新させることが非常に困難である。さらに，小脳疾患患者は，内部モデルの正確性を阻害する状況に対して順応することが困難であり，そのことは，小脳が運動の予測的制御に関連することを明確に示している。

●随意動作の符号化●

内的決定に基づく意図的な運動として，随意動作には運動計画の整備および実行が必要である。**大脳皮質**がどのように運動計画を扱うかに関してわかっていることの多くは，リーチング課題や把持課題を行うサルの皮質ニューロンから放電された活動電位の記録によって得られた。図7.35に見られるように，そのような活動は2つの位置（ターゲットと腕）の決定に始まり，意図した場所に肢を動かす運動指令の実行に終わる一連の感覚運動変換を必要とする。その連鎖は，**一次体性感覚野**に始まり，**一次運動野**に終わるが，**運動前野**，**補足運動野**，頭頂皮質もまた関与している。

運動指令を脊髄に送り出す一次運動野の役割に関しては，たいていのことがわかっている。一次運動野には，内側部位に脚，足の表象があり，最も外側部に顔，舌，口の表象を有する**体部位局在性**がある（図7.38）。身体各部位の運動地図の大きさは様々で，指，顔，口で最も面積が大きい。指，手，腕の遠位部を神経支配している運動ニューロンに投射しているニューロンは中心溝に最も近く，他のニューロンはこれらの集団のまわりに層を成している。**皮質脊髄路**を構成する一次運動野から脊髄までの投射は，運動ニューロンへの単

例7.10　なぜ野球のバッティングはそんなに難しいのか？

いくつかのスポーツにおける大きな課題の1つに，動いているターゲットの未来の位置を予測し，予測した場所に手先効果器を配置する運動指令を生成することがある。野球の打撃はこの課題の一例である。打者の課題は，ベースを横切る球の位置（動いているターゲット）を予測することと，正確な時間に予測した位置にバット（手先効果器）を配置して球を打つことである。野球の好打者でもおよそ10回中3回しかヒットを打つことができないことを考えると，これは難しい課題である。また，たいていの観客は，なぜ打撃がそれほど難しいのか理解しているようには思えない。例えば，球をうまく打てない打者について議論するとき，問題は打者がバットに当たるまでずっと球を見ていないためであると多くの評論家は力説する。これらの評論家は，感覚運動遅延の概念を明確に理解していない。

投手が43.8 m/s（98 mph，158 km/h）の速球を投げるとき，球はマウンドからホームベースまでの18.44 m（60 ft 6 in.）を進むまでに0.38 sかかる。もし，打者が肩からベース上のストライクゾーンまでバットを動かすのに225 msかかるとすると，バットをいつどこへ配置するかは，球の飛行時間の初めの41％（0.155 s）中に決めなければならない。しかし熟練した打者は，スイング途中のストライクゾーンにおいてバットの配置を変えることができる。それでもなお，バットの軌道を変えるのには150 msかかる。このように，ストライクゾーンにおいて，バットの位置（空間と時間）は，球の軌道の初めの60％中に決定されなければならない。したがって，野球の打撃が非常に難しい理由は，バットに当たるまでずっと球を見ることができないためではなく，むしろ動いているターゲットの軌道を予測するのが困難だからである。問題は，フィードフォワード制御の正確性（球の位置の予測）であり，不適切なフィードバック制御（ボールを見ること）ではないのである。

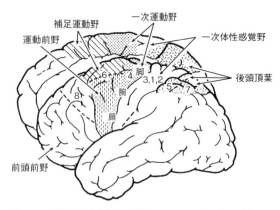

図7.38 大脳皮質の左右半球の領域。エリア1〜8は、ブロードマンによって定義された領域に相当する。

シナプス結合をいくつか持っているが、皮質の軸索のほとんどは介在ニューロンに終わる。一次運動野のニューロンは、一般的に複数の主動筋群を神経支配する運動ニューロンにシナプス結合している。すなわち、各投射は通常1つ以上の筋に影響を及ぼす。例えば、一次運動野の手や腕の領域の損傷は、手先の巧緻性を阻害し、脆弱性や協調の欠如から完全麻痺にいたるまでの影響を及ぼす。さらに、各筋は運動地図の異なる部位のニューロンによって賦活されうる。一次運動野のニューロンは、要求される時空間的運動パターンを必要な筋活動に変換する。すなわち、一次運動野は運動計画の実行に貢献しているのである。

しかしながら下行性運動指令は、皮質脊髄路を経由して脊髄へ投射を送っている運動前野や補足運動野（図7.38）の活動によっても影響される。一般に運動前野は、運動行動を誘導する知覚的な決定に貢献し、運動スキルの学習に関係している。運動前野は、背側と腹側の2領域から成っている。背側運動前野の一部のニューロンはリーチングの計画や遂行相で賦活し、外部の空間キネマティクスを規定することによって、リーチングの方向に関する情報の調節に貢献している。背側運動前野の一部のニューロンは運動の目的という抽象的な表象を生成するが、他のニューロンは一次運動野と共同して目的を達成するために、腕がすべきことに変換する。腹側運動前野のニューロン活動は、その他の随意動作に関係している。補足運動野（と前補足運動野）のニューロンは、随意行動の文脈的制御を提供し、随意動作前とその最中に活動する。これらのニューロンは、適切な随意動作の選択と遂行に重要である。例えば、補足運動野におけるニューロンの電気刺激は、姿勢調節や足踏み、よじ登りのような協調動作を誘発する。

リーチングや把持動作もまた、一次体性感覚野を伴う皮質運動野と後頭頂葉間の相互作用に依存している（Rizzolatti & Kalaska, 2013）。リーチング前と最中の腕の位置は一次体性感覚野で表象され、身体部位の位置と変位に関する情報を含んでいる。後頭頂葉の一部のニューロンは身体に対する四肢の位置と変位に関する情報を統合し、身体図式を確立する。後頭頂葉のリーチングに関連する領域のニューロンはターゲットの位置を規定するが、いかに動作が行われるべきかは規定しない。これらのニューロンは感覚情報を運動指令の遠心性コピーと統合して、腕の現在と未来の（予測された）状態を決定する順内部モデルを構築する。後頭頂葉の下部におけるニューロンの活動は、動作の目的によって影響を受ける。これらの所見は、一次運動野、運動前野（背側、腹側部位）、補足運動野、頭頂葉、一次体性感覚野のニューロンが、全てリーチング動作に必要な感覚運動変換に貢献していることを示している。

リーチング運動のような随意動作に対する大脳皮質の領域ごとの貢献を調べるために、サルが特定のターゲットに腕を伸ばすときの皮質ニューロンの発火を記録した。運動計画の構築に相当する差分ベクトルの生成とリーチング運動を実施するための運動指令を区別するために、課題には以下の複数の位相がある。(1) ターゲットの表示、(2) 運動を実施するための指示前の遅延、(3) go信号。こうした実験の結果は、後頭頂葉と運動前野両方のニューロンが遅延期間中に賦活していたことを示しており、おそらく運動計画の構築に貢献していると考えられる。さらに、これらのニューロンの発火は、他の方向よりも一方向における運動に関してより調節されていた。すなわち、ニューロンは**至適方向**における動作に貢献しているということである（図7.39a）。平面上の中心位置から潜在的なターゲット円の内、あるターゲットまでリーチングする課題で、ニューロンの発火は隣接する数ターゲットに対して変調された。この活動は、**方向性チューニング**として知られている（図7.39b）。したがって、もしニューロンの発火が左にあるターゲットに関して変調されたなら、遅延期間中にターゲットが右に変化すると、その発火の変調は停止されるだろう。

●随意動作の調節●

フィードフォワード制御のみが関与する随意動作を除いて、感覚フィードバックは、運動の実行時に運動計画を調節するために利用される。感覚フィードバックに大きく依存する随意動作に把持がある。把持動作には、物体を把持し、持ち上げ、操作するための手の運動とリーチング（手先効果器を移動させる）の組み合わせが必要である。随意動作のリーチングと把持の構成要素は、経時的ではなく並行して遂行される。こ

例 7.11 至適方向と方向性チューニング

後頭頂葉，運動前野，一次運動野の多くのニューロンの発火は，運動がある特定の方向に計画または実行されるとき，その他の方向よりも強く変調される。発火頻度において最も大きな変化を伴う方向は，ニューロンの至適方向として知られる。図 7.39 は，一次運動野におけるニューロンの至適方向の同定に用いられた実験記録を示している。実験は，サルに水平面で中心位置から 8 つのターゲットのうちの 1 つにリーチングさせるものであった。ニューロンによる発火の代表的な一連の活動電位がそれぞれのターゲットの脇に示されている。記録は，リーチング運動の開始時点（0 ms）の前後 500 ms の活動電位の発火時間を示している。発火頻度の変化は，矢印で示されるように運動がターゲット 8 に向かうときに最も大きくなった。

一連の活動電位は，運動がターゲット 8 に向かうときだけではなく，隣接するターゲットに向かうときにもその発火頻度を調節していることを示している。しかし，隣接するターゲットに対する発火頻度の変化は，ターゲット 8 に対する場合より小さい。この活動分布は，統制（コントロール）期間中の発火頻度の違いや，準備時間あるいは運動時間いずれかで発火頻度のピークを表すコサイン関数（式 7.1）によって定量化される：

$$a(\omega) = b_0 + b_1 \cos(\omega - \omega_{pd}) \quad (7.1)$$

$a(\omega)$ はサルが ω 方向へリーチングするときのニューロンの発火頻度，b_0 は安静時の発火頻度，b_1 はスカラー項，ω_{pd} は至適方向を示している（Georgopoulos et al., 1982）。図 7.39 b における真ん中の曲線は，図 7.39 a に示されたニューロンのコサイン関数を示している。コサイン関数はニューロンの方向性チューニングに相当する。個々のニューロンのチューニング曲線は重複するので，特定のターゲットへのリーチング運動は，多くのニューロンの賦活を含んでいる。例えば，ターゲット 7 (4.71 rad) へのリーチングは，図 7.39 b に見られる 3 つ全てのニューロンの発火頻度の変化に関係している。それぞれのニューロンの相対的な活動変化は，運動方向におけるコサイン関数の振幅によって示される。特定

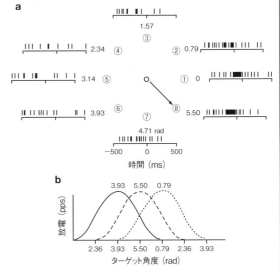

図 7.39 一次運動野におけるニューロンの至適方向。(**a**) サルの一次運動野における単一ニューロンの発火は，至適方向を示すターゲット 8 に向けてサルが腕を伸ばしたときに最も変化した。しかし，このニューロンの発火は，リーチングがターゲット 7, 1, 2 に向かうときにも高まる。(**b**) この活動分布を式 7.1 によって表すことで得られる関数は，ニューロンの方向性チューニングを示している。3.93 rad, 5.50 rad, 0.79 rad の至適方向を持つ 3 つのニューロンに関して，チューニング曲線が示されている。真ん中の曲線（5.50 rad）はパネル a で示されるニューロンに対応する。
Data from Scott et al. 2001; Shadmehr and Wise, 2005.

のリーチング中に活動しているニューロン全ての至適方向を示すベクトルを合計してもたらされる**集団ベクトル**は運動の方向に一致する。さらに，集団ベクトルの方向は，腕の連続的な運動中の手の変位ベクトルに 100 ms まで先行して変化する。また，集団ベクトルの振幅は筋収縮の強度に伴い変化する（Kalaska & Rizzolatti, 2013）。これらの所見は，運動指令が皮質ニューロン群からの出力として現れることを示している。

れらの動作はまた，予測的制御にも基づいているが，予測の正確性を評価し，操作される物体の特徴を評価するために，感覚フィードバックにも大きく依存している。いったんターゲットが識別され，その方向が決定されると，リーチング・把持運動の計画は，どのように物体を把持するべきかの決定を含んでいなければならず，質量特性が推定されていなければならない。手は様々な形を形成できるが，たいていの研究は把持を，つまみ握り，鍵握り，握りしめ，精密把持の 4 種類に分類している。つまみ握りは母指と示指の先で物体を保持することで，鍵握りは鍵を錠に挿入するときのように母指と示指の側面で物体を強く握るのに相当

する。物体のまわりに全ての指と母指を付ける握りしめは，バーベルあるいはテニスラケットを握るときに利用される。精密把持は，5 本全ての指先が物体に接触している。全ての把持に共通の特徴は，母指によって発揮される力が 1 本以上の指の動作によって対抗されるということであり，それは課された力に生体力学的制約を成立させるということである。

リーチングが物体の把持に関与するとき，一次運動野からの出力は，運動の開始前にすでに物体に関する情報を盛り込んでいる。これは，異なる物体を把持しようとする被験者に，一次運動野へ経頭蓋磁気刺激を与えて皮質間入力の応答性を評価した Roger Lemon

例 7.12　運動指令が賦活する筋シナジー

　皮質ニューロンによって脊髄に伝えられる入力は，主動筋に投射する運動ニューロンの興奮性を高め，拮抗筋を神経支配しているニューロンを抑制する傾向にある。時間によって変化する筋賦活の特定のバランスは，**筋シナジー**として知られており，運動はこれらのシナジーの協調的な賦活によって生じる。例えば，Andrea d'Avella ら（2006）は，被験者が矢状面あるいは前額面のいずれかの 8 つのターゲットに対して 2 点間リーチングをしているときの肩と腕の 19 の筋から筋電図活動を記録した。その結果，この運動には 4 つか 5 つの筋シナジーしか関与していないことがわかった。それぞれのシナジーは，いくつかの筋における筋電図の同期発火や他の筋における非同期的な筋電図活動の増減を含む特定の筋群の協調的賦活により構成される。さらに，2 点間運動から抽出されるシナジーは，他のリーチング課題に関する筋電図活動のばらつきの多くを説明する。したがって，運動計画を筋収縮に関連づけることは，数種類の筋活動パターンの柔軟かつ課題依存的な組み合わせにより実現する。把持，リーチング，歩行，走行のような多くの運動行動には数個のシナジーしか関与しておらず，動作制御における課題を単純化している。

例 7.13　脳への刺激が誘発する筋応答

　神経経路の全体性を評価する 1 つの方法は，ある場所で人為的に活動電位を発生させ，他の場所で誘発される応答を記録することである。例えば，H 反射は末梢神経の Ia 求心性神経から脊髄を通って被検筋へ戻る経路の応答性を調べるために用いられる（図 7.10）。同様に，**経頭蓋磁気刺激**（TMS）は脳を刺激し，選択した筋で応答を誘発する手法である。経頭蓋磁気刺激は，大きな蓄電器の急速な放電によってプラスティックで包まれたワイヤーコイルに電圧を加えるものであり，それによりコイルの巻線には急速に変化する電流が流れ，コイルの平面に垂直な磁界が生み出される。その磁界は，頭蓋骨を通り抜け，頭蓋骨に対して接線方向で逆向きに流れる電流を脳内に誘導する（図 7.40）。誘導電流は皮質ニューロンに興奮性および抑制性シナプス後電位を誘発し，皮質内軸索に活動電位を発生させる。経頭蓋磁気刺激に対する応答として皮質ニューロンに発生される活動電位は，下行性経路に沿って脊髄運動ニューロンまで伝達し，被検筋に筋電図信号として記録される**運動誘発電位**（MEP）を引き起こす。一次運動野上の異なる場所にコイルを動かすことによって，全身の様々な筋において応答を誘発することが可能である。

　刺激が単一運動単位に活動電位を誘発するのにかかる時間を測定することによって，経頭蓋磁気刺激によって賦活される経路を同定することができる。刺激から手の筋の応答までの潜時は約 25 ms である。それは刺激が単シナプス経路を賦活したことを示している。そのような測定は，様々な神経学的状態や神経経路に関する有益な情報を提供しうる。例えば，潜時の延長は，多発性硬化症，運動ニューロン疾患，頸髄障害，フリードライヒ運動失調症の患者が経験するように，**中枢伝導の遅延**を暗示しうる。中枢伝導の遅延は，皮質脊髄路における軸索数の減少や軸索の脱髄，あるいはこれらの軸索における活動電位の伝播の遮断によって引き起こされうる。1980 年代初頭の経頭蓋磁気刺激の開発以来，この手法は運動野から脊髄運動ニューロンにいたる投射についての研究や，患者の脆弱性および痙性のような運動不全の同定に用いられてきた。

　収縮疲労あるいは筋力トレーニングのような介入によって複合筋活動電位である MEP のサイズに及ぼされる変化は，刺激によって賦活される経路の反応性の変化として解釈される。一次運動野に適用された経頭蓋磁気

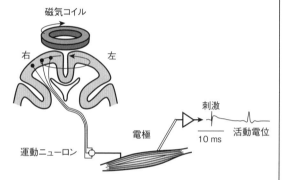

図 7.40　経頭蓋磁気刺激（TMS）は単一運動単位に活動電位を誘発することができる。しかし，たいていの MEP（運動誘発電位）は複合的な筋活動電位を生み出す多くの運動単位の応答の総和として構成されている。

刺激によって誘発される応答に関与する経路は皮質内軸索に始まり，筋線維に終わるので，MEP のサイズの変化は，皮質運動ニューロン，信号が伝達される軸索，または脊髄運動ニューロンの興奮性における変化に起因する。皮質と脊髄ニューロンの興奮性変化を区別する 1 つの方法は，乳様突起レベルに刺激を課して直接的に皮質脊髄路に活動電位を発生させることである。この結果生じる応答は，**頸延髄運動誘発電位**（CMEP；第 8 章および図 8.12 を参照）として知られている。もし，介入によって MEP サイズが変化するのに CMEP が変化しないならば，それは介入が皮質ニューロンの反応性の変化に関連していると解釈される。

　経頭蓋磁気刺激は通常，単一あるいは 2 連発パルスの印加を伴うが，刺激は繰り返し与えることもできる。これは**反復経頭蓋磁気刺激法**と呼ばれている。皮質脊髄路の応答性に対する反復経頭蓋磁気刺激法の影響は，パルスの設定，刺激強度，コイル方向，刺激頻度，刺激数に依存する。反復経頭蓋磁気刺激法の適用は，刺激期間を超えて長時間持続する効果があり，慢性痛，ジストニア，大うつ病性障害，片頭痛，脳卒中後の運動障害，パーキンソン病，耳鳴りなどの様々な神経学的および精神疾患の一時的な軽減をもたらす。反復経頭蓋磁気刺激法によって脳内に誘発される変化は不確かではあるが，シナプス伝達効率の調整に関連している可能性がある。

らの実験により示されている（Cattaneo et al., 2005）。運動前少なくとも 600 ms で，動作に関与する筋へ投射する皮質脊髄ニューロンの応答性は増大していた。さらに，応答性の変化は把持される物体の幾何学的特性に関係していた。fMRI によって得られた画像は，一次運動野のニューロンが受け取る入力のいくらかが後頭頂葉から生じた可能性を示唆している。さらに，直接的記録ではサルの後頭頂葉（5 野と 7b 野）におけるニューロンの発火頻度が接触前 200〜500 ms で増大し，接触時にピークとなり，確実に把持されると低下したことを示している。5 野は，リーチングと把持行動を連携させる感覚運動変換に関係することが推定される。物体の把持と挙上の動作にはおそらく，個別の内部モデルが関与している。

いったん物体が把持されると，その後の動作は物体の他の場所への移動を伴う。物体との接触，挙上，新たな場所へ到達，物体の開放は，明確な感覚事象を生じさせる。それは，**接触事象**と呼ばれ，予期される求心性フィードバックと実際の求心性フィードバックの比較に利用される。フィードバックとは，無毛皮膚における機械的受容器からの信号のような触覚信号から成るだけでなく，固有感覚，視覚，聴覚もまた関係している。触覚求心性神経は，質量分布や重量，視覚フィードバックに基づく安定した指先力ベクトルの誤差を修正するために，接触摩擦や接触面の形状，そして急速反応性把持応答を発生するために利用される指先力の方向についての情報を提供する。フィードバックは課題の接触および把持相中の一次体性感覚野のニューロンの発火頻度を調整しており，現在の把持を調節するために一次運動野へ，そして未来の把持・挙上動作のための計画を更新するために後頭頂葉の両方に送られる。意義深いことには，重要な情報は単一感覚受容器からの活動電位の発火頻度の調節によるというよりはむしろ，複合求心性信号のタイミングによって伝達される。感覚フィードバックは，物体の力学的特性の内部モデルを発達させ，更新するために用いられる。

まとめ

この章は，運動系の特性における 3 つの章のうちの 3 番目にあたり，中枢神経系によって生み出される脊髄反射，自動運動，随意動作の 3 種類の動作の制御を検討している。この章は，運動制御に求心性フィードバックをもたらす感覚性受容器の特性を特徴づけることから始まる。異なる受容器からの求心性軸索は，脊髄に入った後広く分布し，3 つの分類の動作全てに貢献する。脊髄反射を仲介する経路は一般的にわずかのニューロンしか含んでいないが，その応答は反射が誘発される状況に依存して非常に順応性がある。この章の第 2 節で説明したように，求心性信号はさらに，姿勢調節や下行性入力に対して協調的なパターンを生み出す神経回路（中枢パターン発生器〔CPG〕）の出力などの自動運動を引き起こし，調節しうる。第 2 節は，構成ニューロンの組織や特性，CPG を構成するニューロン間の相互作用，そして下行性経路がいかに脊髄の活動を変調しうるかを説明している。神経制御問題や随意動作を実施するために脳が使う戦略に対する導入として，第 3 節では，リーチングや把持運動について議論している。そこで考えられる問題は，いかに中枢神経系がリーチング課題中の位置や運動計画の発生に貢献する相互作用を推定するか，いかに中枢神経系が運動中の位置の変化や運動出力の特性，随意動作の調節を処理するかである。

第2部のまとめ

　第2部（5～7章）の目標は，運動系の構造と機能を明確にすることである．運動系は運動に貢献する感覚系と筋から成っている．これらの章を読んだ後，以下のことが身に付いているはずである．

- 興奮性膜の特性を確立する電気の役割を正しく理解する．
- 電気回路で電流が流れる経路を同定する．
- 静止膜電位を生み出す機序を理解する．
- 活動電位を発生するニューロンの特性に留意する．
- どのように情報が運動系を介して迅速に伝達されるかを考える．
- 入力がニューロンで応答を引き起こしうる直接的・間接的経路を認識する．
- ニューロンと筋線維が互いに双方向の影響を受けていることを理解する．
- 運動単位活動電位を記録し，測定し，解釈する適切な方法を知る．
- 筋の構造を収縮性タンパク質や関連結合組織を形成する分子にいたるまで理解する．
- 神経系から筋収縮まで賦活信号を伝達するカルシウムの重要な役割を認識する．
- 収縮性タンパク質の相互作用によっていかに筋力が生み出されるかを理解する．
- 運動系の最終共通路として運動単位を認識し，神経および筋の特徴を説明する．
- 筋線維タイプの概念における限界を理解する．
- 賦活される運動単位や個々の運動ニューロンが活動電位を放出する頻度を神経系が変えることによって筋力を制御していることを知る．
- 筋線維の力発揮能力における筋長および筋長の変化率の影響を区別する．
- 筋力における筋と関節構造の影響を区別する．
- 発揮された力，なされた仕事，賦活された筋線維によって生み出されたパワーにおける筋の機械的特性の影響を正しく理解する．
- 求心性フィードバックの基本的特徴や運動の制御に関連する感覚受容器の特性を理解する．
- 脊髄に入る求心性信号と筋に出力する遠心性信号を含んだ素速い応答として脊髄反射を理解する．
- 反射経路の研究により，感覚フィードバックの運動制御への貢献に関する情報がどのようにもたらされるか詳しく説明する．
- 脊髄における反射経路を理解する．
- いかに求心性入力と下行性経路が自動運動をもたらすかを説明する．
- 姿勢収縮によって果たされる2つの機能を区別する．
- 中枢パターン発生器（CPG）を構成するニューロン間の特性や相互作用を正しく理解する．
- 中枢パターン発生器の制御に関与する下行性経路を述べる．
- 大脳皮質から筋といった運動制御に関与する運動系内のつながりを考える．
- 運動課題の運動学および動力学の中枢神経系（CNS）表象として内部モデルをとらえる．
- 中枢神経系が，リーチングや把持動作を達成するために実施しなければならない変換を推定する．
- 運動パフォーマンスにおける視覚フィードバックの重要性を認識する．
- 随意動作の実施における大脳皮質の異なる部分の役割を詳しく説明する．
- 運動課題の実施中，中枢神経系が直面する制御問題を理解する．
- 運動制御における予測的戦略の重要性を認識する．
- 重要な感覚情報は多様な求心性信号の相対的タイミングによって伝達されることを正しく理解する．
- 感覚フィードバックが物体の動力学的特性の内部モデルを確立するのに用いられていることを理解する．

第3部

運動系の適応能力

　ニューロメカニクスでは，ヒトの動きを運動系とそれを取り巻く環境との相互作用として位置づける。第1部では，物理学（力学）の概念や原理が動作の研究にどのように用いられているかを述べた。第2部では，動きに関与する神経系や筋の一部から成る運動系（神経）について述べた。第3部では，前述した概念を結びつけ，身体活動に応じて運動系に生じる急性および慢性の適応について説明する。

目　標

　第3部の目的は，運動系が身体活動によってどのような影響を受けるのかを説明することである。具体的な目標は次のとおりである。
・運動機能に対するウォームアップ，柔軟性トレーニング，筋損傷の影響を説明する。
・疲労感と疲労性が症状としての疲労にどのように寄与するかを概説する。
・神経と筋の増強能力を説明する。
・運動処方のいくつかの原理を概説する。
・運動系の筋力およびパワー発揮能力の変化に介在する機序を同定する。
・身体活動の減少によって生じる適応を述べる。
・神経系の損傷後における運動系の回復能力を調べる。
・加齢に伴う運動系の変化を特徴づける。

第 8 章

急性適応

運動系の代表的な特徴の1つは適応能力である。急性的あるいは慢性的ストレスを受けると，運動系は構造的および機能的特性の両方を変化させることで適応する。本章では，身体活動に伴うストレスに応じた運動系の即時的な（急性の）適応について検討する。具体的には，ウォームアップの効果，柔軟性の変化の根底にある技法と機序，筋痛と筋損傷，疲労症状を変調させる要因，筋力増強の現象，パフォーマンスにおける覚醒の効果について述べる。

ウォームアップの効果

激しい身体活動に先立ち，ストレスから身体を守るための準備として軽い運動が行われるが，その目的は**ウォームアップ**効果を生じさせることである。ウォームアップ効果には，深部体温の上昇や柔軟性を制限する結合組織の一時的な分離などがある。なお，ウォームアップ効果は関節可動域の長期的な増大を引き起こす運動によって得られる効果とは異なる。

●体温●

ウォームアップは，体温の影響を受ける生理過程に大きな影響を与える。深部体温の上昇は，ヘモグロビンおよびミオグロビンからの酸素解離を増加させて代謝反応を増強し，筋血流を促進して筋の粘度を低下させ，結合組織の伸張性を増加させ，活動電位の伝導速度を高め，運動単位の単収縮力を増大させる。本書はヒトの運動に焦点をあてているため，最も関心があるのは筋力発揮能力，作業能力，パワー発揮能力に対するウォームアップの効果についてである。

筋温は収縮速度やパワー発揮に影響を与えるため，通常，垂直跳や投動作といった運動のパフォーマンスはウォームアップ後に高まる。例えば，温度の上昇によって筋の短収縮の最大速度（図8.1のx軸）と筋パ

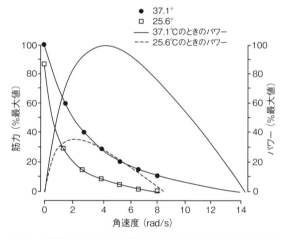

図8.1 段階別の短収縮速度（角速度）で母指内転筋が発揮した実測筋力（データ点のある曲線）と推定パワーにおける筋温の影響。第1指における発揮筋力の測定前に手を水浴に20分間浸すことで筋温は37.1℃から25.6℃に低下した。筋は尺骨神経への電気刺激で賦活された。発揮筋力は筋温37.1℃で測定された等尺性最大筋力の相対値（0 rad/s）として表した。パワー曲線はHill モデルから算出した（例6.3）。
Data from de Ruiter and De Haan, 2000.

ワーのピーク（図8.1の右側y軸）が増大する。反対に，筋温が低下すると仕事能力と筋パワーのピークが減少する。

筋力は筋温の大幅な変化によって変わってしまう。例えば，BerghとEkblom（1979）は，筋温が30.4℃から38.5℃（2.4%・℃$^{-1}$）に上昇したとき，膝関節伸筋群の最大等尺性トルクが262 N・m から312 N・mに増加することを明らかにした。さらに，最大トルクの増加は垂直跳高の44%（17 cm）の向上や，ペダリング中におけるパワー発揮の32%（316 W）の増加と関連していた。

筋張力に対する温度の影響は，筋によるアデノシン三リン酸（ATP）の消費に及ぼす影響よりもはるかに小さい。腹直筋および外側広筋から生検によって得られた筋線維セグメントの計測値に基づき，Carlo Re-

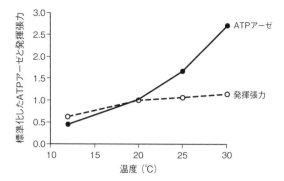

図 8.2 筋原線維の ATP アーゼ活性（mmol/L・s^{-1}）とタイプⅡa 線維の発揮張力（N/mm^2）に対する温度の影響。
Data from Steinen et al., 1996.

ggiani らは様々な筋線維タイプの筋原線維アデノシン三リン酸分解酵素（ATP アーゼ）活性（ATP 消費の指標）と発揮張力を調べた（Steinen et al., 1996；図 8.2）。測定は 4 つの温度設定で行われ，20℃で得られた値で標準化した。図 8.2 の 2 本の線の傾きが示すように，筋原線維 ATP アーゼ活性は検証した温度範囲にわたり，単位面積あたりの発揮張力以上に変化した。また図 8.2 の 2 本の線の勾配差に示されるように，張力発揮に対する ATP コストは筋線維タイプによって異なるが，そのコストに対する温度の影響は同様のものであった。したがって，ウォームアップで得られる同様の温度上昇は，筋線維発揮張力の増加に比例して ATP アーゼ活性がより高まることで張力発生のエネルギーコストを増大させると言える。

ウォームアップの方法には，受動的および能動的に身体を温める手法がある。能動的なウォームアップは筋の活動により体温変化を生じさせ，受動的なウォームアップは温浴やヒーティングパッドといった外部熱源を用いて身体を温める。能動的ウォームアップ時の筋温の上昇は筋収縮の強度に依存する。Saugen と Vøllestad（1995）は，被験者が大腿四頭筋群で等尺性収縮（8～20 秒）を行った場合，外側広筋内の温度上昇は最大随意収縮（MVC）の 30～70% の範囲で収縮後に最も大きく，それ以上強く収縮させてもさらなる上昇はないことを明らかにした。筋温の上昇は 10% の最大随意収縮で 3.1 mK/s（mK ＝ ミリケルビン）から 70% の最大随意収縮で 14 mK/s の範囲であった。

能動的なウォームアップは，受動的なウォームアップよりも短時間（＜10 s）の運動パフォーマンスを向上させ，その後の激しい運動での乳酸の蓄積を抑制する。一般的に，ウォームアップは 5～15 分間は続けるべきであり，トレーニングを積んだ運動選手であれば 1 マイルを 7.5 分で走るペースと同等の強度，普段トレーニングを行っていない人の場合は汗をかき心拍数が上昇するのに十分な運動強度，つまり最大酸素摂取量の約 65% で行う必要がある。一方で，中程度から高強度で行うウォームアップは，最大自転車スプリントのような運動パフォーマンスをも向上させる。また，ウォームアップがもたらす筋温の上昇はウォームアップ後 15 分以内に消失するが，能動的なウォームアップで得られた体温の上昇は受動的ウォームアップによって持続できる。

●筋の受動スティフネス●

筋温の上昇に加え，ウォームアップは可動域の増大にも有効である。筋収縮あるいは受動的な温熱源による深部体温の上昇は，関節周囲の組織の伸展性を増大させる。この効果は体温が上昇している間に限り現れる。

筋の張力-長さ関係が示すように（図 6.33 参照），筋の受動抵抗は伸張される量に伴って増加する。図 8.3 は，トルクモーターを用いて 0.175 rad（10°）底屈位から 0.175 rad（10°）背屈位までの 0.35 rad の可動域（図 8.3a）で足関節を回転させたときの足関節底屈筋群の受動抵抗を示したものである。足関節底屈筋群によって発揮された正味の筋トルクは伸張中に増大し，弛緩している間は減少した（図 8.3b）。伸張と弛緩の間で囲まれた面積（ヒステリシス）は，伸張・弛緩している間に足関節底屈筋群やそれらに関連する結合組織によって吸収されるエネルギーを示している（図 8.3c）。これらの特性は痙性がある被験者では異なる。それは，関与する筋群が硬化し，トルク-角度関係にお

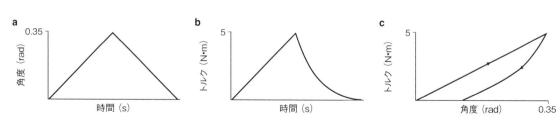

図 8.3 足関節底屈筋群によって発揮された正味の筋トルクに対する足関節角度の変化の影響。（**a**）受動的伸張時の足部角度の増大（伸張）と減少（脱力）。（**b**）伸張中に筋によって発揮された正味のトルク。（**c**）結果として生じたトルク-角度関係は伸張時と弛緩時で重ならない。
Adapted from Hufschmidt and Mauritz, 1985.

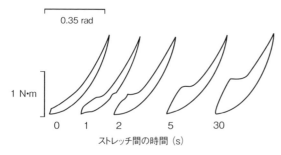

図8.4 受動的なストレッチに対する足関節底屈筋群の正味の筋トルクと休息時間の関係．ストレッチ間の休息時間が異なると，受動的なストレッチに抵抗，脱力する際のトルク-角度関係の傾きに違いが生じる（図8.3参照）．
Adapted from Hufshmidt and Mauritz, 1985.

けるヒステリシスがより大きくなるためである．

　筋が受動的にストレッチされる際の抵抗は，筋のスティフネス（剛性）と対応関係にあるトルク-角度関係の傾きで示される（図8.3c）．筋スティフネスは連続したストレッチ間の時間に応じて変化する．図8.4は足関節底屈筋群の受動的なストレッチ間の時間を0秒から30秒まで増やした際の筋スティフネスの増加を表したものである．図中に示されているように，筋がストレッチされる際の抵抗は，初期段階で特に大きな傾きとなる．単一の筋線維や指の筋群，足関節底屈筋群で観察されるこの効果は，筋の活動後，30分安静にしたときに生じる筋スティフネスの増大に関係している．スティフネスの増大は運動直後に最も大きくなり，その後徐々に減少する．増大したスティフネスは能動的運動や受動的運動により解消できるが，等尺性収縮では解消できない．

　筋スティフネスが直前の筋活動履歴に依存するという特性は**チクソトロピー**と呼ばれている．これは筋を含む様々なゲル組織で見られる特性である．通常，ゲル組織（筋）は揺らされたり，撹拌されたり，あるいはその他の外乱が加えられると液状となるが，放置すると再び元の状態に戻る．チクソトロピーの背景にある筋の特性は，アクチンフィラメントとミオシンフィラメント間における定常的な結合の発生が関与していると考えられている．不活動状態では結合の数が増加して筋が硬化する．しかしながら，短いストレッチや短時間の身体運動が行われることで多くの結合が分解され，筋スティフネスは低下する．

柔軟性

　ウォームアップ運動と柔軟性を増大させるための運動はあまり区別されないことが多い．ウォームアップにより深部体温が上昇して関節周囲組織の受動的な伸展性が高まり可動域が拡大するものの，各関節あるいは個人間における柔軟性の違いは長期の適応によるものであり，ウォームアップ後に起こる一過性の変化によるものではない．さらに，長時間のストレッチは最大パフォーマンスを低下させる可能性があるため，所定のウォームアップでストレッチを行う場合には注意が必要である．

●ストレッチの方法●

　柔軟性に対するトレーニング効果の研究では，可動域を効果的に増大させる方法の開発や，柔軟性を制限する因子の同定に焦点をあてている．ストレッチには静的ストレッチとバリスティック（動的）ストレッチという2つの基本的な方法がある．**静的ストレッチ**は可動域の限界まで筋を伸ばし，数秒間その姿勢を保持する．一方，**動的ストレッチ**では可動域を広げる反復性の反動動作が行われる．これら2種類のストレッチはどちらも可動域を増大させる．

　ストレッチを行うと筋の張りを感じることが多いため，筋の弛緩を促進させて柔軟性を増大させるストレッチ法もある．こうしたストレッチ法のうちの3つは，固有受容性神経筋促通法（PNF）と呼ばれるリハビリテーション法から派生した．PNFは，各関節あるいは上下肢間の協調性を重視した運動に焦点をあてた機能的トレーニングを行うことを目的としている．その手法は固有受容フィードバックのレベルを調節することで特定の運動核（運動ニューロン群）の興奮性を増大もしくは減少させることを意図している．対象となる動作は通常，スクワットやランジ，ステッピング，リーチングで，最初に関与する筋群の強化とストレッチを行い，次に肢の対角運動を用いて適切な筋活動パターンを発生させるという2段階で構成される．

　PNFストレッチの手法は，通常，脊髄反射経路の応答性を低下させることを目的としている．**収縮-弛緩ストレッチ法**は，まずストレッチしたい筋（標的筋）で最大等尺性収縮を行い，次にその筋を弛緩させて可動域の限界までストレッチする．**拮抗筋収縮ストレッチ法**はパートナーの補助を必要とする（図8.5）．この図の例では，パートナーが可動域の限界近くまで脚を動かした後，標的筋（例：ハムストリングス）のストレッチ中に拮抗筋（例：大腿四頭筋）の随意収縮を行う．**収縮-弛緩，拮抗筋収縮ストレッチ法**は収縮-弛緩ストレッチと拮抗筋収縮ストレッチを組み合わせたものである．図8.5に示した例では，収縮-弛緩，拮抗筋収縮ストレッチ法は，最初にハムストリングス（標的筋）を最大等尺性収縮させてから弛緩させてストレッチする．そして，パートナーがハムストリングスのストレッチを行っているときに大腿四頭筋（拮抗筋）の

同時賦活を行う。

　一般的に，静的，動的，およびPNFストレッチはいずれも可動域の増大に効果的であるが，柔軟性を最も高めるのはPNFストレッチである。1回のストレッチセッションでも可動域は増大するが，ストレッチの回数が少ないため，増大した筋長は急速に元に戻る。柔軟性は，通常の身体活動のプログラムにストレッチを含めるだけで増大される。例えば，Jacques Duchateauらは，足関節背屈方向の可動域の大きな増加（31%）を得るには，週5回を6週間，計30回のストレッチセッションが必要なことを示した（Guissard & Duchateau, 2004）。なお，増大した可動域を保持するためには，週に1〜2回のストレッチを行う必要がある。

●柔軟性を制限する機序●

　筋の粘弾性特性および伸張に抵抗して可動域を制限する関連結合組織（図8.3）には可塑性があり，1回のセッション内あるいは複数回のセッション間の両方における伸張量に応じて適応する。柔軟性の向上に貢献する要因として，受動的な組織特性，脊髄反射の興奮性，ストレッチへの耐性の3つが同定されている。

1回のセッション内における変化

　筋および結合組織の受動的特性は，1回のストレッチでも反復のストレッチでも変化する。例えば，腱に一定の力をかけ続けると筋と腱が徐々に伸長する。これは**クリープ**と呼ばれる（図8.6a）。同様に，目的の関節角度まで繰り返しストレッチを行うと，ストレッチ中の抵抗が徐々に低下する。これは**応力緩和**と呼ばれる（図8.6b）。持続的なストレッチを1回行う場合は，ストレッチされる組織に30%の応力緩和が生じる。つまり，目的とする角度での抵抗がストレッチ中に30%減少するということである。このような組織の受動的特性の変化は，スティフネスの測定（トルク-角度曲線の傾き），およびストレッチ局面と弛緩局面との間で囲まれる面積（図8.3c）によって特徴づけられる。ヒステリシスに相当するこの面積は，ストレッチに組織内で消散されるエネルギー量を表しており，ストレッチ間の休息時間に伴って増大する（図8.4）。静的ストレッチおよび動的ストレッチは同程度の可動

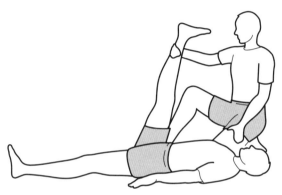

図8.5　パートナーの補助による柔軟性トレーニング。股関節屈筋群を短時間，最大収縮させた後，パートナーがハムストリングスを最大限にストレッチし（股関節屈曲），それに続いて実施者が大腿四頭筋群による等尺性収縮を行う収縮-弛緩，拮抗筋収縮ストレッチ法の例。

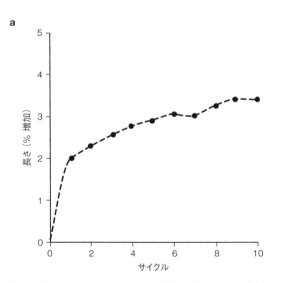
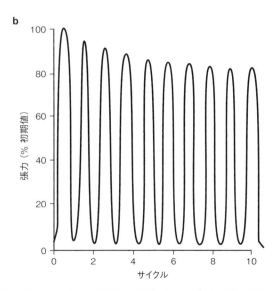

図8.6　ストレッチに抵抗する組織に生じた長さと張力の変化。(a) 30秒間の10回の各ストレッチにおいて78Nのピーク筋張力（長指伸筋）が生じる筋は，ストレッチが繰り返されるにつれて伸張していった。(b) 筋が初期長の10%伸張されたとき，各回のピーク張力が徐々に減少していった。
D. C. Taylor, J. Dalton, A. V. Seaber, and W. E. Garrett, *American Journal of Sports Medicine*, Vol. 18, pp. 4303, 4304, copyright © 1990 by the American Orthopaedic Society for Sports Medicine. Reprinted by permission of SAGE Publications.

域の増大をもたらす．しかし，組織特性の変化は静的ストレッチでは筋に限局的であり，動的ストレッチでは腱に限局的なようである．さらに，静的ストレッチ中の筋束長と腱スティフネスの相対的な変化は個人の柔軟性に依存しており，柔軟性が高い人ほど筋の変化による貢献が大きくなる．

クリープおよび応力緩和は，筋や関連組織の受動的特性の変化が可動域の増大に貢献していることを示唆する．一方，腱への振動刺激がストレッチによる可動域の増大を高めるという結果は，柔軟性の制限において求心性フィードバックが重要な役割を果たしていることを明示している．柔軟性の向上に対する脊髄反射の貢献を評価するには，ストレッチ中の筋におけるH反射，腱反射，運動誘発電位（MEPs）の振幅変化を比較する必要がある．第7章で解説したように，H反射と腱反射は筋紡錘のIa求心性神経からの入力に対する運動ニューロンの応答のことであり，経頭蓋磁気刺激（TMS）によって誘発される運動誘発電位は下行性経路の応答性のことである（例7.13参照）．H反射と腱反射の振幅は，運動ニューロンプールの応答性とIa求心性神経のシナプス前抑制の量に依存する（経路は図7.17参照）．さらに，腱反射の振幅は腱打に対する筋紡錘の応答性にも影響される．一方，運動誘発電位を生じる下行性経路の伝達はシナプス前抑制によって修飾されない．

Nathalie Guissardらは，足関節底屈筋群の静的ストレッチ中における，ヒラメ筋の腱反射振幅の減少はH反射の減少よりも大きく，ストレッチ後にH反射はストレッチ前の値まで戻るが腱反射は戻らないことを明らかにした（図8.7）．一方，運動誘発電位の振幅は静的ストレッチが0.35 rad背屈位に達するまで減少しなかった．このことから，わずかなストレッチ（0.17 rad）中に見られる反射振幅の減少は，Iaシナプス前抑制に起因するものであるといえる．一方，ストレッチ範囲が大きい場合では，運動ニューロンの興奮性低下が反射振幅の減少に寄与していると考えられる．さらに，回復期（x軸上の右側の0 rad）のH反射と腱反射の振幅の違いから，ストレッチによってアキレス腱のコンプライアンスと筋紡錘の感度が低下したことも示唆される（Guissard & Duchateau, 2006）．反回抑制のような他のシナプス後抑制もまた，運動ニューロンの興奮性低下に寄与しているようである．

運動ニューロンの興奮性を低下させる入力の起源は，ヒラメ筋H反射を誘発するために与えられる刺激に先行して内側腓腹筋の神経刺激による異名筋Ib求心性神経を賦活させる条件刺激H反射によって推定できる．Ib求心性神経からの入力は運動ニューロンにシナプス後抑制を引き起こす．このシナプス後抑

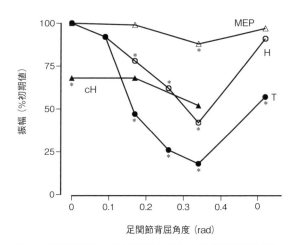

図8.7　足関節角度（0 radは中間位）に応じたヒラメ筋のH反射（○），腱反射（T，●），および経頭蓋磁気刺激（TMS）による運動誘発電位（MEP，△）の振幅の減少．ヒラメ筋のストレッチは背屈角度と共に増大した．通常のH反射の振幅と比べ条件刺激を伴うH反射（cH，▲）の振幅は，初期長（足関節中間位）で減少したが，ストレッチ範囲の増大に伴う変化は見られなかった．アスタリスクは初期値に対して振幅が有意に減少していることを示す．
Data from Guissard and Duchateau, 2006.

制の効果は，筋がストレッチされる前の条件刺激H反射の振幅の低下において明らかである（図8.7）．さらに，ヒラメ筋のストレッチの増大に伴ってH反射と条件刺激H反射の振幅差は小さくなった．これは，運動ニューロンへのIb求心性入力はストレッチの増大によって増強されないことを示している．したがって，運動ニューロンの興奮性の減少は，ストレッチが小さいときはシナプス前の機序が主に関与し，ストレッチが大きいときはシナプス後入力が主に関与していると考えられる（Guissard & Duchateau, 2006）．

静的ストレッチ中に脊髄反射経路で起こる調節に加えて，PNFストレッチは筋伸張が反射を誘発する可能性をさらに低下させる．ストレッチに先立って標的とする筋を随意収縮させるとき（収縮-弛緩法），H反射と腱反射の振幅は10秒間ほど減少する．この減少はIaシナプス前抑制によるものであり，腱器官などで生み出されるシナプス後抑制によるものではないと考えられている．また，ストレッチ中に拮抗筋の同時収縮を行うとき（拮抗筋収縮法），下行性指令は拮抗筋を神経支配するαおよびγ運動ニューロンと，標的筋に対して相反性Ia抑制性入力を送る介在ニューロンを賦活する（Ia抑制性介在ニューロンが関与する経路は図7.15を参照）．この説明と一致して，ヒラメ筋のH反射の振幅は，底屈筋群の静的ストレッチ中よりも収縮-弛緩ストレッチ中や拮抗筋収縮ストレッチ中の方が減少する．これらの機序がPNF手技で得られるより大きなストレッチ効果に寄与していると考えられている．

ストレッチによる介入効果

1回のストレッチによって生じる調節は，長期のストレッチ介入によって起こる適応に関する基盤を提供する。例えば，足関節を中間位から最大背屈位まで受動的に動かされた底屈筋に生じる抵抗は，収縮-弛緩ストレッチを1回行った後では18％，1日2回を3週間行った後では36％まで低下した（Toft et al., 1989）。同様に，10分間の足関節底屈筋群の静的ストレッチ（30秒間×5回×4セット）を週5回，6週間行うと，足関節の背屈可動域が31％増大した。また，向上した柔軟性の56％は介入の2週間後に起こっていた。そして，ストレッチ介入終了後30日が経過しても，向上した柔軟性の74％が維持されていた（Guissard & Duchateau, 2004）。一方，2分間の足関節底屈筋群の静的ストレッチを1日1回，6週間行った場合は，足関節背屈可動域に変化はなかった。

ストレッチ介入に伴う柔軟性の向上は，組織特性の変化，ストレッチ耐性の向上，または脊髄反射経路の興奮性低下によって抵抗が低下することが原因と思われる。組織特性は1回のセッションで変化する（図8.6）が，その効果はすぐに消失し，数週間のストレッチ介入による可動域の増大にはほとんど貢献しない。むしろストレッチによる柔軟性向上の主な要因は，ストレッチ耐性の向上と反射経路の賦活低下である。例えば，Peter Magnusson（1998）は，ストレッチ介入後の可動域の増大は，ストレッチ耐性が高くなったことが主要因であると結論づけている。彼が実施した介入プログラムは，ハムストリングスの静的ストレッチ（45秒間）を5回で1セットとし，12時間ごとに1セット，20日連続で行うものであり，最初の1セットで29％の応力緩和が生じた。それにもかかわらず，介入プログラム終了後における0.3 rad（17°）の股関節の屈曲可動域の増大は，受動的な組織特性のいかなる変化（スティフネスやエネルギーの消散）とも関連がなく，筋活動（EMG）はほとんど変化しなかった。そのため，彼は柔軟性の増大はストレッチ耐性の向上に起因するものと結論づけた。さらに柔軟性の低い人はより大きな関節スティフネスとストレッチ耐性の低さの両方を示した。

しかしながら，このような介入プログラムは，耐性の変化に加えて脊髄反射経路の適応を引き起こすこともある。例えば，Guissardらは，30回のストレッチ介入後にH反射の振幅が36％減少し，腱反射の振幅が14％減少したことを明らかにした。そして，腱反射とH反射の比率（筋紡錘の応答性と腱スティフネスの指標）の変化とストレッチ介入期間中の受動的スティフネスの変化に相関がなかったため，柔軟性の向上は受動的スティフネスの減少だけで完全には説明できないと主張した（Guissard & Duchateau, 2006）。しかし，ストレッチ耐性は感覚フィードバックの解釈に基づく知覚であり，この感覚フィードバックの発生源が反射活動で用いられる求心性線維と同一であると思われるため，ストレッチ介入によって生じた耐性と反射活動の適応は互いに関連があると考えられる。したがって，数週間のストレッチ介入に伴う柔軟性の向上は，主に神経系で起こる変化と関係しているといえる。

筋痛と筋損傷

激しい身体活動によって，筋は筋線維の細胞内損傷から過伸張による筋挫傷まで多様な影響を受ける。運動する人の多くが経験する細胞内損傷は，しばしば炎症反応を起こし，運動終了の数時間後に起こる筋痛と関連している。一方，筋挫傷は一般的に激しい運動中に急性的に起こる痛みを伴う損傷であり，医学的な治療を必要とする。

●筋痛●

筋の痛みが運動後24～48時間経過するまで現れないことから，運動後に起こる筋痛は**遅発性筋痛**と呼ばれる。この用語によって，運動後の痛みと運動中に起こる運動性の痛みが区別されている。遅発性筋痛に関連する臨床的な症候には，損傷した筋からの血漿酵素（例：クレアチンキナーゼ），ミオグロビン，タンパク質代謝産物の増加，光学顕微鏡と電子顕微鏡法で観察されるような筋線維の細胞内成分の構造的損傷，および一時的な筋機能障害などがある。遅発性筋痛に付随して起こる主要な知覚は圧痛である。通常，圧痛は関与する筋群からのIII群およびIV群求心性神経から送られるフィードバックにより生じ，痛みのある筋へ振動刺激を与えると不快感が増大する。さらに，運動に関与しない肢に与えた侵害刺激に対する反射応答の大きさは，痛みの知覚レベルと並行して変調される。このように，遅発性筋痛には神経系全体への広範な適応が付随して起こる。

遅発性筋痛は不慣れな身体運動を行った後に発生し，特に伸張性収縮を含む運動後に好発する。筋痛に関する多くの研究は一般的に，連続した高強度の伸張性収縮の結果に焦点をあてている。そして，筋痛の発生源の説明として，2つの主要な理論が提唱されている。1つはシグナル伝達因子を主要因とするものであり，もう1つはその他の機械的な発生源を主要因とするものである。シグナル伝達因子を主要因とする理論は，細胞内のCa^{2+}濃度を増加させる興奮-収縮連関

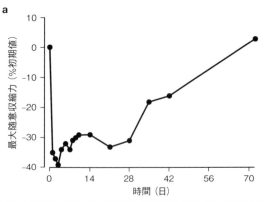 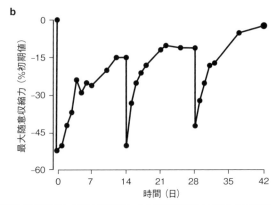

図8.8 肘関節屈筋群による伸張性収縮後の筋力低下．筋力低下は最大随意収縮力の減少率として表されている．(a) 伸張性収縮を1回行った後の筋力低下．(b) 運動後（0日目，14日目，28日目）の筋力低下．
Figure 8.8a：Data from Howell et al., 1993. Figure 8.8b：Newham et al., 1987；Howell, Chleboun and Conaster, 1993.

の失調に基づいている．この理論によると，連続した激しい伸張性収縮後に長時間続く筋力低下は，主に損傷がない筋線維での張力発生構造が機能しなくなることに起因する．少なくとも運動後最初の3日間において，これに関与する機序は筋小胞体の機能や筋線維活動電位の伝播のどちらでもなく，T管の受容体と筋小胞体受容体間のシグナル伝達の途絶である（図6.4a）．最初の3日間が経過した後も続く筋力低下は，収縮性タンパク質の減少が原因とされている．しかし，この理論では運動後に生じる筋機能の変化の全てを説明することはできない．

機械的な発生源を主要因とする理論は，筋痛が筋線維の機械的な損傷によって引き起こされると主張している．筋線維は筋原線維から構成されていること，そして，それぞれの筋原線維は直列した数千ものサルコメアで構成されていることを思い出してほしい（サルコメアの構造は図6.1参照）．収縮中に各筋線維で発揮される張力は，各サルコメアの収縮性タンパク質の相互作用によるものである．また，張力の大きさは太いフィラメントと細いフィラメント間の重なり合いに依存する（図6.24の長さ-張力関係を参照）．しかしながら，収縮中に単一筋原線維内で両フィラメントが重なり合う量はサルコメア間で異なる．このことは，伸張性収縮中で特に顕著である．重なり合いの少ないサルコメアは伸張性収縮に伴う筋伸張に抵抗する能力が低下してしまい，過伸張されると機能不全に陥る．また，筋収縮を反復することで損傷したサルコメアの数が増加し，筋小胞体，T管，筋鞘の細胞膜に負の影響が及ぶ．そして，細胞膜の損傷によりイオン勾配を維持する能力が阻害され，筋形質内へのNa^+とCa^{2+}の流入が起こる．機械的な発生源を主要因とする理論では，これらの事象が筋の機械的特性を変化させ，遅発性の痛み，圧痛，腫脹をもたらすと主張している．

しかし，遅発性筋痛がシグナル伝達経路の損傷あるいは筋線維の損傷のどちらから生じているかにかかわらず，遅発性筋痛は感覚フィードバックの認識に基づいた知覚である．したがって，不快感のレベルは，関与する筋群の機能不全の大きさと入力される求心性信号を処理する神経経路の機能の両方に依存する．

筋力低下

遅発性筋痛を引き起こす運動の最も一貫した結果の1つは，長期に及ぶ筋力低下である．例えば，John Howellら（1993，図8.8a）は，肘関節屈筋群で重い負荷をゆっくりと（5～9秒）下制する運動を5～15回行うと，最大随意収縮力が35％低下し，6週間経っても半分程度しか回復しなかったことを明らかにした．さらに，等速性のダイナモメータ（1.05 rad/s）を用いた肘関節屈筋群の運動を最大随意収縮力の30％で10回×5セット行った後の最大随意収縮力の回復には，短縮性収縮よりも伸張性収縮で長い時間経過を要した（Walsh et al., 2004）．最大随意収縮力は短縮性収縮直後に26％まで低下したが，2時間後には初期値まで戻った．一方，伸張性収縮直後では46％まで低下し，2時間経過した後でも30％の低下が見られ，運動後72時間が経過しないと初期値まで回復しなかった．そして，伸張性収縮を何度も経験することで，筋損傷による最大随意収縮力の低下が小さくなっていった（Newham et al., 1987，図8.8b）．

筋力低下が生じている損傷部位は，単収縮挿入法，ペア刺激法，低頻度法による電気刺激によって誘発された最大随意収縮中の筋張力を比較することで評価できる．**単収縮挿入法**は，随意収縮中の筋に電気刺激を与え，その刺激によって上乗せされる張力を測定する方法である．図8.9に示されるように，誘発された単収縮力の振幅は，筋収縮の強度に伴って変化する．こ

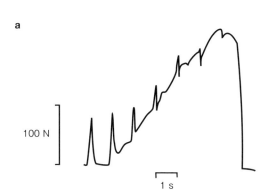 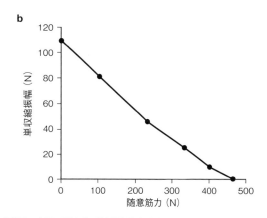

図8.9　単収縮挿入法。(**a**) 筋に与えた電気刺激によって誘発された単収縮力の振幅は，大腿四頭筋群の随意発揮筋力が増大するにつれて減少した。(**b**) 随意筋力に応じた単収縮力の低下。単収縮は随意収縮中に様々な力発揮レベルで誘発された。最大随意収縮力は470 Nだった。
Adapted, by permission, from B. Bigland-Ritchie, E. Cafarelli, and N. K. Vøllestad, 1986, "Fatigue of submaximal static contractions," *Acta Physiological Scandinavia* Suppl. 556: 138.

のことから，単収縮力の振幅は神経系による筋活動中において筋で発揮できる張力の余剰分となる指標になる。この**随意性賦活**のレベルは次式で定量化される

$$\text{随意性賦活}\,(\%) = \left(1 - \frac{\text{重畳された単収縮力}}{\text{安静時単収縮力}}\right) \times 100 \tag{8.1}$$

重畳された単収縮力は随意収縮中に誘発された追加分の張力の振幅であり，**安静時単収縮力**は安静時における同一の刺激によって生じた張力の振幅である。随意性賦活における100％の値は，神経系によってその筋が完全に賦活されていることを意味する。**ペア刺激法**は一対の電気刺激（10 ms間隔）によって安静中の筋に誘発される発揮筋張力のピークを測定するために用いられる。その応答の振幅は，筋の張力発揮能の指標となる。3つ目は低頻度（20 Hz）と高頻度（80 Hz）の刺激で誘発される張力を比較する方法である。低頻度刺激で誘発される張力の相対的な低下が介入によってより大きくなることを**力の低頻度低下**と呼ぶ。力の低頻度低下は興奮-収縮連関の機能不全を示唆する。

これらの手法を用いて，Janet Taylorらは，最大随意収縮トルクが40％低下するまで肘関節屈筋群で伸張性収縮を繰り返し行った後の上腕二頭筋と上腕筋に見られる変化を調べた（Prasartwuth et al., 2006）。運動課題は肘関節90度屈曲位で行われた。運動終了から2時間後および24時間後に測定した随意性賦活は，運動前の97％から90％に低下していた。随意性賦活は運動の8日後に運動前の水準まで回復したが，最大随意収縮トルクは25％低下したままであった。ペア刺激法で誘発された力は，運動終了から2時間および24時間後でそれぞれ運動前よりも70％低下し，8日間経った後も40％低下したままだった。したがって，筋力低下の大部分は，神経系による賦活が不十分であることよりも，筋の張力発揮能力の低下と関連しているといえる。関与する筋群が伸張性収縮後に張力の低頻度低下を示すことを考慮すると，少なくとも張力発揮能力の低下の一部分は興奮-収縮連関の機能不全によるものである。

筋長

機械的損傷による筋痛発生の理論と一致して，連続した伸張性収縮の後では，最大張力が発揮される筋線維長や筋の全長が長くなる。伸張性収縮の前後に複数の筋長（関節角度）で誘発された張力を比較すると，ピーク張力が発揮される筋長がより長くなっていることが定量的に示される。ピーク張力が発生する筋長を至適筋長（L_o）という。L_oの変化は摘出筋と生体内の両方で観察されており，サルコメアの過伸張による筋線維長の増大に起因している。機能障害のあるサルコメアは本質的には受動的組織として振る舞うため，筋活動による発揮張力が骨へ伝達される前に，筋線維にかかる伸張量が増大する。つまり，損傷した筋線維はよりコンプライアンスが高くなるのである（mm/N）。

Prasartwuthら（2006）は，L_oが変化することにより，伸張性収縮を繰り返して最大随意収縮力を40％低下させた後では，肘関節屈筋群の最大収縮トルクが発生する至適角度が2時間後で0.3 rad（17°），24時間後で0.24 rad（14°）増大することを明らかにした。肘関節最大随意収縮におけるピークトルクの至適角度は，運動後8日目に運動前の測定値と同程度となったが，最大随意収縮トルクは25％低下したままであった。ペア刺激によって誘発された張力における至適角度の変化は，運動後2時間で0.07 rad（4°），24時間後で0.14 rad（8°）と，最大随意収縮トルクにおける

至適角度の変化よりも小さかった．しかし，このようなL₀の変化が最大随意収縮トルクあるいはペア刺激によって誘発されたピークトルクに及ぼす影響はわずかなものであった．

L₀が長くなり，受動的張力が増大することに加え，伸張性収縮は短い筋長におけるパフォーマンスも低下させる．低下には筋の賦活と収縮能力の両方が影響している．例えば，短い筋長（肘関節角度 = 1.05 rad）における肘関節屈筋群の随意性賦活は，伸張性収縮の2時間後で運動前の94%から67%に減少した．そして8日後でも，随意性賦活は低下したまま（85%）であった（Prasartwuth et al., 2006）．この効果は筋長がカルシウムに対する収縮性タンパクの感受性に影響しているためと考えられている．

繰り返し効果

高強度の伸張性収縮により生じる筋損傷の特徴の1つに，伸張性収縮による損傷や筋力低下が2度目以降は小さくなることがある（図8.8b）．この現象は繰り返し効果として知られている．繰り返し効果によって得られる保護効果は，初回の伸張性収縮に用いる負荷（最大負荷に対する割合）に伴って大きくなる．しかし，初回の運動に短縮性収縮あるいは異なる筋長での伸張性収縮が含まれているときは，保護効果を得られない．

筋損傷による遅発性筋痛発生の機械的理論に基づくと，繰り返し効果では，その後に行う伸張性収縮でサルコメアが損傷する長さまで伸張しないよう，損傷した筋原線維に新たなサルコメアが加わるとされている．これは，直列するサルコメアの数が身体活動に伴って変化するという証拠によって支持される．例えば，Walter Herzogらは，ラットの中間広筋と外側広筋の筋線維内において，直列するサルコメアの数がトレッドミルでの上り坂歩行トレーニング（短縮性収縮）を10日間（15〜35分/日）行った後では減少したが，下り坂歩行トレーニング（伸張性収縮）を行った後では中間広筋のサルコメアの数が増加したことを報告している（Butterfield & Herzog, 2006）．おそらくこれは，太いフィラメントと細いフィラメントが最も重なり合う範囲内で両フィラメントが変位するように，サルコメアの数が変化したものと考えられる．さらに，繰り返し効果は神経筋電気刺激による収縮でも発生するため，随意性賦活の機能不全には関与していない．

しかし，一度の運動課題後に，直列するサルコメアの数が大きく変化したり繰り返し効果が現れたりすることはないようである．また，損傷した筋線維の修復だけでは繰り返し効果のいくつかの側面を説明できない．例えば，片側肢で伸張性収縮を一度行うと，対側肢の同名筋にも保護効果の一部が得られる．同様に，伸張性収縮を行っていない肢において侵害反射の変調が起こることから，繰り返し効果の一部は神経系における疼痛感作によることが示唆される（Hosseinzadeh et al., 2013）．さらに，繰り返し効果は筋損傷に対する炎症反応（サイトカイン）の減少と関連していることを示唆する証拠もいくつかある．これらをまとめると，研究で得られた知見から，繰り返し効果は局所レベルと系レベルの両方における適応よって生じると考えられる．

●急性の筋損傷●

筋には，遅発性筋痛に伴う微細損傷だけでなく，筋けいれんや筋挫傷といった大きな痛みを伴う急性の現象が起こる．このような急性の現象は筋収縮中に発生し，身体活動の中断を余儀なくされる．

筋けいれん

筋けいれんは，運動単位活動電位の連続的な放電によって生じる，痛みを伴う不随意性の筋収縮である（Minetto et al., 2013）．筋けいれんは筋拘縮や筋痙縮といった不随意性の筋収縮とは異なる．筋拘縮では筋電図活動が見られず，筋痙縮ではゆっくりとした捻転性の反復動作や異常姿勢を起こす複数の筋活動が見られるのに対し，筋けいれんは単一の筋に限局される傾向がある．筋けいれんが最もよく起こるのはふくらはぎや足部の筋で，その次に多いのはハムストリングスや大腿四頭筋群である．筋けいれんは，運動ニューロン疾患，代謝異常，遺伝性症候群を抱える人において，薬の副作用や急性の細胞外容積の減少後に発生することがある．また，高齢者では筋けいれんが明確な理由もなく発生する．

筋けいれん中に発生する筋電図活動を構成するのは，どちらかといえば筋内の運動軸索で生じる活動電位よりも，運動ニューロンによって放電される活動電位である．脊髄由来の活動電位は，神経ブロックありとなしの両条件で実験的に発生させた筋けいれん中の運動単位放電を比較することで実証された（Minetto et al., 2013）．この実験では，被験筋上に神経筋電気刺激を与えることで実験的に筋けいれんを誘発し，閾値周波数と呼ばれる筋けいれんの誘発に必要な周波数を測定した．麻酔薬によって筋の刺激部位よりも近位の神経がブロックされたとき，筋けいれんに付随する筋電図活動は神経ブロックがないときに観察されたものよりもはるかに小さかった．この観察結果から，筋けいれんを起こす活動電位は運動ニューロンで発生しており，末梢からの求心性入力に対して応答したものと考えられる．この結論と一致して，健常者では疲労に

いたる運動後に筋けいれんが好発するが，運動中に糖と電解質を補給することで筋けいれんの発生を抑えることができる。また，筋けいれんは筋をストレッチすることで止められる。さらに，様々な病態で発生する筋けいれんの背景には，神経調節の変化によって起こるとされている運動ニューロンの興奮性亢進があるかもしれない。（図5.22に神経性調節が運動ニューロンの活動に及ぼす影響の例が示されている。）

筋挫傷

筋挫傷は突発的な筋の過伸張が原因で生じる。筋挫傷は肉離れや筋断裂とも呼ばれ，軽度，中等度，重度に分類される。軽傷の筋挫傷は微細な構造的断裂，局所的な圧痛，わずかな筋機能の低下を伴う。中等度の筋挫傷ではいくらかの構造的損傷，目に見える腫れ，顕著な圧痛，そして筋機能の一部に障害が起こる。重度の筋挫傷では通常，外科的介入を必要とし，かなりの構造的損傷が起こる。筋挫傷は筋腱複合体内の様々な箇所で発生し，その範囲は筋の内部（筋内）から結合組織構造との筋線維接合部（筋膜，筋膜周囲，筋腱移行部）にまで及ぶ。筋の伸張量が徐々に増大（筋腱複合体の静止長の13％から23％まで）することで組織の損傷量が増大するため，筋の収縮機能に障害が起こると共に随意収縮中の筋電図振幅が低下する。

筋挫傷は，腓腹筋内側頭，大腿直筋，上腕三頭筋，長内転筋，大胸筋，半膜様筋といった筋で起こることが報告されている。最も損傷しやすい筋は二関節筋と，可動域を制限する筋群である。このため，協働筋群の中には他の筋よりも損傷しやすい筋が1つ存在することが多い。例えば，股関節内転筋群の長内転筋，ハムストリングスの大腿二頭筋長頭，膝関節伸筋群の大腿直筋である。さらに，筋挫傷は，張力が最大等尺性収縮時の発揮張力よりも数倍大きくなる高強度の伸張性収縮中に発生することがほとんどである。筋挫傷はしばしば出血を伴うため，その後に皮下組織に血液が貯留することもある。最も適切な応急処置は，筋を安静にすること，冷却および圧迫を施すことである。そして，リハビリテーションでは可動域の改善と機能的な筋力の強化を目的とした理学療法を行うべきである。

筋線維は随意収縮と受動的伸張のどちらにおいてもストレイン（静止長に対する長さの変化）を経験するが，通常は，活動筋の強制的な伸張時，すなわち伸張性収縮においてのみ損傷にいたる。受傷の機序に関する重要な問題は，生体内で発生した筋挫傷は過度の変形が生じることで起きるのか，それとも筋痛を伴う微細な損傷が進行することで引き起こされるのかということである。強い収縮を伴う課題中に腱は断裂しうるが，筋挫傷に関連する様々な症候から，筋挫傷はより進行性の損傷であることが示唆されている。そして，微細な損傷の進行が筋挫傷の原因であることを支持する多くの証拠があがっている。例えば，ButterfieldとHerzog（2006）は，全ての条件で筋腱複合体の5％に相当する筋の変形を行ったにもかかわらず，伸張-短縮サイクルの反復によって生じる筋トルクの変化が筋の初期長や賦活のタイミングによって異なることを明らかにした。また，ピークトルクの低下は長い筋長から始まる伸張-短縮サイクルの方が大きかった。

筋痛発生の機械的損傷理論によると，伸張性収縮による筋力低下は，一部のサルコメアが損傷し，細胞内の直列するサルコメア数が変化することで起こる。サルコメア数が増えるか減るかは，その後に行う身体活動，特にリハビリテーション期間中に行う身体活動によって決まる。Uwe Proskeらは，筋挫傷の既往歴がある肢のハムストリングスでピークトルクが生じる膝関節角度が，既往歴のない肢や対照群よりも屈曲位であったことを明らかにした。そして彼らは，受傷後のリハビリテーションによって，ピークトルクが生じる筋長が不適切に短くなる可能性があることと，伸張性収縮において筋が強く伸張されたときに筋挫傷が再発しやすい可能性があることを示唆している（Brockett et al., 2004）。この説明と一致して，筋挫傷の発生率が受傷歴のない競技者で16％であったのに対し，受傷歴のある競技者では34％に増加したことが報告されている。このため，筋挫傷後のリハビリテーションには筋群を強化するために伸張性収縮を取り入れるべきであり，トルク-角度関係を測定して受傷した筋のピークトルクがより短い筋長で出現しないようにするべきである。

疲労

日常的な用語での**疲労**は，運動によって引き起こされるパフォーマンスの低下から，神経疾患を伴う疲労感や脱力感にいたるまでの様々な状態を示すのに用いられる（Enoka & Stuart, 1992）。そのような広範性を網羅するために，疲労は疲労性と疲労感という2つの区分から成るものとして概念化されている（図8.10）。**疲労性**は最大随意収縮力，筋パワー，反応時間，運動の正確性，筋の効率性といった運動能力の客観的な計測値の低下率のことをいう。疲労性は遂行される課題の要求を満たすための生理的調節能力に依存する。一般的に，このような調節には筋の賦活に貢献するものや，賦活された筋線維によって生じる張力に影響するものがある（図8.11）。**疲労感**はヒトの恒常性維持や

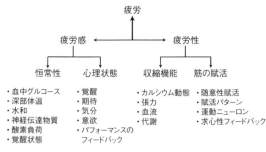

図8.10 疲労は疲労性と疲労感に寄与する要因に由来する機能障害を引き起こす自己報告による症状である。
Adapted, by permission, from B. Kluger, L. B. Krupp, and R. M. Enoka, 2013, "Fatigue and fatigability in neurologic illnesses: proposal for a unified taxonomy," *Neurology*, 80: 412.

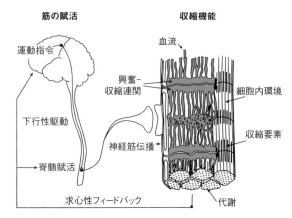

図8.11 運動指令が張力に変換される生理的過程は、賦活信号をもたらす過程と収縮性タンパク質の相互作用を可能にする過程に分類される。
Republished with permission of Wiley and Sons, from *Human muscle fatigue: physiological mechanisms*, R. Porter and J. Whelan, pg. 131, 1981 (Hoboken, NJ: John Wiley & Sons), 131; permission conveyed through Copyright Clearance Center, Inc.

心理状態に関連する内部信号のことである。この枠組において、疲労は運動能力が疲労性と疲労感の相互作用に制約され、日常生活に支障を来すような症状として現れる（図8.10）。したがって、痛みと同様に、疲労はヒトの脳内のみに存在する自己報告による評価尺度である。

個人間における疲労の違いを説明するためには、まず疲労性や疲労感を変調しうる因子を理解し、次に異なる課題で運動パフォーマンスを制限する因子を同定する必要がある。

●疲労性●

Angelo Mosso（1846〜1910；Di Giulio et al., 2006）による独創的な研究が行われて以来、疲労性の研究で用いられている典型的な手法は、疲労性因子が運動に関与する筋群、またはそれを賦活させる神経系のどちらにあるのかを同定することである。その目的は主に、賦活信号の大きさの減少と収縮機能の阻害とを区別することであり（図8.11）、これまでに脊髄運動ニューロンへの不十分な下行性入力、運動ニューロンの興奮性を減少させる求心性フィードバックの増大、運動ニューロンの放電に対する求心性入力の貢献の減少、脊髄からの運動出力の低下、神経筋伝播とT管への活動電位の内部伝達の減少による筋の賦活の減少が実証された。反対に、興奮-収縮連関の効率性低下、ATPの供給に影響し、クロスブリッジ機能を阻害する代謝変化、活動筋におけるかん流不足によって収縮機能は阻害される。本章における次のいくつかの節では疲労性収縮におけるこれらの生理的過程が観察される調節例ついて紹介する。

脊髄運動ニューロンへの下行性入力

疲労性収縮中に上位中枢から運動ニューロンへ送られる興奮性の調節は、関与する筋の随意性賦活レベルや要求される運動出力の維持に用いられる筋活動パターンを変化させる。

■**随意性賦活** 特異的な随意動作を生み出すために脊髄より上位の中枢によって生成される運動指令は、下行性経路によって脊髄介在ニューロンや運動ニューロンまで伝達され、関連筋群に出力される（関連する経路は図7.33を参照）。随意動作中に発揮される筋賦活レベルの評価には一般的に、運動皮質と神経筋接合部間の様々な場所で電気刺激や磁気刺激を与えて、収縮中に発揮される力への人工的刺激による力の重畳の有無を確認する方法が用いられる（図8.12）。例えば、肘関節屈筋群による疲労性収縮中に随意性賦活の調節に関与する箇所を同定するには、疲労性収縮中に、経頭蓋磁気刺激による運動皮質への単発刺激や連発刺激、頸髄延髄接合部位での皮質脊髄路の刺激（経乳様突起法）、鎖骨上窩での腕神経叢の刺激（末梢神経）、運動神経の筋内枝への刺激を与える方法がある。経頭蓋磁気刺激は運動皮質ニューロンの出力に作用する皮質ニューロンの軸索に活動電位を発生させるため、皮質や皮質脊髄（頸髄延髄）刺激によって誘発される応答の違いは下行性駆動をもたらす皮質ニューロンの変化に関する情報を与える。同様に、皮質脊髄刺激と腕神経叢刺激間にある応答の違いは、運動ニューロンの興奮性変化に関する情報をもたらす。

Simon Gandeviaらはこの方法を用いて、肘関節屈筋群による低強度および高強度の疲労性収縮における随意性賦活の低下を比較した（図8.13）。等尺性収縮中の随意性賦活は単収縮挿入法を用いて評価され（図8.9）、疲労性は最大随意収縮力の低下とみなした。最大随意収縮を1分半持続したとき、最大随意収縮力は70％低下したが、随意性賦活レベルの低下は20％だけであった（図8.13a）。対照的に、最大下での持続性

収縮では，最大随意収縮力の42%の低下と随意性賦活の30%の低下が認められた（図8.13b）。最大下収縮におけるの随意性賦活の低下に関与する場所を明らかにするために，Søgaardら（2006）は最大下での疲労性収縮中に，3分に1回発揮された最大随意収縮時に経頭蓋磁気刺激とその後に腕神経叢刺激か運動神経刺激のいずれかを与えた（ペア刺激法）。最大随意収縮トルクは初期値の58%まで低下し，ペア刺激による発揮筋力は疲労性収縮の終盤で59%まで低下した。随意性賦活の低下は経頭蓋磁気刺激で課題開始時の98%から72%まで低下し，腕神経叢刺激では疲労性収縮の終盤で77%に低下した。これらの所見をもとに，Karen Søgaardらは，最大下での持続性収縮における最大随意収縮トルクの40%程度の低下は，運動皮質からの不十分な出力によるものであると結論づけた。

Sandra Hunterらは同様の手法を用いて男女間の疲労性の違いに対する随意性賦活の貢献度を評価した。被験者は肘関節屈筋群で22秒間の最大随意収縮を6回行い，各最大随意収縮の間には10秒間の休息を設けた（Hunter et al., 2006）。課題前の随意性賦活は男性で96%，女性で93%だった。6回の最大随意収縮課題後，男性には女性よりも高い疲労性が確認され，最大随意収縮トルクの低下は女性の52%に対し，男性では65%だった。一方，随意性賦活は6回の最大随意収縮終了時点において男性で77%，女性で73%と，両群とも同等の低下を示した。これらのデータは，疲労性の性差（最大随意収縮力の低下）は随意性賦活を持続させる能力の違いに起因するのではなく，少なくとも肘関節屈筋群による一連の最大等尺性収縮によるものであることを示唆した。

■**筋活動パターン** 協働筋や補助筋，拮抗筋の動員を含む特定の随意動作で必要とされる筋の合成トルクの実現には，様々なパターンでの筋の活動が用いられる。疲労性の進行は，筋の合成トルクに対する協働筋や補助筋の貢献を変化させ，拮抗筋の活動による反対の効果を最小化することにより遅らせることができる。疲労性収縮中に生じうる筋活動パターンの調節範囲は，協働筋における交互活動，拮抗筋の共活動，対側筋の賦活，および非等尺性筋収縮の特異性という4つの例から明らかにされる。

弱い力（最大随意収縮力の5%以下）発揮を1時間程度維持する場合，動員された筋群の筋電図活動は交互に変化しうるが，一定の筋の合成トルクについては維持される。こうした交互の筋活動は，大腿四頭筋を構成する4つの筋間で最も頻繁に観察される。例えば，KouzakiとShinohara（2006）は，膝関節伸筋群において最大収縮の2.5%で60分間の等尺性収縮を行ったときの，これらの筋群のうちの3筋で生じた交互活動を定量化した。彼らは，収縮中に筋電図活動が

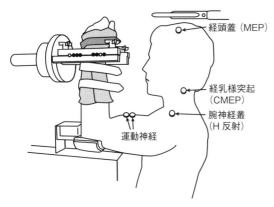

図8.12 運動皮質から肘関節屈筋群の筋線維にいたる経路に沿って発生する変化は運動皮質（経頭蓋刺激），皮質脊髄路（経乳様突起刺激），末梢神経（腕神経叢），運動軸索の筋内枝（運動神経）の刺激によって誘発される応答を比較することで調べることができる。MEP＝運動誘発電位；CMEP＝頸髄延髄接合部刺激による運動誘発電位。

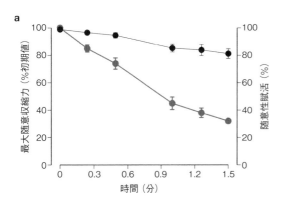
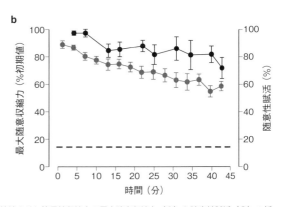

図8.13 肘関節屈筋群による（a）最大および（b）最大下での標的強度で持続させた等尺性収縮中の最大随意収縮力（●）と随意性賦活（●）の低下。課題bの最大下での標的強度は最大随意収縮の15%とし，収縮は43分間持続させた。被験者の上肢は図8.12に示した位置とした。
Figure 8.13a: adapted, by permission, from S. C. Gandevia, G. M. Allen, J. E. Butler, and J. L. Taylor, 1996, "Supraspinal factors in human muscle fatigue: evidence for suboptimal output from the motor cortex." *Journal of Physiology* 490: 517, 518. Figure 8.13b: Adapted from K. Søgaard 2006 を改変。

大腿直筋と外側広筋間，および大腿直筋と内側広筋間で7回交代することを明らかにした。これに対し，外側広筋と内側広筋間では，筋電図活動は2回交代しただけであった。弱い力発揮における筋電図活動の交代回数には41名の被験者間でかなりの違いがあったが，最高回数の活動交代を示した被験者では最大随意収縮力の低下により示される疲労が最も小さかった。

同様に，特に動的な運動におけるパフォーマンスは，主動筋と拮抗筋における筋電図活動のタイミングの変化によって低下する。持続的な等尺性収縮では主動筋と拮抗筋の筋電図振幅の比が相対的に一定であるため，拮抗筋活動の増加が原因で等尺性の疲労性収縮のパフォーマンスが妨げられることはない。これに対し，主動筋と拮抗筋活動における相対的なタイミングの変化は素早い収縮の切り替えを伴う課題のパフォーマンスを制限する。例えば，指または足部の素早いタッピング課題（神経障害を持つヒトの機能状態に関する情報が得られる）における動作頻度の低下は，筋の収縮機能の障害ではなく，課題の局面切り替え（屈曲と伸展）を制御する筋電図活動のタイミング変化が主な原因である（Rodrigues et al., 2009）。

第3の例には，体肢間における神経系の相互作用による効果の範囲が関係する。最も単純な例は，ある肢で行った疲労性収縮がその後の対側肢の機能に負の効果を及ぼすというものである。例えば，若年男性が片脚で運動課題（ピークパワーの85％での膝関節伸展）を持続できる時間（4.7分間）は，対側の脚で先行して行った疲労性収縮の持続時間（9.2分間）よりも短かった（Amann et al., 2013）。この効果は，最初の疲労性収縮に関連する求心性フィードバックにより脊髄で動員された運動核への下行性指令が変化したことに起因すると推察されている（Zijdewind et al., 2006）。この説明と一致して，トレーニングを片肢または両肢のどちらで行うかによって疲労性に対するトレーニング介入の影響が異なるとの報告がある。例えば，RubeとSecher（1990）は，片脚または両脚での等尺性脚伸展（股関節と膝関節の同時伸展）を運動課題として，疲労性に対するトレーニング効果を調べた。被験者は5週間の筋力トレーニングの前後で片脚および両脚条件による150回の最大随意収縮を行った。このとき，被験者はコントロール群，片脚トレーニング群，両脚トレーニング群の3群に分けられていた。片脚トレーニング群と両脚トレーニング群では5週間のトレーニング後に筋力が増大した。150回の最大随意収縮における筋力の低下率はトレーニング後に小さくなったが，この適応はトレーニング様式に特異的であった。片脚トレーニング群は片脚での運動課題でのみ，両脚トレーニング群は両脚での運動課題でのみ，それぞれ

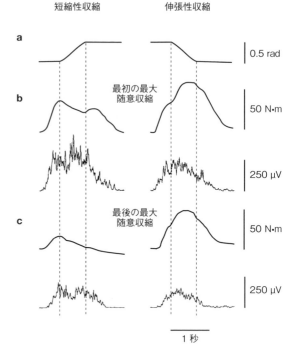

図8.14 等速性ダイナモメータにおける足関節背屈筋群の最大短縮性収縮と伸張性収縮。(**a**) 足関節角度の変化。(**b**) 最初の最大随意収縮中の最大トルクは伸張性収縮中で短縮性収縮中よりも大きくなるが，前脛骨筋の表面筋電図におけるピーク値は短縮性収縮中の方が大きい。(**c**) 150回目（最後）の最大随意収縮における最大トルクと筋電図の低下は短縮性収縮の方が大きい。
Muscle & Nerve, Vol. 23, 2000, pg. 1729. "Muscle fatigue during concentric and eccentric contractions," by B. Paquet, A. Carpentier, J. Duchateau, and K. Hainaut. Copyright © 2000 John Willey & Sons, Inc. Adapted with permission of Wiley-Liss Inc., a subsidiary of John wiley & Sons, Inc., 2000.

疲労が生じにくくなった。したがって，片脚の運動課題に適応した神経系の戦略は両脚の運動課題で用いられた戦略とは異なり，この違いが各々の運動課題における疲労性に影響したことが示唆される。

第4の例は，短縮性収縮および伸張性収縮で生じる調節の特異性に関するものである。図8.14に示したように，最大努力での伸張性収縮は短縮性収縮よりも大きなトルクを生成する一方で，筋電図活動は小さい。Jacques Duchateauらは，等速性ダイナモメータ上で被験者に動作範囲が0.52 rad（30°）で動作速度が0.87 rad/秒の最大随意収縮を30回×5セット行わせ，そのときの短縮性収縮と伸張性収縮中に足関節背屈筋群で生じた調節を比較した（Pasquet et al., 2000）。150回の収縮における最大発揮トルクの低下は，伸張性収縮（−24％）よりも短縮性収縮（−32％）で大きかった。同様に，筋電図振幅の最大値の低下は伸張性収縮（−18％）よりも短縮性収縮（−26％）で大きかった。また，30回の最大随意収縮の各セット間における60秒間の休息中に誘発応答を記録した。具体的には，単一または2連発刺激を腓骨神経に与え，前脛骨筋の

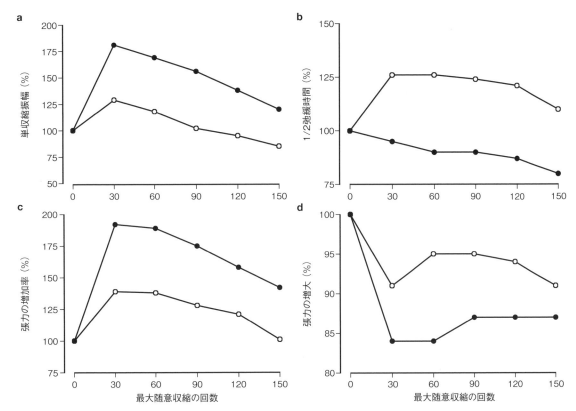

図8.15 足関節背屈筋群による最大努力での短縮性収縮（○）と伸張性収縮（●）を30回×5セット行ったときの収縮機能における調節。応答は前脛骨筋から誘発された。収縮機能の変化は（**a**）単収縮振幅，（**b**）単収縮の1/2弛緩時間，（**c**）単収縮トルクの変化率，および（**d**）単収縮トルクの増大の測定から評価した。
Data from Pasquet et al., 2000.

M波および単収縮応答を評価した。最大単収縮トルク（図8.15a）と単収縮トルクの変化率（図8.15c）は，伸張性収縮時で増加した。一方，連続した短縮性収縮中では，1/2弛緩時間（図8.15b）およびM波の持続時間が長くなり，単収縮力の増大（図8.15d）はほとんど低下しなかった。重畳単収縮応答およびM波の振幅で標準化した筋電図の低下には違いが認められなかったため，短縮性収縮における大きな疲労性は随意性賦活と神経筋伝播の違いが原因ではない。むしろ，150回の収縮とその後の回復期間中の調節により，短縮性収縮中では興奮-収縮連関の機能不全が大きいことが示唆される。

脊髄運動ニューロンの賦活

賦活された筋線維によって発揮された張力が最大下収縮の維持に不十分であるとき，その不足分を補うために中枢神経系（CNS）は脊髄からの運動出力を調節する。この調節には，より多くの運動単位の動員もしくは既に動員されている運動単位の放電頻度の増加のいずれかが関与する。どちらが選択されるかは，筋収縮の強度によって決まる。例えば，課題によって運動単位動員の上限を超える力が要求される場合は，この調節では追加の運動単位を動員することができない。さらに，強い張力を発揮する収縮では，随意収縮中の放電頻度が力-頻度関係（図6.18参照）におけるプラトーに達していないにもかかわらず，放電頻度が低下する傾向にある。したがって，運動単位の活動変化により高強度の疲労性収縮における張力の低下を抑制することはできない。

等尺性での疲労性収縮における放電頻度の低下は，筋の機械的状態の変化と一致させるための調節と考えられてきた。なぜなら，疲労性収縮中は単収縮の弛緩率が低下してその弛緩時間が増加するため，同等の張力をより低い賦活率で発揮することができるからである（図8.16）。そのため，放電頻度の低下は賦活信号をより効率的にするための調節である可能性がある。筋線維の力学的状態の変化に対応した運動単位の放電頻度の低下はマッスル・ウィズダムと呼ばれている。持続的な筋収縮の発火頻度低下に貢献する可能性のある調節には，脊髄反射，運動ニューロンの特性，および下行性指令の変化がある。しかしながら，マッスル・ウィズダムは疲労性収縮における全体的な戦略ではな

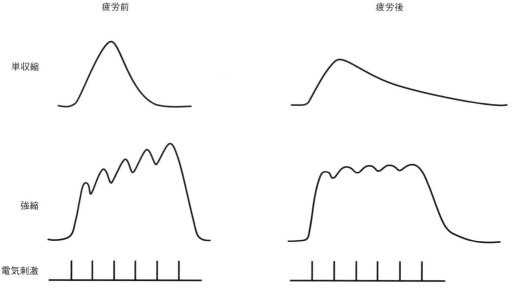

図8.16 疲労性収縮により通常は単収縮の弛緩時間が増加する。これは，同一刺激頻度における強縮の力が融合するためである。

いことが2つの証拠から示されている。第一に，手部の筋に対する電気刺激の頻度を30 Hzから15 Hzに低下させると，張力発揮が電気刺激の頻度を30 Hzで一定にしたときよりも急激に低下する（Fuglevand & Keen, 2003）。この結果から，疲労性収縮における放電頻度の低下は筋の賦活を最適化せず，実際の張力低下に貢献したと考えられる。第二に，最大下の疲労性収縮における運動単位の放電頻度は常に低下するわけではないが，収縮中に新たに動員された運動単位の放電頻度は必ず増加する（図8.17a）。

最大努力の筋収縮とは対照的に，力が運動単位を動員する上限を超えないときは，運動単位の活動を調節することで収縮時間を延長できる。この調節によって，収縮開始時に活動していなかった運動単位が動員され，運動単位の活動電位の放電頻度が変化する。追加された運動単位は，コントロール条件で観察された順序で動員される。しかしながら，放電頻度の変化は，運動単位が筋収縮に関与した時間に依存する。例えばJacques Duchateauらは，最大随意収縮力の50%の力を標的とした間欠性の等尺性収縮において，手部の筋における運動単位の放電頻度変化が動員閾値と共に変化したことを明らかにした（Carpentier et al., 2001）。このとき，課題開始時から動員されていた動員閾値が低い（最大随意収縮力の25%未満）運動単位の放電頻度が低下した一方で，動員閾値が高い運動単位では，そのいくつかは活動電位の放電を停止したものの放電頻度は変化しなかった（図8.17a）。また，疲労性収縮中に新たに動員された運動単位の放電頻度は，初期に増加し，その後低下した。間欠性収縮中に下行性指令

は漸増したため，放電頻度の低下は，運動ニューロンの固有特性の変化，運動ニューロンが受け取る求心性のフィードバックの変化，またはその両方が原因となって生じていたと考えられる。さらに，動員閾値が最大随意収縮力の25%よりも高い運動単位においてのみ，疲労性収縮中に動員閾値が低下した（図8.17b）。おそらく，この現象は，閾値が低い運動単位による力の減少と，目標の力（最大随意収縮力の50%）を達成するという課題の要求によって生じたものと考えられる。

疲労性収縮における放電頻度の変化は，課題として行われる筋収縮の種類にも依存する。Jayne Garlandらは，肘関節における0.7 radの動作範囲で負荷（最大負荷の20%）の上げ下げを50回繰り返しているときの上腕三頭筋の運動単位の放電を記録した（Griffin et al., 1998）。50回の繰り返しによって最大随意収縮トルクが課題終了時で29%低下した。トルクの低下を補うために課題中に運動単位が新たに動員されたが，課題開始時から活動していた運動単位の平均放電頻度に変化はなかった。しかしながら，同じプロトコルを等尺性収縮で行ったところ，ほとんどの運動単位の放電頻度が50回の繰り返し中に低下した（Griffin et al., 2000）。つまり，これら2つの研究から，筋収縮の種類に関連したフィードバックが疲労性収縮中に起こる放電頻度の調節に影響を与える可能性があるといえる。

疲労性収縮中における運動単位の放電頻度低下の一部は，シナプス入力に対する運動ニューロンの応答性の低下によるものである。Janet Taylorらは，疲労性

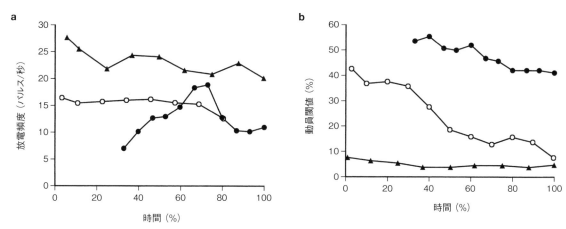

図8.17　最大随意収縮力の50%を標的とした繰り返しの間欠的等尺性収縮において，手部の筋から記録した同時に活動する3つの運動単位における（a）放電頻度と（b）動員閾値の変化．各筋収縮は，目標の力に向かう3秒間の力増加，目標の力における10秒間の力維持，およびベースラインに向かう3秒間の力低下から構成されている．2つの運動単位が疲労性収縮の開始時から活動しており，もう1つの運動単位は課題時間の約30%が経過した時点から動員された（●）．動員閾値が最も低い（最大随意収縮の7.4%）運動単位は初期の放電頻度が最も高かった（28パルス/秒；pps）．動員閾値が中間（最大随意収縮の42%）の運動単位は課題時間の約80%の時点における間欠性収縮の10秒間の局面において活動電位の放電を停止した．課題中に動員された運動単位の動員閾値は最大随意収縮の54%であった．
Adapted with permission of Wiley and Sons, from *Journal of Physiology*, "Motor unit behavior and contractile changes during fatigue in the human first dorsal interosseous," A. Carpentier, J. Duchateau, and K. Hainaut, 534：907, 2001；permission conveyed through Copyright Clearance Center, Inc.

　収縮中および収縮後における誘発応答の修飾を調べることで，この調節の大きさを示した（McNeil et al., 2009）．収縮筋に誘発応答を引き起こすために運動野に経頭蓋磁気刺激を与えると，継続している筋電図活動が短時間（100～200 ms）休止する．これは休止期と呼ばれている．休止期に第二の刺激（条件刺激）を与えてその応答を観察することで，試験筋を神経支配する運動ニューロンの興奮性レベルを評価できる．運動野刺激による運動誘発電位あるいは頸髄延髄接合部刺激による運動誘発電位（図8.12）のいずれにおいても，その振幅は疲労性収縮中で低下する（図8.18）．さらに，誘発応答の振幅の低下は，最大および最大下の随意収縮中に起きた．つまり，このような調節は運動野および頸髄延髄接合部刺激による運動誘発電位の両方で観察されたため，疲労した筋で生じたシナプス入力に対する反応性の低下の大部分は，脊髄レベルおよび疲労性収縮中に賦活された運動ニューロンレベルで起きていたといえる．

　このような調節は活動中の運動単位において最も大きいという結論と一致して，Dario Farinaらは，閾値が低い運動単位において，動員閾値と筋線維活動電位の伝導速度の変化が疲労性収縮中における活動の相対量に依存することを明らかにした．運動課題は最大随意収縮力の10%を標的とした手部の筋における25回の等尺性収縮であった（図8.19 a）．25回のランプ収縮（6秒間の力増加と6秒間の力低下）後に最大収縮力は9%低下した．ランプ収縮課題で最初に動員された運動単位は，各ランプ収縮サイクルの大部分で活動していた（動員時間）．これらの運動単位は低頻度で活

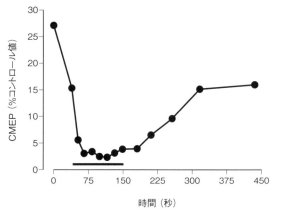

図8.18　肘関節屈筋群で行った持続的な最大随意収縮中と収縮後に上腕二頭筋から記録した頸髄延髄接合部刺激による運動誘発電位（CMEP）振幅の低下．CMEPの振幅はコントロール条件の収縮中に記録した値の百分率として示されている．疲労性収縮は2つ目のデータ点から開始し，2分間持続した（x軸の上側の直線）．CMEPの振幅は，疲労性収縮後の回復期間において300秒間低下したままであった．運動野刺激による運動誘発電位についても同じような傾向が見られた．
Data from McNeil et al., 2009.

動電位の放電を開始するものの，後に動員される運動単位よりも高いピーク頻度に達し，また，筋線維活動電位の伝導速度はより小さかった．5分間のプロトコルにおける最初の1分間で最も活動した運動単位はプロトコル終了までに活動が低下した．これに対し，開始時に活動が低かった運動単位は，その後に活発化した．さらに，筋線維伝導速度の変化は活動の相対量に関連し，最も活動していた運動単位で大幅に低下した（図8.19 b）．このことから，筋線維の局所的環境が大きく変化したことが示唆される．したがって，閾

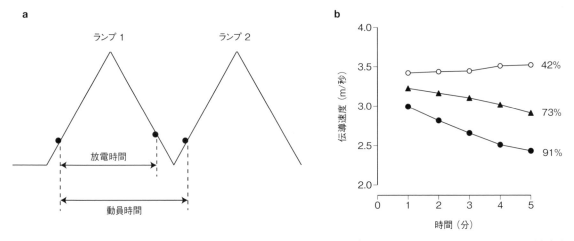

図8.19　手部の筋が低強度で疲労性収縮をしているときの運動単位活動の調節。(**a**) 5分間のプロトコルにおける最初の1分間において運動単位活動の量は，連続したランプ収縮で運動単位が動員された時点間の時間（動員時間）に対する運動単位の活動電位放電時間として定量化された。(**b**) 25回のランプ収縮における筋線維活動電位の伝導速度における変化は，課題時間の91%にわたって活動していた運動単位で最も大きく，42%だけ活動していた運動単位では最も小さかった。
Reprinted, by permission, from D. Farina, A. Holobar, M. Gazzoni, D. Zaula, R. Merletti, and R. M. Enoka, 2009, "Adjustments differ among low-threshold motor unit during intermittent, isometric contractions," *Journal of Neurophysiology* 101：350-359.

値が低い運動単位であっても，疲労性収縮中の調節は活動の相対量に応じて異なるといえる。

求心性フィードバック

疲労性収縮中における求心性フィードバックの調節の同定には，感覚受容器の変換特性における調節の測定と，誘発反応の変化の記録の2つの手法が用いられてきた。感覚受容器の変化に関する結果には一貫性がなく，研究に用いられる実験設定に左右される。実験動物を用いた研究では，単一運動単位の疲労性収縮において筋紡錘の求心性神経（Ia群とⅡ群）の感度が増大することが一般的である。これはγ運動ニューロンの放電率の増加によって生じると考えられている。しかしながら，ヒトを対象とした研究の結果は，疲労性収縮には筋紡錘のγ運動ニューロンの賦活の低下と持続性の等尺性収縮における筋紡錘の求心性線維の放電の低下が関係することを示している。また，全筋の伸張に対する腱器官の応答の低下と，運動ニューロンに対するIb求心性神経の抑制効果の低下に示されるように，腱器官（Ib群求心性神経）からのフィードバックも疲労性収縮中に低下する。

これらの調節の機能的重要性は，疲労性収縮中におけるヒトのH反射と腱反射の変化を比較することで調べることができる。両反射にはIa求心性神経が関与しているが，H反射は末梢神経の電気刺激によって誘発され，腱反射は筋紡錘の伸張によって誘発される。つまり，これら2つの反射を比較することで，筋紡錘の感度に関する情報（筋紡錘の感度がどのように修飾されるかは図7.5を参照のこと）が得られる。

Jacques Duchateauらは，最大負荷の50%で連続した足関節底屈運動（非等尺性収縮）を行った前後におけるヒラメ筋のH反射と腱反射を記録した。疲労性収縮が終了したとき，等尺性の最大随意収縮トルクは23%低下した。同時に，H反射の振幅は10%減少し，腱反射の振幅は13%減少した（Klass et al., 2004）。2つの反射の振幅減少に違いがなかったことから，反射の減衰は筋紡錘の感度の変化に関連していなかったことが示唆される。

径が大きい求心性線維によって伝達される活動の変調に加えて，疲労性収縮はⅢ群およびⅣ群求心性神経を通して情報を伝達する感覚受容器も賦活する。Ⅲ群求心性神経に神経支配される受容器は筋の力学的状態と代謝環境の変化に感度が高く，Ⅳ群求心性神経は筋内の生化学的環境に対して最も感度が高い。疲労性収縮中にⅢ群およびⅣ群求心性神経によって伝達されるフィードバックの影響を調べる研究では，血流が通常のときと阻害された（虚血）ときの機能の回復を比較するのが一般的である。虚血下では，疲労性収縮中に筋に蓄積した代謝産物によって，Ⅲ群およびⅣ群求心性神経の放電を継続させる刺激が回復期間中に送り続けられる。この方法により Brenda Bigland-Ritchieらは，最大随意収縮を維持した後の上腕二頭筋運動単位の放電頻度の低下は，血流が阻害されたときでは3分間で回復しなかったが，血流を元に戻すと3分以内にコントロール値まで回復したことを報告した（Bigland-Ritchie et al., 1986）。彼らは，疲労した筋からのⅢ群およびⅣ群求心性神経を介した末梢の反射が持続性の最大随意収縮における放電頻度の低下に貢献する

と結論づけた。しかし，血流の阻害に対して感度の高い求心性神経からのフィードバックは，肘関節屈筋群で最大随意収縮を持続した後の随意性賦活の低下に貢献しなかった。

Ⅲ群およびⅣ群求心性神経と中枢神経系との接続は，径の大きい求心性神経と中枢神経系間の接続ほど直接的ではないことから，中枢神経系における様々な応答を引き起こしうる。Janet Taylorらは，肘関節の屈筋群と伸筋群で最大随意収縮を維持しているときに，Ⅲ群およびⅣ群求心性神経によって伝達されるフィードバックの影響を比較した（Martin et al., 2006）。このプロトコルでは，血流阻害のある条件またはない条件での最大随意収縮中と回復期間中に，皮質脊髄路の経乳様突起刺激（図8.12）により被検筋に生じた誘発電位の振幅を比較した。経乳様突起刺激は運動ニューロンの興奮性を調べるために用いられる。筋が虚血されているとき，蓄積した代謝産物はⅢ群およびⅣ群求心性神経によって伝達されるフィードバックを増大させる。血流阻害のある条件またはない条件での誘発電位の振幅の比較により，運動ニューロンの興奮性に対するⅢ群およびⅣ群求心性神経の影響を推定できる。上腕三頭筋で疲労性収縮を行うと，最大随意収縮中における誘発反応の振幅が35％減少した。また，虚血状態では28％の減少が続いていたが，虚血を解除すると15秒以内に回復した。さらに，肘関節屈筋群での疲労性収縮後では上腕三頭筋の誘発電位の振幅が20％減少したが，肘関節伸筋群での疲労性収縮後では上腕二頭筋の誘発電位の振幅が25％増加した。これらの結果は，Ⅲ群およびⅣ群求心性神経は上腕三頭筋の運動ニューロンの興奮性を減少させ，上腕二頭筋を支配する運動ニューロンの興奮性を増大させることを意味している。したがって，疲労性の等尺性収縮中に運動単位の活動を低下させるⅢ群およびⅣ群求心性線維からのフィードバックは，屈筋群と伸筋群に対して異なる貢献をしていると考えられる。

疲労性収縮中にパフォーマンスを調節するⅢ群およびⅣ群求心性神経の重要な役割は，上行する感覚情報を阻害する薬剤の使用により明らかにされてきた。Markus Amannら（2009）は，自転車エルゴメータでの5km走行の所要時間に対するオピオイド鎮痛薬の影響を調べた。この鎮痛薬は，最大随意収縮力，随意性賦活，単収縮力に対して影響なかった。被験者が薬剤を投与された場合，両脚が発揮するパワーは試技の前半（2.5km）で大きくなり（6％），後半では小さくなった（11％）が，投薬条件とプラセボ条件の試技間で5km走行の所要時間に差はなかった。しかし，外側広筋における試技全体の平均筋電図振幅は，プラセボ条件よりも投薬条件の試技で大きかった（8％）。試技の直後では，プラセボ条件よりも投薬条件で単収縮力が低下し，随意性賦活がわずかに低下し，血中乳酸濃度が上昇し，ヘモグロビン飽和が低下し，心肺機能の調節が顕著であった。これらの結果は，Ⅲ群およびⅣ群求心性神経フィードバックの遮断により，5km走行中のパワー発揮調節能力が損なわれることを示唆している。

疲労性収縮中に径の小さい求心性神経によって伝達されるフィードバックの影響を評価する別の方法として，Dario Farinaらは最大下等尺性収縮の最大持続時間を制限する運動単位活動の調節をシミュレーションするための計算モデル（図8.20）を開発した（Dideriksen et al., 2010）。このモデルは，求心性フィードバックの情報源として，細胞内外の空間における代謝産物濃度の推定値を必要とする。このモデルでは，課題失敗までの時間，運動単位の放電頻度の変化，活動電位の放電時間の変動，および新しく動員された運動単位の放電特性を含む多くの実験的観察結果のシミュレーションが可能である。このモデルによる重要な結果は，抑制性の求心性フィードバックの変化率と血流の阻害が課題失敗までの時間に大きく影響しなかったことである。むしろ，このモデルによって，シミュレーションされた手部の筋による最大下収縮の持続可能時間の最重要決定因子は，筋線維の張力発揮能力の変化率であると推定された。

Farinaらは，最大下疲労性収縮終了時の筋電図振幅が最大随意収縮中よりも小さくなる理由を明らかにする目的でもこのモデルを用いた（Dideriksen et al., 2011）。彼らは，この2つ目のシミュレーション研究

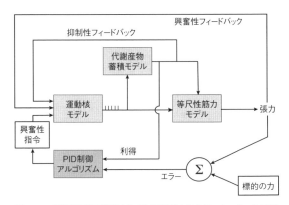

図8.20 疲労性収縮の持続中における筋張力をシミュレーションする計算モデル（Dideriksen et al., 2010）。等尺性収縮中に発揮される張力は，運動核における運動ニューロンが放電する活動電位と，筋内の代謝産物の蓄積の影響により変化する。運動ニューロンの賦活は興奮性入力と抑制性入力による修飾を受ける。各収縮中におけるモデルパラメータの変動にしたがって，比例積分微分（PID）制御装置は標的の力とシミュレーションされた力が一致する興奮性入力を発生する。

Reprinted, by permission, from J. L. Dideriksen, D. Farina, M. Baekgaard, and R. M. Enoka, 2010, "An integrative model of motor unit activity during submaximal contractions," *Journal of Applied Physiology* 108: 1550-1562.

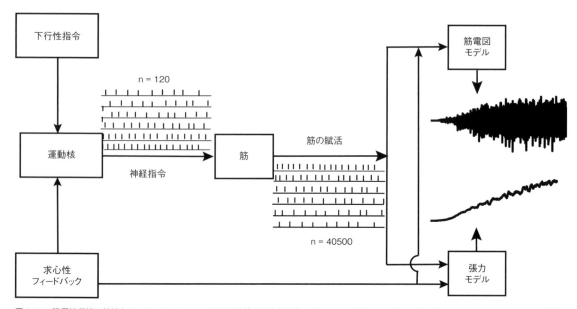

図8.21　等尺性収縮の持続中にシミュレーションされた干渉筋電図と筋張力。図8.20に示されたモデルの拡大版によってシミュレーションが行われた。シミュレーションされた収縮中の調節は、賦活された運動単位数の変化とその活動電位（神経指令）の放電頻度の変化、筋線維活動電位（筋の賦活）の総数の変化であった。図中の目盛りは、収縮に関与した一部の運動ニューロンの活動電位（神経指令）と筋線維の活動電位（筋の賦活）の放電時間を示している。神経指令と筋の賦活との関係は、運動核全体の神経支配数が指数関数的な分布（神経支配数の指数関数的な分布は図6.10を参照のこと）となるため線形ではない。
Adapted from *Journal of Biomechanics* Vol. 45, R. M. Enoka, "Muscle fatigue-from motor units to clinical symptoms," pg. 430, Copyright 2012, with permission from Elsevier. http://www.sciencedirect.com/science/journal/00219290

で、疲労性収縮中の筋電図振幅は、筋線維の活動電位（筋の賦活）の数と関連しているが、運動単位の活動電位（筋への神経指令、図8.21参照）の数とは常に関連しているわけではないことを明らかにした。加えて、筋の賦活量（筋線維の活動電位の数）と筋への神経指令のレベル（運動単位の活動電位の数）は、疲労性収縮を維持しているときの筋電図振幅から確実に算出できないことも明らかにした。

神経筋伝播

軸索活動電位はいくつかの過程を経て筋鞘活動電位へ変換される。これらの過程を合わせて神経筋伝播と呼ぶ。持続性の賦活は神経筋伝播に関連したいくつかの過程を阻害し、疲労性に影響しうる。起こりうる障害とは、全ての軸索枝に伝播する軸索活動電位の不全（分岐点における不全）、シナプス前終末で小胞を動員する活動電位の低下、神経伝達物質の枯渇、およびシナプス後受容体とシナプス後膜の感度の低下である。

ヒトにおける神経筋伝播の障害を調べる最も一般的な方法は、疲労性収縮の前、最中、後にM波を誘発することである。M波とは神経に与えられた電気（または磁気）刺激に反応してα運動ニューロンの軸索に生じた活動電位による筋電図応答であることを思い出そう（手法は図7.10参照）。M波の振幅減少は、軸索活動電位（電気刺激によって生じる）が筋線維活動電位に変換される過程において1つ以上の障害が起きていると解釈できる。図8.22に、疲労性収縮直後におけるM波の振幅減少と、10分間の休息後におけるM波の振幅回復を示す。M波の振幅減少は長時間にわたる低強度の筋収縮において起こりやすい。モデルを用いた研究によって、神経筋伝播の障害は、長時間持続する疲労性収縮における力低下に貢献する機構の1つであることが示唆されているが（Fuglevand et al., 1993）、M波は神経筋伝播で生じる変化の大まかな指標でしかない（Keenan et al., 2006）。

興奮-収縮連関

興奮（筋線維の活動電位）が筋線維の張力へ変換される興奮-収縮連関には、7つの過程がある（図6.4参照）。具体的には、(1) 筋線維に沿った活動電位の伝播、(2) T管を介した活動電位の伝播、(3) 筋小胞体のCa^{2+}コンダクタンスの変化、(4) Ca^{2+}の濃度勾配によるCa^{2+}の筋形質への移動、(5) 筋小胞体によるCa^{2+}の再取り込みの開始、(6) Ca^{2+}とトロポニンの結合、(7) アクチンとミオシンの相互作用およびクロスブリッジによる仕事の実行、である。

■観察される機能障害　これらの各過程は異なる要因により修飾される。例えば、筋小胞体のCa^{2+}放出チャネルの開口は、ATPによる促通、Mg^{2+}による抑制、無機リン酸塩（P_i）およびpHの変化により起こる。興

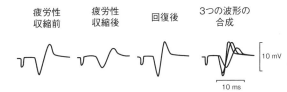

図8.22 尺骨神経刺激によって手部の筋（第一背側骨間筋）に誘発されたM波。M波は疲労性収縮の前後および10分間の回復後に誘発された。疲労性収縮は，最大随意収縮力の35%の力を発揮する等尺性収縮を可能な限り続けるものであった。M波の振幅は疲労課題直後に減少したが，急速に回復した。

Adapted, by permission, from A. J. Fuglevand, K. M., Zackowski, K. A. Huey, and R. M. Enoka, 1993, "Impairment of neuromuscular propagation during fatiguing contractions at submaximal forces," *Journal of Physiology* 460：556.

奮-収縮連関の障害は疲労性収縮中における初期の張力低下に貢献するのではなく，賦活信号としてのCa^{2+}の利用可能性および効率性の低下と，個々のクロスブリッジが発揮する張力の低下として現れる。これら2つの効果は**賦活不全**と**筋原線維疲労**として区別される。

一般的に賦活不全は高強度収縮中の筋原線維疲労後に起こり，Ca^{2+}に対する筋原線維の感受性低下および筋小胞体からのCa^{2+}の放出減少によって引き起こされる。Ca^{2+}に対する筋原線維の感受性低下はアシドーシスの進行によって引き起こされうるが，感受性低下はアシドーシスが欠如していても起こる。そのため，アシドーシスの進行が疲労性収縮中の活動電位伝播を維持している可能性がある。疲労性がCa^{2+}に対する筋原線維の感受性低下の影響を受ける例として，MoopanarとAllen（2005）は，活性酸素種捕捉剤のある条件とない条件において，連続した最大強縮によって賦活した筋線維の発揮張力の低下を比較した。抗酸化剤は，筋線維を体温（37℃）で試験したときでは強縮性張力の低下を抑制したが，低温（22℃）で試験したときでは抑制しなかった。さらに，体温での試験中は，細胞内（筋線維）のCa^{2+}濃度に変化はなかった。また，2つの温度において細胞内のCa^{2+}の最大レベルによって生じた張力の低下は同程度であった。したがって，抗酸化剤がない状態における強縮性張力のより急速な低下は，Ca^{2+}に対する筋原線維の感受性が速く低下したためと考えられる。また，持続性の活動で筋に蓄積した活性酸素種が疲労性を増大させるとも考えられる。

賦活不全は筋小胞体からのCa^{2+}放出の減少によっても生じる。ATP濃度の低下によるCa^{2+}放出チャネルの直接的な抑制とは別に，Ca^{2+}の放出を抑制するATP感受性部位が少なくとも4つ存在する。1つめは筋線維鞘のNa^+-K^+ATPアーゼポンプで，細胞膜の漸進的な脱分極の抑制に必要とされる。2つめは筋線維鞘のK^+チャネルで，ATP濃度が低いときに開口して活動電位の持続時間を減少させると考えられている。3つめは筋小胞体のCa^{2+}ATPアーゼで，筋小胞体によるCa^{2+}の再取り込みに貢献している。4つめはT管の活性化を筋小胞体の終槽に連結する過程である。さらに，活動電位の活動によるK^+の細胞外の蓄積にはいくつかの疲労性収縮における活動電位の内部伝播を阻害する作用があり，この作用によって筋小胞体にカルシウムとリン酸が沈殿することによりカルシウムの放出が抑制されると考えられる。

筋原線維の疲労はクロスブリッジの張力と**効率**（エネルギー消費の単位あたりの発揮張力）の低下を含むクロスブリッジの機能障害に相当する。この現象は等尺性張力と短縮速度の両方が減少することで示される。単一筋線維を用いた実験によって，生理的温度における疲労性収縮中のクロスブリッジの機能低下はP_iイオンの蓄積に関係しており，酸性化によるものではないことが示された（Westerblad et al., 2010）。同様に，短縮速度の低下にはH^+とは別の要因，おそらくアデノシン二リン酸（ADP）の蓄積が関与しているようである。

■**機能障害の特定** 興奮-収縮連関の低下がヒトの疲労性に貢献していることを示すには，力の低下が筋に送られた賦活信号の減少と代謝要因の変化のどちらによっても説明できないことを示すのが1つの方法である。Brenda Bigland-Ritchieらは，6秒間の最大下収縮（最大筋力の50%以下）を4秒間の休息を挟んで繰り返す課題においてこれらの調節を観察した。被験者はこの間欠性収縮を30分間行った。最大随意収縮力は電気的に誘発された力と並行して低下し，重畳された単収縮力はゼロまで低下した（図8.23a）。このとき，筋中の乳酸，ATP，およびリン酸に大きな変化はなく，グリコーゲンの減少も最少であった。つまり，最大随意収縮力の低下は筋の賦活の不足，アシドーシス，および代謝基質の不足では説明できなかった。単収縮力がより急速に低下したことから，この課題中には，張力発揮能力（最大随意収縮と電気的に誘発された力）を低下させるような調節に加えて，少なくとも1つ以上の興奮-収縮連関に関連する過程に障害が起きていたことが示唆される。

筋疲労における興奮-収縮連関の評価に用いられる別の実験方法は，疲労性収縮後の回復を観察するものである（図8.24）。測定項目は高頻度（80 Hz）と低頻度（20 Hzと1 Hz）の刺激周波数によって誘発される力である。80 Hzの電気刺激によって，中枢神経系による賦活の影響を受けない筋の最大の力が測定できる。これに対し，低頻度刺激による力は興奮-収縮連関の効率に影響される。図8.24に疲労後の筋を対象と

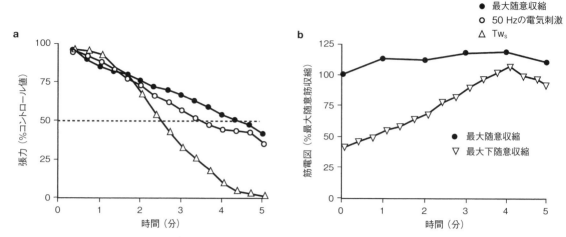

図8.23 最大収縮力の50%を標的とした間欠性収縮（6秒間の収縮，4秒間の休息）による疲労性収縮を大腿四頭筋で行っているときの張力と筋電図の変化．最大随意収縮力が標的の力まで低下した時点で課題を終了させた．（a）最大随意収縮力は誘発された強縮力（50 Hzの刺激）と平行して低下し，重畳された単収縮力（Tw$_s$）は課題を続けられなくなった時点でゼロまで減少した．（b）最大随意収縮中における大腿四頭筋の積分筋電図は，課題中は変化しなかったが，標的の力（最大随意収縮力の50%）に対する間欠性収縮中の筋電図振幅は増加した後に減少した．
Adapted, by permission, from B. Bigland-Ritchie, F. Furbush, and J. J. Woods, 1986, "Fatigue of intermittent submaximal voluntary contractions: Central and peripheral factors," *Journal of Applied Physiology* 61：424.

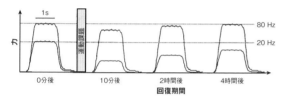

図8.24 疲労性収縮後の筋力の回復．筋（母指内転筋と大腿四頭筋）の最大力発揮能力（80 Hzの刺激，上側の波形）は最大下収縮（20 Hz，下側の波形）の力よりも急速に回復した．
Based on Edwards et al., 1977.

して，20 Hzの電気刺激を間欠的に繰り返し与えることで誘発される力の回復期間における経時的変化が示されている．低頻度刺激（1 Hzと20 Hz）で誘発される力の回復が長引くことを**低頻度疲労**と呼ぶ．賦活障害や代謝障害がない状態でも力の低下が継続するため，この現象は興奮-収縮連関の機能障害が原因であると考えられる（Balog, 2010）．

代謝経路

筋収縮が，クロスブリッジサイクリング，Ca^{2+}の放出と筋小胞体への再取り込み，そしてNa^+-K^+ポンプ活動などの過程を可能にするには高エネルギー中間体から生じるATPが必要である［訳注：これを化学共役説と呼ぶが，現在は内膜を介すH^+の濃度勾配によって生じる膜電位差をエネルギー源としてATPを合成する化学浸透圧説が有力である］．疲労性は，ATPの可用性やATP再リン酸化の直接資源（クレアチンリン酸）のレベル変化のいずれにも影響されない．むしろATPを供給する経路の生成物やそこでの基質可用性が，疲労性に影響しうる

代謝要因だと考えられる．

解糖系の活性化は乳酸の産生をもたらす．そして，乳酸は，乳酸塩と，筋線維におけるpHの低下を生じさせる遊離したH^+（プロトン）に分離される．H^+の蓄積は解糖系を阻害しうるが，生理的温度での張力低下を引き起こす主要な機序ではないと考えられている．例えば，細胞外培地でCO_2を増加させることにより単一の正常な筋線維の細胞内pHを低下（7.0から6.6へ）させても，結合しているクロスブリッジの数や各クロスブリッジによって発揮される張力，および短縮性収縮中のクロスブリッジサイクリングの速度の低下はわずかしかない．同様に，血中乳酸濃度を上昇させる高強度の脚運動は，筋のグリコーゲン分解あるいは解糖系を低下させなかった（Westerblad et al., 2010）．Simeon Cairns（2006）は，重度の血漿アシドーシスが筋の随意性賦活を低下させることによって，むしろ全身の運動が妨げられると主張している．しかし，ATPの加水分解による他の生成物（例：Mg-ADP，P_i）は疲労性収縮中の張力低下に貢献しているようである．例えば，P_i濃度の増加は最大等尺性収縮力を低下させるが，最大短縮速度には影響しない．逆に，Mg-ADP濃度の増加は最大等尺性収縮力をわずかに増加させ，最大短縮速度をわずかに低下させる．

身体運動による代謝の結果は収縮様式によって異なるようである．David Jonesらは，電気刺激によって引き起こしたヒトの等尺性収縮と非等尺性収縮を比較した．彼らのある研究（Jones, 1993）では，最初に等尺性収縮を，その後に短縮性収縮をさせるために，大腿神経に電気刺激を与えて大腿四頭筋を賦活させた

（図8.25）。これらの筋収縮は交互に行われたにもかかわらず，張力低下は短縮性収縮の方がはるかに大きかった。他の研究では，手部の筋に電気ショックを与え，磁気共鳴スペクトロスコピーでリン系代謝産物の測定を行い（Cady et al., 1989），張力とパワーの変化を比較した。誘発された一連の収縮中，腕への血流は阻害されていた。手部の筋で誘発された等尺性収縮力の低下は，短縮性収縮中のピークパワーの低下よりも小さかった（図8.26）。パフォーマンスにおけるこの差に一致して，短縮性収縮中はより多くのクレアチンリン酸が利用され，より多くの乳酸が蓄積していた（表8.1）。代謝コストは等尺性収縮で4.7 mM ATP/sと推定されるのに対し，短縮性収縮では9.3 mM ATP/sと推定された。エネルギーコストにおけるこの差はおそらく2つの収縮様式における疲労性の差を説明している。

課題を維持する能力は代謝経路の基質可用性によって制限される。例えば，被験者が自転車エルゴメータで最大有酸素パワーの70〜80％強度の運動を行っているとき，課題に必要な張力発揮を維持できなくなった時点で，外側広筋の筋線維におけるグリコーゲンの枯渇と一致していた（Hermansen et al., 1967）。同様に，運動中にグルコースの経口摂取または静脈内投与がなされた被験者は，より長く運動することが可能であった。つまり，最大有酸素パワーの65〜85％強度で意欲ある被験者が自転車エルゴメータをどれだけ長く漕ぐことができるかは，糖質の可用性によって決まる。反対に，間欠的な最大下随意収縮（最大随意収縮の30％）を被験者が行える時間は，基質の枯渇およびP_iとH^+の蓄積とは関連がない。

血流

疲労性に寄与する機序のうち，活動中の筋への血流

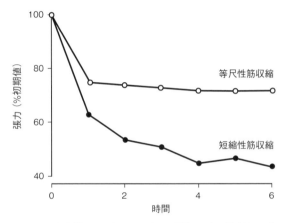

図8.25 電気刺激により誘発された大腿四頭筋の張力。被験者は6分間の運動中，1分ごとにテスト刺激を受けた。最初に等尺性収縮が実施され，その後に等速性ダイナモメータに対して短縮性収縮（1.57 rad/秒）が行われた。
Data from Jones, 1993.

表8.1 安静状態，等尺性収縮後，および短縮性収縮後における母指内転筋の代謝産物

代謝産物	安静状態	等尺性収縮後	短縮性収縮後
無機リン酸塩	8.2 ± 0.3	19.9 ± 1.0	25.1 ± 1.0
クレアチンリン酸	30.0 ± 0.6	18.3 ± 0.4	11.6 ± 0.9
ATP	8.2 ± 1.1	7.9 ± 0.4	7.5 ± 0.4
pH	7.18 ± 0.04	7.06 ± 0.01	6.78 ± 0.04
Δ 乳酸塩	—	±7.5	±18.3

Data from Cady et al., 1998.

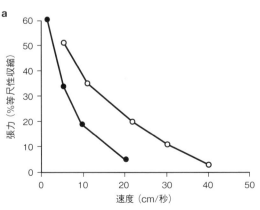
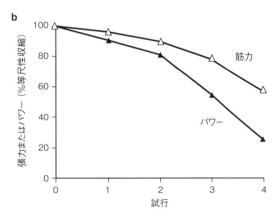

図8.26 電気刺激によって誘発された疲労性収縮は，手筋（母指内転筋）のパフォーマンス発揮能力を低下させた。実験手順は，基準値の測定を含めた5回の等尺性収縮と4回の短縮性収縮で構成され，4試行実施した。(a) 張力-速度関係は，疲労性収縮の前（○）から後（●）で左へ移動した。負荷（y軸）は事前に行った等尺性収縮中に誘発された張力に対する相対値として表されている。(b) 短縮性収縮（▲）におけるピーク筋張力の低下は等尺性収縮（△）における力の低下よりも大きかった。
Data from Jones, 1993.

阻害は，最初に特定された機序の1つである。運動に伴う筋血流量の増加は，基質を供給し，代謝産物を除去し，熱を放散するために必要である。しかし，筋が活動しているときは，筋内圧が上昇して血管を圧迫し，心臓の収縮期圧を超えると筋内の血流が阻害されてしまう。例えば，膝関節伸筋群で最大下（最大随意収縮力の5～50%）の等尺性収縮を可能な限り継続するとき，標的とする力が高くなるほど血流量は減少する。また，短時間の等尺性収縮における最大の脱酸素化（全ての酸素が消費される）は，大腿直筋では最大随意収縮力の35%で生じ，内側広筋および外側広筋では25%で生じたことをde Ruiterら（2007）は明らかにしている。このことから，最大随意収縮力の15%以下の持続的な力発揮，または間欠性収縮および動的収縮であれば，血流によってパフォーマンスが制限されることはおそらくないだろう。

血流量の上昇（過灌流）は酸素あるいは基質の運搬とは独立した機序によって疲労性を低減させることが可能である。例えば，血流量減少による力学的なパフォーマンスの低下は，血液中の酸素含有量の低下（低酸素血症）とは無関係である。さらに，過灌流に伴う血流量の増加によって代謝産物の除去を改善し，それによって代謝産物の蓄積による抑制効果を軽減するかもしれない。これらの研究結果から，筋の力発揮能力が動脈血圧の変化に敏感であることが示唆される。

●疲労感●

ヒトが経験する疲労は，疲労性のレベルを規定する筋の賦活能力および収縮能力と，恒常性の維持および個人の精神状態に由来する疲労感の両方によって決まる（図8.10）。疲労感とは，努力感の増加，疲労に対する主観，費やした努力と実際のパフォーマンスとの不一致，および疲労困憊に関連している（Klugerら，2013）。

第7章で述べたように，随意動作には遠心性コピーと呼ばれる運動指令のコピー（図7.33に示した経路を参照）が皮質中枢に返され，ヒトは収縮の実行に関連する努力感を評価することができる。運動指令の大きさは疲労性収縮中に増大するため，努力感もまた増大する。努力感の変化は対側肢一致実験によって評価できる。この手法は，被験者が一方の肢（試験肢）で張力を発揮し続け，対側肢でそれに一致する力を発揮することにより，維持された収縮に関連した努力感を一定の時間間隔で示すというものである。被験者は，両肢における努力感が等しくなるまで対側の肢の筋を賦活させることによってこれを達成する。図8.27に示した実験結果では，試験肢における10分間の発揮筋力（●）は一定であったが，対側肢の発揮筋力は徐々

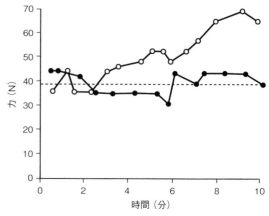

図8.27 対側肢一致課題。一方の腕（●）で40 Nの力を10分間発揮しているときに，その持続性収縮に関連する努力感と同じレベルの間欠性収縮を対側の腕（○）で実施した。一致させる肢で発揮された力の増大は，疲労性収縮に関連する努力感が課題中に徐々に大きくなっていることを示している。
Adapted from *Experimental Neurology*, Vol. 42, D. I. McCloskey, P. Ebeling, and G. M. Goodwin, "Estimation of weights and tensions and involvement of sense of effort," pg. 226. Copyright 1974, with permission from Elsevier

に増加していたことから，収縮中の努力感が漸増していることが示されている。さらに，試験肢の筋群で疲労性収縮を行った後，試験肢の位置にあわせる能力や試験肢が動く速度を検出する能力は低下していた。

より一般的には，疲労性収縮中の努力感は標準尺度に正規化され，主観的運動強度（RPE）として表される。例えば，Borg尺度では，努力感が6から20までのスコアに区分されている。スコア6は全く努力なし，9は非常に軽い努力，20は最大努力を表している。6から20までのスコアは健康な成人の平均心拍数に10を掛けたものとほぼ同じになる。例を挙げると，スコア12は心拍数120拍/分とほぼ同じということである。そして，疲労性収縮中の主観的運動強度の増加は運動関連脳電位の振幅における増大と相関しているため，主観的運動強度は運動指令の強さに関連している。また，最大筋力が低下し始める前に持続性収縮中の主観的運動強度は増大する。

運動パフォーマンスの制限における主観的運動強度の役割を明らかにするため，François Haasらは若年成人の運動能力に対するオピオイド拮抗薬（ナロキソン）の影響を比較した。課題は漸増型自転車エルゴメータ運動（25 W/分）をできるだけ長時間持続することであった。そして，ナロキソン投与によって運動の持続時間，脚によって発揮される最大パワー，酸素消費量，および心拍数が大きく減少したが，試験終了時の主観的運動強度は低下しなかったことが報告された（Sgherzaら，2002）。また，分時換気量，血中乳酸値，および血圧には差がなかった。したがって，自転車エルゴメータで行われる仕事量は，神経筋機能の低下と

いうよりむしろ主観的運動強度によって制限されていたといえる。同様に，疲労感を高める認知課題後においても疲労性収縮の持続時間は低下した。

恒常性

生理機能の基本原理として，恒常性はヒトを含む生命体が内部環境を相対的に一定の状態に維持する能力として定義される。つまり，生命活動が存続できる範囲内に収まるように生理過程が調節されているということである。疲労性収縮を課すような恒常性への負荷は，主要な生理過程における調節を制限するフィードバック信号によって管理されている。Alan (Zig) St. Clair Gibson らによって提唱された疲労の**中枢制御モデル**は，運動実施の制約に対して恒常性**調節**が果たしている重要な役割に基づいている。このモデルによれば，脳は課題の完遂に必要な代謝コストを絶え間なく評価し，そのときの環境条件や身体の状態において全身の恒常性を維持しながら課題を達成させうるパワー生成の正味レベルを決定している。(St. Clair Gibson & Noakes, 2004)。脳による調節には，フィードフォワードおよびフィードバック信号と，筋グリコーゲン，乳酸，血糖値，血漿インターロイキン6，および細胞内 Ca^{2+} のレベルの変動に起因する求心性フィードバックが関与している (Lambert et al., 2005)。したがって，図8.10に示すスキームが示す通り，疲労は症状として現れ，脳は筋代謝における変化を調節するために筋活動を制御している。

疲労性を引き起こす恒常性への負荷を同定するための1つの方法は，運動パフォーマンスへの介入の影響を評価することである。そして，このような研究によって深部体温の上昇，血糖値の低下，血液中の酸素レベルの低下，中枢神経系におけるアンモニアの蓄積，および中枢神経系の機能を調節する薬剤が運動パフォーマンスを低下させることが明らかにされた。また，疲労性収縮中にこれらの修飾因子のどれかが増加すると疲労感が高まりやすくなり，疲労のレベルが悪化することも明らかにされている。

ヒトが長時間の運動を維持する能力は高温環境下で低下する。この現象は，筋グリコーゲンの枯渇，筋および血液中の乳酸濃度の上昇，あるいはカリウムの細胞外比率の上昇では説明できない。むしろ，深部体温の上昇（**高体温**）によって，必要なレベルの筋活動を生み出す大脳皮質の能力が低下するためと考えられている。高温環境で筋活動を維持できなくなる現象は，Nybo と Nielsen（2001）によって明らかにされている。彼らは，高温および通常環境で自転車エルゴメータ運動を行った後，2分間の膝関節伸筋群による最大随意収縮時に生じた適応を比較した。高温環境では

50分後に被験者はペダルを漕ぐのをやめたが，通常環境では実験で設定した60分間のペダル漕ぎを完遂できた。深部体温はそれぞれ40℃（高温環境）と38℃（通常環境）であった。運動後，2分間の最大随意収縮における筋力の最大値は2条件間で同程度であったが，高温環境での運動後はより急速に筋力および筋活動が低下した。これらのことから，高温環境下でペダル漕ぎがより早く終了したことは，筋活動を維持できなくなったためであり，深部体温の上昇によって疲労感が高まることが示唆された。

長時間の運動中に発生する血中グルコース濃度レベルの低下（**低血糖症**）は，要求されるグルコースの増大を肝臓による糖新生によって賄えなくなった結果として生じる。この低血糖症はパフォーマンスに広く影響を及ぼす可能性がある。例えば，長時間の運動中に糖質を補給すると，低血糖を予防し，パフォーマンスを改善させることができる。一般的に，パフォーマンスは活動筋による血中グルコースの取り込みの増加によって改善するが，基質可用性を増やすことでも大脳皮質内の代謝が改善する。Lars Nybo らは，被験者がグルコースまたはプラセボのいずれかを補給しながら3時間のサイクリングを行った後に実施した2分間の最大随意収縮のパフォーマンスを評価することで，大脳皮質の機能に対する糖質サプリメントの有用性を実証した。プラセボの補給を受けた被験者は低血糖症になったが，グルコースの補給を受けた被験者は正常な血糖値のレベル（正常血糖値）を維持していた。また，2分間の最大随意収縮の開始時に膝関節伸筋群で発揮されたトルクは両条件の後で同じであったが，グルコースのサプリメントを摂取しなかった被験者では，トルクと筋活動の両方がより急速に低下した（図8.28）。さらに，大脳皮質によるグルコースの取り込みはプラセボ条件でより低下した。このことは，被験者が低血糖状態になると大脳皮質におけるエネルギー転換が少なくなることを示している（Nybo et al., 2003a, b）。高体温の研究と同様，これらの結果は，糖質摂取によって長時間の運動中に生じたパフォーマンスの改善が，その後の疲労性収縮時の随意性賦活の低下を抑えることに関係していることを示している。そして，血中グルコース濃度の調節が運動中の疲労感を変調させていると推測される。

では，なぜ高体温と低血糖症が筋の随意性賦活を低下させるのだろうか？ その理由は，深部体温の上昇および血中グルコース濃度の低下に関連した恒常性への作用が運動指令を生成する神経ネットワークを変調させるためと考えられる。可能性の1つとして，大脳皮質にアンモニア（NH_3）が過剰に蓄積することによって，グルタミン酸，アセチルコリン，およびγアミノ

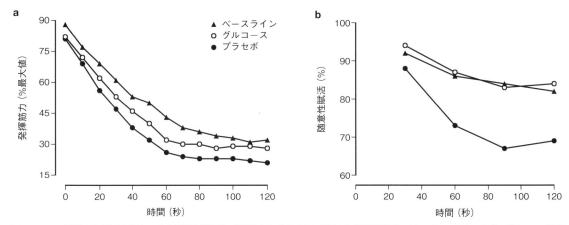

図8.28 120秒間の最大随意収縮中の（a）膝関節伸筋群の発揮筋力と（b）それに関連した随意性賦活レベル。ベースライン（▲），グルコース摂取（○），プラセボ（●）の3条件で実験が行われた。ベースラインでは，15分のウォーミングアップ後に運動課題を行うと，発揮筋力と随意性賦活が低下している。自転車漕ぎはグルコースサプリメントあり（グルコース摂取）となし（プラセボ）のどちらかで3時間行った。筋力は最大随意収縮中に記録された最大値の百分率として表されている（図のa）。疲労性収縮の最後の60秒間において，筋力と随意性賦活はプラセボ条件でより低かった。
Data from Nybo, 2003.

酪酸（GABA）といったいくつかの神経伝達物質のレベルが変化することが挙げられる。アンモニアは，活動している筋から脳へ供給される血液中に放出されることで血液脳関門を通過しうる。高アンモニア血症は，脳血流，エネルギー代謝，シナプス伝達，およびいくつかの神経伝達物質の調節を妨げる。高温環境下でグルコースを補給せずに長時間の運動を行うと，血漿濃度が上昇し，脳によるアンモニアの取り込みが増大する。そして，脳にアンモニアが蓄積するといくつかの神経伝達物質の機能が阻害され，筋を賦活する能力に機能不全が生じると考えられる。

神経伝達物質の機能障害が随意性賦活に与える潜在的な影響は，セロトニン，カテコラミン（ドーパミン，ノルエピネフリン〔ノルアドレナリン〕），アミノ酸神経伝達物質（グルタミン酸，GABA），およびアセチルコリンなどの複数の神経伝達物質に及んでいるようである。これらの神経伝達物質は，覚醒，不安，気分，意欲，報酬，警戒心といった持続的活動に不可欠な要素において多数の特性に影響する。疲労に対するこれらの様々な神経伝達物質の潜在的な貢献は，2つ以上の神経伝達物質の作用に影響を与える再取り込み阻害薬を投与することで調べられる。この再取り込み阻害薬によって神経伝達物質の作用時間が延長されるため，異なる阻害薬を比較することで特定の課題に対して重要な影響を持つ神経伝達物質を識別できるはずである。

この方法の例として，Jacques DuchateauとRomain Meeusenらは，自転車エルゴメータを用いた一定量の仕事を完遂するまでの所要時間に対するドーパミン（メチルフェニデート）およびノルエピネフリン（レボキセチン）再取り込み阻害薬の影響を調べた。この運動課題は，よく鍛錬された自転車競技選手とトライアスロン選手が最大パワー発揮能力の75％で30分間ペダル漕ぎを行うのに相当する仕事量を，可能な限り早く完遂するというものであった。運動課題中に被験者が発揮した平均パワーは，プラセボとドーパミン投与条件で変わらなかったが，ノルエピネフリン投与条件では徐々に低下した。結果として，運動課題完遂の所要時間は，ノルエピネフリン投与条件の方が長くなった（Klass et al., 2012，表8.2参照）。しかし，運動課題終了時の主観的運動強度と収縮機能の指標については，3条件間で差がなかった。それにもかかわらず，ノルエピネフリン投与条件のみ，経頭蓋磁気刺激で評価した随意性賦活（図8.12）が運動課題終了後10〜30分間で低下した（図8.29）。このことから，ノルエピネフリン投与条件で運動課題完遂の所要時間が長かったことは，随意性賦活の低下に関連していると考えられる。さらに，注意力の評価指標である精神運動覚醒検査の反応時間は，運動課題終了から15分経過した時点でノルエピネフリン投与条件ではプラセボより長く，ドーパミン投与条件ではプラセボより短かった（表8.2）。3条件全てにおいて，被験者は同程度の主観的運動強度で運動課題を完遂したが，ノルエピネフリン再取り込み阻害薬は注意力に関連する皮質活動を妨げ，随意性賦活の適切なレベルの生成を妨げた。

概日リズムと覚醒状態も疲労感を変調させると思われる。睡眠と覚醒状態の日常的なパターンは，概日時間を維持するシステムに由来する信号と睡眠を促す恒常性指令に由来する信号の統合によって決まる。覚醒

表8.2 神経伝達物質再取込み阻害薬が自転車漕ぎのパフォーマンスに及ぼす影響			
測定項目	プラセボ	ノルエピネフリン投与	ドーパミン投与
時間（分）	30.8 ± 2.1	33.7 ± 3.6*	29.8 ± 1.4
平均パワー（W）	271 ± 26	252 ± 31	279 ± 28
深部体温（℃）	38.9 ± 0.2	38.8 ± 0.3	39.4 ± 0.5*
心拍数（回/分）	174 ± 9	169 ± 17	185 ± 7*
主観的運動強度	18.0 ± 1.4	18.1 ± 1.1	18.7 ± 1.1
精神運動覚醒検査（ms）	310 ± 33	330 ± 37*	292 ± 31*

*プラセボと比較して $p < .05$ である。深部体温，心拍数，および主観的運動強度は運動課題終了時に測定し，精神運動覚醒検査は運動課題終了15分後に測定した。
Data from Klass et al., 2012.

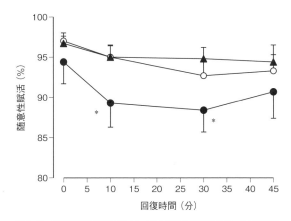

図8.29 経頭蓋磁気刺激を用いた大腿四頭筋の随意性賦活。3つ薬理的条件において，自転車漕ぎ終了前（0分）と終了後（回復期間）で測定を行った。被験者は，プラセボ（○），ドーパミン再取込み阻害薬（▲），またはノルエピネフリン（●）のいずれかを投与した後に運動課題を実行した。アスタリスクは初期値との有意差を示している。
Data from Klass et al., 2012.

状態は，脳幹，前脳基底部，および視床下部に位置する覚醒システムによって制御される。これらのシステムが抑制されると睡眠が促されることになる。眠気，つまり覚醒状態の低下と疲労は明確に異なる臨床症候であるが，共に脳の覚醒状態に依存している。例えば，覚醒状態に寄与する脳幹中枢は，脊髄にも投射している。脊髄への投射によって運動ニューロンの興奮性レベルを規定する神経修飾受容体が活性化することで，疲労性の様々な測定結果に影響が及ぶ。そして，これと同じ経路によって疲労感が変調されていると考えられる。それにもかかわらず，交代勤務制の労働者や，神経学および精神医学的症状あるいは睡眠障害を抱える患者に関する報告では，一貫して眠気と疲労が明確に異なる症状であることが実証されていることから，これら2つの症候はそれぞれ異なる病態生理に関与しているに違いない。

心理的要因

疲労感に影響を与える主な心理的変数には，覚醒，期待，気分，意欲，パフォーマンスのフィードバックなどがある。このような心理的変数の変調が，疲労感における急性的および慢性的変動に寄与している。視覚的アナログ尺度（VAS）によって現在自覚している疲労のレベルを測定できる。測定には，「疲労なし」を左端に，「今まで経験した中で最大の疲労」を右端に書いた10 cmの視覚的アナログ尺度が用いられる。また，評価直前に感じた疲労感の平均レベルを質問紙によって定量化することができる。例えば気分プロフィール検査（POMS）の質問紙における疲労要素は，前週に経験した疲労感の平均レベルを推定する7項目から構成されている。同様に，SF-36健康調査には前月の疲労感を特徴づける4項目（活力）が含まれている。さらに，関節炎，がん，慢性疲労症候群，および多発性硬化症といった多くの病気において疲労が生活の質に与える影響を評価する調査票がいくつかある。

これらの心理的要因の正味の影響によって上昇した疲労感は運動パフォーマンスを抑制する。そのため，疲労性や疲労を評価する際は，これらの心理的要因を考慮しなければならない。例えば，疲労性を実験室環境で調べる際は，試験時の被験者の意欲レベルによって結果が大きく左右される。対照的に，抑うつ感は多くの場合，パーキンソン病患者の疲労性の測定には関係しない自己申告の疲労レベルの増大と関連している。同様に，ポストポリオ症候群の患者では上行性網様体賦活系の病変と自己申告の疲労の間に関連があることから，こうした患者では覚醒度の変調が疲労感に影響を与えていると推察される。したがって，患者による疲労の愁訴を評価する際は，疲労性と疲労感の両方を評価することで，抑うつ，痛み，脱力感，眠気などの重要な共変量を考慮することが大切である（Kluger et al., 2013）。

疲労感を高める神経的要因を特定することは困難だ

が，1つの方法として，疲労感を高める介入の前後における神経筋機能の調節と運動パフォーマンスの関係性の測定がある．例えば，Dane Cook らはfMRIを用いて，健常者と慢性疲労症候群の患者が負荷の高い認知課題を行っているときの疲労感と血中酸素濃度依存性信号（BOLD）との関係性を調べた．疲労感は，性格特性，気分状態，および視覚的アナログ尺度を用いて定量化した．その結果，脳の活動，特に後頭頂皮質活動は認知課題（PASAT：定速聴覚連続付加検査）中に疲労感のレベル（視覚的アナログ尺度）と強く関連していたが，指タッピング課題と聴覚モニタリング課題中は関連していなかった（Cook et al., 2007）．後頭頂皮質は実行制御に関連するため，これらの領域における血中酸素濃度依存性信号と視覚的アナログ尺度の間の負の関係は，疲労感の高まりが実行制御の低下と関連していることを示唆する．また，視覚的アナログ尺度（疲労感）とワーキングメモリに関与している他の脳領域（頭頂帯状皮質，下前頭皮質，上側頭皮質，小脳）の活動の間にも強い関連があった．これらの結果は，心理的要因の調節による疲労感の慢性的な増大が，難しい認知課題中の過剰な脳活動に関連していることを示している．

同様の方法を用いて，Inge Zijdewind らは多発性硬化症患者における疲労性と疲労感の関連性を調べた．疲労感は疲労重症度スケール（FSS）を用いて数値化した．疲労性は2分間の最大随意収縮中における第一背側骨間筋の最大随意収縮力の低下として定量化された．コントロール群と比較すると，多発性硬化症患者は手腕の器用さテストの完遂に要した時間が長く，中枢運動伝導時間が遅く，随意性賦活のレベルが低く，第一背側骨間筋の最大随意収縮力が弱く，疲労感が大きかった（FSS）．しかし，疲労性には両群間で差がなかった（Steens et al., 2012）．疲労感レベルは正規化された最大随意収縮力および抑うつと強く関連していることから，多発性硬化症患者が訴える疲労感には心理的要因が大きく寄与していることが明確に示された．これを裏付けるように，疲労性が最も低い多発性硬化症患者は，疲労性収縮中に高い随意性の賦活レベルを維持していた．

●パフォーマンスの制限●

運動パフォーマンスを制限する疲労感と疲労性の2つの疲労関連要素（図8.10）の役割を調べるために，2つの異なる研究手法が用いられている．1つ目の手法は，一般的に実験室環境で行う疲労性の評価に用いられており，被験者が疲労性収縮を可能な限り維持することで，課題失敗にいたるまでの時間を制限する調節機序を明らかにしようというものである．2つ目の手法では，被験者が規定時間内の移動距離，規定距離の移動時間，あるいは規定量の仕事を完遂するまでの所要時間など，規定の課題を終了するためにパフォーマンスを最大化しようとするときの調節を調べるものである．運動開始前に課題の目的が知らされると，被験者はパフォーマンスを最適化するペース配分戦略を練ることができる．

課題失敗

疲労性収縮をできるだけ長く維持するとき，要求された課題をそれ以上続けられなくなった時点を課題失敗と呼ぶ．当然ながら，課題失敗にいたるまでの時間を制限する主要な調節は，実行する課題の特性に依存する．課題の特性とは，例えば運動の種類と強度，運動に関与する筋群，課題を行う物理的環境などのことである（Enoka & Duchateau, 2008）．特定の課題を失敗する原因となる機序は，課題を少なくとも2回実施する間に生じる調整の相対的な役割を比較することによって同定できる．比較の例として，1つの被験者群が2つの類似した課題を行うこと，2つの被験者群が同一の課題を行うこと，1つの被験者群が介入の前後で同一の課題を行うことなどがある．**課題失敗アプローチ**の特徴は，負荷の種類，体肢の位置，筋群，および性差が，ヒトの疲労に及ぼす影響を扱った研究によって示されている．

■**負荷の種類** 筋が収縮して体肢が周辺環境に対し力を発揮するとき，弾性，不動性，慣性，粘性という4種類の負荷が生じる．弾性負荷は物体の伸張量に比例する抵抗であり，不動性負荷は体肢の力によって動かされない物体に相当する負荷である．慣性負荷は物体の速度変化に抵抗する質量であり，粘性負荷は物体の速度に比例する抵抗である．課題失敗アプローチは，不動性負荷や慣性負荷に対し被験者が等尺性収縮を維持するときに引き起こされる調節を比較するために用いられてきた．不動性負荷と慣性負荷の両条件において，課題は最大下収縮（≦最大随意収縮力の30％）を可能な限り維持することであった．不動性負荷を押すあるいは引くときの課題は，モニタに表示された目標に合わせるように力を発揮することである．これは**力制御課題**と呼ばれている．慣性負荷を支持するときの課題は，モニタに表示された目標に合わせるよう関節角度を維持することである．これは**位置制御課題**と呼ばれている．

力制御課題と位置制御課題が手部の筋（図8.30a），肘関節屈筋群（図8.30b），膝関節伸筋群（図8.30c）で行われたとき，課題失敗にいたるまでの時間は位置制御課題の方が短かった（表8.3）．表面筋電図の振幅値がより早く増大することでわかるように，失敗にい

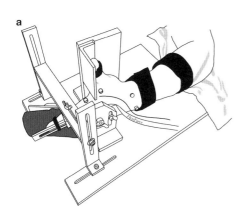
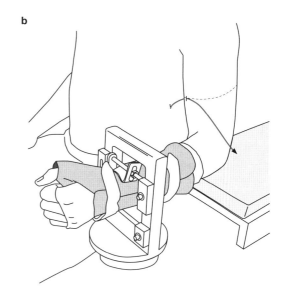
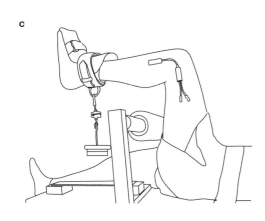

図8.30 課題失敗研究に関する四肢の位置と被検筋。実験設定は，発揮張力に関するもの（aとb），および位置制御課題に関するもの（c）である。被検筋は，(a) 第一背側骨間筋，(b) 肘関節屈筋群，(c) 膝関節伸筋群である。

表8.3 図8.30に示された力制御課題と位置制御課題における課題失敗にいたるまでの時間			
被検筋	力制御課題（秒）	位置制御課題（秒）	比率（%）
第一背側骨間筋（図8.30 a）	983 ± 1328	593 ± 212	63 ± 28
肘関節屈筋群（図8.30 b）	1402 ± 728	702 ± 582	51 ± 26
膝関節伸筋群（図8.30 c）	224 ± 114	110 ± 36	58 ± 29

注：比率（%）は力制御課題に対する位置制御課題の持続時間を示している。
データは平均値 ± 標準偏差で示されている。
Data from Hunter et al., 2002；Maluf et al., 2005；Rudroff et al., 2010.

たるまでの時間の差は，位置制御課題中のより急速な運動単位の動員（図8.31）や筋電図信号に頻発する群発放電によって引き起こされる。また，運動単位動員の上限を超えた負荷がかかった場合は，両課題で失敗にいたるまでの時間に差はなかった。両課題中，拮抗筋の筋電図はわずかに増加したが，その増加量は両課題で同程度であった（図8.31）。また，被験者が発揮した正味の筋トルクは両課題で同程度であったため，

両方の疲労性収縮の開始時において筋線維に作用する負荷に差はなかったと考えられる。むしろ，位置制御課題中の急激な運動単位の動員は，中枢神経系によって用いられた制御戦略の違いに起因するものであったといえる。

Carol Mottramら（2005）は，力制御課題と位置制御課題を行っている間の単一運動単位の活動を直接調べた。彼らは，被験者が同じ負荷（最大随意収縮力の

第3部 ■ 運動系の適応能力

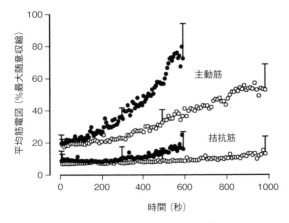

図8.31 第一背側骨間筋（主動筋）で実施された力制御課題（○）と位置制御課題（●）中の筋電図活動。拮抗筋は第二橈側骨間筋であった。
Data from Maluf et al., 2005.

およそ20％）に対し上記2種類の課題で約3分間の筋収縮を維持しているときに，上腕二頭筋における同一運動単位からの発火を記録した。筋収縮開始時点では，平均発火頻度（13.1パルス/秒；pps）と発火時間の変動係数（22.8％）は両課題間で同程度であったが，力制御課題に比べると位置制御課題では，発火頻度が低下し，発火時間の変動が増加した（図8.32）。さらに，位置制御課題では20個の運動単位が新たに動員されたが，力制御課題で新たに動員されたのは6個だけであった。また，2つの課題を同じ時間維持した場合は，上腕二頭筋の単一運動単位の動員閾値が位置制御課題中には低下したが，力制御課題では低下しなかった（Baudry et al., 2009）。したがって，負荷の大きさが同じであっても，上腕二頭筋の運動核が受け取ったシナプス入力は2つの課題間で異なっているということである。つまり，位置制御課題の持続時間の短さは，筋の運動単位がより急激に賦活することに起因していると考えられる。

力制御と位置制御におけるシナプス入力の起源の1つを調べるために，Stéphane Baudryらは，手関節伸筋による2つの疲労性収縮中のシナプス前抑制のレベルを比較した。この方法では，他の神経に条件刺激を与えてH反射の振幅変化を測定する。この条件刺激によってIaシナプス前抑制を仲介する介在ニューロンが賦活すると，Ia求心性神経による運動ニューロンの賦活が低下する（経路は図7.17を参照）。位置制御課題中は条件刺激によってIaシナプス前抑制があまり生じなかった。これは，同名筋のIa求心性神経によって送られた興奮性入力の量が，位置制御中においてより大きいことを意味している（Baudry et al., 2010）。おそらく，このような戦略が慣性負荷を支持するときの体肢の位置を保持するヒトの能力を改善さ せるものと考えられる。

■**体肢の位置** 負荷の種類の影響に加え，課題失敗にいたるまでの時間は体肢の位置にも影響される。これは，体肢の位置によって補助筋にかかる負荷と協働筋の動員状況に違いが生じるためである。前腕を水平（図8.30 b）あるいは鉛直上向き（図8.12）にした状態で肘関節屈筋群による力制御課題と位置制御課題を行ったとき，力制御課題に対する位置制御課題の持続時間は，前腕水平時で51％，前腕鉛直上向き時で77％であった。この違いは，課題失敗にいたるまでの時間に対する負荷の種類の影響が，何か別の要因によって補われたことを示している。上腕を鉛直方向に位置させると，上腕が体幹からおよそ0.4 rad外転されるため，位置制御課題中に被験者は肩関節が内旋しないように肩関節外旋筋群（棘上筋，棘下筋，小円筋）を賦活させなければならない。力制御課題では上肢が実験装置に固定されているため，このような筋群の賦活が位置制御課題よりも小さい。結果として，上腕が鉛直方向に位置している場合，回旋腱板（ローテーターカフ）と三角筋後部における平均筋電図の増加率は，力制御課題よりも位置制御課題中に大きくなった。そして，補助筋にかかった負荷が，位置制御課題における課題失敗にいたるまでの時間低下に大きく寄与していた（図8.33）。この効果は前腕が鉛直方向に位置していたときには確認されていない（図8.12）。また，2つの課題中に補助筋に作用した負荷に違いはなかった。これらの結果から，姿勢筋に対する要求が課題維持の持続時間を制限すると考えられる。このことは，リハビリテーションで処方される運動や仕事場における人間工学的デザインにも密接に関係する。

体肢位置の変化は，筋間の反射関係によって協働筋間の相対的な賦活も変化させる。感覚受容器は自らが属する筋を神経支配する運動ニューロンと，他の筋群（協働筋にも拮抗筋にも）の両方に求心性フィードバックを送る。求心性フィードバックは運動ニューロンに興奮性あるいは抑制性の電位を誘発する。一般的に，その筋が主動筋と同じ機能を担うときの応答は興奮性であり，反対の機能を担うときの応答は抑制性である。例えば，前腕が回内位と回外位の中間位の場合，上腕二頭筋，上腕筋，腕橈骨筋の全てが肘関節周りの正味の屈曲トルクに貢献する。しかし，前腕が回外位の場合，上腕二頭筋は回外トルクに貢献し，腕橈骨筋は回外および回内トルクの両方に貢献する。そして，上腕二頭筋と腕橈骨筋が反対方向の運動に貢献しているため，腕橈骨筋からの求心性フィードバックは上腕二頭筋を神経支配する運動ニューロンに抑制性の効果を引き起こす（Barry et al., 2007）。つまり，腕橈骨筋から上腕二頭筋への求心性フィードバックの符号が興奮性

■ 第8章 急性適応

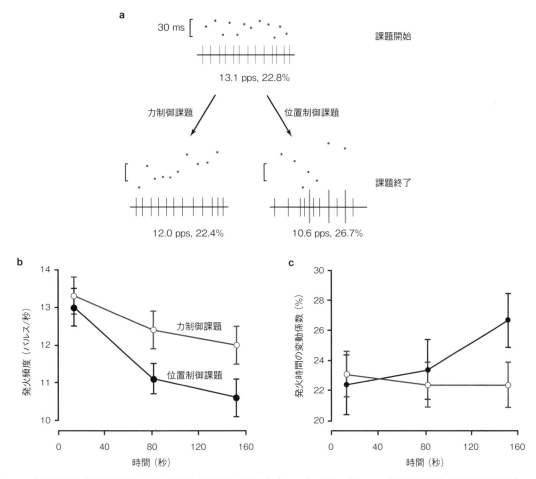

図8.32 力制御課題と位置制御課題中の上腕二頭筋における単一運動単位（$n = 32$）の発火。（**a**）2つの課題の開始時点では平均発火頻度（13.1パルス/秒）と発火時間の変動係数（22.8%）は同程度であった。（**b**）2つの課題が同じ時間持続したにもかかわらず，同一運動単位の発火頻度は位置制御課題でより低下した。（**c**）発火時間の変動係数は力制御課題中は変化しなかったが，位置制御課題中は増加した。
Data from Mottram et al., 2005. Figures 8.32, b and c: Reprinted, by permission, from C. J. Mottram, J. M. Jakobi, J. G. Semmler, and R. M. Enoka, 2005, "Motor unit activity differs with load type during a fatiguing contraction," *Journal of Neurophysiology* 93：1381-1392.

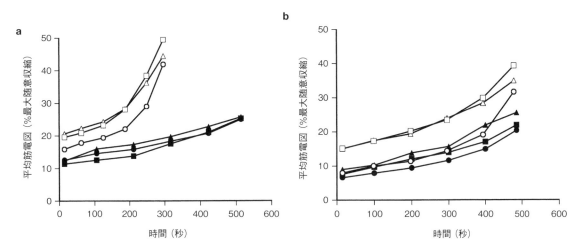

図8.33 前腕を水平（**a**），および鉛直（**b**）に位置させて力制御課題（黒）と位置制御課題（白）を行ったときの3つ回旋腱板（ローテーターカフ）における平均整流筋電図。データは，棘上筋（●，○），棘下筋（▲，△），および小円筋（■，□）である。
Reprinted, by permission, from T. Rudroff, B. K. Barry, A. L. Stone, C. J. Barry, and R. M. Enoka, 2007, "Accessory muscle activity influences variation in time to task failure for different arm postures and loads," *Journal of Applied Physiology* 102：1000-1006.

表8.4　最大下等尺性収縮を維持しているときの課題失敗にいたるまでの時間と4筋群における神経筋調節

結果	肘関節屈筋群	膝関節伸筋群	母子内転筋	足関節底屈筋群
失敗にいたるまでの時間（s）	72 ± 14	77 ± 25	114 ± 27	220 ± 64
最大随意収縮力（％Δ）	−40 ± 12	−34 ± 15	−37 ± 13	−30 ± 11
随意性賦活（％Δ）	−6 ± 13	−5 ± 10	−2 ± 11	−13 ± 6
単収縮力（％Δ）	−59 ± 15	−28 ± 15	−60 ± 24	−7 ± 12

Data from Neyroud et al., 2013.

から抑制性へ変化することが，前腕の2つの位置における課題失敗にいたるまでの時間の違いに寄与していると考えられる。

■**筋群**　日常生活動作において，各々の筋群に要求される機能は大きく異なる。例えば，下肢筋群は移動運動や直立姿勢の保持に関与する傾向にあるが，上肢筋群は周辺環境とより頻繁に相互作用するために用いられる。これらの異なった機能的要求から予測されるように，筋群によって収縮特性は異なる。疲労性の差を調べるために，Nicolas Placeらは，被験者に最大随意収縮力の50％による等尺性収縮を可能な限り維持させ，課題失敗にいたるまでの時間とそれに関連した4筋群による神経筋調節を比較した（Neyroud et al., 2013；表8.4）。その結果，課題失敗直後の最大随意収縮力は4筋群とも同程度に低下したが，課題失敗にいたるまでの時間は肘関節屈筋群と膝関節伸筋群で最も短く，足関節底屈筋群で最も長かった。したがって，疲労性は肘関節屈筋群と膝関節伸筋群で最も高く，足関節底屈筋群で最も低いということになる。足関節底屈筋群においてのみ，随意性賦活にわずかではあるが有意な低下が見られたが，増強した単収縮力には低下は示されなかった。さらに，課題失敗にいたるまでの時間は肘関節屈筋群と膝関節伸筋群で同程度であり，どちらの筋群においても随意性賦活の低下は示されなかった。しかし，肘関節屈筋群と他の上肢筋（母指内転筋）では，単収縮力における低下が見られた。このように，4筋群は最大下等尺性収縮を維持することで最大随意収縮力における低下を同程度にできたが，課題失敗にいたるまでの時間とそれに関連する調節は4筋群間で異なっていた。そして，被験者内で各筋群間が課題失敗にいたるまでの時間は相関していなかった。

Neyroudら（2013）は，各筋群内の個々の筋によって示される調節が互いに異なる場合があることも発見した。例えば，腓腹筋外側頭と内側頭の筋電図振幅は疲労性収縮中に徐々に増加したが，ヒラメ筋の筋電図振幅は変化しなかった。逆に，課題失敗時のM波振幅はヒラメ筋では有意に低下したが（−27％），腓腹筋内側頭では増大していた（＋34％）。同様に，外側広筋と内側広筋の筋電図振幅は疲労性収縮中に増大し，大腿直筋では変化がなかった。しかしながら，課題失敗時のM波振幅値は，3つの膝関節伸筋群全てにおいて変化がなかった。また，筋電図振幅における増加率は上腕二頭筋が腕橈骨筋よりも大きかったが，課題失敗時のM波振幅は上腕二頭筋と腕橈骨筋では変化がなかった。こうした種類の課題中における様々な筋の相対的な役割を明らかにするには，図6.6と図6.7に示したような画像診断法が必要となるだろう。

■**性差**　男性と女性が最大下の疲労性収縮を通常の条件で行うと，多くの場合，女性の方が課題失敗にいたるまでの時間が長い。つまり，女性は疲労性が低いということである。このような性差に関する一般的な説明は，相対的に同じ強度（最大値に対する割合）の課題を実施するとき，通常，女性より強い男性は血流の阻害が大きいため，代謝活動が女性と異なるというものである。この説明と一致して，同程度の筋力の男女に肘関節屈筋群と足関節底屈筋群で力制御課題（最大随意収縮力の20％）を実施させると，課題失敗にいたるまでの時間は同程度であった。また，血流を阻害すると，膝関節伸筋群の力制御課題（最大随意収縮力の25％）において課題失敗にいたるまでの時間に性差はなかった。

これとは対照的に，同程度の筋力を有する男女に最大随意収縮力の50％を目標値とした間欠性収縮（6秒収縮，4秒休息）を行わせたところ，課題失敗にいたるまでの時間は女性の方が長いことをSandra Hunterらは報告している。両群の被験者が同程度の正味の筋トルクを発揮していても，筋電図活動は男性の方が急速に上昇し，女性よりも早く課題失敗にいたった（男性：1132秒，女性：1408秒, Hunter et al., 2004）。同様に，最大随意収縮を連続して行った後，肘関節屈筋群の最大随意収縮トルクの低下は女性よりも男性で大きかった。この違いは疲労性収縮中の随意性賦活における低下に起因するものではなかった（Keller et al., 2011）。血流を阻害させたときの間欠性収縮中における最大随意収縮力の低下が男女で同程度であったため，性差は筋内における1つ以上の要因によって生じていると考えられる。しかし，等尺性収縮中に見られ

る性差は，非等尺性収縮を含む運動課題では非常に小さくなる。

ペース配分

多くの競技スポーツのように，疲労する活動に既知の終点があるとき，ヒトは活動期間中，関与する筋群の最大賦活強度を達成するためのペース配分戦略を選択し調節する。当然ながら，課題時間に応じて筋が維持できる平均パワーは低下する（図8.34）ため，パフォーマンスを行う際に選択されるペースは運動時間によって決まる。運動課題が始まってすぐにペースは設定されるものの，フィードフォワード指令と様々な起源から発生するフィードバック信号に基づいて，パフォーマンス中にペースは絶え間なく調整される（Noakes et al., 2005；St. Clair Gibson & Noakes, 2004）。

ある活動のために選択されたペース配分戦略は，課題の要求を満たすことで生じる恒常性への負荷によって，課題終了の実現を損なわないようにする必要がある。持続的な活動中に必要とされる調節は，筋によって生み出されるトルクと限界出力として知られる値と

の間の差に依存する。限界出力とは図8.34で示される双曲線の漸近線（破線）に対応している。さらに，筋が実行できる仕事量は，2つのパワー間の差と課題の持続時間によって決まる（式8.2）。

$$W' = (P - CP) \cdot t \tag{8.2}$$

W'は双曲線関数の曲率であり，限界出力よりも大きい仕事の継続量を表している。Pはパワー，CPは双曲線の漸近線として表される限界出力，tは時間である。パワー-時間関数は，本質的には筋の生体エネルギー論における因果関係にあたる（Jones et al., 2010）。Anni Vanhatalo らは鍛錬された自転車選手に 16.1 km のタイムトライアルを行わせ，限界出力の予測値によって所要時間の変動の 70% が説明できることを示した（Black et al., 2014）。

疲労性収縮中になされる調節と運動強度との関係性は，限界トルク上および限界トルク下で実施される等尺性収縮中に特徴づけられる。この方法を用いて，Mark Burnley ら（2012）は，大腿四頭筋を被検筋として様々な目標トルクで課題失敗にいたるまで間欠性収縮（3秒収縮，2秒休息）を繰り返し行い，被験者によってなされる調節を計測した。限界トルクは，各収縮に関して合算したトルクの積分値（トルクの力積）と5つの目標トルクに関して課題失敗にいたるまでの時間（表8.5の試技1〜5）との関係における傾きとして算出された。W'はy切片に相当する（図8.35）。その後，被験者は限界トルクよりも 10% および 20% 低いトルク（最大随意収縮トルクのおよそ 30%）を目標トルクとする間欠性収縮を行った。

限界トルクよりも 20% 低い目標トルク（CT-20%）で間欠性収縮を 60 分間行う（課題失敗にいたらない）とき，被験者はわずかな調節を呈しただけであった。表8.5で示したように，目標トルクが最も低いときは，収縮機能（最大随意収縮トルクと単収縮トルク）と筋の賦活（随意性賦活と筋電図振幅）の両方において最小限の変化しかなかった。対照的に，限界トルク

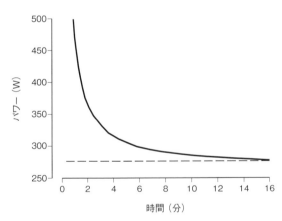

図8.34 自転車エルゴメータ上で脚筋群が維持できる平均パワーと活動時間における双曲線関係。

表8.5 膝関節伸筋群で行った疲労にいたる間欠性収縮における目標トルク，課題失敗にいたるまでの時間，および神経筋活動の調節						
測定項目	CT-20%	試技1	試技2	試技3	試技4	試技5
目標トルク（%最大随意収縮力）	29 ± 2	38 ± 2	42 ± 2	46 ± 2	50 ± 2	55 ± 2
課題失敗までの時間（分）	60.0 ± 0.0	17.6 ± 2.2	9.1 ± 1.1	6.4 ± 0.8	4.3 ± 0.4	2.8 ± 0.3
最大随意収縮力との差（N·m/分）	−1.1 ± 0.2	−7.2 ± 1.4	−11.8 ± 2.1	−17.3 ± 2.8	−21.4 ± 3.4	−27.3 ± 5.5
単収縮力（%Δ）	26 ± 4	38 ± 6	34 ± 5	36 ± 5	33 ± 3	32 ± 4
随意性賦活（%Δ）	9 ± 3	29 ± 6	20 ± 5	12 ± 4	7 ± 5	6 ± 4
最終の筋電図振幅（%最大随意収縮）	46 ± 5	76 ± 9	88 ± 8	88 ± 7	94 ± 6	96 ± 7

CT-20%は限界トルクよりも 20% 低い目標トルクを意味している。
Data from Burnley et al., 2012.

例 8.1　長距離マラソン

マラソンやウルトラマラソンの競技選手における主な課題は，レースの完走時間を最短にするペース配分戦略を選択し調節することである。Gregoire Millet らは長距離レースを完走した後の走者に見られる神経筋の調節を計測するいくつかの研究を行った。そのうちの1つの研究で，30 km のレース後の膝関節伸筋群における最大随意収縮力の低下（－24％）が，単収縮挿入法で測定された随意性賦活の低下と有意に相関することが明らかにされた。予想外だったことは，レース直後に低頻度疲労（図8.24）を示す証拠が全く得られなかったことである。さらに，握力が変化しなかったことから，筋力低下は関与した筋群だけに限定されることが示唆された。

別の研究では，8 km/h（2.2 m/s）で 24 時間トレッドミル上を走った 12 人の男性が呈した代謝と心血管系の調節が測定された（Gimenez et al., 2013）。最初の 6 時間は走行速度が一定に保たれ心拍数が増加していったが，その後は両方とも漸減していった。また，最初の 8 時間は酸素消費量が増加し呼吸商が低下していったが，その後は比較的一定であった。そして，呼吸商の低下により走行のエネルギーコストが低下したが，8 時間後および 12 時間後は，実験開始前よりも高い状態が保たれていた。これらの調節によって，酸素消費量に対して標準化された平均走行速度と走行におけるエネルギーコストの変化の間に有意な正の相関（$r = 0.75$）があることが示唆された。このことは，酸素消費量の相対的なレベルを最も高く維持した走者において，走行のエネルギーコストが最も高かったことからも裏付けられる。これらのことから，24 時間の走行で用いられる戦略には，酸素消費量とエネルギーコスト間の調節が関与すると考えられる。

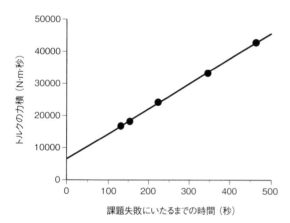

図 8.35 膝関節伸筋群で間欠性収縮を課題失敗にいたるまで行った際の所要時間は，正味のトルクの力積に応じて直線的に低下した。目標トルクが最も大きい（最大随意収縮トルクの 55％）ときに，課題失敗にいたるまでの時間が最も短かった。
Adapted, by permission, from M. Burnley, A. Vanhatalo, and A. M. Jones, 2012, "Distinct profiles of neuromuscular fatigue during muscle contractions below and avobe the critical torque in humans," *Journal of Applied Physiology* 113 : 217.

上の試技（表 8.5 の試技 1〜5）は収縮機能におけるより急速な低下と関連していた。しかし，筋の賦活は逆の関係性を示した。例えば，最も大きな目標トルクによる試技（試技5）は最大随意収縮トルクと単収縮トルクにおける最も急速な低下と関連していたが，課題失敗時の随意性賦活と筋電図振幅の低下は最も小さかった。それにもかかわらず，課題失敗時の単収縮トルク（収縮機能）は限界トルク上の目標トルク全てにおいて同程度であり，限界トルクより 20％低い試技でも 60 分後の単収縮トルクは低下していた。ペース配分戦略に対して推定すると，これらの知見は，最大随意収縮トルクと筋電図振幅における変化率が目標トルクと限界トルク間の差に比例することを示している。したがって，ペース配分戦略を選択する際は，課題終了までの予測時間を，限界出力と関与する筋群が発揮する実際のパワーとの差を持続できる生理過程内での予測される変化率と一致させる必要がある。

筋力の増強

疲労がパフォーマンスに負の作用を及ぼすのとは反対に，短時間の活動後に神経筋系の電気的および力学的出力の両方を増強するメカニズムがいくつか存在する。増強する出力の例として，単シナプス性応答，微小終板電位，M 波，単収縮力，筋紡錘の受容体における放電が挙げられる。

●単シナプス性応答●

運動系における処理過程の大部分は，短時間の活動によって増強されると仮定することは妥当なようである。これは脊髄への入出力関係レベルでも明白である。David Lloyd（1949）は，実験動物の筋神経に単一の電気刺激を与え，脊髄前根における出力を測定した。実験方法は図 8.36 a に示した。遠心性神経の前根は切断されているため，電気刺激によって求心性神経軸索に沿って脊髄神経へ伝達される活動電位を発生させる。求心性軸索からのシナプス性入力によって運動ニューロンが賦活し，単シナプス性応答が遠心性神経軸索から測定された（図 8.36 a）。脊髄における入出力関係は，求心性神経と遠心性神経の軸索数と関連する。図 8.36 b のゼロ時点に示されるように，単シナ

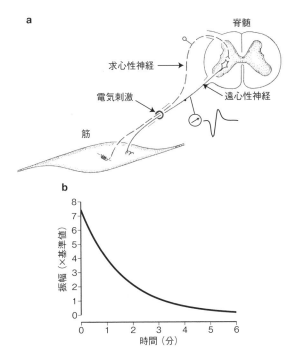

図 8.36 単シナプス性応答の増強。(a) 実験モデル。(b) 増強刺激後の単シナプス性応答振幅の指数関数的低下。
図 8.36b：D. P. C. Lloyd, 1949, "Post-tetanic potentiation of response in monosynaptic reflex pathway of the spinal cord," *Journal of General Physiology* 33：147-170.

プス性応答が神経のテタヌス（強縮）刺激（555 Hz で12 秒間）の前後で計測された。テタヌス前に測定された値（コントロール）と比べ，テタヌス刺激は単シナプス性応答の振幅を 7 倍にまで増加させた。そして，単シナプス性応答の増強は 3 分以上の時間が経過すると減衰した（図 8.36 b）。同様の効果は短時間の高頻度電気刺激の後における H 反射および腱反射の増強としても報告されている。

Lloyd（1949）は，テタヌス刺激後に異なる求心性経路を賦活させた結果，増強はテタヌス刺激を受けた求心路に限定されることを明らかにした。したがって，増強の背景にあるメカニズムはシナプス前性であること，つまり，運動ニューロンとシナプス結合するよりも前の部位であるということである。また，単シナプス性応答の増強を引き起こす刺激のタイプを踏まえると，その調節は Ia 群求心性線維に関与しているようである。さらに，増強の量は運動ニューロンに対する Ia 群のシナプス間で異なる。この効果には，放出される神経伝達物質量の増加，神経伝達物質の効力の増加，および Ia 群求心性線維上の分岐点における機能不全の低下が含まれている。

●微小終板電位●

神経筋接合部における神経伝達物質（アセチルコリン）の自然放出は，筋線維膜での微小終板電位を誘発する。微小終板電位は常に起こる現象ではない。微小終板電位の振幅は収縮の遅い筋線維よりも収縮の速い筋線維で大きくなり，その周波数は加齢と共に減少する。同様に，短時間の高頻度刺激によって，自然発生する微小終板電位の振幅と周波数は増加する。周波数の増加は数分間しか持続しないが，振幅の増大は数時間にわたって持続することが報告されている。さらに，その効果は接合部の単位長に対する神経筋伝達物質の放出量が多い神経筋接合部ほど大きい。また，高められた微小終板電位によって筋線維膜の電位が電圧閾値付近で維持され，入力される活動電位に応答しやすい状態になっていると推測されている。

このメカニズムには，シナプス後膜の感度とシナプス前終末への Ca^{2+} 流入量における活動依存性の増加が関与しているようである。シナプス後膜の感度増加は，神経伝達物質の単一の分子によって筋線維膜により大きな応答（終板電位の振幅）が誘発されることを意味している。加えて，Ca^{2+} はシナプス前膜への小胞の融合とそれに続く神経伝達物質の放出において必要であるため，より多くの Ca^{2+} の流入によって神経伝達物質の自然放出の頻度がより多くなる。Ca^{2+} の流入はセカンドメッセンジャーとシナプス前終末に異なる種類の Ca^{2+} チャネルが存在することで調節されている。そして，Ca^{2+} の流入は微小終板電位の振幅と周波数の変動に寄与している。

● M 波の振幅 ●

軸索の活動電位を筋線維の活動電位へ変換する過程を一括して神経筋伝播と呼ぶ。神経筋伝播の効率を検査する方法の 1 つに M 波の誘発がある（方法は図 7.10 を参照）。この検査では，運動神経を刺激して筋に誘発される複合活動電位を記録する。複合活動電位は電極の記録容積内における運動単位の活動電位の総和から成る。随意収縮を行うとき，あるいは電気刺激によって筋が賦活されると，M 波の振幅に最初に一過性の増大が起こることが多い（図 8.37）。M 波の振幅の増強は高強度の収縮または 30 Hz 未満の電気刺激で誘発される収縮中に起こる。そして，この増強は閾値の高い運動単位ほど大きい。

M 波の振幅はシナプス前因子（例：分岐点の機能不全，神経伝達物質の枯渇，シナプス小胞の有効性の低下）によって減少し，シナプス後因子によってのみ増大する。M 波の振幅を増減させる因子には，運動単位の活動電位における一時的な分散の減少と，個々の運動単位の活動電位における振幅の増大がある。そして，個々の活動電位における時間的な分布は，活動電位の正と負の局面間で起こる相殺の量に影響する。それぞ

両方が減少することも明らかにした。逆に，最も大きな運動単位の伝達速度が低下する高強度の収縮中に起こるような，伝導速度の標準偏差の減少が生じると，M波の振幅と面積は増大すると考えられている。さらに，M波の振幅のおよそ50%は電気刺激で賦活された運動単位の約7%によって発生している（Keenan et al., 2006）。しかし，ヒトにおいて観察されるM波の振幅のわずかな増大は，運動単位の出力には大きな影響を及ぼさないようである。

●テタヌス後増強●

おそらく，**筋力増強**の応答として最もよく知られているものは，単収縮力に対する先行活動の影響である。単収縮力の大きさは極めて変化しやすく，筋の活動履歴に依存する。例えば，安静状態の筋から誘発される単収縮によって最大の単収縮力は発生されない。むしろ，単収縮力は短いテタヌス後においてのみ最大になる。この効果は単収縮力の**テタヌス後増強**として知られている。

単収縮力のテタヌス後増強は堅固な現象であり，随意収縮と電気刺激のどちらでも引き起こされうる。そのため，テタヌス後増強のメカニズムは神経筋接合部よりも遠位にあると考えられる。その機序には，Ca^{2+}の動態，ミオシン軽鎖のリン酸化，およびクロスブリッジの力‐速度特性の変化が含まれている可能性がある。テタヌス後増強に関して最も広く受け入れられている説明は，ミオシン軽鎖のリン酸化によってCa^{2+}の活性化に対する収縮性タンパク質の感受性が増加するというものである。

一般的に，テタヌス後増強は単収縮応答によって実証される。しかし，通常，単収縮は随意収縮では生じないため，単収縮増強の機能的な重要性には疑問の余地が残っているようである。BaudryとDuchateau (2007)は，手部の筋を用いた6秒間の最大随意収縮後において，単収縮増強と，250 Hzの15連発電気刺激で誘発される張力と，急速な随意収縮で生じる張力を比較し，この問題を検証した。増強は単収縮で最も大きく（200%），電気刺激による収縮（17%）や急速な随意収縮（9〜24%）は単収縮よりも著しく低かった。そして，増強は単収縮では最大随意収縮の直後に最大であったが，他の2つの収縮では最大随意収縮の60秒後まで最大値が現れなかった。単収縮トルクに対する条件刺激の主要な影響にもかかわらず，Requenaら（2011）は，プロサッカー選手において膝関節伸筋群におけるテタヌス後単収縮増強量が垂直跳の高さと正の相関を示し，15 m全速力走の所要時間とは負の相関を示したことを報告している。これらのことから，テタヌス後単収縮増強の背景にあるメカニズ

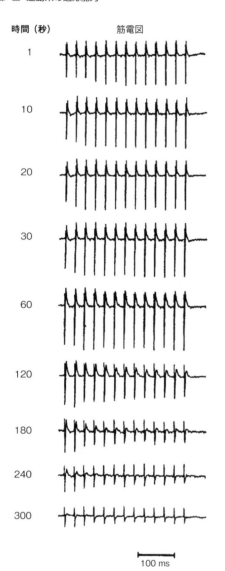

図8.37 電気刺激によって賦活した筋における疲労性収縮中の筋電図振幅の変化。刺激内容は，毎秒1回，330 ms間に連続した13回の電気刺激が与えられる構成とした。筋電図は電気刺激によって誘発された合計の筋活動電位（M波）として表されている。M波の振幅は，最初の60秒間は増大し，その後は低下した。
Adapted with permission of Wiley and Sons, from *Muscle & Nerve*, "Fatigue-related changes in motor unit action potentials of adult cats," R. M. Enokaら, 14: 138-150, 1992 ; permission conveyed through Copyright Clearance Center, Inc.

れの運動単位の特性が，運動ニューロンの活動時間や軸索および筋線維の伝導速度といった活動電位のタイミングにおける変動に影響を及ぼす。例えば，Kevin Keenaら（2006）は，疲労性収縮中に筋線維の活動電位の平均伝導速度が5.0 m/秒から2.5 m/秒に低下することによって，M波の振幅は13%減少したが，M波の面積は73%拡大したことを明らかにした。対照的に，彼らは，運動単位の活動電位における伝導速度の標準偏差が0.1 m/秒から0.6 m/秒まで増大すると，M波の振幅（−13%）および面積（−14%）の

例 8.2　後収縮

　短時間の高強度な随意収縮後における感覚情報の流入によって，Kohnstamm 効果として知られる後収縮が生じる（Kohnstamm, 1915）。この現象は，最大随意収縮を行い，収縮後の効果を観察することで確認できる。例えば，玄関に立って体幹から腕を伸展させて手の甲でドアフレームを押すようにしてみる。そして，15 秒間の最大随意収縮後に1歩前進し，両腕をリラックスさせる。すると，上腕部の近位筋を神経支配している運動ニューロンの後収縮活動によって，両腕がわずかに挙上することに多くの人が気づくだろう（Kozhina et al., 1996）。Kohnstamm 効果の程度と方向は先行する随意運動の強度と持続時間に依存し，その効果は近位筋においてより強い。後収縮中における筋電図の最大電位は，最大随意収縮中に計測される値の 50％に到達しうる。随意収縮で同じ活動を起こしたときと比べると，2 つの収縮間での主な違いとして，随意性賦活中は被殻の活動が大きいのに対し，後収縮中は前帯状皮質の活動が大きいことが機能的 MRI（fMRI）によって示された（Parkinson et al., 2009）。しかしながら，多くの脳領域（左半球の前帯状回，左半球の上頭頂葉，両側の上側頭葉回）はどちらの収縮課題でも活動していた。

ムは，下肢筋群の機能的に重要な特性と関連しているようである。

●収縮後感覚神経放電●

　運動処理過程に対する効果に加え，短時間の高強度運動は感覚処理過程にも影響する。この効果の一例として，収縮後に実験動物の後根で記録された神経活動の増大がある。この現象は Bob Hutton ら（1973）によって**収縮後感覚神経放電**と名付けられた。後根の神経活動の増大は主として筋紡錘放電の増大によって生じており，主に Ia 群求心性神経からのものである。さらに，収縮後感覚神経放電は収縮直後に筋がストレッチされると消失する。この現象の背景にある機序は，筋紡錘の錐内筋線維における安定したクロスブリッジの形成である。これらのクロスブリッジは筋収縮中に形成され，筋線維が弛緩した後も維持される。そのため，筋紡錘の張力が高まった状態になり，安静時の筋紡錘放電が収縮前よりも大きくなる。そして，筋のストレッチによってクロスブリッジの結合が外されることで収縮後感覚神経放電が消失する。

　収縮後感覚神経放電によって運動ニューロンプールへの興奮性入力が増加する。これによって収縮後 15 分以内の活動が影響される。また，この効果は収縮後 5〜20 秒で最大となる。また，収縮後感覚神経放電の強さは運動ニューロンの安静時放電を増大させるために十分な強度である（Suzuki & Hutton, 1976）。その結果，高められた興奮性フィードバックにより，その後に生じる筋長の変動に対して系は素早くかつ強力に反応できるようになり，力感覚に影響を及ぼしたりストレッチ中に要求される筋の弛緩を妨害したりする。

覚醒度

　覚醒度とは覚醒中の内部状態のことである。覚醒度は恐怖や不安などのいくつかの感情的応答の構成要素であり，神経内分泌系によって仲介されている。覚醒度を示す一般的な身体的兆候は，血圧や心拍数の上昇，発汗，口渇，過換気，および不穏状態，振戦，脱力感などの筋骨格系障害である。

　覚醒度の水準は深い眠りから闘争・逃走反応まで連続的に変動する。覚醒度は運動に対して大きな影響を与える。例えば，適度な覚醒度では実験室課題（例：反応時間テスト，動作の正確性課題など）と競技スポーツのどちらのパフォーマンスも最大になる。この効果は**逆 U 字仮説**によって説明されており，中等度の覚醒度（最大の約 65％）ではパフォーマンスが向上し，この状態から離れるとパフォーマンスが低下する。しかしながら，個人によって望ましい覚醒度は様々である。これらのことから，パフォーマンスは中等度の覚醒度で最適となるという**最適機能帯理論**が生み出された。

●覚醒度の評価●

　覚醒度はいくつかの自律神経機能の変化を引き起こすため，覚醒を定量化する方法の1つでは，応答を仲介する特定の生理学的変数や神経内分泌的因子の変化を測定する。通常は，生理学的変数として，心拍数，血圧，瞳孔径，皮膚伝導性が測定される。しかしながら，覚醒度とこれらの生理学的変数の間には直接的な関連性がない。一般的に，生理学的変数の変化と覚醒度の変動との間の相関は低い。さらに，生理学的な変化は覚醒度の操作に用いられるストレッサーにならない。

一般に，覚醒度の上昇に関与する神経内分泌系因子には，カテコラミン，副腎皮質ホルモン，コルチゾール，成長ホルモン，およびプロラクチンが含まれる。覚醒度の変化とこれら因子の調節との間には強い関係性がある。覚醒反応は適切な刺激の提示から数ミリ秒以内に始まるが，神経内分泌系因子レベルの変化が検知できるようになるまでの時間は，動作解析へ応用するには長すぎる。ほとんどの運動は数秒以内で完了するのに対し，神経内分泌系因子の循環レベルの変化が検出できるようになるまでには分単位の時間経過が必要である。

覚醒度は知覚した覚醒度の自己評価によっても定量化が可能である。その評価法として2つの方法が広く用いられている。1つは個人の不安を測定する方法であり，もう1つはその時々の覚醒度を評価する方法である。不安度の評価には，多くの場合，平均水準（特性不安）と現状水準（状態不安）の不安レベルの両方を評価する質問紙に個人が回答する方法が用いられる（Spielberger et al., 1983）。この得点によって，個人がストレスによって覚醒させられていると思われる程度が示される。その時々での覚醒度は視覚的アナログ尺度（VAS）で評価される。VASは両端がしっかりと区切られた10 cmの直線の尺度であり，左端に「全く不安がない」，右端に「非常に不安である」など，極性を持った説明の言葉が書かれている。したがって，ヒトの覚醒度を包括的に評価するためには，生理学的変数，神経内分泌系因子，および知覚された不安レベルを同時に測定する必要がある。

●活動の機序●

覚醒度が運動パフォーマンスに影響を及ぼすことは知られているが，その影響を仲介するメカニズムは不明である。ある説明では，覚醒度が様々であるように，ある課題に対して個人が示すことができる注意の度合いも様々であり，その結果，パフォーマンスにも同様の変動が生じるとされている。認知に対する覚醒度の重要性がどんなものであれ，筋への神経指令に何らかの変動があり，それがパフォーマンスの変化の原因となっているはずであるが，現状では神経指令の変化の特性はあまりわかっていない。

覚醒度は様々な神経内分泌系因子の循環レベルの上昇に関わっているため，覚醒度と共に神経活動のパターンも変化している可能性がある。この可能性は2つの例によって支持されている。1つめは，疲労性収縮中のパフォーマンスが，ホルモンおよび神経伝達物質としての役割を果たしているノルエピネフリンのような因子の濃度に依存しているということである。例えば，ノルエピネフリンの再取り込み阻害薬の投与によって自転車のタイムトライアル中に両脚で発揮されるパワーが減少し，規定の仕事量を完遂するための所要時間が増加することが挙げられる（表8.2と図8.29）。2つめは，自律神経系の活動を変調するいくつかの神経伝達物質が神経修飾因子として作用することによって，運動パフォーマンスの背景にある脊髄回路の機能が修飾されることである（Heckman & Enoka, 2012）。例として，非常に多くのストレッサーがセロトニン作動性神経細胞の活動を増加させることで細胞外のセロトニンレベルが上昇し，誘発された代謝調節型の効果とシナプス駆動に対する神経回路網の応答が変化することが挙げられる。セロトニン濃度の変動は，脊髄運動ニューロンの活動，選択反応時間課題実行中の筋電図活動，さらには移動運動と関連がある中枢パターン発生器（CPG）の活動でさえも変化させる。このような相互作用は，神経系の機能のさらなる理解を進めるために運動パフォーマンスに対する覚醒度の効果を調べることの必要性を示唆している。

●神経筋機能●

覚醒度の変化の機能的な重要性は，最大筋力，最大下収縮中の力調節安定性，疲労性収縮，筋活動の分布に対する覚醒度の影響を調べた研究によって実証されている。

最大筋力

IkaiとSteinhaus（1961）の研究から得られた知見は，覚醒度が最大筋力に及ぼす増強効果を示す好例として頻繁に引用されている。その研究では，被験者が肘関節屈筋群における短時間の最大等尺性収縮を1分ごとに1度，30分間行った。そして，最大随意収縮前に実験者が時折かつ不意にピストル音を鳴らした。さらに，各被験者は最後の最大随意収縮前に大きな声で叫ぶように指示された。ほとんどの被験者において，最大随意収縮力はピストル音や叫び声を出すことによる大きなノイズの後で大きくなっていた。しかし，大きなノイズの効果は，驚愕反応による増強効果の証拠となるが，覚醒度による増強効果の証拠にはならない。これに対して，被験者が把持課題中に発揮できた最大筋力は，被験者が数学の問題を解いたり電気ショックを受けたりするような覚醒度の強化活動に参加した後では増加しなかった（Noteboom et al., 2001a, b）。

もし覚醒度が実際に筋力に影響するならば，随意性賦活の増大，増強された筋の収縮性，あるいは動員された筋群における協調性の変化という3つの異なる機序が関与するかもしれない。動機づけされた被験者は，標準的な実験環境下で随意指令によって筋を最大限に賦活させることができるため，覚醒度が高くなる

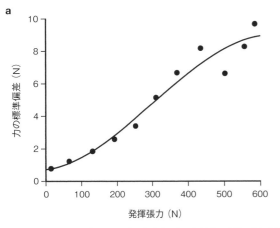
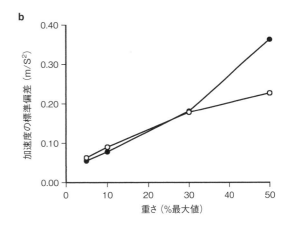

図8.38 膝関節伸筋群による一定の収縮中の力と加速度の変動。(a) 最大の2〜95％の範囲で設定された目標強度における等尺性収縮中の力の標準偏差。課題は，下肢で発揮された力をモニタ上のターゲットラインに可能な限り合わせることであった。(b) 1回だけ挙上できる最大負荷の5〜50％の範囲で設定された重さを用いた短縮性（●）および伸張性（○）収縮中における足関節の加速度の標準偏差。
Figure 8.38a："Modeling variability of force during isometric contractions of the quadriceps femoris," E. A. Christou, M. Grossman, and L. G. Carlton, Journal of Motor Behavior, 34, 67-81, 2002, Taylor and Francis, adapted by permission of the publisher（Taylor & Francis Ltd, http://www.tandfonline.com）. Figure 8.38b：From Journal of Electromyography and Kinesiology, Vol. 13, R. M. Enoka ら, "Mechanisms that contribute to differences in motor performance between young and old adults," pgs. 1-12, 2003, with permission from Elsevier.

ことで筋の賦活が増大するとは考えがたい。同様に，カテコラミンの一種であるエピネフリンは，覚醒度の上昇に伴ってより多く分泌されるが，この状況下では，単収縮応答は増強されるが強縮力は増強されない。逆に，覚醒度の高まりに伴う脊髄回路網に対する神経内分泌系因子の修飾効果によって協調性が最適化され，持ち上げられる重さが増加するのかもしれない。

力調節安定性

ヒトが手部，腕部，もしくは脚部の筋群で一定の筋収縮を行うとき，四肢によって発揮される力は定常ではなく平均値のあたりを変動する。力の変動は，絶対値が標準偏差として，または相対値が変動係数として定量化される。膝関節伸筋群における一定の筋収縮に関する研究によって，等尺性収縮中の力の標準偏差（図8.38a）と短縮性および伸張性収縮中の加速度の標準偏差（図8.38b）は筋収縮が強くなるにつれていずれも増加することが示されている。そして，最大下等尺性収縮中における力の変動の大きさは，賦活している運動単位の放電頻度の共通修飾と強く関連している。

ストレッサー（暗算課題や電気ショック）を与えて覚醒度を操作すると，最大下でのつまみ把持中の**力調節安定性**が低下する。Evangelos Christouら（2004）によって実証されたこの効果は，被験者が最大随意収縮力の2％でのつまみ把持を70分間（先行局面：30分間，ストレス局面：15分間，回復局面：25分間）行ったときに確認された。被験者は，ストレス局面においてつまみ把持を行っていない手の甲に不快な電気刺激を間欠的に受けた。被験者はストレス局面におい

て高い覚醒度を訴え（図8.39a），この高まりは力調節の標準偏差の顕著な増加と対応していた（図8.39b）。この効果は高齢者で最も顕著に示された（図8.39c）。女性は男性よりも高い覚醒度を訴えた（図8.39a）が，力調節安定性に対するストレッサーの影響に性差はなかった。

疲労性収縮

疲労が進行する活動中に行われる仕事量は，覚醒度の上昇によって増強される。AsmussenとMazin（1978a, b）は，覚醒度の上昇が起こるような行為に被験者がさらされたときの肘関節および手指の屈筋群で発揮された仕事量を比較した。被験者は，各運動課題の間に2分間の休息を取りながら課題失敗にいたるまで筋収縮を連続して行った。休息中に被験者が活動（身体的，精神的活動）し，かつ仕事を開眼状態で行うと，一連の試技で行われた仕事量は閉眼時よりも多くなった。これらの効果は，疲労性収縮を行っている筋群に対する血流量の差ではなく，より顕著な腱反射と関連していた。つまり，パフォーマンスの向上は覚醒度の上昇に起因していると考えられる。

疲労性収縮における視覚的フィードバックの影響は，Carol Mottramら（2006）によっても実証された。彼らは，表示される信号の感度変化が位置制御課題（最大随意収縮力の15％）における課題失敗までの所要時間に及ぼす影響を検討した。課題は，肘関節角度を一定に維持することで，その角度はモニタに表示された。課題は関節角度の信号感度が高い条件と低い条件で行った。信号感度が高いときは，実際の肘関節角度

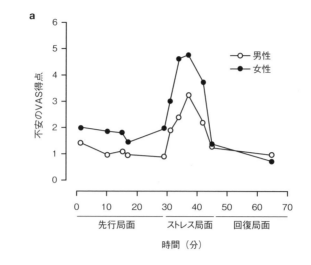
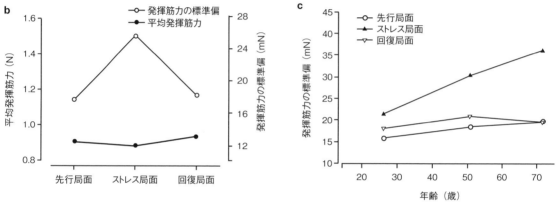

図8.39 最大下でのつまみ把持中の力調節安定性に対する電気刺激の影響。(a) 視覚的アナログ尺度(VAS)のスコアは,15分間のストレス局面で増加し,先行局面とストレス局面の両方で女性の方が男性よりも高かった。(b) 3つの局面でつまみ把持中の平均発揮筋力は一定であったにもかかわらず,ストレス局面中では発揮筋力の標準偏差(SD)が増加していた。(c) ストレス局面では,発揮筋力の標準偏差が若年者,中年者,高齢者それぞれで増加していたが,高齢者が最も大きな増加を示した。
Reprinted, by permission, from E.A. Christou, J.M. Jakobi, A. Critchlow, M. Fleshner, and R.M. Enoka, 2004, "The 1- to 2-Hz oscillations in muscle force are exacerbated by stress in older adults," *Journal of Applied Physiology* 97 : 225-235.

の変化が小さくてもモニタに表示される関節角度の変化は大きく表示されることになる。男性における課題失敗までの所要時間は低感度条件(6.0分)と高感度条件(5.9分)で同様であった。しかし,女性における課題失敗までの所要時間は,高感度条件(8.7分)の方が低感度条件(11.9分)よりも短かった。したがって,高感度条件で必要となる高い注意力は,女性の課題失敗までの所要時間を減少させる(疲労しやすくなる)が,男性には影響がないといえる。さらには,この課題における失敗までの所要時間を予測する生理学的な調節は男女間で異なっていた。

筋活動の分布

ヒトが高い努力を必要とする課題を行うとき,運動生成に主として関与する筋群に隣接した他の筋群へ活動が分布する。例えば,疲労性収縮の過程における高強度の筋力発揮中では,通常,他の筋群も活動する(図8.33)。このような活動の分布は姿勢の安定性を高め,2関節筋による関節をまたいだパワーの伝達を可能にする。

覚醒度の上昇は課題の実行に使われる筋活動の量も増加させる。例えば,WeinbergとHunt(1976)は,高い不安(覚醒の指標)状態の被験者が投球課題中に筋電図活動の量を増大させることで,パフォーマンスに対する負のフィードバック反応を示すことを明らかにした。筋電図活動の変化は,高い不安状態の被験者ではパフォーマンスを低下させたが,低い不安状態の被験者ではパフォーマンスを向上させた。反対に,筋電図バイオフィードバックを用いたトレーニングは状態不安や特性不安を減少させることができ,その効果は不安が強い人ほど有効である。

筋活動の分布に対する覚醒の効果は,患者に対する

いくつかの治療的介入の基礎知見として利用されている。例として，PNF療法で利用される技術の多くは**放散**と呼ばれる筋活動の分布に基づいていることが挙げられる。一般的な用い方は，最大の抗力に対して特定の運動パターンを実施するように患者を促すことによって，協働筋における活動の分布を起こすというものである。さらに，基本的なPNFの手順では，ストレスがかかる状況を想定するために言葉による激しい指示を行うことが推奨されている。これによって協働筋における活動の分布が高められる。臨床的知見では，覚醒度が高められた条件下では，患者が機能不全の筋をより動員させられるようになることが示されている。

まとめ

　本章は運動系に対する身体活動の影響を考察する2つの章のうちの1つ目である。本章では，短時間の身体活動に付随するストレスに順応するために運動系が用いる即時的（急性的）な調節に焦点をあてた。本章は，運動系によって示される調整を特徴づける6つのテーマ，具体的には，ウォームアップ効果，柔軟性，筋痛と筋損傷，疲労，筋力増強，そして覚醒度について扱った。まず，ウォームアップ効果について述べ，温度変化が運動系の力学的な出力や筋と結合組織の受動的スティフネスに及ぼす影響を示した。第二に，ウォームアップ運動と柔軟性に関連する運動を区別し，柔軟性を増大させるための方法と関節可動域を制限する因子について述べた。第三に，激しい運動後に生じる筋痛について述べた。遅発性筋痛は短縮性収縮よりも伸張性収縮の後に好発する。遅発性筋痛を起こす運動を行うと，筋の圧痛の増加，血清クレアチンキナーゼ濃度の上昇，筋機能の一時的な不全が起こることを示した。第四に，疲労性と疲労感における相互作用によって運動能力が制約され，日常生活に支障を来すような症状として疲労がどのように現れるのかを記述した。一方で，疲労性は，筋の賦活や収縮機能の調節および個人の心理学的特徴や恒常性の維持過程に起因する疲労感によって決まる。そして，このような調節が，疲労性収縮中における課題失敗までの所要時間や競技中のペース配分の戦略をどのように制約しているかを述べた。第五に，単シナプス性応答，微小終板電位，M波の振幅，テタヌス後単収縮増強，および収縮後感覚神経放電に対する短時間収縮の増強効果の特徴を明らかにした。第六に，覚醒度の測定方法，覚醒度の重要性，および神経筋の活動に対する覚醒度の影響について明らかになっていることを示し，運動パフォーマンスに対する覚醒度の影響を述べた。これら6つの例は，身体活動を行うときに運動系によって生成される調節の範囲を説明するものである。

第 9 章

慢性適応

　第8章では，短期間の身体活動によって運動系に引き起こされる急性適応について検討している。第9章では，長期的な身体活動の変化に対する運動系の応答に迫り，筋力トレーニングやパワートレーニングによって起こる神経筋の適応，使用の低下による運動機能の変化，神経系の損傷後における運動機能の回復，そして，加齢に伴って起こる運動機能の低下について議論する。

　筋力増強は筋力の測定方法やトレーニングプログラムにおける運動の内容に依存するため，筋力を増強させる適応について考える前に，まずは筋力トレーニングで用いられるトレーニング法や負荷をかける方法について議論する。

●トレーニング法●

　一連の運動を繰り返すことで運動系が経験する適応は，トレーニングプログラムで行われる特定の課題に依存する。第6章と第7章で述べたように，活動の変化は賦活される運動単位，協働筋間の協調性，その動作に必要な姿勢補助の程度，中枢神経系が受け取る感覚フィードバックの種類に影響する。したがって，最も効果的なトレーニング戦略とは，運動を求められる結果に適合させることである。この節では，特定のトレーニングプログラムの構築に活用できる6つのトレーニング法について説明する。

等尺性収縮

筋力

　臨床や実験では通常，筋力は等尺性収縮中の最大筋力，1回だけ挙上できる最大負荷，あるいは等速性（短縮性あるいは伸張性）収縮中の最大トルクの3つの方法のいずれかを用いて測定される（図9.1）。等尺性収縮課題は通常，最大随意収縮（MVC）と呼ばれ，1回だけ挙上できる負荷は**最大挙上重量（1RM重量）**として知られている。最大随意収縮力は主に筋のサイズに依存する一方，1RM重量や等尺性最大トルクは筋のサイズと関連する筋群の神経系の働きによる協調的な活動の両方に依存する。

　等尺性収縮では筋とその腱の全長は変化しないため，筋が発揮するトルクは負荷トルクと一致する。これは例えば，肢が周辺環境の固定された物体を押すときに起こる。等尺性収縮による筋力増強は，通常，トレーニング開始後の6〜8週間でピークとなる。Tetsuo Fukunagaらは，12週間にわたって等尺性運動によるトレーニングを行った男性9名の筋力増強を測定した。各被験者は，膝関節伸筋群において最大随意収縮時のトルクの70％の強度で15秒間の収縮を6回行うトレーニングを週4回実施した。一方の脚は短い筋長位（完全伸展位から0.87 rad 膝関節屈曲位）で，もう一方はそれより長い筋長位（1.75 rad 膝関節屈曲位）でトレーニングした。トレーニングにより両脚の最大随意収縮時のトルクは，短い筋長では49％±28％，長い筋長では44％±20％増加した（Kubo et al., 2006）。最大随意収縮時のトルクの増加は両脚共に

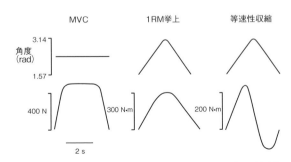

図 9.1 膝関節伸筋群による最大随意収縮（MVC），1RM挙上，等速性収縮の理想的なパフォーマンス。等速性課題の後半部分は膝関節屈筋群を含む。上段は膝関節角度を表す（3.14 rad＝完全伸展）。下段はMVCによる筋力と1RM挙上と等速性収縮課題の合成筋トルク（N・m）を示す。

4週間後で有意となったが，その増加は短い筋長の側では運動の開始から8週間目までしか続かなかった。一方，長い筋長の側では12週間にわたって段階的に増加した。しかしながら，膝関節伸筋群の筋量の増加は，両脚で同様であった（約10％）。最大随意収縮時のトルクの増加は，短い筋長の側ではトレーニング時の膝関節角度に特異的だったが，長い筋長の側ではそうではなかった。一般に等尺性筋力の増加とパフォーマンスや非等尺性収縮で獲得される筋力増強の間の関連性は弱い。そのため，等尺性収縮は健康な若年者を対象としたトレーニングプログラムではあまり用いられないが，リハビリテーションでは有効である。

等尺性トレーニングに関する研究の多くは主動筋の筋力増強に焦点をあてているが，他の多くの筋も筋力トレーニングの運動中における姿勢保持に必要な等尺性収縮を行っている。等尺性活動の重要な役割は，姿勢が筋力トレーニングの結果に及ぼす影響によって明確に示されている。例えば，スクワットとベンチプレスで8週間トレーニングを行った後のパフォーマンスの向上は，トレーニングと計測の方法が類似している場合でのみ確認された（Wilson et al., 1996）。ベンチプレスのパフォーマンスの向上は，最大ベンチプレス負荷（12％），ベンチプレス投げ（8％），そして等速性ベンチプレス（13％）では認められたが，同じ筋群が使用される腕立て伏せや腕の水平内転ではパフォーマンスの向上は見られなかった。さらに，最大随意収縮力の増加とパフォーマンス向上の関連性はごく小さかった。

重量の挙上

負荷の挙上や下制を行うとき，筋トルクは，負荷を短縮性収縮で挙上すると負荷トルクよりも大きくなり，伸張性収縮で下制すると負荷トルクよりも小さくなる。短縮性収縮と伸張性収縮はまた，それぞれ求心性収縮と遠心性収縮としても知られている。

多くの筋力トレーニングプログラムで用いられる重量は，その負荷で繰り返すことのできる最大の回数で表される。例えば，DeLorme（1945）のスキームでは，トレーニングセッション間で段階的に負荷を増加させる。DeLormeは，各エクササイズは10回挙上が可能な量（10 RM負荷と呼ばれる）を基準にセットごとに負荷を増加させ，10回を3セット行う構成とすることを提案した。DeLormeスキームでは，最初のセットを10 RM負荷の半分，2セット目を10 RM負荷の4分の3，そして最終セットを10 RM負荷で各10回行う。短縮性収縮中に筋が発揮できる最大トルクは伸張性収縮中よりも小さいため，10 RM負荷は動作に関与する筋群の短縮性収縮に関連した能力に依存する。

伸張性収縮におけるより大きな力発揮能は多くの場合，より強力な筋力増強を促すと仮定されている。ところが，短縮性収縮と伸張性収縮それぞれで得られる筋力増強の大小には研究間で矛盾が存在し，双方の収縮様式で違いはないと報告する研究がある一方で，伸張性収縮でより大きな増強が見られると報告する研究もある。しかしながら，運動強度や収縮速度といった筋力増強に影響を及ぼす重要な要因が研究間で異なっているため，単純な比較ができない。20の無作為比較試験のメタ分析では，伸張性収縮で獲得される筋力増強は短縮性収縮で得られる増強よりも大きいが，それは伸張性収縮時により大きな負荷が用いられる場合のみであると結論づけられている（Roig et al., 2009）。

筋力トレーニングによって引き起こされる適応に対する伸張性収縮の影響はNeil Reevesらによって実証された。彼らは14週間の標準的な運動（短縮性収縮と伸張性収縮）を行った高齢者群（約70歳）と，伸張性収縮のみから成るプログラムに参加した高齢者群の結果を比較した。2つの群の参加者は，5 RMの負荷を用いて，ニーエクステンション（膝伸展運動）とレッグプレスによるトレーニングを行った。5 RMという負荷は，伸張性収縮トレーニング群で重量がより大きかったということである。伸張性収縮トレーニング群の参加者は，介入期間を通して低い主観的運動強度を報告していたにもかかわらず，5 RM負荷はニーエクステンション（55% vs. 14%），レッグプレス（46% vs. 23%）の両方でより大きな増加を示した（Reeves et al., 2009）。その反面，最大等尺性収縮中の膝関節伸筋群の随意性賦活レベルは両群で同等であった（90～94%）。他の研究者が報告したように，トレーニング後の最大トルクの増加は，トレーニングで行った収縮様式に特異的だった（図9.2）。また，トレーニング後における外側広筋の筋厚は両群で同等に増加したが，筋束長の増加は伸張性収縮トレーニング群の方が大きく（55% vs. 14%），一方，羽状角の増加は標準的運動でトレーニングした群の方が大きかった（35% vs. 5%）。このように，伸張性収縮トレーニングによって引き起こされる適応は，短縮性収縮と伸張性収縮による標準的プログラムで起こる適応とは明らかに異なっていた。

伸張性収縮にはより大きな力発揮能，低い代謝要求，低い主観的運動強度といった特徴があるため，伸張性収縮は運動に対する耐性に制限がある患者向けの標準的なリハビリテーションに補助的に有効活用できる。低強度の伸張性収縮で起こる適応を特徴づけるため，Stan Lindstedtらは，下肢筋群の短縮性収縮を含む自転車エルゴメータトレーニングと，伸張性収縮を含む

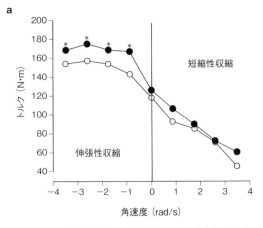 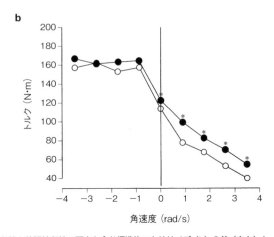

図9.2 14週間の伸張性収縮による筋力トレーニング（a），もしくは短縮性収縮と伸張性収縮の両方を含む標準的エクササイズ（b）の前（白丸）と後（黒丸）における等速性収縮中の膝関節伸筋群で発揮された最大トルク．*はトレーニング後の有意な増加を表す．
Republished with permission of Wiley and Sons, from *Experimental Physiology*, "Differential adaptations to eccentric versus conventional resistance training in older humans," N. D. Reeves et al., 94：825-833, 2009；permission conveyed through Copyright Clearance Center, Inc.

8週間のトレーニングによる変化を比較した．（参加者はエルゴメータに設置された負荷に抵抗して伸張性収縮を行った．）運動強度は2つの群間で，最大心拍数に対する比率により釣り合わせた．目標となる心拍数は，プログラム開始1週目の最大の54％から8週目で65％に増加した（LaStayo et al., 2000）．運動強度は同等だったため，8週目における伸張性収縮トレーニング群の下肢筋群による吸収パワー（489 W）は，短縮性収縮トレーニング群の下肢筋群による発揮パワー（128 W）よりも4倍大きかった．短縮性収縮トレーニング群の参加者とは対照的に，伸張性収縮トレーニング群の参加者は介入期間中において，下肢の主観的運動強度が大きかったことを報告し，膝関節伸筋群の等尺性最大随意収縮力の有意な増加（26％）を経験した．また，外側広筋の筋線維横断面積が有意に増加（52％）した．短縮性収縮トレーニング群では，最大随意収縮力と筋線維横断面積のいずれにも統計的に有意な変化はなかった．したがって，低強度伸張性収縮トレーニングプログラムは，下肢筋群の有意な構造的，機能的適応を引き起こすことができる．

調節抵抗機器

ギアや摩擦システム，油圧シリンダー，空気圧システム等によりトレーニング実施者の発揮パフォーマンスに基づいた負荷（トルク，パワー）を課すことのできるトレーニング機器が，**調節抵抗機器**として知られている．ギアシステムや複数の油圧式装置の作用は，変位した体節の角速度が一定となる，いわゆる等速性収縮を生じさせる（図9.1）．

等速性収縮には，他のトレーニング様式に比べて優れている点と劣っている点がある．劣っている点の1つに，等速性収縮が実際の動作と乖離していることがある．例えば，制限のない動作に手足の定常的な角速度が含まれることはほとんどない．また，等速性収縮では拮抗筋のより大きな共活動を伴う可能性がある．さらには，多くの等速性装置の最大速度（5 rad/s）は，走行，跳躍，投動作といった動作中に生じる最大角速度よりもかなり低いことが挙げられる．これらの特徴は，等速性収縮により発揮される最大トルクが多くの場合で，制約の小さい動作で発揮される最大トルクよりも小さいことの説明となるかもしれない．例えば，垂直跳の短縮性収縮中の最大トルクは300 N·mであるのに対し，1.05 rad/sで短縮性収縮中に膝関節伸筋群が発揮できる最大トルクは最大で160 N·m程度である．同様に，スクワットリフトを含む筋力トレーニングプログラムは，最大スクワット負荷（21％），40 mスプリントタイム（2％），6秒間の自転車漕ぎにおける最大パワー（10％），垂直跳高の有意な増加（21％）をもたらしたが，等速性収縮中の最大トルクには変化がなかった（Wilson et al., 1996）．加えて，等速性収縮による膝関節伸筋群の筋力トレーニングでは，等速性収縮における最大トルクは増加したが，最大キック力には変化が認められなかった．

それでもなお，等速性装置は，リハビリテーションの場面で有効とされる動作範囲全般で，筋にかかる抵抗を変調できる性能がある点で優れている．例えば，ある動作範囲の特定の箇所で痛みが生じるとき，実施者はこの範囲では努力量を減らしつつも，他の痛みのない範囲では関節系の運動ができる．さらに，等速性装置では負荷の制御を気にすることなく動作を途中で止めることも可能である．また，使用者にしっかりした安定性を与えることから，他のリハビリテーション

表9.1 将来のナショナル・フットボール・リーグ選手の膝関節伸筋群と屈筋群における等速性最大トルク（N·m）

ポジション	n	伸筋群	屈筋群	比率
ディフェンスバック	222	285 ± 66	186 ± 38	0.67 ± 0.14
ディフェンスライン	218	346 ± 70	231 ± 41	0.68 ± 0.15
キッカー	37	277 ± 65	179 ± 34	0.67 ± 0.12
ラインバッカー	123	328 ± 72	219 ± 43	0.69 ± 0.13
オフェンスライン	204	349 ± 66	234 ± 40	0.69 ± 0.15
クオーターバック	73	304 ± 56	208 ± 42	0.69 ± 0.10
ランニングバック	118	303 ± 68	200 ± 40	0.68 ± 0.14
タイトエンド	59	342 ± 54	231 ± 39	0.69 ± 0.13
ワイドアウト	198	279 ± 58	193 ± 41	0.70 ± 0.14

Data from Zvijac et al, 2014.

運動では生じる安定性の保持が必要でなくなる。さらに，負荷の挙上を含む他のトレーニング様式と同様に，等速性のトレーニングプログラムでは機能的課題への汎化を最大限にするための短縮性と伸張性の両収縮を組み合わせることもできる。

等速性装置のもう1つの優れている点は，エリート運動選手から神経学的，整形外科学的疾患のある患者にいたるまで，規範となるデータを確立するための標準化された方法が提供されている点がある。表9.1は大学アメリカンフットボールのエリート選手が行った短縮性による等速性収縮（1.05 rad/s）中の膝関節伸筋群と屈筋群によって発揮された正味の最大筋トルクをまとめたものである。1252名の選手の年齢は20～27歳だった。データは2008年から2011年までのナショナル・フットボール・リーグの合同スカウト活動で収集され，Cybexのダイナモメータを用いて利き足より取得した。全てのポジションで膝関節伸筋群は屈筋群よりも強かったが，ポジション間で強さに違いが見られた。それでもなお，膝関節伸筋群に対する屈筋群の最大トルクの比率は，全ての選手で同等であった。しかしながら，全選手の32%は利き足側と非利き足側の膝関節伸筋力に10%以上の差があり，23%は膝関節屈筋力でも同等の差があった。これらのデータは個々の選手のプロフィールに含まれていた。

等速性装置とは反対に，油圧や空気圧システムは調整可能な抵抗を与えるが，動作速度は制御できない。油圧式装置は，液体で満たされた漏洩式のチャンバーに対して使用者が短縮性収縮で力を発揮するにつれ抵抗が生じる。抵抗は液体が一方のチャンバーから他方のチャンバーへ通る弁の直径を変えることで調整され，弁の直径が小さいとき抵抗は高くなる。このような油圧式システムは，使用者が発揮した力や液体の移動速度に依存する柔軟な負荷を与える。油圧式装置はフリーウェイトと同等の筋力増強を引き起こすことができる。空気圧システムもまたコンプレッサーを使用して圧力（つまり抵抗）を変化させることにより，様々な負荷を課すことができる。使用者は，単にボタンを押すだけで素早く圧力を変えることができる。空気圧システムの圧力は，伸張性収縮を可能とする程度まで大きくすることができるが，そのような状況下では装置の制御が難しい。

プライオメトリックトレーニング

等速性装置とは反対に，プライオメトリック運動ではある特定の動作パターン，すなわち伸張-短縮サイクルを含むトレーニング方法である。ヒトのほとんどの動作は，短縮性収縮に先行して筋の全長が増大する伸張-短縮サイクルを含んでいる。初期の伸張は賦活された筋線維の伸張を含む場合と含まない場合がある。伸張-短縮サイクルにおける初期の伸張は短時間であることから，中枢神経系は比較的一定の賦活レベルを確立し，実施者と周辺環境との相互作用が筋全体（筋線維と腱）の伸張の程度を決定する。

プライオメトリック運動では顕著なトレーニング効果を引き起こすことができる。Mikel Izquierdoらは，プライオメトリック運動を行う様々な被験者群を対象に，このトレーニング，条件，パフォーマンス向上を特徴づけるための複数の研究を行った。ある研究では，体育系の学生に7週間，プライオメトリックジャンプ，重負荷での筋力トレーニング，パワートレーニング，負荷をかけた反動ジャンプ，もしくは4種類全ての運動を組み合わせたトレーニングの計5種類のうち1種類のトレーニングを行わせ，トレーニング後の跳躍能力の変化を比較した。結果，5つ全ての群全てにおいて反動を伴った垂直跳の到達高で同等の増加（7.8～13.2%）が認められた（de Villarreal et al., 2011）。他の研究では，6週間のプライオメトリック運動（20, 40, 60 cmからの跳ね上がりドロップジャ

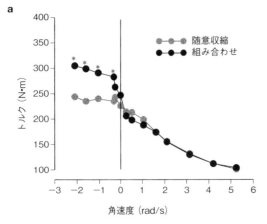 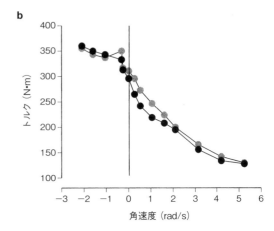

図9.3 日常的な運動習慣のない若年男性（a）とエリート走高跳選手（b）における膝関節伸筋群の最大等速性収縮により発揮された最大トルク。伸張性収縮と短縮性収縮は随意動作のみ，または神経筋電気刺激を組み合わせた随意収縮により行われた。*は2種類の収縮様式間の有意な差を表す。
With kind permission from Springer Science+Business Media：*European Journal of Applied Physiology*, "Co-activation and tension-regulating phenomena during isokinetic knee extension in sedentary and highly skilled humans," 1996, Vol. 73：149-156, G. Amiridis et al., figure 1, © Springer Science+Business.

ンプ60回）が，中距離と長距離ランナーの垂直跳高（2.2～33.2％），20 mスプリント走時間（2.3％），2.4 km走時間（3.9％）を向上させたことを報告した（Ramirez-Campillo et al., 2013）。これらの結果から，トレーニングプログラムへの30分間の所定のプライオメトリックジャンプの追加は，競技選手の機能に顕著な向上を引き起こすことが実証された。

しかしながら，日常的に高強度のプライオメトリックトレーニングを行っている競技選手では，等速性の筋機能測定において高いパフォーマンス発揮が可能である。Ioannis Amiridisら（1996）は国内および国際レベルで競技する走高跳のエリート選手と日常的な運動習慣のない男性の膝関節伸筋群の最大トルクを比較した。被験者は一定の角速度の範囲で，随意収縮のみおよび随意収縮に神経筋電気刺激を組み合わせた2種類の最大随意収縮課題を行った。他の報告と同様に，非運動群で伸張性収縮によって発揮された最大トルクは，組み合わせた条件よりも随意収縮のみの条件での方が小さかった（図9.3a）。この不一致は，トレーニングを行っていない人は伸張性収縮中に最大随意収縮を発揮できないことに起因する。反対に，走高跳のエリート選手では伸張性収縮中の膝関節伸筋群の最大トルクに2種類の条件間での相違は認められず（図9.3b），また，非運動群と比較して膝関節伸筋群に高い筋電図振幅が生じた。競技選手の高いパフォーマンス発揮は，トレーニングプログラムの中でプライオメトリック運動を重視していたことによるものだった。

神経筋電気刺激

電気刺激は18世紀以降リハビリテーションの手段として用いられてきたが，健常な競技選手に従来のトレーニングの補足として適用されるようになったのは1970年以降のことである。その手法は，標的とする筋上の皮膚に貼付した1組の電極間に電流を流して筋内の神経枝に活動電位を発生させ筋収縮を誘発するものである。この手法は人工的に神経と筋の両方に活動電位を発生させるため，**神経筋電気刺激**として知られ，通常，長期にわたる不活動の期間やその後における筋の量と機能の維持，様々なパフォーマンス能力を持つ個人の筋機能の向上に用いられている（Maffiuletti 2010）。

■**刺激プロトコル** 神経筋電気刺激は様々なプロトコルで用いられる。刺激パラメータには刺激頻度，刺激波形，刺激強度，電極の大きさと種類などがある。最も単純な刺激のプロトコルでは，通常は狭いパルス幅（50～400 μs）を用いて，一定の周波数（通常15～50 Hz）で連続した矩形パルスを適用する（図9.4a）。筋の最大の力を誘発するためにはおよそ100 Hzの周波数で刺激する必要があるが，そのような周波数では，50 Hz未満のときよりも強い痛みが発生する。神経筋電気刺激に関連する不快感は，60秒間中の6秒ごとに1回，1.5秒間の刺激を適用し，その後60秒間の休息をとる低周波（50～100 Hz）で調整（例：刺激のオン，オフ）される高周波刺激（10 kHz）という手法によって軽減できる（図9.4b）。結果を最大化するには，どのプロトコルでも，用いる電流（刺激強度）を耐えられる最大レベルに設定しなくてはならない。

刺激頻度の変更に加え，異なる形状の刺激波形を用いることは（図9.4c），神経筋電気刺激に関連する快適さに影響するようである。商業的に利用可能な臨床刺激装置では，正（単相性）パルスまたは正-負（二相性）パルスのいずれかの電流を送ることが可能な様

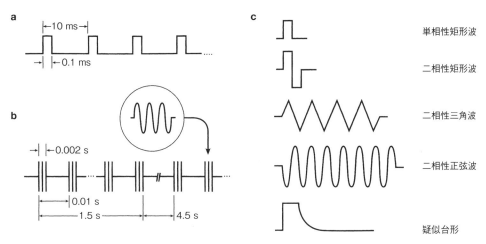

図9.4　神経筋電気刺激で用いられる刺激手法。(**a**) 従来型の0.1 msのパルス幅を持つ連続性の低周波（100 Hz）矩形刺激。(**b**) 連続した刺激間が0.01 sの低周波（100 Hz）で調節された高頻度刺激（1 kHz サイン波）のパターン。(**c**) 波形の形状。二相性の波形はゼロのラインをまたいで変動する。
With kind permission from Springer Science＋Business media：*Sports Medicine*, "Muscle strength and its development：New perspectives," Vol. 6, 1988, pg. 149, R. M. Enoka, fig. 1 and fig. 2.

な形状の波形（例：矩形，三角形，正弦）を与えることができる。広く好まれている波形の形状といったものはなく，被験者や患者ごとに好みがあるものの，二相性パルスは不快感が少ない傾向にある。

電極のサイズや材質はいずれも刺激の効率性に影響する。大きな電極は電流を筋全体に素早く送ることができる。このことは大腿四頭筋や足関節底屈筋といった大きな筋群では極めて重要である。また，電流密度（nA/cm^2）は大きな電極ほど小さくなる。これにより，組織下に損傷を与えることなくより多くの電流を通せるようになり，結果的に生じる不快感を最小限にできる。大きな表面積に加えて，電極は低いインピーダンス，すなわち電流の流れに対し低い抵抗にすべきである。大きなカーボン製のラバー電極は特にこれらのニーズに合致する点で有効である。

神経筋電気刺激と同様に，**磁気刺激**でも末梢の運動系に人工的な活動電位を発生させることができる。商業的に利用可能な磁気刺激装置は電界と電流を誘発し，興奮性膜を脱分極させて活動電位を発生させる。神経筋電気刺激とは対照的に，磁気刺激の運動応答の閾値は感覚応答よりも低い。したがって，磁気刺激は電気刺激よりも痛みが弱い。さらに，刺激は磁気刺激の方が電気刺激よりも距離に伴う低下が小さいことからより広範囲に伝わる。

■**トレーニング効果**　神経筋電気刺激を用いたトレーニングプログラムの主たる到達目標は，筋機能（たいていの場合，筋力）の向上である。ほとんどの研究は，数週間の神経筋電気刺激後に起こる最大随意収縮力の増加が，随意収縮でトレーニングした場合と同等であることを報告している（Vanderthommen & Ducha-teau, 2007）。例えば，Julien Gondinら（2005）は，8週間の神経筋電気刺激プログラムにより20名の若年男性の大腿四頭筋に生じた適応を検証した。電極（5×5 cm）を外側広筋と内側広筋上に貼付し，もう1つの電極（10×5 cm）を左右の下肢の鼠径靱帯の約6 cm下に貼付した。プロトコルは矩形パルス（持続時間400 μs）とした。各々の連続刺激（75 Hz）は6.25秒間であり（上昇時間＝1.5 s，定常状態＝4 s，減衰＝0.75 s），20秒間の間隔で40回の連続刺激を繰り返した。最大耐性電流は30〜120 mA間の範囲とした。32回のトレーニングセッション後，膝関節伸筋群の最大随意収縮力は27％増加した。

Banerjeeら（2005）は，これとはかなり異なる手法を用いて，日常的な運動習慣のない成人を対象に40分間の神経筋電気刺激を週5回，6週間使用してトレーニングした。刺激（4 Hz）は密着性の高いショーツに埋め込んだ大きな電極により，大腿四頭筋，臀筋，ハムストリングス，下腿筋群（600 cm^2/leg）上に貼付して与えた。徒手刺激装置により与えられた最大電流は300 mAだった。一連のプロトコル中では，平均で最大の57％まで心拍数が上昇した。膝関節伸筋群の最大随意収縮力の増加（361〜448 N）に加え，トレッドミル歩行時間，6分間歩行距離，最大酸素摂取量が向上した。

同様の筋機能の改善は臨床研究でも報告されている。例として，前十字靱帯再建術や膝関節形成術といった外科手術後のリハビリテーションや，脊髄損傷者の機能維持がある。例えば，人工膝関節全置換術後，患者は大腿四頭筋の随意性賦活の減少や著しい筋萎縮を経験し，回復に数カ月を要する。このことを示す術後

表 9.2 神経筋電気刺激前後における膝関節形成術患者の筋力およびパフォーマンス測定

結果	週				
	0	3.5	6.5	13	52
膝関節伸筋群（N·m/kg）	1.33 ± 0.57	0.93 ± 0.41*	1.20 ± 0.47*	1.42 ± 0.52*	1.66 ± 0.52*
膝関節屈筋群（N·m/kg）	0.76 ± 0.28	0.49 ± 0.18*	0.65 ± 0.23*	0.73 ± 0.21	0.83 ± 0.25*
随意収縮（%）	76 ± 15	82 ± 17	85 ± 14	87 ± 13	88 ± 9
階段上昇（s）	18 ± 10	25 ± 10*	17 ± 7*	14 ± 7*	12 ± 4*
TUG テスト（s）	9 ± 4	10 ± 4*	8 ± 2*	8 ± 2*	8 ± 3*
6 分間歩行（m）	404 ± 128	390 ± 92*	467 ± 93*	496 ± 96*	478 ± 94*
WOMAC（点）	37 ± 12	27 ± 12	18 ± 9	11 ± 9	6 ± 6
SF-36 PCS（点）	38 ± 9	36 ± 9	43 ± 8	49 ± 8	51 ± 7

* $p < .05 =$ コントロール群との比較。
訳注：TUG テスト＝Timed Up & Go テスト；WOMAC＝西オンタリオ・マクマスター大学変形性関節症指数；SF-36 PCS＝短い質問形態の健康調査，身体的健康度。
Data from Stevens-Lapsley et al., 2012.

の随意性賦活や筋横断面積の減少は，大部分が大腿四頭筋の筋力の低下で説明がつく。大腿四頭筋の筋力の回復と機能的出力の間には強い関係性があるため，神経筋電気刺激をリハビリテーションプログラムに加えることは有効である。Jennifer Stevens-Lapsley らは人工膝関節全置換術を受けた 66 名の患者の無作為化比較試験により，リハビリテーションにおける神経筋電気刺激の有益性について検証した（表 9.2）。参加者は無作為に標準的なリハビリテーション（コントロール群）もしくは神経筋電気刺激を加えた標準的なリハビリテーションを受ける群のいずれかに分けられた。電流（およそ 80 mA）は，大腿前部の遠位内側部と近位外側部上に貼付した電極（7.6 × 12.7 cm）により与えられた。刺激手順は 15 秒間（50 Hz）の連続した二相性の矩形パルス（持続時間 250 μs）から成り，15 秒間の各連続的刺激間の間隔は 45 秒だった。介入は術後 48 時間から開始され，週 2 回，6 週間行われた。6 週間の神経筋電気刺激を受けた患者では，膝関節伸筋群と屈筋群の最大随意収縮力が有意に増加し，また，他の複数の運動能力の測定値は術後 1 ヵ月間が最も顕著であったが，その後 1 年間持続した。

神経筋電気刺激の負の影響の 1 つに，誘発した収縮に伴う高い疲労性がある。これは脊髄損傷者などの，神経支配を喪失した筋の人工的な賦活において大きな制約となる。神経筋電気刺激は電極に近い筋内の神経枝のみ活動させるため（図 9.5），刺激強度は随意収縮によって同等の力を発生させるよりも大きくなくてはならない。また，随意収縮における非同期性のパターンとは対照的に，人工的な刺激は運動単位を同期的に賦活する。同期した賦活は関与する筋の特定の部位に限定されるため，随意性賦活と同等の力を発生させるためには，賦活される運動単位はより大きなエネル

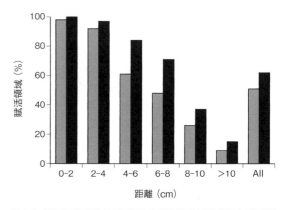

図 9.5 神経筋電気刺激により大腿四頭筋に誘発された収縮中の筋賦活の空間的分布。筋活動は PET の横断面撮像における最大 40ヶ所の関心領域において計測され，血流増加として示される。x 軸は，刺激電極（外側広筋上に貼付）から賦活された関心領域までの距離を示す。神経筋電気刺激によって賦活された筋の割合は刺激電極からの距離の増加に伴って減少した。膝関節伸筋群によって保持された最大の 5%（灰）から 10%（黒）までの負荷の増加に伴ってより強い電流が与えられ，電極からより離れた筋の賦活が増加した。
Adapted with permission of Wiley and Sons, from *Muscle & Nerve*, "Spatial distribution of blood flow in electrically stimulated human muscle : a positron emission tomography study," M. Vanderthommen et al., 23 : 482-489, 2000 ; permission conveyed through Copyright Clearance Center, Inc.

ギーを消費しなければならない（Vanderthommen & Duchateau, 2007）。核磁気共鳴の研究は，電気的に誘発された収縮に比べると，随意収縮で課題が遂行されたときではエネルギー代謝が異なることを示している。例えば，電気刺激により下肢筋群で中等度の力（＜最大随意収縮の 40%）を持続させたときでは，随意収縮で同等の力の持続させたときと比べてアデノシン三リン酸塩の代謝回転（反転）は大きく，解糖依存は大きく，細胞内の pH は低く，筋の血流量は増加した。神経筋電気刺激に伴う大きなエネルギー要求により，運動単位における力発揮能力は同等の随意収縮中より

も早く減衰する。

　神経筋電気刺激は身体の衰えに対する対処法として，筋の萎縮を最小限にする，疲労の増加を抑える，骨質量の喪失を減少させる，また循環器系機能の低下を遅らせる目的で用いられる。例えば，Andreas Harkoppら（2003）は第5，第6頸椎で離断した人の手関節伸筋群の収縮特性と代謝特性において，2種類のトレーニングプログラムの影響を比較した。手関節伸筋群は1日30分，週あたり5日，12週間にわたって刺激された。筋への刺激は筋力トレーニングかあるいは持久性トレーニングのいずれかを模したプロトコルにより，バネ負荷に抵抗するために行われた。刺激頻度（二相性パルス）は15～30 Hzの範囲，パルス幅は250 μsとし，5秒間の連続した刺激の間には5～20秒の休息が組み入れられた。最大筋力は筋力トレーニングを行った群でやや増加し，一方で疲労性は両群ともに約40％改善した。疲労性は2分間の間欠的刺激後に誘発した力（330 msで30 Hz）の減少によって定量化された。核磁気共鳴分光法を用いて行われた測定に基づくと，疲労性の改善は誘発した収縮におけるエネルギーコストの38％の減少や，クレアチンリン酸の回復時間の52％の減少と関連があった。したがっ

て，いずれのトレーニングプロトコルも，脊髄損傷者が経験する疲労性を減少させることができそうである。

　数週間の神経筋電気刺激トレーニングは，健常なヒトの外側広筋の筋線維タイプの比率を変えうるが，このような変化の機能的結果はあいまいである。この問題に迫るため，Bruno Grassiらは，骨格筋の酸化的代謝において，神経筋電気刺激によって誘発された速筋から遅筋への筋線維代謝特性の移行の結果について調べた。予測通り，8週間のトレーニングは（以前，Gondin et al., 2005に記述されている）膝関節伸筋群の最大随意収縮力を25％増加させた（Porcelli et al., 2012）。しかし，自転車エルゴメータのパフォーマンスは介入により向上しなかった。一呼吸ごとの肺による酸素摂取と外側広筋の酸素化レベルの計測に基づくと，Grassiらは漸増負荷運動によるサイクリングにおける酸素コストを含め，複数の骨格筋の酸化的代謝測定における変化がなかったことを確認した。しかし，筋線維の代謝特性における神経筋電気刺激の影響は，神経筋系に障害のある人では機能向上を引き起こすことができるかもしれない。

例9.1　機能的電気刺激

　疾患や外傷によって低下した機能を回復させるための筋の電気刺激として**機能的電気刺激**が知られている。筋は皮膚に貼付した電極（表面刺激）や，一方を皮膚上に設置し，もう一方を筋内に挿入した電極（経皮的刺激），または両極とも標的の組織に埋め込んだ電極を介して賦活される。電気刺激は運動軸索において活動電位を誘発するため，この手法には健常な運動ニューロンと筋線維間のつながりが必要である。そのため，機能的電気刺激は運動ニューロン（例：筋委縮性側索硬化症，末梢神経障害，ポリオ）や筋線維（例：筋ジストロフィー）が損傷した疾患に対しては適当ではない。機能的電気刺激は，脳性麻痺，頭部損傷，多発性硬化症，脊髄損傷，脳卒中といった，運動ニューロン，神経筋接合部，筋線維が損傷していない場合にのみ用いることができる。このような治療法の注目すべき成功例に，上肢や下肢，膀胱と腸管，呼吸系の機能回復がある。

　下肢の運動機能の回復例として，歩行の遊脚期における下垂足を防止するための機能的電気刺激の応用がある。神経学的疾患（例：多発性硬化症，神経障害，脳卒中）により足関節背屈筋の神経支配が損傷を受け，歩行の遊脚期に足部の位置の制御が難しくなる場合がある。効果的な治療は，背屈筋，趾伸筋，腓骨筋群を賦活するために総腓骨神経を刺激し，遊脚期の中間でいくらかの外反を伴う足関節背屈を起こす収縮を誘発することであ

る。これにより，つま先のクリアランスが確保される。代表的な装置はベルト上に装着でき，40 Hzの周波数で100 mAの二相性パルス（持続時間300 μs）まで出力が可能な9 Vの電池で作動する。立脚相の終わりで足が地面から離れる際，フットスイッチが短い一連の刺激を起こす。このような装置を数カ月着用した後では，患者の歩行速度の増加，歩行エネルギーコストの低下，日常生活動作の改善が示され，これらの効果は刺激を止めた後でも持続した。

　機能的電気刺激は，人が日常生活で自身の手を使えるようになるために上肢に対してよく用いられる。そのような使用方法では，前腕や手の筋群が電気刺激によって賦活され，手による把持動作が可能となる。例えば，脳卒中によって運動能力が損傷した人には，喪失した手の機能回復のための治療においてグローブ装置を用いることができる。このグローブには，標的の筋群に電流を流すため，指の位置を計測するためのセンサと電極が備えられている。下垂足装置と同様，刺激頻度（2～120 Hz）やパルス幅（50～300 μs）の全範囲に最大80 mAの電流を供給するために9 V電池を使用する。電極は手を開くための補助として前腕部指伸筋上と，手を握るために前腕屈筋群上に設置される。このような装置を用いたリハビリテーションは，手の開閉動作回復の手助けとなる。

■**活動機序** 神経筋電気刺激によって生じる筋力増強には，末梢および中枢の適応が関与する．末梢の適応は賦活された筋線維に生じる変化に相当し，一方，中枢の適応は課された刺激が感覚に与える影響に関連する．末梢適応に関連した問題としては，神経筋電気刺激により賦活される運動単位と関係がある．直径の大きな軸索は課された電場に対してより容易に興奮するため，古典的な考え方では随意性賦活と比べて電気刺激では動員順序が反対になると考えられている．しかしながら，電流源が皮膚に貼付された電極を介して送られるとき，電極と筋内軸索の距離は動員順序に対する軸索の直径の影響を減少させる．結果として，神経筋電気刺激による運動単位の賦活順序は，反転した順序よりも，通常に近い小さいサイズから大きいサイズへの順序となる．Jacques Duchateau らは随意収縮と電気刺激によって誘発された収縮により，前脛骨筋における運動単位間の動員順序を比較した．随意収縮では全249対の運動単位のうちの5.7%を除き，低い動員閾値の運動単位が最初に動員された（Feieresen et al., 1997）．反対に電気的に誘発された収縮では，高い動員閾値の231対の運動単位のうち35%が最初に動員された．これらの結果は，神経筋電気刺激による賦活順序は比較的ランダムになることを示唆している．

神経筋電気刺激はまた，中枢神経系に求心性に伝播される感覚軸索にも活動電位を発生させる．神経筋電気刺激に関連する求心性フィードバックは一次体性感覚野に到達することが示されており，またトレーニングプログラム後に観察される神経適応に寄与すると推察される（Hortobágyi & Maffiuletti, 2011）．神経筋電気刺激の中枢性効果の一例として，HowardとEnoka（1991）は，レクリエーション程度の運動習慣を有する若年男性と重量挙げ選手の右大腿四頭筋に与えた刺激が，左下肢で発揮された最大随意収縮力に及ぼす影響を比較した．刺激（50%の負荷のサイクルで50 Hzに調節された 2.5 kHz）は，右大腿四頭筋の近位および遠位端に設置された大きな電極（7.5 × 15.5 cm）によって耐えうる最大の強度で与えられた．右大腿部に与えた刺激（2秒漸増，3秒一定）は，両被験者群で左下肢の最大随意収縮力を増加させ，その増加は重量挙げ選手群で16.2%，レクリエーション群で6.2%だった．最大随意収縮力の増加は，対側同名筋の神経筋電気刺激による感覚フィードバックに起因していた．同様に，Tibor Hortobágyi ら（1999）は，片側下肢の大腿四頭筋への神経筋電気刺激（50%負荷サイクルで50 Hzに調節された 2.5 kHz）を用いた6週間のトレーニング（1セットあたり4〜6回，1セッションあたり最大7セット反復）が，対側（非トレーニング側）下肢の最大随意収縮力を66%増加させたことを報告した．

軸索に活動電位を生じさせるのに必要な電流の量は，刺激パルスの持続時間の増大に伴って指数関数的に減少する．これまで議論してきたように，この指数関数的減少は，ある時定数によって特徴づけられる（図 5.4b に定義されている）．つまり，長い時定数は，パルス幅の増大に伴って必要とする電流がより緩やかに減少することを示している．時定数は運動軸索よりも感覚軸索での方が長いため（500 μs vs. 約 700 μs），より長い刺激パルスは神経筋電気刺激中に，より大きな割合で感覚軸索を活動させる．David Collins らは，通常の刺激パラメータ（パルス幅 = 0.05 ms，頻度 = 25 Hz）で誘発された力と，パルス幅の広い刺激（パルス幅 = 1 ms，頻度 = 100 Hz）で誘発した力の比較によりこの効果の大きさを検証した．刺激電流は両方のプロトコルで初期に生じたトルクを合わせることにより調節され（図 9.6），幅の広いパルス刺激で誘発された漸増的なトルクは，感覚の賦活による中枢の機序に起因する（Collins, 2007；Collins et al., 2002）．追加分の力が中枢に起因することは，中枢神経系への求心性信号の伝播を阻害する末梢神経の刺激部位近位部に対するブロック麻酔によって確認された．したがって，幅の広いパルスは，筋に投射する運動神経終末の直接的な賦活だけでなく，反射経路を介した脊髄運動ニューロンの間接的な賦活でも筋収縮を生じさせる．さらに，パルス幅の広い神経筋電気刺激は，刺激の終了後であっても広範囲で皮質脊髄路の興奮性の修飾を生じさせ，また，反射経路の応答性を増強する．パルス幅の広い神経筋電気刺激によって生じた応答に対する中枢神経系の大きな関与は，治療への応用性がありそうである．

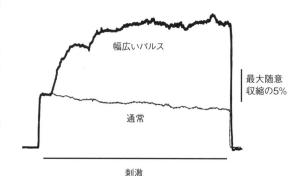

図 9.6 神経筋電気刺激における通常（パルス幅 = 0.05 ms，頻度 = 25 Hz）のパルス幅，および幅の広いパルス幅（パルス幅 = 1 ms，頻度 = 100 Hz）で誘発された1被験者のふくらはぎの筋（下腿三頭筋群）の筋トルク．刺激頻度はそれぞれの収縮で一定であったが，電流は初期と同様の筋トルクを発生させるよう調節された．
Collins et al., 2002.

例9.2　ロシアンプロトコル

Vladimir Zatsiorskyによって記述されたように，1970年に初めて紹介された神経筋電気刺激のロシアンプロトコルは以下の特徴から成る．
- 搬送波信号──正弦波あるいは三角波
- 頻度──2.5 kHz
- 調節──50 Hz
- 負荷サイクル──50％，10 ms オン，10 ms オフ
- 刺激振幅──少なくとも最大随意収縮力と同等な力を誘発するのに十分，もしくは耐えうるレベルまで
- 収縮時間──10 s
- 収縮間の休息──50 s
- 収縮回数──10 回/1 日
- トレーニング頻度──週5日で最大25日間のトレーニング日

このようなプロトコルを19日間，8名の被験者（年齢：16～17歳）の両側下腿筋群に行うことで，最大随意収縮力，垂直跳高，下腿の周囲径が有意に向上した（図9.7）。

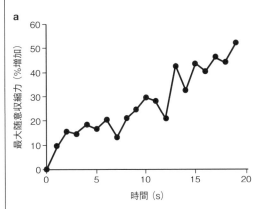 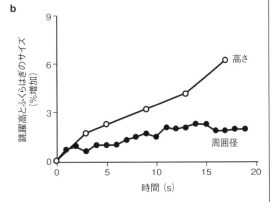

図9.7　神経筋電気刺激による最大随意収縮（MVC）力，垂直跳高，および下腿周囲径の増大．

振動刺激（バイブレーション）トレーニング

筋やその腱に振動刺激を与えると筋力を増強させる反射を引き起こすため，振動刺激はよくトレーニングプログラムに組み入れられている．最も普及している方法は全身振動刺激と呼ばれるもので，振動するプラットフォーム上に立ちながら様々なエクササイズを行うものである．振動プラットフォームには少なくとも，鉛直方向への振動，水平方向への振動，また，鉛直方向の振動と前後方向（車輪）軸まわりの揺動を組み合わせたものの3種類がある．課される振動の振幅や頻度は，ほとんどの装置で複数の選択肢から選択できる．また，上肢のエクササイズ中に手で握るような振動装置もある．

トレーニングプログラムにおける全身振動の使用は，運動機能に様々な結果を生じさせる．例えば，de Ruiterら（2003）は週3回の頻度で11週間，全身振動を合わせたトレーニング（30 Hz，振幅8 mm）によって健常若年者の膝関節伸筋群に生じる適応を調べた．トレーニングはプラットフォーム上で膝関節をやや曲げた状態（1.9 rad）で立ち，その間，セット間に60秒の休息を挟みながら60秒間の振動を5～8セット行うものだった．対照群は膝関節伸筋群の最大随意収縮力を基準とした同様の課題を行ったが，振動には曝露しなかった．コントロール条件に比べ，全身振動では膝関節伸筋群の最大随意収縮力，最大収縮速度，また，反動ジャンプにおける最大跳躍高のいずれも増加しなかった．しかしながら，このトレーニングは，神経筋電気刺激（80 mm秒間，300 Hzで3回の刺激を与え，間には3秒の休憩を入れた）によって誘発される力の増加率を確実に増強させた．

一方でSabine Verchuerenらは，トレーニング経験のない女性を対象に，全身振動による筋力の増強が筋力トレーニングプログラムによる筋力の増加と同等であることを発見した．彼らは全身振動群，プラセボ振動群，筋力トレーニング群，コントロール群の4群で生じた適応を比較した．2つの振動群はプラットフォーム上で静的および動的な膝関節伸筋群エクササイズを行い，振動トレーニングの強度はプログラム実施の12週間にわたって増加させた（表9.3）．膝関節伸筋群のパフォーマンスの改善は，全身振動を伴うトレーニングを行った群と負荷を持ち上げるエクササイズを行った群で同等であり，最大随意収縮力はそれぞれ16.6％と14.4％増加し，4種類の等速性収縮にお

表9.3 12週間のトレーニングプログラムの開始時と終了後の全身振動の量と強度

指標	開始	終了
量		
休憩を挟まない最長振動刺激（秒）	30	60
振動刺激の合計時間（分）	3	20
各エクササイズのセット数	1	3
エクササイズ数	2	6
強度		
エクササイズ間の休息インターバル（s）	60	5
振動刺激の振幅（mm）	2.5	5.0
振動刺激の周波数（Hz）	35	40

Data from Delecluse et al., 2003.

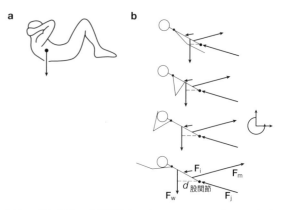

図9.8 膝を曲げての腹筋運動（ベントニーシットアップ）を行う被験者。(**a**) 全身図。(**b**) 上肢位置の変化は，股関節に対する上半身の重みベクトル（F_w）のモーメントアーム（d）を増加させるため，運動を行うのに大きな筋力（F_m）が必要とされる。F_iとF_jはそれぞれ，腹腔内圧による力と関節反力を表している。

ける最大トルクはそれぞれ9.0%と6.2%増加した（Delecluse et al., 2003）。プラセボ群とコントロール群では，いずれも有意な変化はなかった。振動エクササイズ群では反動ジャンプ時の最大跳躍高が7.6%の増大した一方で，筋力トレーニング群では最大跳躍高には変化がなかった。

筋への振動刺激は感覚受容器を賦活し，反射経路を介して筋収縮を誘発するため，いくつかの研究では高齢者や神経学的疾患（例：脳性麻痺，多発性硬化症，パーキンソン病，片麻痺）のある人の運動機能改善の可能性について検証している。ある文献のメタ分析では，全身振動は有効な治療介入になりうると結論づけられているが，大部分の調査研究はデザインに限界点があるため，エビデンスとしては有力ではない。例えば，全身振動の効果は，振動に曝露されることなく同様の運動を行った被験者群の結果と比較するべきである。高齢者の筋や骨の形態や機能に対する全身振動の影響についての系統的レビューで，Maria Fiatarone-Singh らは，結果を肯定的にみなすには証拠が弱いとしている。彼らは筋機能の有意な改善を示す証拠はいくつか見つけたものの，真の有効性，臨床的な妥当性，また筋や骨に起こる適応の根底にあるメカニズムについてはまだ結論が出ていないとしている（Mikhael et al., 2010）。同様の結論は，神経学的疾患患者に対する効果的な介入としての全身振動の証拠の確実性に対しても報告されている（del Pozo-Cruz et al., 2012）。

全身振動トレーニングに関する研究は，神経筋パフォーマンスを改善できることを示唆している。しかしながら，パフォーマンスの向上を生じさせる最も効果的な振動の特性（例：振幅，方向，頻度，曝露の時間），全身振動によって変調されうる運動機能（例：バランス，持久力，歩行，筋パワー，最大随意収縮力，垂直跳），介入により利益が得られる個人の特性，また，その適応に関連するメカニズムについては多くのことがまだわかっていない。

●負荷手法●

筋力トレーニングに関して負荷を設定するとき，漸増抵抗運動，負荷の大きさ，動作範囲にわたってどのように負荷が変化するかといったいくつかの問題を考える必要がある。

漸増抵抗運動

筋力トレーニングの一般的な方法には，セットの反復ごとに負荷を変更する方法があり，この方法は**漸増抵抗運動**として知られている（DeLorme, 1945）。DeLormeによって定められたこの方法では，セットごとに段階的に負荷を増加させながら3セットの運動を行う。負荷の増加は通常，バーベルの重りをセットごとに増加させることによりなされる。しかしながら，運動において筋に課される負荷は，モーメントアームの大きさや動作速度にも依存する。そのため段階的な負荷の増加には，拳上する重量，モーメントアームの長さ，または動作速度の変化が関係する。例えば図9.8aは，腹筋と股関節屈筋群によって上半身を上げ下げする，膝を屈曲させての腹筋運動（ベントニーシットアップ）の途中にある人を表している。図9.8bに示す4つの位置のように，腹筋運動における上肢位置の変化は，上半身の質量中心を頭の方向へと移動させるため，股関節に対する上半身の重みのモーメントアームが増大する（図9.8b内の破線）。つまり，上肢位置の変化による正味の効果として，この運動を行うために筋が発揮しなければならない力（F_m）が増大す

負荷の大きさ

　漸増抵抗運動の概念を定義する際，DeLorme（1945）は3つの各セット内における反復の回数を10回とすべきことを提案した。現在，ほとんどの筋力トレーニングプログラムは1セットあたり1～8回の反復を推奨している。一般的に，挙上する負荷によって1セットあたりの反復回数を決定し，負荷が重くなるにつれ，少ない反復回数で行うようにしている。重い負荷では，関与する筋に課されるストレスが増加すると考えられている。ただし，これは動作のキネマティクスが負荷によって変わらない場合に限る。例えば，2種類のスクワットについて，一方では500 Nの重量のバーベルを用い，もう一方では1000 Nの重量のものを用いるとする。毎回同じ方法で正確に動作を行うのなら，重い負荷を用いた際に膝関節伸筋群が発揮するトルクは，軽い負荷を用いて行ったときのおよそ2倍となる。したがって，筋力トレーニングやリハビリテーションでは，標的とする筋群の運動への関与を確実にするために，動作フォームに集中する必要がある。

　アメリカスポーツ医学会（2009）は，エクササイズのセッションでは小筋群よりも大筋群のエクササイズを，単関節に特化したエクササイズよりも多関節運動を含むエクササイズを，また，低強度のエクササイズよりも高強度のエクササイズを先行して行うことを推奨している。各エクササイズで用いられる負荷は遂行可能な最大反復回数より同定する。例えば，5～6 RM負荷は最大負荷のおよそ85～90％に相当する（図9.9）。しかしながら，収縮強度と RM 負荷の関係はエクササイズによって異なり，また個人のトレーニング状態に依存する（Wernbom et al., 2007）。一般に，初心者は8～12 RMの負荷から始め，1～2秒間で短縮性収縮と伸張性収縮を行うべきである。各々が目標とする回数よりも1回か2回以上多く反復できるようになったら，負荷は2～10％ずつ増加させるべきである。中級および上級のトレーニング経験者は，重負荷（1～6 RM）を中心により幅広い負荷を用い（1～12 RM），セット間に3分間の休憩を挟む。様々な反復回数やセットの組み合わせによる中等度の量のトレーニングは，少量あるいは多量のトレーニングと比べてより大きな筋力の向上をもたらす。筋力トレーニングプログラムの目標が筋肥大を最大化することにある場合，プログラムはより多くの反復回数やエクササイズのセット数で構成すべきである。アメリカスポーツ医学会は，初心者と中級者は週に2日か3日のトレーニング，上級者は週に4日か5日のトレーニングを推奨している。

　このような推奨があるにもかかわらず，筋力の増強は，ある条件下では軽負荷を用いた場合でも達成できる。例えば，安定した姿勢を保持しながら中程度の負荷（1 RMの30％）で安定的な収縮を行う多自由度のトレーニングを数週間行った場合，高齢者は機能的に有意な筋力の増強を示した（Kobayashi et al., 2014）。同様に，血流の部分的な閉塞を伴う軽負荷トレーニング（血流制限トレーニング）は，筋力増強を含む幅広い適応を引き起こすことができる（Karabulut et al., 2010）。また，数週間の血流制限トレーニングは，競技選手においても有意な筋肥大を引き起こすことができる（Takaradaら 2002）。

等負荷と可変負荷

　筋力トレーニングでは通常，所定の動作範囲にわたって動作する筋の長さが変化する。筋が発揮できるトルクは関節角度に伴って変化するために（図6.37と図6.42にその例を示した），負荷の大きさだけでなく，負荷が動作範囲内でどのように変化するのかを示すことも必要である。主な違いは，肢にかかる負荷が動作範囲を通して一定か，もしくは変動するかという点にあり，これらの負荷を課す方法はそれぞれ**等負荷トレーニング**と**可変負荷トレーニング**として知られている。一般に，フリーウェイト（例：バーベルやダンベル），ケーブル式のプーリーシステム，円弧カムを搭載した装置は一定の負荷を与え，一方，非対称カムやレバーアーム（例：ノーチラス，ユニバーサル）は動作範囲にわたって変動する負荷を課す。

　肘関節の屈曲，伸展により手に持った負荷を上げ下げするとき（図9.10 a），負荷ベクトル（F_l）の大きさや方向は動作範囲にわたって一定である。しかしながら，マシンによって課される負荷は，ウェイトスタッ

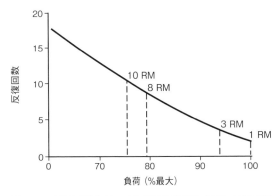

図9.9 エクササイズの1セットにおける反復回数（RM）と最大に対する割合で示した負荷の大きさとの関係性。
Adapted, by permission, from D. G. Sale and D. MacDougall, 1981, "Specificity in strength training: A review for the coach and athlete," *Journal of Applied Sports Sciences* 6：90. Copyright 1981 by the Canadian Association of Sport Sciences.

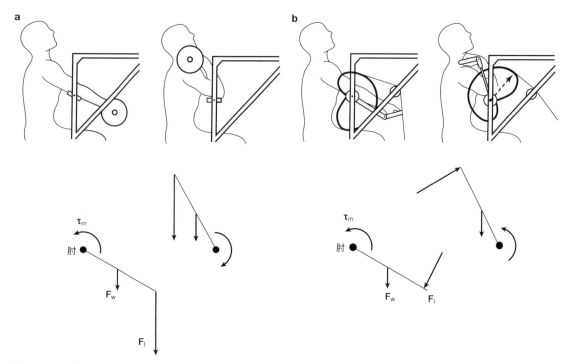

図9.10 アームカールエクササイズで用いられる等負荷トレーニング（a）と可変負荷トレーニング（b）に関連する負荷の状態。τ_m＝合成筋トルク；F_w＝前腕部と手部の重量；F_l＝負荷の大きさ。

クの重りやカムのモーメントアームの積に相当するトルクであるため，マシンによっては手に持った負荷が動作範囲の中で変動する（図9.10b）。このようなエクササイズでは，ウェイトは一定であっても，カムが円形でないため動作範囲にわたってモーメントアームが変動する。モーメントアームはカムの回転軸からウェイトスタックに連結するケーブルまでの垂直距離である（図9.10bの右上図内の破線矢印）。様々な負荷は負荷ベクトル長の変化としてフリーボディダイアグラムに示されている。動作範囲を通して関与する筋群が受けるストレスは，一定の負荷を用いた場合よりも可変負荷を用いた場合で最大随意収縮トルクの変動により緊密に一致する。

2つの負荷条件間の違いの理由として，手にかかる負荷は肘関節まわりの負荷と同じではないことが挙げられる。特に，肘関節まわりの負荷トルクは，手にかかる負荷と手から関節までのモーメントアームの積とである（図9.11）。等負荷エクササイズにおいて，モーメントアームは前腕が垂直のときにゼロとなり，水平のときに最大となる（図9.10a，図9.11a）。一方，可変負荷の方向は，動作範囲を通して上肢に対しおおよそ直角となる（図9.11b）。これは，手から関節への負荷のモーメントアームがほとんど変化しないことを意味している。したがって，名前とは反対に，肘関節まわりの負荷トルクは，可変負荷よりも等負荷でより

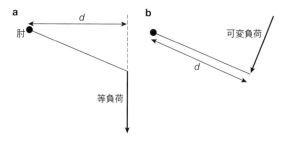

図9.11 等負荷（a）と可変負荷（b）を手で持った際の肘関節まわりの負荷トルク。

変動することとなる。

フライホイール

宇宙飛行で使用できる筋力トレーニング装置の必要性に対応するため，Per Teschらは，フライホイールが回転することで抵抗を課すフライホイールトレーニングシステムを開発した。図9.12aの例に示すように，膝関節伸筋群を収縮させて装置を押し，脚を挙げることで，カムに取り付けられたストラップがフライホイールを回転させ，運動エネルギーが生じる。一度回転すると，フライホイールの運動エネルギーはこれに続く伸張性収縮に対し抵抗を課すことができる。反対に，従来のウェイト挙上装置によって課される抵抗は，ウェイトの上げ下げによって得られる位置エネ

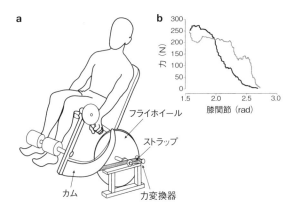

図9.12 (a) 膝関節伸筋群の筋力トレーニングで用いられるフライホイール装置の仕組み，(b) 短縮性収縮（灰色）と伸張性収縮（黒）を含んだ膝関節伸展エクササイズの1回反復においてフライホイールストラップにより検知された力．
Adapted with permission of Blackwell Science, from *Acta Physiological Scandinavica*, "Muscle hypertrophy following 5-week resistance training using a non-gravity-dependent exercise system," P. A. Tesch et al., 180：89-98, 2004；permission conveyed through Copyright Clearance Center, Inc.

ギーをもとにしている．膝関節伸展エクササイズの1回反復の伸張性収縮局面においてフライホイールから下肢へと，また，短縮性収縮局面において下肢からフライホイールへと伝達される力を図9.12bに示す．力は膝関節伸展局面では短縮性収縮動作の最初の2/3で大きいが，膝が屈曲し始めると，伸張性収縮の最初の局面で大きくなる．さらに，伸張性収縮の最初の局面での膝関節伸筋群の筋電図振幅は，従来のウェイト挙上マシンで同様の運動を行うときと比べてフライホイール装置を用いたときの方が大きくなる．

Per Treshらの研究では，フライホイール装置を用いたトレーニングが，標準的なウェイト挙上エクササイズと少なくとも同等の向上をもたらすことを報告した．例えば，5週間の片側膝関節伸筋群トレーニングは両群の被験者（フライホイール装置とウェイトスタック装置）で大腿四頭筋群の筋量増加を引き起こしたが，その増加はウェイトスタック群では主に大腿直筋に限定的であったのに対し，フライホイール群では4筋全ての筋量が増加した（Norrbrand et al., 2008）．さらに，MRIスキャンの横（T2）緩和時間（例：図6.6）は，バーベルスクワットと比べると，フライホイールを用いた膝関節伸展エクササイズ後の方が大腿四頭筋群のより大きな活動を示した（Norrbrand et al., 2011）．同様に，フライホイールを用いた数週間の膝関節伸筋群トレーニングは，最大随意収縮力，筋電図振幅，大腿四頭筋横断面積，そして外側広筋の筋束長と羽状角の増加を生じさせた．しかしながら，Yo Yo Technology Inc. が1機で多くの異なる筋群をエクササイズできるフライホイール装置を市販しているように，フライホイールによるアプローチは膝関節伸筋群だけに限ったものではない．

例9.3　2つのモーメントアームを伴うカム

設計の異なる可変負荷装置として，一方はウェイトスタックのケーブルに，もう一方はリフターのケーブルにつながる，2つのモーメントアームを含むものがある．そのような設計では，カムの形状による影響を受けるので，2つのモーメントアームが相反性様式で変動する（図9.13）．モーメントアームの変動は，ある動作範囲を通して平均的な成人の筋力に適合するように意図されている．最も筋力を必要とする位置で（図9.13a），リフターのモーメントアーム（d）は負荷のモーメントアーム（e）よりも低くなる．反対に，最小の筋力でよい範囲では，2つのモーメントアームの長さが逆になる（図9.13b）．この組み合わせによって，可変負荷（ウェイトスタック × モーメントアーム）はリフターが最も筋力を要するところで最大となる．これにより，マシンが所定の動作範囲全般で平均的な成人の筋力に適合する可変負荷を与えることを可能とする．

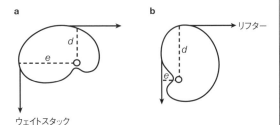

図9.13 2つのモーメントアームを制御する可変負荷式カム．(a) カムの形状により，この位置ではリフターにつながるケーブルにかかるモーメントアーム（d）はウェイトスタックへつながるケーブルにかかるモーメントアーム（e）より小さくなる．(b) この反対の関係性が動作範囲の異なる場所で起こる．

例9.4 初動負荷トレーニング

標準的なウェイトトレーニングと身体動作との関連性の乏しさが動機となり，Yasushi Koyamaは2つの独特な特徴を持つトレーニング機器を考案した。その特徴は，(1) 弛緩した筋が短縮性収縮を起こす際に負荷が最大となり，(2) 多角的な自由度の動作を可能とするギアシステムである。これらの特徴を持つ装置で行う初動負荷トレーニングは，複合的な軸まわりの回転，近位から遠位へと伝わる活動位相，短縮性収縮の直前の弛緩した主動筋の伸張，共活動量を最小にする運動を伴う。ほとんどの初動負荷トレーニング運動はかわし動作を含んでいる。このかわし動作は，動作に含まれる体節のねじり運動を伴う長軸回転から成る。固有受容性神経筋促通法で用いられる対角の動作パターンに似ているが，かわし動作は主動筋の活動を促通するために用いられる。

これらの特徴は，図9.14に示されているようなラットプルダウン運動で検証されている。前額面上のみで変位する従来のマシンとは対照的に，初動負荷トレーニングマシンは前腕の回内-回外動作（かわし動作）と，水平面上における上肢の前方-後方変位が行えるようになっている。図9.14a, bは，従来のマシンと初動負荷マシンで運動を行ったときの動作開始時の上肢の位置を示している。従来のマシンと比べ，初動負荷トレーニングマシン使用時では自由度が加わることで，動作の挙上と下制局面がより対称（速度）となり，動作の中盤で力を低値に減少させ，実施者によるパワー発揮とパワー吸収の双方を要する（図9.14c）。特に実施者によって発揮される力は，下制局面の後半（負の速度）と挙上局面の前半でほぼゼロ（低い筋活動）となる。図9.14には示されていないが，2種類のマシンで運動が行われるとき，広背筋，三角筋前部，三角筋後部，前鋸筋，僧帽筋，上腕二頭筋，上腕三頭筋の筋電図活動もまた両者で異なる。初動負荷トレーニングは，より効果的に日常生活動作に汎化が可能な運動を行うことができるトレーニング法としての可能性を持っている。

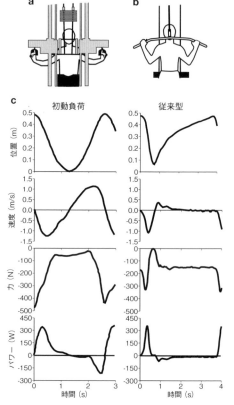

図9.14 2種類のマシンで行われたラットプルダウン運動の比較。初動負荷マシン（a）と従来のトレーニングマシン（b）で行ったときの動作初期での腕の位置。手のひらは初動負荷マシンでは後方を向き，従来のマシンでは前方を向いている。(c) 初動負荷マシン（左側）と従来のマシン（右側）で行った運動の1回反復における手のバイオメカニクス的特徴。データは2種類のマシンで行ったラットプルダウン運動におけるキネマティクス，力，そしてバーのパワーを表している。ゼロの位置は，バーが最も下に位置する（ウェイトスタックは最上位）ことを示し，また，負の速度は下制方向への変位を表す。負の力は実施者がウェイトスタックを引き下げていることを示し，正のパワーは腕の発揮パワーに相当する。
Data from Koyama et al., 2010.

●神経筋の適応●

トレーニングプログラムなどの介入による筋力の変化は，一般的に収縮特性か筋の賦活のいずれかの適応によるものである。収縮特性に関連する主要な要因は筋のサイズである。図2.24に示すように，筋力の相違は個人間の筋の横断面積の違いでおよそ50％は説明がつく。加えて，サルコメアから骨格への力伝達の効率性は，細胞骨格タンパク質や関連する結合組織の違いにより個人間で異なる。しかしながら，筋サイズ変化と筋力変化の乖離，そして筋力向上の特異性といっう明らかな2つの方向性は，筋の賦活に関連した要因もまた重要であることを示している。

筋サイズ変化と筋力変化の乖離

両者の変化の乖離を表す2つの例として，適応のタイミングと筋の賦活を伴うことなく達成される筋力増加がある。最初の例として，筋力トレーニングの初期段階に筋肥大に先行して筋電図振幅の増大が起こることが挙げられる。図9.15は，フライホイール装置（図9.12a）で35日間の筋力トレーニングを行った際の大腿四頭筋群の筋横断面積（MRIによって測定され

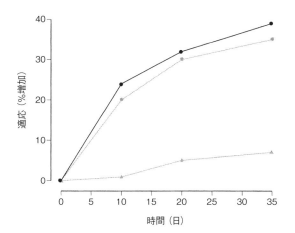

図9.15　5週間のトレーニングプログラムにおける大腿四頭筋近位部の横断面積（灰色の三角）の変化、最大収縮中の外側広筋の筋電図振幅（灰色の丸）、および最大随意収縮力（黒丸）。
Reprinted, by permission, from O. R. Seynnes, M. de Boer, and M. V. Narici, 2007, "Early skeletal muscle hypertrophy and architectural changes in response to high-intensity resistance training," *Journal of Applied Physiology* 102：368-373.

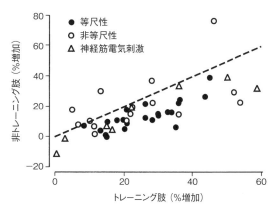

図9.16　両側性転移の研究結果は、トレーニング肢と非トレーニング肢の筋力増強の間の関連性を示している。最大随意収縮力により計測した筋力は、複数の異なる筋で、随意収縮（等尺性あるいは非等尺性）もしくは神経筋電気刺激によって増加した。ほとんどの値は1：1ラインよりも下にあり（破線）、トレーニング肢の筋力増強は非トレーニング肢よりも大きかったことを示している。
With kind permission from Springer Science＋Business Media：*Sports Medicine*, "Muscle strength and its development：New perspectives," Vol. 6, 1988, pg. 149, R. M. Enoka, fig. 2. © Springer Science＋Business.

た）、積分筋電図、そして最大随意収縮力の増加の時間経過により、その乖離を表したものである。筋力の増加（最大随意収縮力の比率変化）は、筋サイズの緩やかな変化よりも、筋活動（筋電図振幅）の増加に近い変化を示している。

　筋サイズ変化と筋力変化の乖離はまた、筋にトレーニングを課さずに筋力を増強させる手法でも実証されている。例えば、片側肢のトレーニングにより対側肢の筋力が増強する（図9.16）。この効果は**両側性転移**として知られている。両側性転移に関する大部分の研究では、片側肢の筋が筋力トレーニングを行うと、対側同名筋は活動しておらず、また、筋線維特性の変化も示さないにもかかわらず、筋力が増強する。両側性転移の効果は、トレーニングが神経筋電気刺激による人工的な筋の賦活による場合でも発生する。Simon Gandeviaらは、トレーニング肢の筋力増強の約35％は、対側肢の約8％の増強を付随的に引き起こしたことを報告している。彼らはまた、わずか6週間、6～8 RMの負荷で3セットのトレーニングを行わせた後にも両側性転移が確認され、その傾向は低速での収縮よりも速い収縮で行った方がより効果的であることを発見した（Munn, et al., 2005）。両側性転移の効果は、筋収縮のイメージを行うトレーニング後でも複数の筋群で観察されており、最大随意収縮力の増加がトレーニングした筋としていない対側肢の同名筋の両方で起こりうる。

　両側性転移はホフマン（H）反射で評価されるような脊髄反射の興奮性の変化は伴わない。むしろ、片側性の活動であっても起こる両側性の皮質活動による皮質の適応が関与するようである（Lee et al., 2009）。両側性転移に関連する脳活動の増加は、随意動作の知覚や実行の両方で賦活されるミラーニューロンがある領域と関連する。Glyn Howatsonら（2013）が述べているように、ミラーニューロンは動作の観察や模倣に関わり、運動ニューロンを賦活するネットワークと視覚信号を処理するネットワーク（頭頂葉、後頭葉、側頭葉）をつなぐことで運動スキルの発達に重要となる。人が片側肢の筋で随意収縮を行うとき、両半球の皮質ニューロンが賦活されるが、その中にはおそらく両側性転移を修飾できるミラーニューロンが含まれている。実際、鏡を置いて活動肢を安静肢に重ね合わせて見ることで、両側性転移の効果は増強される。このようなミラートレーニングは、片麻痺後の運動機能回復の促進、切断者の幻肢痛の減少、単純なスキルの獲得の促進などに影響することが報告されている。しかしながら、そのような介入が最も効果的とされる状態や内在するメカニズムについては明らかにされていない。

筋力増強の特異性

　身体トレーニングによって引き起こされる適応は、トレーニングにおける活動の種類に依存する。例えば、バランストレーニング、持久性トレーニング、パワートレーニング、スキルトレーニングで獲得できるものは、筋力トレーニングにより獲得できるものとはまったく異なる。また、筋力を増強させる運動とみなされている身体運動でさえも、その増強はトレーニングプログラムの内容に依存する。例えば、図9.2に示すように、従来の運動（短縮性収縮と伸張性収縮）か、あ

るいは伸張性収縮のみのどちらかで14週間，膝関節伸筋群のトレーニングを行うと，等速性収縮中の最大トルクに異なる増加が生じる。従来のニーエクステンションとレッグプレス運動でトレーニングした群は，短縮性収縮においてのみ最大トルクが増加し（図9.2b），もう一方のグループにおける最大トルクは伸張性収縮中のみで増加した（図9.2a）。同様に，十分なトレーニングを積んでいるサッカー選手が10週間のトレーニングを行った後に起こったハムストリングスの筋力増強は，2種類の運動間で異なっていた。一方の群は従来型のハムストリングのカール運動（ベンチで腹臥位）によるトレーニングを行い，もう一方は補助を伴いながら直立で膝立ちから腹臥位へ姿勢を変化させるノルディック・ハムストリングス運動を行った（Mjølsnes et al., 2004）。いずれの運動もハムストリングスの筋群を対象としているが，筋に対する要求は，ハムストリングスのカール運動では短縮性収縮で，ノルディック・ハムストリングス運動では伸張性収縮でより大きくなる。この違いの結果として，伸張性収縮および等尺性収縮におけるピークトルクを測定すると，ノルディック・ハムストリングス運動でトレーニングした群のみがハムストリングスの筋力増強（7〜11%）を経験した。

筋力増強の特異性は，制限の少ない動作など多くの学習が必要な課題でより顕著となる。例えば，RutherfordとJones（1986）は，6RM負荷を用いた両側の膝関節伸展課題を12週間，被験者にトレーニングさせた。最大随意収縮力とトレーニング負荷をトレーニングプログラムの期間にわたって記録した結果，最大随意収縮力の増加は男性で20%，女性で4%だった。一方，トレーニング負荷は男性で200%，女性で240%まで増加した。最大随意収縮力は等尺性収縮で測定されたのに対し，トレーニングは非等尺性収縮で行われたため，トレーニング負荷のより大きな増加は膝関節伸展課題に関連した協調性の改善によるものであろう。同様に，Shuji Suzukiらが，動作の協調性を重視した7種類の初動負荷トレーニングマシン（ひとつは図9.14に示されている）を用いて8週間の軽負荷（1RMの30%）トレーニングを実施した結果，膝関節伸筋群の最大随意収縮力は有意に増加したが，肘関節屈筋群では増加が認められず，また，機能的動作能力も有意に改善したことを報告している（Kobayashiら2014）。

特異性のその他の例では，両側の同名筋が同時に賦活したときに通常観察されるトレーニング履歴が，筋力の減少に及ぼす影響がある。両側で同時に最大随意収縮を行う際に発生する力の低下は**両側性筋力低下**と呼ばれている。両側性筋力低下は両側の同名筋や同じ

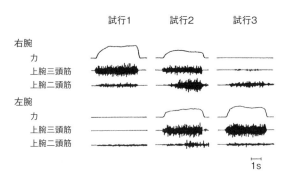

図9.17 右腕（試行1），両腕（試行2），左腕（試行3）で行われた最大随意収縮における肘関節伸筋群の最大の力と筋電図。
Adapted from *Behavioral Brain Research*, Vol. 7, T. Ohtsuki, "Decrease in human voluntary isometric arm strength induced by simultaneous bilateral exertion," p. 169. Copyright 1983 with permission from Elsevier Science. http://www.sciencedirect.com/science/article/pii/0166432883901900

手の複数の指が最大随意収縮を行うときに顕著となる。両側性筋力低下の例として，肘関節の90度屈曲位において上腕三頭筋の最大等尺性収縮を行った課題を図9.17に示す。各列は1試行分に相当する。試行1（左列）では，右腕で最大随意収縮を行った。試行2（中列）では，同時に両側肢の肘関節伸筋群を最大に賦活させた。試行3（右列）では，左腕による最大随意収縮を行った。それぞれの腕で発揮された最大の力と筋電図振幅は，片側のみの試行時と比べて両側性の収縮時ではいずれも低下した。さらに，両側性の収縮時では拮抗筋（上腕二頭筋）のより大きな活動が認められた。両側の同時活動における筋力低下は，平均で最大の5〜10%だったが，特に急速な収縮時では大きな低下（25〜54%）が認められた。しかしながら，両側の相互作用はトレーニングによって変調できる。例えば，HowardとEnoka（1991）は片側および両側による膝関節伸筋群収縮で発揮された最大等尺性の力を比較し，非トレーニング群（−9.5%）とエリート自転車選手群（−6.6%）は両側性筋力低下を示したが，重量挙げ選手群（＋6.2%）では**両側性促通**が認められたことを明らかにした。両側性促通は，片側のみの収縮よりも両側による収縮で最大等尺性の力が生じることを意味している。

これらの例は，筋力トレーニングによって得られる効果は，運動に含まれる筋収縮の様式，動作に関わる筋群，各々の運動で連動する肢の数やそれらの活動の相対的なタイミング，周辺環境による補助の量といったトレーニングプログラムの内容に依存する。筋力の増強を変調させうる様々な要因は，筋の賦活と収縮特性に関連した多くの異なる適応が筋力増加に対し貢献しうることを示している。

筋の賦活

　筋電図振幅，筋サイズ，筋力変化のタイミングに基づいて（図9.15），収縮特性の変化を伴わずに筋力を増加させるのは可能だが，筋の賦活の改善を伴わずに増加させるのは不可能と結論づけることができる。それでもなお，筋力増強に寄与する筋の賦活の特異的適応を同定することは困難である。可能性としては，随意性賦活レベル，脊髄反射の応答性，運動単位の賦活の量の変化が挙げられる。

■**随意性賦活**　神経系から筋へと伝えられる賦活信号の妥当性を評価する古典的手法として，最大収縮中の標的筋において追加の力を誘発できるか否かを調べる単収縮挿入法がある（単収縮挿入法は図8.9に示す）。随意性賦活の割合を計測するための刺激は，末梢神経レベルか，もしくは経頭蓋磁気刺激（TMS；図8.12）を用いて皮質上のいずれかで行われる。末梢神経に刺激（1回か2回のショック）を課した実験の結果より，ほとんどの人で最大等尺性収縮や短縮性収縮において最大レベルの随意性賦活を発揮でき，また，この値は筋力トレーニングを行ってもさほど変化しないことが明らかとなった。しかしながら，最大の伸張性収縮における随意性賦活レベルは，運動習慣のない人では低下しているのに対し，トレーニングで高強度のプライオメトリック運動を行っているアスリートでは低下は認められなかった（図9.3）。したがって，伸張性収縮における最大筋トルクは，運動習慣のない人でもそのような様式の運動で随意性賦活が増強されるようなトレーニングを行うことで増加しそうである。

　多くの研究では，数週間の筋力トレーニングによってTMSで誘発される応答の大きさが増大することが報告されているが，その知見は一貫していない（Carroll, et al., 2011）。第8章で論じたように，運動皮質へのTMSの適用は，皮質内の軸索における活動電位の発生に始まり，その後，皮質ニューロン，下行性経路，脊髄ニューロン，神経筋接合部，筋線維へと続く。TMSによって誘発される応答である運動誘発電位（MEP）は，多くの運動単位の活動電位の総和により構成される。したがって，筋力トレーニング後のMEP振幅の変化は，1つかそれ以上の関連要素の適応を含む可能性がある。しかしながら，Tim Carrollら（2009）は，数週間の筋力トレーニングによる筋力の増強（最大随意収縮力）は，刺激が頸髄延髄接合部のレベルで刺激した際では（方法は図8.12に示されている），強い等尺性収縮におけるMEP振幅の減少と関連していたことを報告した。頸髄延髄接合部刺激は皮質脊髄路の軸索に活動電位を誘発し，この神経刺激に対する応答としての単収縮の振幅には変化が認められ

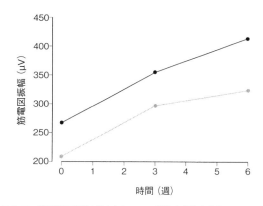

図9.18　膝関節伸筋群の筋力トレーニング前（0週）からトレーニング期間中（3週），トレーニング後（6週）の外側広筋（灰）と内側広筋（黒）の最大随意収縮中の筋電図振幅の変化。
Reprinted, by permission, from C. Vila-Chã, D. Falla, and D. Farina, 2010, "Motor unit behavior during submaximal contractions following six weeks of either endurance or strength training," *Journal of Applied Physiology* 109: 1455-1466.

れなかったことから，筋力トレーニングによる適応は脊髄で起こったとしている。しかしながら，筋力トレーニングにより皮質脊髄路から筋線維への経路の応答性が減少した理由や，このような適応が筋力増強にどのように貢献しているのかは明らかでない。

　筋電図信号には限界があるにもかかわらず，筋力トレーニング時の神経系による筋の賦活の変化を推量するのにしばしば用いられる。しかしながら，筋電図記録では筋活動に関する測定はできるものの，神経活動の測定はできず（図8.21で筋活動と神経活動の区別について示す），また，筋全体の活動を表すのに単一の双極導出法に基づくのでは信頼性が乏しい。それでもなお，高密度の表面電極（図5.26）で実現できるような多チャンネル双極導出法では，筋活動量に関する妥当な表現が可能である。Dario Farinaらは，6週間の筋力トレーニング前後における膝関節伸筋群の筋活動を測定するためにこの手法を用いた（Vila-Chã et al., 2010；図9.18）。膝関節伸筋群の最大随意収縮力は，筋電図振幅の絶対値が平均で18%増加した。具体的には内側広筋で61%，外側広筋で55%（μV）の増加が認められたが，拮抗筋の大腿二頭筋の筋電図振幅には変化が認められなかった。筋力トレーニング後のより大きな筋電図振幅は，おそらく運動単位の総活動量の増加を反映している。

　筋力増加が筋電図振幅の絶対値の増加やMEP振幅の減少と関連があるという結果は，変化が運動指令の発生と脊髄からの出力の間で起こっている可能性を示唆するものである。さらに，両側性転移やイメージによる収縮などの現象は，少なくともこれらの適応のいくらかが大脳皮質内で起こっていることを示唆している。神経可塑性の研究が示すように，適応にはシナプ

スの強さ（樹状突起の成長，シナプス形成，シナプス応答性の強化），神経発生，ネットワーク機能の変化が関係している可能性がある（Cramer et al., 2011, Wolpaw, 2012）。この領域における総説で，Jeffrey Kleimらはスキルトレーニング，筋力トレーニング，持久性トレーニングにより実験動物とヒトの脳や脊髄で生じた適応を比較した（Adkins et al., 2006）。スキルトレーニングとは対照的に，筋力トレーニングと持久性トレーニングでは運動皮質の体部位局在地図の大きさに変化は起こらず，シナプス形成も生じなかった。しかしながら脊髄レベルでは，筋力トレーニング（漸増抵抗運動）は脊髄頸部の運動ニューロンにおいて興奮性シナプスの数の増加を引き起こしたが，抑制性シナプスの数に変化は認められなかった。このことは，筋力トレーニングが運動ニューロンの興奮性を増大させることを示唆している。したがって，筋力トレーニングに関連する神経適応は，皮質よりも脊髄に集中している。しかしながら，人が新規の運動を学習する際の初期段階の筋力増強には，様々な活動を符号化する皮質ネットワークの再組織化と関連があるようだ。

■**脊髄反射** 第7章で論じたように，脊髄ニューロンの機能的状態の評価に用いられる手法の1つに反射経路の応答性を調べる方法がある。その最も一般的な手法に，ヒラメ筋のH反射振幅の計測がある（経路は図7.10に示されている）。安静時の筋では，筋力トレーニングによるH反射の振幅に変化は認められない。しかしながら，随意収縮中にH反射を誘発すると，筋力トレーニング後ではH反射の振幅は増大，あるいは減少するとの両方の報告がある（Carroll et al., 2011）。これら違いは，H反射サイズの定量化に用いられる方法の違いに起因している可能性がある。H反射の振幅が増加した報告の例として，Per Aagaardら（2002）は被験者に14週間の下肢筋群の筋力トレーニングを行わせ，足関節背屈筋群の等尺性最大随意収縮力と最大随意収縮中のヒラメ筋のH反射振幅がいずれも20%増加したことを報告した。H反射の誘発に用いられた電流は，最大M波振幅のおよそ20%の応答を生じさせるよう調節されていた。同等の刺激電流に対する応答としてのH反射振幅の増大は，単シナプス経路のより高い応答性を表し，これにはIaシナプス前抑制の減少や，運動ニューロン興奮性の増大，あるいは下行性経路におけるより大きな正味の興奮性入力などの原因が考えられる。また，安静状態のヒラメ筋におけるH反射振幅には筋力トレーニング後で変化が認められなかったことから，そのような適応には運動ニューロンが受け取る正味のシナプス入力の変化が関係しているのかもしれない。

Aagaardら（2002）はまた，V波も誘発した。V波はH反射に関与するのと同じ求心性神経線維に生じる活動電位に対する応答を表すものの，最大随意収縮中にこの神経線維に最大の電気刺激を与えることで出現する。H反射は高い刺激電流で消失するが（図7.11），随意収縮中に最大刺激が与えられると，運動軸索は逆行性の発射によって不応性が弱まり（図7.10），求心性発射はいくつかの運動単位に応答を生じさせる。したがって，V波の振幅はH反射振幅よりも小さい。Aagaardらは，14週間のトレーニング後における筋力（最大随意収縮力）と等尺性最大随意収縮中における20%のH反射振幅の増加は，50%のV波振幅の増加を伴うことを発見した。V波振幅の増加はその経路のより大きな応答性を示しており，それは下行性経路からのより高い興奮性入力によるものかもしれない。彼らはH反射とV波両方の振幅の増加を観察したが，これら2つの応答には求心性神経や運動単位の異なる組み合わせが関与しているため，両者の変化に関連性はないのかもしれない（Carroll et al., 2011）。それでもなお，この結果は，筋力トレーニングに関連した要求が，その2つの経路の適応を引き起こすのに十分だったことを示唆している。

反射経路の変化を評価するより直接的な手法として，その応答性を評価する直前の最初の刺激により経路を条件づけする方法がある。第7章で議論したように，Jens Bo Nielsenらはこの手法を用いて，足関節背屈筋群の随意収縮中における前脛骨筋からヒラメ筋に対する相反性Ia抑制の修飾を評価した（方法は図7.14に示す）。彼らは，Ia抑制性介在ニューロンの応答性の低下により，足関節背屈筋群の収縮の開始前に2シナプス性経路が抑制されることを発見した。彼らはその後，素早い足関節背屈筋群の収縮を伴う4週間のトレーニングがヒラメ筋に対する相反性Ia抑制の修飾に及ぼす影響を検証した。このトレーニングプログラムにより，足関節背屈トルク発揮速度は約30%増加し，また，2シナプス性の相反性Ia抑制の減少はトレーニング前後で6%から22%まで増強した（Geertsen et al., 2008）。このような適応の機能的結果として，足関節背屈筋群の素早い収縮に対するヒラメ筋の拮抗筋作用が減少した。同様の手法は他の脊髄反射に対する筋力トレーニングの影響を調べることにも適用できる。

■**運動単位** 筋力トレーニングに伴う漸進的な筋電図振幅の増加（図9.18）は，筋力の増加にはおそらく，ピーク発火率の増加による大きな運動単位活動が関係していることを示している。筋力トレーニングによって引き起こされる運動単位活動の適応間の関係は，素早い収縮ではっきりと実証されている。Jacques Duchateauらは，中等度の負荷（最大の約35%）に対

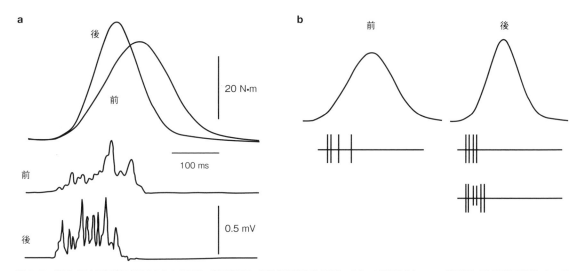

図9.19 素早い最大下収縮におけるトルク上昇率，表面筋電図，運動単位発火率の変化。（a）12週間のトレーニング前後における背屈筋群によって発揮されたトルクと典型的な素早い収縮における前脛骨筋の筋電図活動。（b）トレーニング後における短いスパイク間インターバルの高発現（下部トレース）と高い平均発火率（2番目，3番目のトレース）を含む，発火率の変化に対応した概念図。
Reprinted, by permission, from J. Duchateau, J. G. Semmler, and R. M. Enoka, 2006, "Training adaptations in the behavior of human motor units," *Journal of Applied Physiology* 101 : 1770. Used with permission.

して素早い収縮を行う12週間のトレーニングの前後における前脛骨筋運動単位の初期発火率を比較した。トレーニングは最大下での素早い収縮におけるトルク発揮速度と筋電図の増加を増強した（図9.19a）。表面筋電図のより急速な増加の原因となる運動単位活動の変化は，最初の4つの活動電位における瞬間的な発火率の測定により評価した（図9.19b）。トレーニングによって，平均瞬間発火率は1秒あたり69ppsから96ppsに増加し，連続した活動電位間で短い時間間隔（<5 ms）を持つ運動単位の数も有意に増加した（5～33％）。したがって，トルクのより素早い増加を生じさせる能力は，運動単位発火率の適応と関連があった。

最大随意収縮中の運動単位活動に対する筋力トレーニングの影響について知られていることのほとんどは，Gray Kamenらの研究に基づいている。ある研究で，彼らは若年者と高齢者を対象に，標準的な重負荷を用いた6週間のトレーニングプログラムによって生じた膝関節伸筋群の筋力増強には，運動単位のピーク発火率の増加を伴うことを明らかにした（Kamen & Knight 2004）。トレーニング前，最大随意収縮力は高齢者で低く（396 N vs. 520 N），最大随意収縮における外側広筋の運動単位のピーク発火率は若年者でより大きかった（24.7 pps vs. 17.8 pps）。トレーニング終了時，最大随意収縮トルクは若年者（29％）と高齢者（36％）の両方で増加したが，高齢者では低いままだった（514 N vs. 713 N）。ピーク発火率はトレーニング終了時点で同等の値となる増加が認められ，若年者で15％，高齢者で49％の増加が認められた。また，ピーク発火率にはトレーニング介入期間を通して随意性賦活レベルと強い関連性が認められた。まとめると，これらの結果は，筋力トレーニングは少なくとも随意性賦活レベル，脊髄反射経路の応答性，運動単位の発火特性の適応が関与することを示唆している。

収縮特性

筋の賦活に関する適応は筋力の増加に貢献するが，その貢献はトレーニングの進捗につれて減少し，収縮特性が筋原線維収縮性タンパク質と細胞骨格タンパク質量の増加によって，課された要求への調節を開始する。**筋肥大**として知られる収縮性タンパク質含有量の増加が筋サイズを増加させ，筋線維や筋全体の横断面積の増加として検知されるようになる。収縮性タンパク質含有量の増加が筋の力発揮能力を増加させるか否かは，細胞骨格タンパク質などの非収縮性組織において付随して起こる適応に依存する。反対に，収縮性タンパク質の減少による筋線維の横断面積の減少は**筋萎縮**として知られている。

■**筋肥大** 筋力トレーニングによって生じる筋肥大の量は，その測定方法やトレーニングプログラムの内容，参加者の特性に依存する。筋肥大は肢の周囲径，筋質量，筋サイズ（面積もしくは体積），タンパク質含有量などの測定により定量できる。Marcas Bammanら（2000）は，若年女性における足関節背屈筋群の筋サイズや筋力（最大随意収縮力）に関する複数の測定値をもとに関連性を比較した。筋サイズの8種類の評価

法として，体重，全身および下肢除脂肪量（二重エネルギー X 線吸収法：DXA 法），下肢周囲径，皮下脂肪と周囲径より推定される筋と骨の横断面積，下腿三頭筋群サイズに関する 3 種類の MRI 計測（解剖学的横断面積，生理学的横断面積，体積）を行った。彼らは，最大随意収縮力が解剖学的および生理学的横断面積と最も強い相関性（$r = 0.7$）があり，また，2 つの測定間に違いがないことを明らかにした。解剖学的横断面積の測定は容易であるため，彼らは筋サイズの指標としてこの測定法の使用を推奨している。同様に，個々の筋線維のサイズは横断面積として定量化されることが最も多い。

受ける負荷の段階的な増加に応じて筋が肥大することは知られているが，同一のトレーニングプログラムに対する応答の大きさは個人間で大きく異なる。例えば，膝関節伸筋群を対象とした 16 週間の筋力トレーニング後では，ある研究の参加者（$n = 66$）は外側広筋の筋線維横断面積に様々な増加を示した（Bamman et al., 2007）。トレーニングプログラムの強度は全ての参加者で同様だったが，膝関節伸筋群の 1 RM 負荷の増加と筋線維サイズの変化にはかなりの違いがあった。統計学的結果により参加者を，反応がなかった者，やや反応があった者，かなりの反応があった者，の 3 群に分類した。反応がなかった者は，トレーニング開始 8 週間後では 1 RM 負荷が増加したが，その後 16 週目までさらなる増加はなく，また，筋線維横断面積も変化しなかった。他の 2 群は継続的な 1 RM 負荷の増加と，筋線維横断面積の有意な増加を示し，中でもかなりの反応があった者はより高い適応を起こした。その後の分析により，横断面積の変化の大きさは筋線維の衛星細胞からの核の追加と関連があったことが明らかとなった。

表 9.4　非トレーニング者の大腿四頭筋群筋力トレーニングによる平均用量-応答特性

トレーニング特性	等尺性	動的	調節抵抗
強度（%最大）	70	66	～88
セット/セッション（セット）	3.5	6.1	5.5
反復（回）	—	60	55
頻度（セッション/週）	3.5	2.8	3.4
期間（日）	84	79	52
横断面積（%増加）	8.9	8.5	6.8

Data from Wernbom et al., 2007.

筋力トレーニングの応答は個人間で差があるにもかかわらず，肥大の量は，トレーニングプログラムの特性に依存する（Adams & Bamman, 2012）。筋力トレーニングに関する文献のメタ分析により，Mathias Wernbom ら（2007）は 3 種類のトレーニングプログラムを行った後の大腿四頭筋群と肘関節屈筋群の平均的な用量-反応関係を同定した（表 9.4）。彼らは用量の特性と，等尺性収縮，動的収縮（定常および可変負荷），調節抵抗機器（等速性収縮）で生じる肥大を測定した。トレーニングの用量は平均収縮強度，各トレーニングセッションのセット数，トレーニング量（反復回数の総数），各週におけるトレーニングセッションの数，介入期間によって定量化された。応答（肥大）は横断面積の増加として表された。この総説は，3 種類全ての筋運動が十分な強度，量，期間が与えられた両筋群に有意な肥大を生じさせることを示している。しかしながら，この結果は非トレーニング者による数週間の筋力トレーニング後の用量-反応関係を表しているものであり，長期のトレーニングプログラムや筋力トレーニングの経験のある人に生じる適応を示すも

例 9.5　筋力トレーニング法

重量挙げ選手やボディビルダーのトレーニング方法を調べると，筋質量に対する筋力の向上に関係する実質的な問題をよく理解できるだろう。重量挙げ選手の目標は規定の大会において拳上できる最大負荷を増加させることにあり，一方，ボディビルダーの目標は筋質量を増加させることにある。重量挙げのプログラムは一般に，トレーニングプログラムをいくつかの期間に分割する期分けの概念に基づいている。期分けの原型となるモデルは，準備期と試合期から成る。準備期は高頻度かつ低強度のトレーニングで特徴づけられる。すなわち，反復回数が多く，負荷は比較的軽いということである。例えば，週に 6～15 のトレーニングセッション，1 セッションは 3～6 エクササイズで，各エクササイズは 4～6 回の反復による 4～8 セットで構成される。反対に試合期では，週に 5～12 のトレーニングセッション，1 セッションは 1～4 エクササイズで，各エクササイズは 1～3 回の反復による 3～5 セットで構成される。選手によっては週に 5～6 日，1 日 1～3 セッションのトレーニングを行う。各期間の長さは数週間から数カ月までで，2 回もしくはそれ以上の準備期と試合期により 1 トレーニング年となる。

反対に，ボディビルダーはより軽負荷（6～12 RM）を用い，各セットの反復回数は負荷を持ち上げることができなくなるまで行う傾向にある（Tesch, 1992）。エリートボディビルダーは 4 日連続でトレーニングを行い，翌日休息日を入れる分割システムを用いる。分割システムは 1 トレーニングセッションで 2 つか 3 つの主要筋群に焦点をあてる（表 9.5）。筋群ごとに 6～12 回の反復

で 20〜25 セット，1 セッションでは合計で 40〜70 セット行う。ボディビルダーは，エクササイズのセット間に短いインターバル（1〜2 分）を入れる。筋肥大を最大にするとされるこのトレーニング手法は，各筋群が運動ができなくなるまで行う高容量（セット × 反復回数 × 負荷）に焦点があてられている。これらの異なる効果に関する生理学的メカニズムは明らかでない。

表 9.5 ボディビルダーが用いる期分けシステム

1 日目	2 日目	3 日目	4 日目	5 日目
胸 上腕三頭筋	四頭筋 ふくらはぎ	背中 上腕二頭筋 腹筋	ハムストリングス 肩	休息

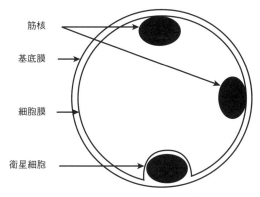

図 9.20 筋線維の横断面における筋核と衛星細胞の位置
Reprinted, by permission, from F. Kadi, 2000, "Adaptation of human skeletal muscle to training and anabolic steroids," *Acta Physiologica Scandinavica* 168, Suppl 646：20.

のではない。

■**肥大のメカニズム** 筋肥大による筋力の増強には，収縮性タンパク質および関連する結合組織の蓄積が必要である。したがって，そのメカニズムには，筋タンパク質の合成と分解，タンパク質代謝を調整するシグナル経路，シグナル伝達過程を変調させる因子のタンパク質や遺伝子発現が含まれる。筋力トレーニングに対する肥大応答には，タンパク質の合成と分解における比率の変化と，収縮性タンパク質量の増大を管理する筋核の数の増加が関わっている。新しい筋核は，基底膜と細胞膜との間に位置する休止単核細胞である衛星細胞とは区別される（図 9.20）。衛星細胞は筋再生の主要因子であり，損傷や筋力の増強などの刺激によって賦活される。筋線維内における各々の核は筋形質のごく限られた領域のみ管理でき（約 2000 μm^2），筋線維サイズが増加するにつれて追加の核が必要とされるようである（Adams & Bamman, 2012）。それらは一度賦活されると，損傷した筋線維の修復やストレスを受けた筋線維の成長を複製および制御する。筋肥大における衛生細胞の重要な役割は，事前の放射線照射により衛星細胞のデオキシリボ核酸（DNA）の機能を欠損させた後に筋線維の肥大能力が低下することによって実証されている。しかしながら，適切な量の肥大は衛星細胞の動員を必要としなくても可能である。

Fawzi Kadi ら（2005）は，筋力トレーニングも含めて，運動は衛星細胞に対して 4 つの効果があるとの仮説を立てている。4 つの効果とは，増殖を伴わない賦活，衛星細胞の数を増加させる増殖と分化の静止，筋核内への増殖と分化，新しい筋線維を発達させるための，もしくは損傷した筋線維のセグメントを修復するための増殖と分化である。衛星細胞が複製できる回数は，染色体の両端のテロメアの長さによって制限される。テロメアは細胞の複製を制限する酸化ストレスによって短縮する可能性がある。しかしながら，筋力トレーニングはこの過程には寄与せず，また，衛星細胞はヒトの生存期間にわたって修復と成長を行えるだけの細胞分裂を十分に持っている（Ponsot et al., 2012）。

Marcas Bamman らは，16 週間の膝関節伸筋群の筋力トレーニングを行った若年者（20〜35 歳）と高齢者（60〜75 歳）の外側広筋に生じる適応について調べ，筋線維肥大に貢献する衛星細胞の賦活に関する重要な役割を示した。筋線維肥大に関する統計学的分析により 66 名の参加者は，反応がなかった群，やや反応があった群，極度の反応があった群の 3 群に分類された（Bamman et al., 2007；Petrella et al., 2008，表 9.6）。3 群間で膝関節伸筋群の増加は同等だったが，筋線維レベルでの適応には有意な差が認められた。この結果は，極度の肥大には衛星細胞の増殖と既存の筋線維への新しい筋核の追加が伴うことを示した。さらに，極度の反応があった群は，他の 2 群よりもトレーニング前における筋線維 100 本あたりの衛生細胞数が多かった。このことは，筋力トレーニングに対する応答として筋核を増加できる能力が有効な衛星細胞の数に

表9.6 ■ 非トレーニング者の大腿四頭筋群筋力トレーニングに対する平均用量-応答特性

	反応なし（$n = 17$）	やや反応あり（$n = 32$）	極度の反応あり（$n = 17$）
群			
高齢男性	6	6	2
高齢女性	5	7	3
若年男性	1	11	9
若年女性	5	8	3
適応			
膝関節屈筋力（%増加）	37	38	45
筋線維横断面積（mm^2）	−16	1111	2475
筋線維横断面積（%増加）	0	28	58
筋線維あたりの筋核（%増加）	0	9	26
衛星細胞（%増加/筋線維100本）	0	0	117

Data from Bamman et al., 2008.

依存していることを示している。興味深いことに，各群とも若年および高齢の男女で構成されていたが，若年男性の多く（45%）が極度の反応があった群に属し，また，各年齢-性別群の約50%がやや反応があった群に分類された。

筋線維肥大は，その大部分がメッセンジャーリボ核酸（mRNA）のより多くの翻訳と，その後のポリペプチド生成の処理や輸送による，タンパク質合成における正味の増加により生じる。タンパク質合成の増加には，より高い翻訳の効率性や，おそらくは翻訳能力の増大も関与する。翻訳の効率性は開始，延長，あるいは終了の変化による修飾を受けるが，筋力トレーニングに関連した機械的刺激は主に，リボソームがmRNAに結合する開始局面に影響する。これらのmRNAは，リボソームタンパク質や翻訳因子といった成長に関与するものである。一度翻訳が開始されると，多数の細胞内シグナル伝達分子が肥大応答の仲介に関係する。肥大はラパマイシン薬によって阻害されるため，関連する相互作用はラパマイシン感受性経路として知られている。哺乳類におけるラパマイシンの標的はmTORとして知られるタンパク質キナーゼであり，これはリボソームS6キナーゼやタンパク質合成と筋質量を調節するその他の下流分子へのシグナル伝達をもたらす。mTORは細胞の増殖を制御するシグナル伝達ネットワークの中心的要素である。mTORによるシグナル伝達は，増殖因子，栄養，機械的ストレスやひずみのような刺激によって調節されうる。mTORを賦活する機械的刺激の能力は，インスリン様成長因子1によって仲介されうるが，ホスファチジン酸のような他の賦活因子も存在する（Hornberger, 2011）。しかしながら，機械的刺激伝達の基本的な仕組みは不確かなままである。その候補としては，サルコメアのタンパク質チチン，カルシウムイオン（Ca^{2+}）とカルモジュリンによる転写経路の調節，収縮性タンパク質と周囲結合組織をつなぐ細胞骨格タンパク質（ジストロフィン結合糖タンパク質複合体），伸張受容チャネル（伸張により活性化されるイオンチャネル）が挙げられる。また，多くの血中ホルモンや増殖因子もまた運動ストレスによって変調され，肥大に貢献する（Adams & Bamman, 2012）。

筋の形状や収縮性タンパク質密度の変化もまた筋力発揮能力（固有筋力）に影響する。筋力トレーニングによって筋に生じる形態学的変化に関する包括的研究として，Per Aagaardら（2001）は，MRIによる筋の横断面積と体積の測定，超音波による外側広筋の筋線維羽状角の推測，外側広筋からの筋生検による筋線維横断面積の同定を行った。14週間のトレーニングにより膝関節伸筋群の最大随意収縮トルクは16%増加した（282 N·mから327 N·m）。形態学的な変化では，大腿四頭筋群で10%の筋量の増加（1676 cm^3から1841 cm^3）が認められた。外側広筋における筋線維の羽状角は36%増加した（8°から11°）。タイプⅡ線維の横断面積は18%増加し（3952 μm^2から4572 μm^2），また，タイプⅠ線維の横断面積には統計学的に有意な変化はなかった（3582 μm^2から3910 μm^2）。筋線維タイプの比率はトレーニングによって変化しなかった。筋体積（10%）と比べた最大随意収縮力（16%）のより大きな増加は，単位体積あたりの筋の力発揮を増大させる羽状角の増加によるものだった。標準化した筋力はトレーニング前の42.6 N/cm^3からトレーニング

後の 45.3 N/cm³ に増加した。

同様に,平均で 22.5 N/cm³ だった固有筋力はベッドレストや加齢によって低下し,また,筋力トレーニングで増加することが報告されている。反対に,筋力トレーニング後の筋サイズの増加には,**過形成**として知られる新規の筋線維の発達は関与しない。結果的に,筋力トレーニング後のより強い運動単位は筋線維肥大に起因し,神経支配数の増加によるものではない。

トレーニングプログラムへの参加により筋力を増強させる能力は個人間で異なり,筋の賦活もしくは収縮特性いずれかの適応が関与する。筋の賦活の向上は経験の少ない個人でより顕著に認められ,一方で収縮特性の増加はトレーニングの進捗により徐々に顕在化する。筋力を増強させる方法,またトレーニングにより筋の賦活レベルや筋サイズ,あるいはその両方を増加できることはよく知られているが,それらの生理学的メカニズムについては多くが未解明のままである。

筋パワー

筋が発揮するパワーは筋力と短縮速度の積により算出できる。筋が最大随意収縮の 1/3 の負荷に対して作用するとき,または,筋が最大短収縮速度の 1/3 の速度で短縮するとき,パワー発揮は最大となる。結果として,筋が発揮できる最大の力や最大短収縮速度を増大させるいかなる適応も,筋が発揮できる最大パワーを増加させる。この節では,運動系の様々なレベルでのパワー発揮の測定方法やトレーニングによって生じる慢性的な適応について考える。

●パワー発揮の測定●

多くの競技における成功は,選手が競技で発揮できる平均パワー量に依存する。持続可能なパワーの最大値は**限界出力**として知られており,イベント(競技)の持続時間と反比例の関係にある(図 8.34 に示す双極曲線)。以下の数節では,パワーの測定方法や,パワー発揮を増大できるトレーニングプログラム,さらには,内在する神経筋の適応について説明する。

全身運動課題におけるパワー発揮

全身のパワー発揮能力は垂直跳で測定できる。等尺性および短縮性収縮のみが含まれるスクワットジャンプで発揮される平均パワーは,例 3.15 で議論したように,キネマティクス測定やキネティクス測定で評価

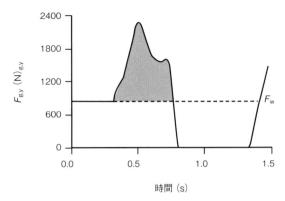

図 9.21 最大努力のスクワットジャンプにおける地面反力の鉛直成分($F_{g.y}$)。正味のインパルスは影付きの領域で示す。

が可能である。これらの方法は素早く行うことが可能なので,トレーニングプログラムにおける競技選手の進捗の観察や,様々なトレーニングのプログラム結果の比較に有効である。

垂直跳における平均パワーや平均速度を評価するキネマティクスからのアプローチ法では,下降局面における平均パワーの計算が必要である。これは離地局面で身体に与えられるパワーと同等となるべきである。式 3.40 で示すように,その計算に必要なのは体重(m)と質量中心の上方への移動の高さ(r)のみである。

$$\bar{P} = (9.81 \cdot m) \cdot \sqrt{r \cdot 4.9}$$

第一の項($9.81 \cdot m$)は平均の力に相当し,第二の項($\sqrt{r \cdot 4.9}$)は下降局面における平均速度を示す。

また別の方法として,地面反力の鉛直成分に基づくキネティクス的解析で平均パワーを評価できる(図 9.21)。式 3.41 に示すように,この計算には正味の力積(図 9.21 における影付きの領域;$\int F_{net} dt$),絶対力積($\int F_{g.y} dt$),力積の推進局面の時間(t),体重(m)の情報が必要である。

$$\bar{P} = \frac{\int F_{g.y} dt}{t} \cdot \frac{\int F_{net} dt}{2m}$$

第一の項は平均の力を示し,第二の項は平均速度を示す。別のキネティクス的手法では,力学的エネルギー(位置エネルギーと運動エネルギー)の変化に基づいた式 3.42 を用いることがある。

$$\bar{P} = \frac{mg(r + h)}{t}$$

r は跳躍高,h は離地局面におけるジャンパーの質量中心の鉛直方向変位,そして t は鉛直方向力積の推進局面の時間である。

例9.6 パワーを推定するための3つの手法の比較

体重（m）87.2 kgの人が最大努力でスクワットジャンプを行ったとき，離地局面で質量中心を56.7 cm（h）上昇させるために，0.32 sの時間（t）で510 N·sの絶対力積（$\int F_{g,y} dt$）と236 N·sの正味の力積（$\int F_{net} dt$）を生じさせることで，質量中心は42.3 cm上昇した（r）。ジャンパーによって発揮される平均パワー（$\bar{P}$）は3つの方法のうち1つを用いて計算できる。

第一のキネマティクス的（運動学的）手法：

$$\bar{P} = (9.81 \cdot m) \cdot \sqrt{r \cdot 4.9}$$
$$= (9.81 \cdot 87.2) \cdot \sqrt{0.423 \cdot 4.9}$$
$$= 1232 \text{ W}$$

第二の力積 − 運動量（キネティクス的）手法：

$$\bar{P} = \frac{\int F_{g,y} dt}{t} \cdot \frac{\int F_{net} dt}{2m}$$
$$= \frac{510}{0.32} \cdot \frac{236}{(2 \times 87.2)}$$
$$= 2156 \text{ W}$$

第三の力学的エネルギー（キネティクス的）手法：

$$\bar{P} = \frac{mg(r+h)}{t}$$
$$= \frac{855(0.423 + 0.567)}{0.32}$$
$$= 2645 \text{ W}$$

これらの推定値は，それぞれの手順に関連する仮定に違いがあるため異なる。力学的エネルギー手法は最も正確である（Hatze, 1998）。例えば，Gerrit van Ingen Schenauら（1985）は，スクワットジャンプにおける足関節底屈筋によって発揮された最大パワー発揮を計算したところ2645 Wであり，ここでの例に挙げた力学的エネルギー手法で評価した値と一致した。

表9.7 3種類の挙上動作においてバーベルにかかるパワー

変数	クリーン	スクワット	ベンチプレス
バーベル重量（N）	1226	3694	1815
バーベルの最大速度（m/s）	2	0.30	1.54
高さ（m）	0.30	0.30	0.06
最大運動エネルギーまでの時間（s）	0.35	1.30	0.70
最大運動エネルギー（J）	250	17	219
最大位置エネルギー（J）	368	1108	109
パワー（W）	1766	865	469

特に重量挙げを行う際のパワー発揮の測定に用いられる別の手法に，力学的エネルギーの変化率を計算する方法がある。仕事はエネルギーの変化から決定され，また，パワーは仕事率と等しいために，パワーはエネルギーの変化率から計算できる。

$$P = \frac{\Delta \text{エネルギー}}{\Delta \text{時間}}$$
$$= \frac{E_{k,t} + E_{p,g}}{\Delta t}$$
$$= \frac{0.5mv^2 + mgh}{\Delta t} \tag{9.1}$$

$E_{k,t}$は最大運動エネルギー（初期値はゼロ），$E_{p,g}$は初期位置からの位置エネルギー変化，時間は最大運動エネルギーまでの時間を表す。

このアプローチ法の例として，重量挙げ選手が3種類の挙上動作においてバーベルに与えるパワーを表9.7にまとめた。3種類の動作とは，1回の素早い運動でバーベルを床から胸部まで変位させる動作であるクリーン，肩でバーベルを保持し，直立位から膝関節屈曲位（大腿部が床面と平行）まで下降し，再び立位に戻る動作であるスクワット，仰臥位でバーベルを胸部上で腕を真っすぐに伸ばした位置から胸部まで下降させ，その後，最初の位置まで挙上して戻る動作であるベンチプレスである。結果は，バーベルにかかる最大パワーはクリーンを行う際で最も大きく，またベンチプレスで最も小さいことを示している。

単関節まわりのパワー発揮

単一の筋群により発揮されるパワーは，トルクと角速度間の関係性を記録するエルゴメータで測定可能である。例えば，de Koningら（1985）は，トレーニング歴のない女性，トレーニング歴のない男性，上肢のトレーニングを行っている男性（例：陸上競技選手，ボート選手，重量挙げ選手，ボディビルダー，ハンドボール選手，空手家，競技綱引き選手）の3群において，肘関節まわりのトルクと角速度を測定した。最大随意収縮トルク（P_o）は予想通り，上肢のトレーニングを行っている男性群，トレーニング歴のない男性群，トレーニング歴のない女性群の順序で大きかった。し

表9.8 上肢のトレーニング行っている男性群とトレーニング歴のない男性群，女性群における最大肘関節屈筋力（P_0），最大角速度（ω_{max}），最大パワー

特性	上肢のトレーニングを行っている男性群	トレーニングを行っていない男性群	トレーニングを行っていない女性群
肘関節屈筋力（N·m）	90.9 ± 15.6	68.5 ± 11.0	42.7 ± 6.9
最大角速度（rad/s）	17.0 ± 1.6	16.6 ± 1.5	14.9 ± 1.3
パワー（W）	253.0 ± 58.0	195.0 ± 46.0	111.0 ± 24.0

値は平均 ± 標準偏差で示す

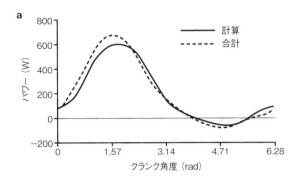
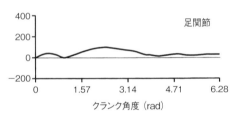

図9.22 エルゴメータの1ペダルサイクルにおけるパワー発揮。(a) クランク角度に対応して発揮されたパワー。「合計のパワー」は各関節パワー（足関節，膝関節，股関節）の加算によって同定され，「計算による」パワーは体節のエネルギー変化率およびペダルに伝えられたパワーの加算により推定された。(b) 関節パワーはクランク角度に対応した股関節，膝関節，足関節のトルクと角速度の積として計算された。

かしながら，最大角速度（ω_{max}）の違いは群間でわずかだった（表9.8）。それでもなお，肘関節屈筋群が発揮できる最大パワーには，群間で有意な差が認められた。

単関節まわりで発揮されるパワーを測定する別の手法として，バイオメカニクス的解析を行い，単関節まわりのトルク生成や角速度を計算する方法がある。この手法では，肢のキネマティクスの描写や，地面反力やペダル踏力などの接触力のデータが必要である。例えば，ペダル踏力とペダル速度における積の計算や，股関節，膝関節，足関節の関節パワー（トルク × 角速度）を合計することで，自転車エルゴメータのペダルにかかるパワーを測定できる。これらの2つの方法は類似の結果をもたらし，ペダルの1サイクル中に下肢によって発揮されるパワーを示す（図9.22 a）。しかしながら，個々の関節パワーは下肢の合計パワーに対する3関節の貢献について追加の情報を提供する（図9.22 b）。

摘出筋のパワー発揮

運動系のパワー発揮能力は，単一の筋や筋線維レベルでも測定できる。例えば，Sue Brooks と John Faulkner（1991）は，マウスの収縮速度の遅筋（ヒラメ筋）と速筋（長趾伸筋）それぞれの等尺性筋力とパワー発揮を維持するための能力を比較した。長趾伸筋のピーク等尺性筋力発揮は，ヒラメ筋のものより大きかった（363 Nm vs. 273 Nm）。しかしながら，筋力を筋サイズ（横断面積）に対して標準化すると，最大の力は2筋で同等だった（長趾伸筋：24.5 N/cm^2，ヒラメ筋：23.7 N/cm^2）。それにもかかわらず，長趾伸筋はより疲労性が高く，持続的活動における等尺性収縮力のより急激な減少を経験した。持続可能な最大の力は長趾伸筋で1.38 N/cm^2，ヒラメ筋で4.58 N/cm^{2}だった。反対に，パワー発揮を筋質量に対して相対的に表すと，最大持続パワーはヒラメ筋（7.4 W/kg）に比べて長趾伸筋（9.1 W/kg）でより大きかった。力の

低下は持続的賦活では長趾伸筋でより大きかったが，大きな収縮速度ではより大きな持続パワーが発揮された。この結果は，等尺性収縮力を持続するにはより収縮の遅い運動単位（第6章参照）が重要であるが，持続には速い収縮閾値（かつ，強い）の運動単位はパワー発揮が重要であることを示している。この解釈と一致して，ヒト外側広筋の筋線維節によって発揮される最大パワーはミオシン重鎖Ⅱx線維で最も大きく，またミオシン重鎖Ⅰ線維で最も小さかった（図6.14）。

●パワー発揮とトレーニング●

筋のパワー発揮能力は，バレーボール選手が垂直跳で到達できる最大跳躍高から高齢者がつまずきから回復する能力にいたるまで，様々な動作パフォーマンスを制限する。したがって，最大パワー発揮を増加させる最適な方略は，実施者の特徴や向上を狙いとする動作に依存する。

トレーニングプログラム

力と速度の積として，ヒトが発揮できるピークパワーは関与する筋群の筋力に依存する。下肢筋群の筋力と最大パワー発揮を比較した11の研究結果の要約において，Prue Cormieら（2011）は，筋力が弱い人は最大パワーの値が低いことを示した。これらの研究のほとんどで筋力は1RM負荷のスクワットで測定され，パワーは反動ジャンプの到達高より算出された。また，トレーニングを行っていない人や中等度にトレーニングを行っている人に数週間の筋力トレーニングを行わせると，筋力と最大パワー発揮の両方が増加した。例えば，比較的筋力の弱い被験者が10週間の筋力トレーニングもしくはパワー（スクワットジャンプ）トレーニングを行った結果，1RM負荷の増加は筋力トレーニング群でより大きかったが（32% vs. 5%），垂直跳を行った際の最大パワーの増加（およそ17%）には差が認められなかった（Cormie et al., 2010）。このような研究から得られた結論は，筋力トレーニングは筋力と最大パワー発揮の両方の増加を引き起こすため，筋力が弱い人に施す介入としてより有効ということである。

しかしながら，筋力の強い人の場合では最大パワー発揮の増加にはより特異的なトレーニングプログラムが必要となる。考慮すべき因子としては，遂行される動作，拳上される負荷，動作スピードが挙げられる。これまでに検証されてきた動作の種類には，標準的な筋力トレーニング，バリスティック収縮，プライオメトリック運動（伸張-短縮作用），重量挙げ競技がある。スクワットやベンチプレスなどの標準的な筋力トレーニングでは，比較的軽い負荷を素早く拳上することで最大パワー発揮を増大させることができるが，このような運動はトレーニング経験の少ない場合でのみ有効である。スクワットジャンプやベンチプレススローといったバリスティック運動は，パワー発揮の増大に対してより有効であり，また各運動では，拳上する負荷を変更することで特定の結果を得るための調整が可能である。例えば，Newtonら（1999）は，競技バレーボール選手における8週間のトレーニング後の垂直跳高の増加が，標準的なトレーニングをした選手（跳躍高に変化なし）よりも，バリスティックスクワットジャンプでトレーニングした選手で大きく増加することを見出した（およそ6%増加）。スクワットジャンプで拳上した平均負荷は体重の170%だった。バリスティック運動が短縮性収縮で発揮するパワーを強調するのに対し，プライオメトリック運動には伸張性収縮と短縮性収縮の両方が関与し，バリスティック運動における収縮よりも持続時間が短い。プライオメトリック運動は，メディシンボール投げ，腕立て伏せ，バウンディング，ホッピング，ジャンプといった運動を含むため，標的とする動作における最大パワー発揮の増大に対する有効性が証明されている。プライオメトリックトレーニングで獲得できる効果は，標的の動作に類似した動作に限定されがちである。スナッチやクリーン・アンド・ジャークといった重量挙げ競技は素早いパワー発揮の増大から始まり，その後の実施者が負荷を支えるパワー吸収の局面から成る。最大パワー発揮を増加させることができるこれらのトレーニングは，各々のスポーツ種目においてこれらに類似した動作を行う競技選手の間でよく浸透している。

力-速度関係から予測できるように，単一の筋が発揮できるパワーは，拳上できる負荷と動作速度の両方に依存する。例えば，レクリエーション程度の身体活動を行っている男性がジャンプスクワットにおいて発揮できる下肢の最大パワーは，追加負荷がない状態での6332Wから，1RMの85%の負荷を支える場合の3986Wまでの幅があった（Cormie et al., 2011）。パワートレーニングで用いる負荷の大きさは，遂行する運動の種類や標的とする動作に依存する。重負荷のトレーニングは最大パワー発揮を増大できるが，一般的にはトレーニング経験の少ない人に限られる。しかしながら例外として，バリスティック運動における重負荷の使用や，より経験のある人による重量挙げ競技がある。ほとんどのパワートレーニングプログラムは，収縮速度が狙いとする運動に合致するように，1RMの0%（無負荷）から60%の範囲の負荷を用いる傾向にある。バリスティック運動やプライオメトリック運動による軽負荷のトレーニングは，機能的に有意な最大パワー発揮の向上を生じさせることができる。摘出

筋では最大の約 1/3 の負荷で最大パワーを発揮するが，全身運動には異なる機械的特性を伴う複数の筋が含まれる．例えば，最大パワーはジャンプスクワットでは 1 RM の 0%，ベンチプレススローでは 1 RM の約 40%，そして重量挙げでは 1 RM の 75% の負荷で起こる．アメリカスポーツ医学会（2009）は，健常成人の下肢エクササイズには 1 RM の 0〜60%，上肢エクササイズには 1 RM の 30〜60% の範囲における負荷の使用を推奨している．これらの結果は，最適なトレーニング負荷は標的とする動作に依存し，その成果は様々な負荷を用いたトレーニングでより高められる可能性を示している．

パワートレーニングはできる限り素早く動かす運動を含むために，収縮速度は運動に用いる負荷に依存する．収縮速度の重要性については，パフォーマンスの向上（最大トルク）が，トレーニングで用いる角速度にと同等の速度に限定されるという，等速性収縮を用いたトレーニング研究で実証されている．そのため，パワートレーニングで使用する負荷（すなわち，収縮速度）は標的の動作に合致させ，また参加者の経験に合わせる必要がある．

神経筋適応

パワー発揮の向上の根底にある適応には，随意動作の遂行に関連した何かしらの生理学的過程が含まれる．例えば，素早い等尺性収縮中に運動単位の最大発火率が増加することで示されるように，神経系による筋の賦活は 12 週間のバリスティックな収縮トレーニングにより増加する（図 9.19）．同様に，課された変位に抵抗するのに使用される筋の賦活はより効果的であるため，12 週間のプライオメトリック運動（ホッピングおよびドロップジャンプ）は伸張性収縮における関節スティフネスを増加させる（Kubo et al., 2007）．パワートレーニングによる運動単位や筋の賦活の増加には，脳の適応が関与するようである．例えば，バリスティック収縮による数週間のパワートレーニングは，下肢筋群における経頭蓋磁気刺激パルスの強度と運動誘発電位の振幅との関係性の傾きを増加させる．これは皮質脊髄路の応答性の増大を示している（Beck et al., 2007）．単一の実験セッションで行う片手の筋の数百回のバリスティック収縮は，指のピーク加速度を向上させ，両半球の皮質脊髄路の興奮性も増大させるのに十分である（Lee et al., 2010）．反対に，パワートレーニングは伸張反射と H 反射のいずれの振幅も増加させない．すなわち，これらの結果は，パワートレーニングは素早い収縮を確実にするために，筋における初期の賦活を向上させることを示唆している．

筋自体では，パワーを発揮のための筋線維の能力はトレーニングにより増加する．例えば，Scott Trappe ら（2000）は，高齢者による 12 週間の筋力トレーニング（1 RM の 80% 負荷）の前後で，外側広筋の筋生検で取得した線維節の機械的特性を測定した．ミオシン重鎖 I と IIa（それぞれ MHC-I 線維と MHC-IIa 線維）と特徴づけられる筋線維節は直径（それぞれ 20%，13%），最大強縮力（55%，25%），最大収縮速度（75%，45%），最大パワー発揮（129%，61%）の増加を示した．同様の適応は，ジャンプ運動における最大努力の伸張-短縮サイクルを伴う 8 週間のトレーニングの前後で，トレーニングを行っていない男性の外側広筋の筋線維節でも認められた（Malisoux et al., 2006）．トレーニングはレッグプレスの 1 RM 負荷を 12%，垂直跳高を 13% 増加させた．MHC-I 線維および MHC-IIa 線維では，横断面積（23%，22%），最大の力（19%，15%），最大収縮速度（18%，29%），ピークパワー（25%，34%）が増加した．

筋力トレーニングやパワートレーニングが同様の結果を示したのとは対照的に，Trappe ら（2006）は，レクリエーションレベルのランナーによる 8 週間のマラソントレーニングが，腓腹筋から取得した筋線維節に異なる結果を生じさせることを発見した．MHC-I 線維と MHC-IIa 線維のサイズは 20% まで減少したものの，最大強縮力には変化が認められなかった．これは生理学的横断面積あたりの力が約 60% 増加したことを意味している．最大収縮速度は MHC-I 線維で 28% 増加し，MHC-IIa 線維では変化が認められなかったが，最大パワーは MHC-I 線維で 56%，MHC-IIa 線維で 16% 増加した．

研究結果は，パワートレーニングは神経系と筋の双方に適応を引き起こすことを示しているが，異なる種類のトレーニングによりパフォーマンスを向上させる特定の変化についてはほとんど知られていない．おそらく，筋力トレーニングでも観察されるように，パワートレーニングに伴って起こる向上は，初期における神経系の適応とその後における筋の変化を含んでいるのだろう．

活動量低下への適応

活動量を増やすことで運動系の特性を強化できるように，活動量が減れば運動能力は低下する．しかし，運動機能が低下していく変化の過程は，活動量を増やした際に運動機能が改善する場合の逆と単純に考えることはできない．通常の活動量が低下した際に生じる変化を特徴づけるために，ここでは使用の低下においてよく用いられる 3 つのモデルについて検討し，各々

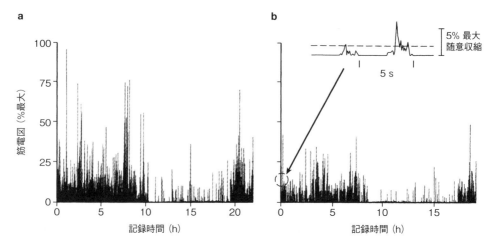

図9.23 上腕二頭筋の筋電図活動 （a）ギプス固定前 （b）4週間のギプス固定期間の3週目。記録は挿入図に示される筋電図活動の群発放電に基づいている。

Reprinted, by permission, from J. G. Semmler, D. V. Kutzscher, and R. M. Enoka, 2000, "Limb immobilization alters muscle activation patterns during a fatiguing isometric contraction," *Muscle & Nerve* 23：1381-1392.

のモデルで観察される適応について調べる。

●ギプス固定●

外傷時に数週間の**ギプス固定**を行うと，しばしばギプスを外したときに，筋量や筋機能の低下を経験する。筋機能の低下を最小限にする効果的な対策を開発するために，数週間ギプスで健常者の肢を固定し，このときに生じる神経・筋の適応の仕方を調べるという方法がある。

活動の減少

ギプス固定に対する適応を調べるために，動物とヒトの双方を対象にこれまで多くの研究が行われてきた。この実験モデルの特筆すべき点は，介入によって，関与する筋の賦活を減少できる点にある。John Semmlerら（2000）は，健常ボランティアの腕を数週間ギプスで固定すると，肘関節屈筋群の活動が中等度減少することを発見した。固定によるこの影響は，固定の24時間前と固定期間中の筋電図を定量化することで評価された（図9.23）。4週間の固定を行ったこの研究では，上腕二頭筋の筋電図活動は38％，腕橈骨筋の筋電図活動は29％減少していた。興味深いことに，この影響は男性と女性で差があった。女性は固定の前の段階で男性よりも大きな筋電図活動を呈しており，固定によって生じた筋電図活動の減少もより大きくなっていた。

ギプス固定中の筋電図活動の複数回の記録は着実に低下し，その後は低下したレベルのままであったことを示している（図9.24a）。しかしながら，筋電図活動低下の量は，固定される筋の長さにも依存していた。具体的には，短い筋長で筋活動の低下は顕著であり，長い筋長では無視できるほどであった（図9.24b）。ラットの後肢を4週間ギプス固定した研究では，最も短い筋長時の積分筋電図は，ヒラメ筋では77％，内側腓腹筋では50％減少していた（Fournier et al., 1983）。筋電図のこうした低下には，ヒラメ筋で36％，内側腓腹筋に関して47％の筋量の低下が伴っていた。

しかし，ギプス固定によって筋電図活動の低下と筋萎縮が起きていることはわかったものの，筋電図活動の低下と筋萎縮（筋量減少），筋萎縮と筋機能低下が同様な変化を示していないために，結果の解釈は容易ではない。こうしたことは，比例関係を示す直線から各データが逸脱していることからもはっきりとわかる（図9.24b）。この研究では，内側腓腹筋を自然長で固定した場合には筋電図活動の低下は見られなかったが，筋量は54％減少していた。同様に，ラットのヒラメ筋と内側腓腹筋では，短い長さや自然長で固定させた場合に，いずれも湿重量で43～52％の低下が認められた。一方，等尺性最大筋力については，自然長での固定では45％の低下であったのに対して，短い長さでの固定では72～77％の低下が認められた。等尺性最大筋力の低下の仕方は，湿重量の低下の仕方と一致していなかった。これらのことから，筋電図活動によって示される身体活動の低下は，筋量の減少（筋萎縮）や運動能力の低下と直線的な関係にはないことが示された。活動量の低下に対する適応の様式を明らかにするにあたっては，身体活動の低下だけでなく，実験条件（例：筋長，持続的な等尺性収縮，感覚フィードバックの変化）も重要であると考えられる。

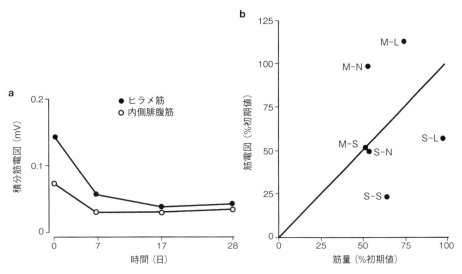

図9.24 ラット後肢の4週間にわたるギプス固定中の筋電図と筋量の低下。(a) 短縮位で固定されたヒラメ筋と内側腓腹筋の積分筋電図における減少。(b) 筋電図の低下と筋量低下の関係。S-S＝ヒラメ筋・短縮位；S-N＝ヒラメ筋・中間位；S-L＝ヒラメ筋・伸張位；M-S＝内側腓腹筋・短縮位；M-N＝内側腓腹筋・中間位；M-L＝内側腓腹筋・伸張位。
Reprinted from *Experimental Neurology*, Vol. 80, M. Fournier, R. R. Roy, H. Perham, C. P. Simard, and V. R. Edgerton, "Is limb immobilization a model of muscle disuse?" pg. 153, Copyright 1983, with permission from Elsevier.

神経筋適応

ギプス固定による活動量の低下と運動パフォーマンスの障害の間には単純な関係がないことから，この介入で起こる適応の概観を矛盾なく説明することは難しい。したがって，この適応には，筋量の遺伝的調節から筋の賦活の下行性制御にまで及ぶ様々な要因が関わっていると考えられる。

■**筋線維と運動単位** ギプス固定による多くの研究は，遅筋線維とその運動単位の比率が減少することを報告している。例えば Tibor Hortobágyi ら（2000）は，3週間のギプス固定によって健常若年成人の外側広筋におけるタイプⅠ線維の占める割合が9％減少し，タイプⅡx線維が7％増加するという結果を得ている。また，数週間のギプス固定後の3つの筋線維タイプ（Ⅰ，Ⅱa，Ⅱx）の断面積は同様に低下していたが，運動単位の最大強縮力の減少は，最もゆっくり収縮する運動単位で最大であった（Nordstrom et al., 1995）。それにもかかわらず，ギプス固定に関する研究に共通する結果は，筋力低下の度合いが筋萎縮量をしばしば上回るということである。例えば Hortobágyi ら（2000）は，3週間の固定後に大腿四頭筋で最大随意収縮力が47％減少することを発見したが，外側広筋の筋線維断面積は平均で11％の減少であった。この差を説明するものの1つとして，筋線維固有の力発揮能力（固有筋力）の減少が挙げられる。これを裏付けるように，Krista Vandenborne らは，足関節骨折によって6週間ギプス固定された後の足関節底屈筋群の筋力と筋量の低下が，無機リン酸塩の安静時レベルの増加を伴うことを見出した（Prathare et al., 2006）。これは，無機リン酸塩の増加が筋線維での力の発揮を阻害することを示している。さらに，筋，運動単位あるいは筋線維が電気刺激で賦活されるときでも，筋力低下と断面積減少の間の相違は残ったままであった。

筋線維タイプの比率がギプス固定により引き出された適応に与える影響について評価するために，Jack Duchateau と Karl Hainaut（1990）が，筋線維の構成が異なる2つの手筋を用いて6～8週間のギプス固定を行い，運動単位の特性がどのように変化するかを比較したところ，これらの筋間（第1背面骨間筋と母指内転筋）では適応に差がなかった。しかしながら，ギプス固定の後，収縮時間は約15％，1/2弛緩時間は約13％，それぞれ増加した。このことは，収縮速度の低下を示している。さらに，両筋共に力の弱い運動単位の比率が増加したことにより，ギプス固定後における運動単位の平均単収縮力と活動電位の頂点間の振幅は，全ての運動単位において一様に約40％減少していた。しかしながら，動員閾値を最大筋力に対する相対値で示すと，ギプス固定されていた筋では閾値の高い運動単位数が増加していた。動員順序はギプス固定によって変わらなかったが，最大発火頻度の著しい低下により，閾値の低い運動単位の動員範囲が増加し，発火調節範囲は減少した。それゆえ，数週間のギプス固定は，運動単位の単収縮特性（最大筋力，収縮時間，1/2弛緩時間）に一定の変化を生じさせるだけでなく，閾値の高い運動単位よりも閾値の低い運動単位の発火

の減少に顕著な影響を及ぼす。

■**筋の賦活** ギプス固定が運動単位の発火頻度調整に相応の影響を与えているとすると，この介入は，運動ニューロンが受け取るシナプス入力と筋が受け取る賦活信号の大きさの両方の適応を生じさせていると考えられる。脊髄に起こる変化の評価として，Jesper Lundbye-JensenとJens Bo Nielsen (2008a, b) は，上下肢の筋でH反射の振幅（図7.10で示される経路）に対する1～2週間のギプス固定の影響を調べた。H反射振幅の増大が，手筋（橈側手根屈筋と短母指外転筋）および下肢筋（ヒラメ筋）で認められ，これらは，Iaシナプス前抑制（図7.17で示される経路）レベルの減少によるものであると考えられた。これとは対照的に，ヒラメ筋の運動ニューロンの相反性Ia抑制（図7.13で示される経路）量の変化や経頭蓋磁気刺激法で橈側手根屈筋と短母指外転筋に引き起こされる応答の振幅には変化がなかった。これらの所見では，ギプス固定後に閾値の低い運動単位の発火調節が大きく減少することを説明できない。おそらく，小さい運動単位でより大きな特性の変化があったと考えられ，このことは3週間の後肢免荷による後脛骨筋の運動単位の変化についての報告でも認められている（Cormery et al., 2005）。

とはいえ，神経系による筋の賦活低下はギプス固定後の筋力低下にも関与しており，これは特に外傷によるギプス固定の際に顕著である。この低下は随意性賦活の減少（単収縮挿入法で測定；図8.9参照）と運動単位の発火率の減少として測定されていた。Jennifer Stevensら (2006) は，足首関節内・外顆骨折で7週間ギプス固定された患者の足関節底屈筋群（外側腓腹筋，内側腓腹筋，ヒラメ筋）が対側の脚に比して随意性賦活で42％，最大断面積で26％，最大トルクで75％減少していることを見出した。随意性賦活の強さは10週間のリハビリテーションにおける足関節底屈最大トルクのばらつきの主要因の56％を占めたが，断面積のばらつきに対してはわずか36％であった。筋力低下に関与する随意性賦活の低下のいくらかは，運動単位の発火頻度の減少に起因すると考えられる。例えば，Sekiら (2007) は1週間のギプス固定後では，手筋の最大随意収縮が24％減少し，同時に最大随意収縮時の発火頻度も減少したが（ギプス固定前後で39 ppsから33 ppsに減少），1週間後に40 ppsに回復することを示している。

■**パフォーマンス** ギプス固定による筋萎縮は筋力を低下させ，日常生活動作を障害する。例えば，骨折による6週間のギプス固定は，手筋において，最大随意収縮時の筋力の45％の低下と，筋電図活動の55％の低下をもたらした（Duchateau & Hainaut, 1991）。また，手筋の最大随意筋活動を発生させる被験者の能力の低下も見られた。それにもかかわらず，他で報告されている結果と同様に，これらの変化は被験者の最大筋力を60秒間維持する能力を阻害しなかった。しかしながら，筋の易疲労性にギプス固定が及ぼす影響は，強い収縮と弱い収縮の場合で異なる。例えば，肘関節屈筋群によって65％最大随意収縮力で等尺性収縮を持続させる場合，持続時間は4週間のギプス固定では変化せず，一方，最大随意収縮の20％の力で収縮を行った場合は持続時間が延び，易疲労性は59％減少していた（Yue et al., 1997）。さらに，易疲労性の変化は，男女間で異なった。John Semmlerら (2000) は，4週間のギプス固定を行った肘関節屈筋群で，最大随意収縮力の15％に相当する等尺性収縮を可能な限り持続させると，一方のグループ（主に女性のグループ）では持続時間が220％増加（易疲労性が低下）し，他方のグループ（男性だけ）では変化がなかったことを報告している。

ギプス固定後の筋力の回復は，健康状態にも依存するように思われる。健常者を対象とした研究では，数週間以内に筋力の完全回復が実現している。通常の日常生活動作を行うことで筋力の回復は可能だが，伸張性収縮や神経筋電気刺激を含む運動を行うことで回復は促進される。対照的に，外傷や手術後に固定された場合では，完全回復まで数カ月を要することもある（表9.2）。

●**下肢免荷**●

宇宙飛行中における微重力状態への曝露に対する適応として，ヒトの運動機能は短期的および長期的な負の影響を受ける。有効な対策を講じるために，宇宙飛行の間に起こることがわかっている多くの変化を模倣したいくつかのモデルが開発された（Adams et al., 2003）。その1つのモデルが，ラットなどの動物の後肢を数週間吊るして，後肢は自由に動かすことはできるが，地面やその他のあらゆる支持面にも肢が接触しないようにする方法である（図9.25a）。この実験モデルは，**後肢懸垂法**として知られている。同様に，ヒトの片脚を吊り帯に入れて吊り上げることで活動レベルを低下させることができ（図9.26），この方法は，**下肢免荷法**として知られている。ヒトはこの状態で，松葉杖と吊り上げられていない脚を使って歩く。これとは別に，ヒトの下肢は長期間にわたるベッドレストによっても免荷することもできる。この方法は，微重力条件で生じる適応の地上モデルとして，下肢免荷法より用いられることが多い。

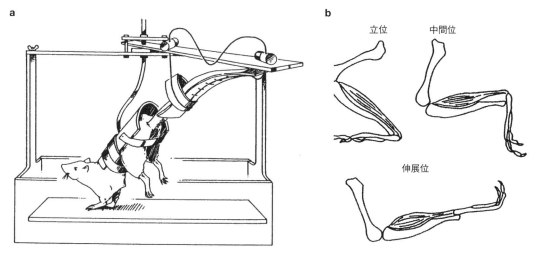

図9.25 後肢懸垂モデル。(a) ラットの後肢が地面に接触しないように体が吊るされている。ラットは前肢でケージのまわりを動くことができる。(b) 後肢懸垂中のヒラメ筋の可動域の変化。左上の図は正常立位時の足関節の最小角度。右上の図は後肢懸垂中の中間位を示す。下の図は両条件下での最大角度を示す。
Figure 9.25a：Provided by Charles M. Tipton, PhD. Figure 9.25b：Adapted, by permission, from D. A. Riley et al., 1990, "Rat hindlimb unloading：Soleus histochemistry, ultrastructure, and electromyography." *Journal of Applied Physiology* 68：58-66.

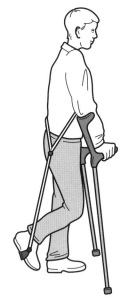

図9.26 下肢免荷モデル。
Provided by Per A. Tesch, PhD.

●活動性の低下●

後肢懸垂法による宇宙飛行の模倣には，体液の頭側偏移，骨塩量の損失，成長障害，脚の筋による姿勢維持の必要性低下という，4つの重要な変化過程が含まれている。後肢による姿勢維持の必要性が低下したにもかかわらず，足関節の筋で記録される筋電図活動は，懸垂期間中も実質的には衰えない（図9.27a）。ヒラメ筋と内側腓腹筋の活動は，懸垂開始から最初の3日間は弱くなるが，それ以降は対照群のレベルにまで回復する。逆説的に，筋電図活動が正常なレベルと思われる期間でも，筋は萎縮している（図9.27b）。このことは，筋の賦活レベルと筋重量の低下の関連付けが困難であることを意味している（図9.28）。ヒラメ筋（収縮速度が遅い）は，協働筋で収縮速度の速い筋（内側腓腹筋，足底筋）や拮抗筋（前脛骨，長指伸筋）よりも著しく萎縮することが多くの研究で示されている。

筋電図活動と筋萎縮の乖離は，おそらく肢位の変化に起因しているのだろう（図9.27b）。免荷期間中，足関節の可動域は約0.5 radから3.14 radに拡大する。しかしながら，懸垂終了の数日後，足関節の可動域は中間的な約1.57 radになる。可動域が実質的に減少し，同じ筋力を発揮する際に，より短い筋においてより大きな筋電図活動が見られることが筋電図活動の解釈を難しくしている。それにもかかわらず，後肢懸垂法によって生じる適応の程度は，収縮速度の遅い筋（ヒラメ筋）の方が，収縮速度の速い協働筋（足底筋）よりもはるかに大きい。Reg Edgertonらは，後肢懸垂法，腱切断術，除神経術といった方法の結果を各々に，または複合して比較することで，除神経術はヒラメ筋の筋線維には影響しないが，足底筋では筋線維が萎縮することを見出した（Ohira et al., 2006）。これらの結果は，神経と筋が正常につながっていることで収縮速度の速い筋がある程度保護されていることを示唆している。しかしながら，後肢懸垂期間中に足底表面を機械的に刺激することでヒラメ筋の萎縮がかなり減少したが，この効果は内側腓腹筋では乏しかった

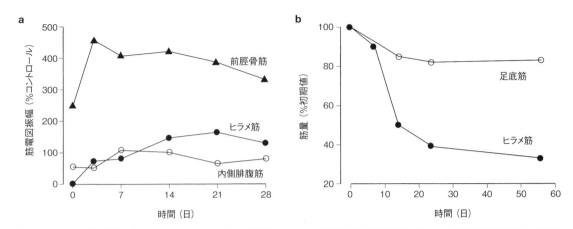

図9.27 28～56日間の後肢懸垂の結果。(a) コントロール値で正規化したラット後肢筋の積分筋電図活動。(b) 2つの後肢筋の筋量低下。開始時の平均筋量は，ヒラメ筋が262 mg，足底筋が656 mg。

Adapted, by permission from D. B. Thomason and F. W. Booth, 1990, "Atrophy of the soleus muscle by hindlimb unweighting," *Journal of Applied Physiology* 68：2, 4.

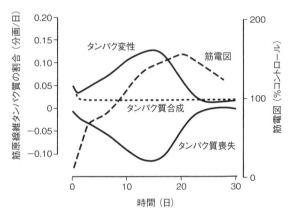

図9.28 28日間の後肢懸垂中のラットヒラメ筋のタンパク質変性，タンパク質合成，タンパク質喪失，積分筋電図活動の時間的推移。筋電図値は介入前のコントロール値に対して正規化。筋電図が増加しているのに対し，正味のタンパク質が低下してしるのは，主にタンパク質変性の増加に起因している。

Reprinted, by permission, from D. B. Thomason and F. W. Booth, 1990, "Atrophy of the soleus muscle by hindlimb unweighing," *Journal of Applied Physiology* 68：8.

表9.9 6週間の免荷前後でMRIにより計測された下肢筋の断面積

筋	免荷前 (cm²)	免荷後 (cm²)	減少率 (%)
膝関節伸筋群	38.3	32.3	16
膝関節屈筋群	27.3	25.4	7
外側広筋	12.2	10.2	16
内側広筋	10.4	9.0	14
中間広筋	12.9	11.0	15
大腿直筋	5.4	5.2	2
腓腹筋	10.6	7.9	26
ヒラメ筋	15.9	13.3	17

Data from Hather et al. 1992.

(Kyparos et al., 2005)。したがって，感覚フィードバックの減少はヒラメ筋が大きく萎縮する一因となっている。

下肢免荷中の筋電図活動に関するデータはないが，筋断面積の減少は，下肢免荷が日常生活動作のレベル低下による影響を調べる介入方法として有効であることを示している。表9.9は，6週間の下肢免荷後，健常若年成人に観察された下肢の主要筋群における断面積の減少を記載したものである。大腿直筋を除く全ての筋で断面積の有意な低下が認められた。大腿直筋は股関節屈曲において，吊るされた脚を補助するために働いていたことが原因と考えられる。

神経筋適応

後肢懸垂法と下肢免荷法の双方とも，日常生活動作への下肢の参加を減少させるが，2つの介入法は異なる適応を生じさせる。本節では各々の介入によって生じる適応について簡潔に述べ，これらを宇宙飛行の後に観察される状態と比較する。

■**後肢懸垂法** 多くの動物実験において，収縮速度の遅い筋が選択的に後肢懸垂の影響を受けることが示されている。したがって，こうした研究は多くの場合，ヒラメ筋への影響に焦点をあてている（図9.27）。数週間の懸垂の結果，ヒラメ筋でタイプⅠ線維の比率が低下し，協働筋（内側腓腹筋）と拮抗筋（前脛骨筋）においても多少の変化が見られた。つまり，この介入は，筋原線維とミオシンタンパク質の濃度を低下させ，速筋型ミオシンとトロポニンアイソフォームの発現を増加させる。また，MHC-Ⅰ線維だけから成る筋線維の比率の減少と，複数のアイソフォームを含むMHC-

Ⅱ線維の比率の増加が見られる．さらに，トロポニンアイソフォームの遅筋タイプから速筋タイプへの転換もある．これらの適応の結果として，数週間の後肢懸垂後にヒラメ筋での遅い運動単位の比率の減少が生じるのである．

　タンパク質の含有量とアイソフォームの変化には，筋線維の代謝機能における若干の変化を伴う．酸化代謝酵素（コハク酸脱水素酵素とクエン酸シンターゼ）の濃度は，後肢懸垂法によってヒラメ筋で増加する．しかしながら数週間の懸垂後，大部分の速筋（内側腓腹筋，前脛骨筋）では，酸化代謝を特徴づけるある種の酵素（コハク酸脱水素酵素）が低いレベルを示すものの，その他の酵素（クエン酸シンターゼ）ではそうしたことはなかった．対照的に，後肢の伸筋と屈筋にあるタイプⅠ線維とタイプⅡ線維では，いずれも解糖代謝と関連した酵素のレベルが変わらないか，あるいは上昇するかであった．このような酸化代謝から解糖代謝への変化は，膜タンパクの適応によってもたらされる．

　後肢懸垂法によるタンパク質と酵素の成分変化は，筋の力学的特性にいくつかの適応をもたらす．ヒラメ筋の最大筋力発揮能力は減少するが，その減少の程度は筋量の低下に基づく予想を上回る．これは正規化された筋力［訳注：原著者は触れていないが，筋断面積によって正規化された筋力である固有筋力を指すと考えられる］の低下を示しており，おそらく細いフィラメント密度の減少およびミオシンとチチンの構造的分布の変化による固有筋力の減少と関連している．筋線維レベルでは，ヒラメ筋と内側腓腹筋のタイプⅠ線維の直径と最大筋力が有意に減少するが，内側腓腹筋のタイプⅡa線維では直径は小さくなるものの，最大筋力に変化はなかった．しかし，外側腓腹筋の運動単位の最大強縮力は，14日間の後肢懸垂後に減少した．後肢懸垂は収縮性タンパクに影響を与えるだけでなく，ヒラメ筋での細胞骨格タンパク質（チチン，ビンキュリン，メタビンキュリン）の量を減少させる．そして，これは力の伝達能力を低下させる．

　これらの適応による機能的な結果の1つに，収縮速度の増大がある．ヒラメ筋はより速く収縮するようになり，これはミオシンとトロポニンアイソフォームの転換とタイプⅠ筋線維の比率の減少によるものと想定される．このことは，ヒラメ筋と一部のタイプⅠ線維の最大短縮速度（V_{max}）の増大ではっきりと示される．V_{max}の増大は，力-速度関係の曲線を右方向へ変移させる．同様に，単収縮時間と1/2弛緩時間の減少がある．これらの減少は，後肢懸垂が収縮器を賦活させるために必要なCa^{2+}濃度を上昇させることから，Ca^{2+}の動態変化とおそらく関連があるだろう．7～28日間の後肢懸垂後の全筋および運動単位の疲労性における変化についていくつかの報告があるが，これらの知見は電気刺激を用いて得られたものであり，随意収縮によって観察される筋の賦活を模したものではないことに注意して解釈しなければならない．

■下肢免荷　動物を対象とした後肢懸垂法で起こる変化とヒトでの下肢免荷法による下肢筋の筋線維が示す適応との間には，いくつか類似点もあれば，重要な相違点もある．Jeff Widrickら（2002）は，12日間の下肢免荷後のヒラメ筋と腓腹筋におけるタイプごとのミオシン重鎖線維の収縮特性を測定した．直径が唯一減少したのは，ヒラメ筋のタイプⅠ線維であった（7%）．しかしながら，タイプⅠ線維の最大筋力ではヒラメ筋で18%，腓腹筋で14%の減少が共に見られた．ヒラメ筋線維の最大筋力低下の一因として固有筋力の低下があり，それは後肢懸垂の後に観察される場合よりも大きかった．後肢懸垂による結果とは対照的に，下肢免荷によってヒラメ筋のタイプⅠ線維の最大短縮速度は10%低下し，腓腹筋のタイプⅡa線維では12%増加した．同様に，ヒラメ筋のタイプⅠ線維によって生み出される最大パワーは14%低下したが，腓腹筋のタイプⅠ線維では変化がなかった．また，被験者が歩行を再開した6時間後には，ヒラメ筋のタイプⅠ線維の機能はさらに低下し，線維の損傷が認められた．

　全筋レベルでは，23日間の免荷によって外側腓腹筋の筋量が6%，断面積が3%，羽状角が5%，筋線維束の長さが4%と，それほど大きくはないが有意な減少があった（Seynnes et al., 2008）．6週間の下肢免荷後における断面積の減少は腓腹筋で最大であり，膝関節伸筋群とヒラメ筋では同等であった（表9.9）．これは数週間の後肢懸垂の後にヒラメ筋が最も萎縮していた結果とは異なっている（図9.27）．全筋で断面積が相対的に減少しているが，数週間の下肢免荷後における最大随意収縮力の減少は，足底屈筋群（10%）より，膝関節伸筋群（20%）で大きかった．しかし，膝関節伸筋群の筋力発揮能力を神経筋電気刺激で計測すると，最大筋力の減少はわずか10%である．これは，下肢免荷後の膝関節伸筋群の賦活が有意に減少することを示唆している（Horstman et al., 2012）．とはいえ，この解釈は，最大随意収縮時の随意性賦活や筋電図の振幅では説明できていない．それにもかかわらず，30～45%最大随意収縮の力を発揮しているときの膝関節伸筋群の筋電図活動は，10日間の免荷後に25%増加する（Berg & Tesch, 1996）．これは筋の賦活が数週間の下肢免荷の後に変化することを示唆する．

　7日間の下肢免荷でも，膝関節伸筋群の筋電図活動の低下は生じるが，若年女性ではその程度はわずかで，若年男性では見られなかった（Deschenes et al.,

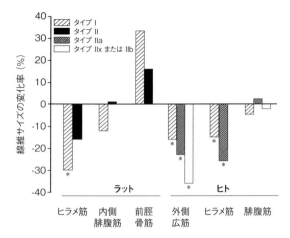

図9.29 11～17日間の宇宙滞在後のラットとヒトにおける単一筋の断面積変化率（％）。* ＝ p < 0.05　ベースラインとの比較。
Reprinted, by permission, from R. H. Fitts, D. R. Riley, and J. J. Widrick, 2000, "Physiology of a microgravity environment. Invited review: Microgravity and skeletal muscle," *Journal of Applied Physiology* 89：824.

2012）。等尺性収縮と最も遅い等速性収縮（0.53 rad/s）における最大随意収縮トルクは，免荷の7日後に男女共に減少した。しかし，女性では2つのより速い等速性収縮（1.05 rad/sと2.09 rad/s）において最大トルクが減少した。さらに，5回の計測を繰り返した際に，全仕事量（J）と平均パワー（W）は，男性では最も遅い速度のときだけ減少したが，女性では3つの速度全てにおいて減少した。後肢懸垂法はその多くの研究がオスのげっ歯類を用いていたので，このような性差は観察されていない。同様に，有人宇宙飛行研究でも男女の適応を比較するための十分なデータはない。

■**宇宙飛行**　生体が宇宙飛行を行うと，大部分の器官系，特に神経筋系になんらかの適応が生じる。適応のうちのいくつかは地上モデル（後肢懸垂，下肢免荷，ベッドレスト）で観察されるものと類似しているが，全てがそうではない。例えば，単一筋線維に生じる萎縮はラットとヒトで，そして宇宙飛行と地上モデルで異なる（図9.29）。ヒトの外側広筋の萎縮はタイプIIx線維で最大で，タイプI線維で最小だった。また，ラットでは抗重力筋の線維数が減少し，速筋型ミオシンを含む線維数が増加した。ヒトではヒラメ筋に同様の変化があったが，外側広筋ではタイプI線維でなくタイプIIa線維のミオシンATPアーゼ活性が増加した。宇宙飛行の期間はタンパク質量の低下に影響する。12.5日という日数は，中間広筋の遅筋筋原線維タンパクを減少させるのに十分な期間であるが，外側広筋の速筋筋原線維タンパク質が減少するほどの長さではない。ラットとヒトから得られたデータは，微重力状態への曝露の間に生じる筋萎縮が，遅筋型ミオシンと関連タンパク質の選択的な減少を伴うことを示唆している。

微重力状態は筋力低下をもたらすが，これは宇宙空間滞在17日後から有意な低下として観察される。ヒトの筋力低下は，上肢筋群よりも大腿部の筋群で大きく，また屈筋群よりも伸筋群で大きい。例えば，28日間の宇宙飛行で膝関節伸筋群の最大トルクは20％低下したが，大腿屈筋群と上肢伸筋群では10％の低下であった。筋萎縮と同様，個人間でかなりのばらつきが存在する。足底筋では微重力状態に置かれた110日目以後237日間は筋力が一定であったことから，微重力状態での筋力低下は一定期間後に新たな定常状態に入ると考えられる。しかしながら，足関節背屈筋の筋力は足関節底屈筋と同じ割合に変化するまで，上述の237日間減少し続けた（Fitts et al., 2000）。

ヒトにおける単一線維レベルで見ると，17日間の宇宙飛行の後，ヒラメ筋のタイプI線維の最大筋力は21％減少し，タイプIIa線維では25％減少した。タイプI線維の最大筋力の減少は筋萎縮とは比例関係にはなく，筋原線維含有量の低下を示唆している。宇宙飛行の後の最大短縮速度は，ヒラメ筋のタイプI線維とタイプIIa線維でより大きく，腓腹筋のタイプI線維でより小さかった（Widrick et al., 2001）。17日間の宇宙飛行後では，最大筋力が低下したにもかかわらず，最大短縮速度は速くなり，その結果，両方の線維タイプの最大パワーは相対的にわずかな低下にとどまった。しかし，下肢の筋によって発揮される最大パワーは31日後に32％減少した。これはおそらく筋の賦活が低下したことを示唆している。

運動をすることで後肢懸垂や下肢免荷によって生じる適応を軽減することはできるが，微重力状態への長期曝露により生じる筋萎縮や筋の機能低下を防止するには不十分である。例えばScott Trappeら（2009）は，国際宇宙ステーションで6カ月過ごしたヒトでは，定期的に運動をしていても下肢の筋に有意な変化が生じることを報告した。主な運動内容は，中等度の有酸素運動（5時間/週）と下肢の筋力トレーニング（3～6日/週）であった。それにもかかわらず，下腿の筋量はヒラメ筋で15％，腓腹筋で10％の減少したことにより，全体で13％減少した。宇宙ステーションから戻った1週間後で，足底屈筋群の等尺性最大随意収縮トルクは14％減少し，低速（1.05 rad/s）と高速（3.14 rad/s）での等速性最大トルクは約20％減少し，最大パワーは32％減少した。腓腹筋では，MHC-I線維が12％減少し，ハイブリッドMHC-I/IIa線維は4％増加し，MHC-IIa線維は9％増加した。ヒラメ筋では，MHC-I線維が17％減少したが，他の線維タイプでは有意な変化はなかった。

国際宇宙ステーション内でヒトに生じる適応に関するもう1つの研究で，Peter Cavanaghらは181日間の微重力状態への曝露が，大腿（4～7%）や上腕（変化なし；Gopalakrishnan et al., 2010）以上に，下腿の筋量（10～16%）を低下させることを明らかにした。しかしながら，筋力低下については，膝関節伸筋群で10～24%，足関節底屈筋群で4～22%，肘関節屈筋群ではこれらより低い8～17%であるという点で類似していた。膝関節伸筋群の等速性収縮（3.14 rad/s）による持久性テストの成績もまた低下した。被験者は，膝関節伸筋群と膝関節屈筋群における21回の最大交互収縮を行った。いずれの筋群においても仕事量は14%低下した。筋機能のこのような低下は，以前に報告された宇宙ステーション滞在中に運動器具を使わなかった乗組員に見られたものよりも軽減されていた。

まとめると，後肢懸垂法，下肢免荷法，宇宙飛行のいずれにおいても筋量の減少と筋力の低下を生じることが各々の結果からわかる。しかし，種や介入方法の本質的な違いがあるために，宇宙飛行で生じる適応を後肢懸垂法や下肢免荷法で忠実に再現することは難しい。

●脊髄離断と脊髄損傷●

宇宙飛行中に起こる適応のモデルとして，ギプス固定や下肢免荷を用いるのと同様に，脊髄損傷後に起こる変化を検討するためのモデルとして脊髄離断が用いられる。このモデルでは神経系と筋とのつながりを完全にまたは部分的に遮断することが必要となる。実験動物ではこの遮断がしばしば脊髄の，通常は胸髄中部より低いレベルで行われる。これは後肢における脊髄より上位の制御を排除することになるので，臨床的には上位運動ニューロン障害として知られている。しかしながら，脊髄離断モデルとは対照的に，ヒトが経験する脊髄損傷の大部分は，きれいな断面が得られるような損傷というよりはむしろ，挫傷によることが多い。

活動低下

脊髄切断としても知られる脊髄離断は，ただちに弛緩性麻痺を呈する。3～4週後に筋は痙性を呈し，最終的には随意性賦活を伴わない持続的な伸筋群の活動を示すようになる。しかしながら，この麻痺状態でも筋神経系をまだ電気的刺激で賦活させることは可能で，適切な補助と求心性フィードバックを与えれば，動物ではトレッドミル上を後肢で歩く訓練ができる。脊髄切断によって，ラットの筋電図活動は正常時に比べ，ヒラメ筋で1%未満，内側腓腹筋と外側広筋で2%未満，前脛骨筋で8%未満まで減少する（Roy et al., 2007）。筋電図の平均振幅は，ヒラメ筋では正常だったが，内側腓腹筋で2倍，外側広筋で2倍，前脛骨筋で4倍に増加した。

ヒトの脊髄損傷では，下行性制御を奪われた筋でも若干の運動単位は自発的に活動する。例えば，Thomas（1997）は，C7レベル以上の損傷後1年以上経過した脊髄損傷患者の母指球筋において，自身で制御するまでにはいたらないものの，不随意的な活動があることを発見した。運動単位は1～8 ppsの低頻度で発火し，まれに急速な発火を伴った。さらに，不完全脊髄損傷のヒトでは，随意収縮が終わった後も運動単位は活動電位を発火し続けることができる（Thomas et al., 2014）。このように，慢性麻痺は麻痺筋における運動単位の賦活を排除するものではない。

神経筋適応

脊髄離断は上位中枢から脊髄への入力を排除するので，運動ニューロンプールではシナプスからの入力が減り，したがって筋は正常時に比べて活動性が低下する。その後に起こる適応は，筋線維と運動単位の特性ならびに残存する運動機能に影響する。

■**筋線維と運動単位** ギプス固定や下肢免荷と同様に，脊髄切断は障害部位より下位の筋に著しい萎縮をもたらし，遅筋や遅筋タイプから速筋タイプへの筋線維と運動単位の転換に大きく影響する（Biering-Sørensen et al., 2009）。最も極端な転換はラットのヒラメ筋に起こり，正常ではMHC-Ⅰ線維がおよそ95%を占めるのに対し，脊髄離断後は6～20%に低下する。MHC-Ⅰタンパク質が最も低下するのは損傷の15～30日後で，このときMHC-Ⅱa線維の比率が増加し始める。そして損傷の約100日後にタイプⅡ線維が新たな定常状態にいたる。ヒトのヒラメ筋に生じる適応はさほど大きなものではなく，他の下肢筋（例：腓腹筋，前脛骨筋，外側広筋）で観察されるものも同様である。ミオシン重鎖アイソフォームと筋線維タイプ（Ⅰ，ⅡaとⅡx）は，脊髄損傷の約6カ月後に変化し始める。しかし，受傷後数週間は遅筋タイプと速筋タイプのミオシン重鎖アイソフォームが同時発現し始めるので，筋線維タイプの転換は緩徐なものとなる。最終的にはほとんどの筋でタイプⅡx線維の比率が高くなるが，適応の仕方は多様であり，受傷後数年経ってもタイプⅠ筋線維で構成されている筋もある。これらの差の理由はわかっていない。

遅筋から速筋への筋線維タイプの転換は，酸化および解糖代謝に関連した酵素の活動変化に付随して起こる。脊髄離断の6カ月後に，ラットのヒラメ筋は高い酸化能力を保持するが，腓腹筋では解糖酵素（α-グリセロリン酸脱水素酵素）が増加する。ヒトの麻痺筋における代謝酵素活性の変化に関する縦断的な測定はな

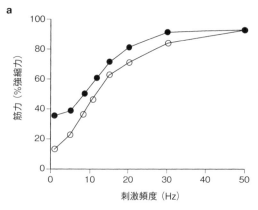
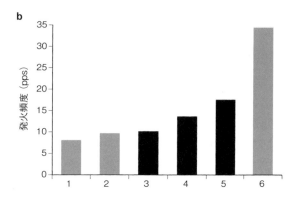

図9.30 ヒト母指球筋運動単位における頸髄損傷の影響．(**a**) 単一運動単位の筋力-刺激頻度の関係（●脊髄損傷者，○健常者）．(**b**) 随意収縮（灰色）と不随意収縮時（黒）の平均発火頻度：1＝25％最大随意収縮；2＝最大随意収縮；3＝規則性自発的収縮；4＝筋痙縮；5＝不規則性自発的収縮；6＝健常者の最大随意収縮力．
Republished with permission of Blackwell Science, from *Acta Physiologica*, "Human spinal cord injury: Motor unit properties and behaviour," C. K. Thomas et al., 210 (1): 5-19, 2013; permission conveyed through Copyright Clearance Center, Inc.

されていないが，横断的な測定では脊髄損傷後，少なくとも1年経過した前脛骨筋のタイプIおよびタイプII線維で，酸化酵素（コハク酸脱水素酵素）能力の相当な低下が示されている．同様に，外側広筋のクエン酸シンターゼ活性（ミトコンドリア完全性指数）は，経過の長い対麻痺患者で低下する．しかしながら，代謝酵素の変化が電気刺激によって賦活されるとき，筋の反復的な収縮能力の低下とは関連しない．

脊髄損傷は，損傷部位より遠位の運動ニューロンが受け取るシナプス入力に影響するため，動員や発火頻度の調節といった運動単位の特性に変化が生じることは何ら不思議なことではない．筋間で適応が様々に異なる上肢筋群の運動単位に関する結果については多くのことがわかっている（Thomas et al., 2014）．例えば，頸髄損傷後は，腕の筋群よりも手筋での変化が著しい．母指球筋では，低閾値運動単位数の減少や発火頻度の著しい低下が見られるが，上腕三頭筋ではそれらの変化はより軽度であった．例えば，健常者と脊髄損傷者では最大随意収縮時の最大発火頻度（平均±標準偏差）は，上腕三頭筋でそれぞれ4～67 ppsと10～45 ppsであったのに比べ，母指球筋ではそれぞれ34±10 ppsと9±3 ppsであった．母指球筋の運動単位における動員閾値がシフトするため，より大きな相対的力はより低い発火頻度で達成され（図9.30a），力制御は発火頻度よりも運動単位の動員に依存する（Zijdewind & Thomas, 2003）．

脊髄損傷に対する運動ニューロン核の位置によって，筋は完全に，または部分的に除神経されうる．部分的な除神経の場合，残存している運動ニューロンは，運動軸索終末で側枝発芽を発達させ，除神経された筋線維の一部を神経再支配する．このような再構築は運動ニューロン特性を変え，平均的な神経支配数や運動単位の力を増加させる．適応の結果の1つには，麻痺筋における不随意収縮の頻出である（Thomas et al., 2014）．これらの不随意収縮の一形態は，筋痙縮として知られている．筋痙縮は通常10 sほど持続し，皮膚を氷で冷やしたり，筋を振動させたり，上半身のわずかな姿勢調節といった刺激によって引き起こされる．筋痙縮は腱反射の亢進や高い筋緊張を含む痙性症候群の一部を成す．筋痙縮時の母指球運動単位の平均的な最大発火頻度は，最大随意収縮時よりも大きい（図9.30b）．不随意収縮のもう1つ形態は自発性発火で，これは痙攣や随意収縮の後に起こり，数分間続く．発火頻度は規則的にも不規則的にもなりうるもので，母指球運動単位の平均的な発火頻度は最大随意収縮時より大きい（図9.30b）．Inge ZijdewindとChristine Thomas（2012）は，持続的な内向き電流の賦活によって，規則的なパターンが低閾値運動単位で生じると報告した（図5.22）．損傷よりも遠位の運動ニューロンの軸索でさえ適応が見られる．例えば伝導速度の低下，軸索膜の脱分極，運動ニューロン特性の変化による活動電位の自発性発火である．運動ニューロンや軸索特性の変化はおそらく，骨格筋を賦活させたり，膀胱，腸，そして性機能を制御するための治療的な電気刺激の使用を難しくする．

痙性症候群は不随意性筋力の異常パターンを生じさせる一連の適応を含んでいる（Roy & Edgerton, 2012）．不随意性筋力は，運動単位の不適切な賦活によって，または筋収縮および筋の受動特性の変化によって生じる可能性がある．痙縮は不完全脊髄損傷者で，また低いレベルよりも頸髄レベルの損傷で生じやすい．脊髄損傷後の痙縮発生の原因となる最初の適応

は筋の賦活に影響するメカニズムを含むが，筋の特性変化に関する重要な役割はより緩徐に現れる。痙縮への様々な適応の相対的な貢献は，脊髄損傷後の時間と共に変化する。痙縮が筋賦活の変化を伴うとき，関与している筋が発揮する力を調整する能力が低下し，筋間の活動を調整することが難しくなる。筋の賦活障害は，脊髄内で抑制的な働きが阻害されていることに起因する反射興奮性の増加（反射亢進）として検出される。多くの薬物は痙縮のレベルを低下させることができるが，これらの薬物は全て随意収縮時に発生させることのできる筋トルクを低下させるので，傾向としては運動機能が制限される。さらに，痙縮は収縮特性を維持し，随意指令によって発生させるのが難しい筋力を提供することを助けるものとして，有益に働く場合もある。

■**パフォーマンス能力** 脊髄切断された筋が示す生理的適応は，収縮および代謝特性の変化に一致している。ラットのヒラメ筋の遅筋タイプから速筋タイプへの転換は，最大筋力（約45%）と1/2弛緩時間の減少（約55%），最大短縮速度（V_{max}）の増加と関連している（Biering-Sørensen et al., 2009）。脊髄切断後，ヒラメ筋の絶対筋力は低下するものの（25〜44%），収縮速度の増大によって，同じ相対筋力を発生させるのにより高い刺激頻度が必要となる。V_{max}の増加により，ミオシンATPアーゼの増加，タイプII筋線維の比率の増加，速筋型ミオシンアイソフォームの発生率の増加が予想される。単収縮の時間経過の変化（最大筋力までの時間と1/2弛緩時間）は，おそらくCa^{2+}動態の変化を反映している。ヒラメ筋の易疲労性は，標準的な電気刺激検査で評価すると，脊髄離断から時間と共に徐々に減少する。脊髄離断後にヒラメ筋で観察される適応とは対照的に，脊髄挫傷後の変化は最大強縮力の低下と易疲労性の増加である。しかし，最大単収縮力やそれに達するまでの時間は変化しない。脊髄離断でも脊髄挫傷でも，他方の後肢筋ではこの適応はそれほど顕著ではない。そして，種（ネコ，マウス，ラット）の間でいくらかの顕著な違いがある。

健常者の筋の収縮特性は身体部位により様々であるが，脊髄損傷者では受傷から1年以上経つと，遅筋タイプから速筋タイプへの転換により，全て同程度の値に収束する（Biering-Sørensen et al., 2009）。全ての筋（大腿四頭筋，ヒラメ筋，前脛骨筋，上腕三頭筋，母指球）は，脊髄損傷受傷後1年で最大筋力の減少を示す。不完全脊髄損傷でも下肢筋の萎縮が起きる。平均的には大腿の筋で30%，下腿の筋で25%の断面積の減少が見られる。

それにもかかわらず，適応には個人間や筋間でかなりの多様性がある。例えば，C7レベル以上の不完全脊髄損傷で受傷から1年以上経過している17人のうち，その半分では麻痺した母指球筋の筋力が健常者と同等であった。単収縮反応による収縮時間には，受傷者と健常者の間に差がなかった。しかしながら，単収縮や強縮反応の特性は，脊髄損傷者ではるかに多様なものになっていた。さらに，筋の運動単位が少なくなっている脊髄損傷者では，筋力に検出不可能なほどの弱さから，通常の5倍の筋力にいたるまでの幅があった。同様の研究が，筋を多少は随意的に制御できる脊髄損傷者の上腕三頭筋に対して行われた。最大随意収縮時の力は，健常者と比較してこれらの個人で有意に低かった。筋は著しい萎縮を示すが，運動ニューロンへの神経活動の障害によっても弱くなっている。

完全麻痺筋で観察されるように，不全麻痺筋の運動単位によって発揮される力は，ゼロ近くから正常よりはるかに大きい範囲にまで及ぶ。例えば，不全麻痺の上腕三頭筋における11%の運動単位は正常な筋電図を呈するが，測定可能な力は発揮できず，65%の運動単位は正常な運動単位と同等であり，24%の運動単位は通常より大きな力を発揮した。それにもかかわらず，これらの運動単位は力の増大に応じて随意的に賦活された。このことは運動単位の規則的な動員と一致している。脊髄損傷後の筋線維における遅筋タイプから速筋タイプへの転換も，母指球筋を除く多くの筋（大腿四頭筋，ヒラメ筋）の収縮速度を増大させた。

運動ニューロン特性の変化は，四肢内および四肢間の脊髄反射経路の反応性の変化を伴う。頸髄損傷者では健常者には存在しない四肢間の反応が誘発される。例えば，下肢に対するわずかな電気刺激だけで同側や対側上肢の反応が誘発される。対側性反応の方が優位で，軽いタッチ，髪の毛の動き，温度刺激に対して運動単位の応答を伴う。四肢間の反射活動は，求心性および遠心性経路のシナプス結合を強化するようである（Calancie et al., 2005）。同様に，単一肢内での脊髄反射応答も脊髄損傷後に変化し，運動機能の低下と関係している。Volker Dietzら（2009）は，脛骨神経刺激に対する短潜時（60〜120 ms）および長潜時（120〜450 ms）応答の変化が移動機能の変化と強く関係していることを発見した。短潜時の反応は脊髄損傷後8週間で現れ，18カ月で大きく低下したが，長潜時応答は受傷後約6カ月で現れ，15年を経過しても残存した。2つの反射成分における変化のタイミングは，トレッドミル上でのアシスト歩行中の下肢筋群における筋電図振幅の低下と一致した。この関係は，脊髄損傷者の移動機能を改善するための様々なリハビリテーション戦略の効果を調べるのに用いられた。

神経系損傷後の運動回復

運動系には優れた適応能力があるにもかかわらず，特に神経系においては，その再生能力に限界がある。本節では末梢神経損傷や中枢神経疾患後の運動機能の回復に関わる神経筋系の能力について検討する。

●末梢神経系●

末梢神経損傷後の神経筋機能の回復は，神経再支配が適切な目標に向かうか否かというニューロンの能力に依存する。これは，傷ついた軸索の再生によって，あるいは残存した軸索がいったん関係性を絶たれた目標に芽を出して再支配することによって達成される。

軸索再生

軸索が切られると（**軸索切断**），損傷から遠位の軸索と，関連するニューロンの両方で変性変化が起こる（図9.31）。軸索切断の約2～3日後に細胞体は肥大し始めて，大きさはほぼ2倍になる。そして，粗面小胞体（ニッスル小体として染色される）は崩壊して，細胞体の辺縁に移動する（図9.31 b, c）。ニッスル小体の崩壊は1～3週間持続し，軸索の再生と芽の発生を可能にする成長錐体の形成に必要な大量のタンパク質が再合成される。芽が残存するミエリン断片か（図9.31 c），新しく生成されたシュワン細胞に侵入できれば，元々の標的が再支配される可能性がある。そのような再支配は，運動，感覚，自律の各末梢神経系に起こりうる。ミエリン断片への適切な侵入は機能回復で最も重要なステップである。Tessa Gordonらは，これが神経セグメントを外科的につないだり，軸索再生を促進する電気刺激を使用したり，神経栄養成長因子の補給が得られる状態にあると促進されることを示した（Gordon, 2010；Ladak et al., 2011）。しかし，再支配の失敗は，軸索が切断されたニューロン，軸索遠位部分，標的細胞の変性という結末にいたる。

回復は適切な標的を再支配する軸索発芽の能力に依存するので，末梢神経がどのような損傷を受けたかは機能回復の程度を決定づける重要な要素である。通常は，神経の完全断裂の予後が最も悪い。部分的な除神経（軸索がいくらか割けた状態）の予後はそれほど悪くなく，圧挫損傷の場合，長期間にわたる影響は最も少ない。末梢神経幹の切断にいたるような外傷では，通常運動および感覚の欠損は長期化し，機能回復は芳しくない。切断された神経を再接続する手術手技は，概して誤った方向の再支配を相当数作ってしまう。これが起こると，もともと1つの筋を支配していた運動ニューロンが，複数の筋を支配することになる。これは運動単位を検査対象とする筋で見出し，その後その運動単位を賦活するためにどの筋を収縮させなければならないかを判定することで示すことができる。第1背側骨間筋の研究では，運動単位のうち39％は正しく再支配され，11％は手の小指外転筋（小指を外転させる）へ先に到達した軸索によって再支配され，22％は手の母指内転筋（母指を内転させる）へ先に到達した軸索によって再支配されていた。そして，28％は他の筋へ先に到達した軸索によって再支配されていた（表9.10）。神経切断は運動ニューロンによって発生する出力をも損なう。そして，それは移動能力（Sabatier et al., 2011）やおそらく他の運動機能も弱める。それにもかかわらず，機能する神経を1つの筋から別の筋へと外科的に移植すると，動作を補うための

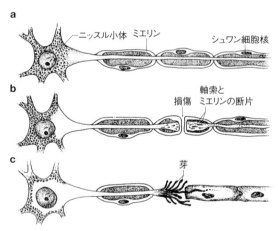

図9.31 軸索切断後の遠位軸索とニューロンの変化。(**a**) 正常ニューロンの神経細胞体と軸索。(**b**) 軸索切断後2～3日。(**c**) 軸索切断後1～3週後。

J. P. Kelly, 1985, Reactions of neurons to injury. In *Principles of neural science*, 2nd ed., edited by E. R. Kandel and J. H. Schwartz (New York：McGraw-Hill Companies), 187. © The McGraw-Hill Companies.

表9.10 手関節部で尺骨神経切断後に神経再支配された筋の運動軸索の起源

運動単位の所在	小指外転筋	第1背側骨間筋	母指内転筋	その他
小指外転筋	16 (34%)	15 (31%)	9 (18%)	8 (17%)
第1背側骨間筋	6 (11%)	22 (39%)	12 (22%)	16 (28%)

4つの列は神経再支配後における小指外転筋または第1背側骨間筋の随意収縮の企図により賦活する筋の運動単位数（割合）を示す。
Data from Thomas et al., 1987.

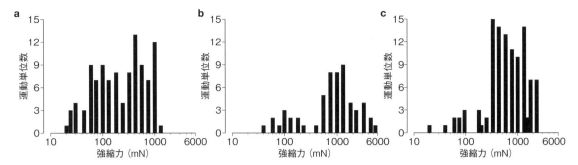

図 9.32 ネコの内側腓腹筋における運動単位の強縮力に対する部分的除神経の影響。(**a**) 対照群。(**b**) 部分的除神経群。(**c**) 神経切断後に近位断端と遠位断端を再縫合した群。2 つの介入では機能する運動単位数が対照群に比べて 20〜25％減少していた。
Data from Rafuse and Gordon, 1998.

適切な賦活信号を出すことができ，外傷によって損なわれた四肢の機能を置き換えることができる（例 5.5）。

これらの誤った方向の再支配の明らかな結果は，運動ニューロンプールが賦活しても 1 つの筋の選択的な賦活にはつながらないということである．例えば，表 9.10 は，第 1 背側骨間筋の運動ニューロンプールの賦活が，少なくとも第 1 背側骨間筋（人差し指外転）と手の小指外転筋（小指外転）を賦活することを示している．同様に，手の母指内転筋（母指内転）の運動ニューロンプールの賦活は，第 1 背側骨間筋と手の小指外転筋を動かす．この再編は，微細な運動のための運動協調性を明らかに損なう．しかしながら，時間と共に，再生された軸索は健康な筋で見られるようなサイズの原理に従い，最初に動員される運動単位に最も神経支配数が小さいものが含まれ，サイズが徐々に大きくなるように動員は進んでいくようになる．それにもかかわらず，感覚刺激があることは感じながらも，それがどこに対する刺激か同定できないといった具合に，感覚神経の軸索回復には大きな変化がない．

側枝発芽

完全な神経切断に関連した回復に比べ，筋に近い神経の部分的な切断は回復後の機能障害がより少ない．部分的切断後の主要な回復メカニズムは，完全な切断に関連したものとはいくらか異なる．もちろん軸索の成長や再支配を含むが，残存している運動単位の軸索が，除神経された筋線維を再支配する芽を発達させるのである．**側枝発芽**と呼ばれる残存する軸索からの発芽は運動軸索の末端領域に限られていて，標的の近くで起こる．運動ニューロンプール中の全ての運動単位は，この種の神経損傷を側枝発芽で補う（Rafuse & Gordon, 1998）．側枝発芽は，損傷により失われた力の大部分を回復させることができ，運動単位は元々の大きさの約 5 倍に増大することができる．図 9.32 は，部分的な除神経（残存する運動単位の約 20％）および神経切断と再結合（再支配された運動単位が約 25％）後のネコの内側腓腹筋における運動単位の強縮力の分布変化を示す．運動単位の強縮力の増大は，神経支配数の増加，筋線維の平均断面積の増加，または固有筋力の増加，の 3 つの機序から生じると考えられる．最も一般的な適応は神経支配数の増加であり，それは側枝発芽によるものでなければならない（Rafuse & Gordon, 1998）．残存している運動ニューロンが他の筋単位に属していた筋線維を再支配しているにもかかわらず，再構成された運動単位は収縮速度と強縮力との間の反比例関係を保持しており，より速く収縮できる運動単位はより大きな強縮力を有する．身体活動の増加は，広範囲に除神経された筋では有害なものとなるが，走行のような身体活動の実施は，すでに増大した運動単位の強縮力をさらに増加させることができる（Tam & Gordon, 2003）．

例 9.7　神経損傷は筋線維の特性を変える

運動ニューロンの軸索と筋線維間の接続が阻害されると，変化が運動ニューロン，軸索，筋線維に起こる．阻害は末梢神経の疾患である**ニューロパチー**によって，または頻度は少ないが**除神経**と呼ばれる神経の切断によって起こる．ニューロパチーには急性と慢性があり，髄鞘や軸索を侵す．末梢神経の髄鞘形成を阻害する自己免疫疾患であるギラン・バレー症候群は，急性ニューロパチーの例である．慢性ニューロパチーは，遺伝病，代謝異常，慢性中毒，栄養障害，悪性腫瘍，免疫疾患から生じることがある．ニューロパチーと除神経は共に，運動軸索や筋線維といった標的細胞の変化を引き起こす．MacIntosh ら（2006）によってより詳細に述べられているよ

うに，これらの変化は以下のような内容を含む：

- 脱神経性萎縮：除神経の約3日後に全ての線維が細くなる。
- 核の移動：核は形状を変えて，外膜から線維の中心部に移る。
- 壊死：一部の線維は変性して，数カ月後に壊死する。
- サイズの低下：線維が萎縮するにつれて多くの細胞小器官（例：ミトコンドリアや筋小胞体）も小さくなる。
- 酵素活性の低下：線維がより均質に見えるように，全てではないが多くの酵素の活動が低下する。
- 収縮特性の低下：線維の萎縮と酵素活性の低下の結果として単収縮と強縮時の振幅が減少し，単収縮においては収縮速度が低下する。
- 筋細胞膜の適応：筋細胞膜の静止膜電位は過分極する。K^+とCl^-の透過性が低下し，活動電位の持続時間が長くなる。アセチルコリンに対する感度が高まり，細動電位が現れる。アセチルコリンエステラーゼの濃度は減少し，神経筋接合部は運動軸索の近くで発芽を促す因子を放出する。

●中枢神経系●

損傷後に中枢神経系で起こる変化は**神経可塑性**の例を示している。神経可塑性は，その構造と機能を再編することで，内因性および外因性刺激に反応する神経系の能力と定義される（Cramer et al., 2011）。中枢神経系の再構築には，**神経発生**（新しいニューロンの発生）と**シナプス形成**（新しいシナプスの形成）が含まれる。基本的に，2つのプロセスは中枢神経系でシナプス結合の数と伝達の強さを変え，それによって神経ネットワークの機能を変える。成人の脳において，神経発生は海馬の歯状核と前脳の嗅球にほぼ限定される。そして，これは学習と記憶に大いに寄与している（Deng et al., 2010）。しかしながら，神経可塑性に対する神経発生の潜在的貢献は，皮膚線維芽細胞を人工多能性幹細胞（iPS細胞）に変換し，さらにニューロンに分化させることができるという実証によって，ここ10年あまり前から拡大している。この技術は培養したヒトのニューロンをほぼ制限なく生み出すことを可能とし，神経障害（例：アルツハイマー病，パーキンソン病，ハンチントン病，てんかん）や神経損傷（例：脳卒中）に対する治療に応用できる可能性がある。このアプローチで，神経疾患を有するヒトの生きた状態のニューロンの反応を研究し，罹患した神経ネットワークの生体外モデルの開発や新しい細胞療法を開発することができる（Yu et al., 2013）。

しかしながら，神経損傷に対する神経可塑性は，主にシナプス形成を伴う。個々のニューロンのレベルで，適応は樹状突起の数，樹状突起棘の数，シナプスの数，各シナプスの強さ，軸索分岐の程度，シナプス後ニューロンの反応性の変化として構造的に現れる。様々な適応は，新たなシナプスが追加されるのに先立って既存のシナプスが増強されるなど，再構築の過程で時間差をもって起こる。第5章で説明したように，シナプス接合における変化の結果は，興奮性および抑制性シナプス後電位の振幅における適応として見ることができる。集団レベルで，構造的適応は樹状突起含有量の指数として採用される脳領域の厚みの計測によって推定される。そして，機能的な変化はニューロン活動に関連した信号の変化を検出するために，細胞外で記録される電場電位（例：脳波，誘発電位）によって，あるいは，画像技術（例：fMRI，PET）を用いて計測することができる。1つのアプローチの例として，大脳皮質での感覚野および運動野の脳地図上における広さの変化を計測するものがある。例えば，ラットの前肢の感覚野を示す脳地図は，標準的な実験用ケージに入れておくよりも，より豊かな環境で育つ方がはるかに広い。同様に，熟練した音楽家は自らが専門とする楽器が演奏される音楽を聞くと，聴覚野上の脳波活動がより大きくなる。同様に，運動野の脳地図はダイナミックで，様々な運動スキルの獲得，とりわけ手の動作に関して大きさが変化する（Kleim, 2011）。

神経系損傷後の運動機能回復はシナプスの機能変化に依存するが，それは回復または代償という2つの方法のどちらかによって達成される。神経可塑性の観点から，回復とは損傷や疾患により最初に失われた神経組織における機能の回復を意味する。一方，代償は残存する神経組織が損傷または疾患により失われた機能を引き継ぐことで起こる。回復しているということは，損傷部位に起こる諸反応（例：浮腫，炎症，血流障害）が徐々になくなることで通常は説明できる。代償可能なのは，皮質に冗長性が存在するからである。感覚および運動の脳地図は，一次体性感覚野を横切って複数の場所に存在するので，例えば脳卒中で1つの領域が損傷を受けても他の領域がその失われた機能を担うことができる。このような冗長性が機能再編を通して行われる代償の基盤となっている。

Kleim（2011）は，脳損傷後の運動機能を改善するための戦略は，修復，動員，再訓練に焦点を置くべきことを示唆している。修復は回復を必要とし，機能が損なわれた脳領域を再賦活させることを意味する。修復は損傷に関連する諸反応の消退に依存するので，受傷後一定の時間をおいて始まり，徐々に進んでいく。したがって，修復が可能である場合，リハビリテーショ

ン・プログラは損傷した神経組織を参加させ，回復を促進させることが必要である．動員とは，運動機能を生み出す能力を持つが，損傷前にはその動作に関与していなかった脳領域を参画させることを意味する．動員は代償によって達成されるが，新しい機能を学習することには関係しない．動員は，神経組織への損傷が消退しないとき起こるのであり，おそらく損傷に関連した副次的な効果によるものはない．再訓練は，残存する神経組織が新しい機能を学習するために必要な代償のひとつの形であり，例えば元々はある身体部位とのみ関連していた領域に，別の身体部位の運動地図が出現するものである．適応の3つの型の間の相互作用は，中枢神経系が受けた損傷の大きさと部位に依存する．

●リハビリテーション戦略●

再編の能力があるとすると，傷ついた中枢神経系の運動機能を回復させる能力やその回復を促進する介入法には極めて実際的な関心が寄せられる．その例として，脊髄損傷者や脳卒中によって大脳皮質に虚血性病変を生じた人に対する現在のリハビリテーション戦略について検討する．

脊髄損傷

アメリカ脊髄損傷協会（ASIA）は，脊髄損傷後の機能障害を4つのカテゴリー（A〜D）に分類している．A＝全ての運動および感覚機能の喪失；B＝運動機能は喪失しているが，感覚機能は保たれている；C＝感覚および運動機能が部分的に保たれている（損傷部以下の筋のうち半数以上の筋力が減弱している）；D＝感覚および運動機能が多く保たれている（損傷部以下の筋のうち半数未満の筋力が減弱している）．このように，運動系の障害はASIA-Aに分類される人が最も重度で，ASIA-Dが最も軽度である．ASIA-CとASIA-Dのカテゴリーはしばしば不全損傷と呼ばれ，下行性経路の一部が残存し，リハビリテーションの対象となる可能性がある．これらの人々は完全損傷者（ASIA-A）に比べて運動機能が回復する可能性が高い．

大部分のリハビリテーションプログラムの目標は，脊髄損傷者の歩行機能を部分的に回復させるなど，自立の再獲得を支援することである（Hubli & Dietz, 2013）．歩行の神経制御の基礎をなす基本的な概念（第7章参照）は，脊髄損傷者の歩行訓練で用いられる戦略に情報をもたらす（Roy et al., 2012）．鍵となる概念は，脊髄にある歩行ネットワーク（中枢パターン発生器〔CPG〕）の自動性，CPG活動の調整を行う脊髄への感覚フィードバックの重要性，そして歩行制御に関する下行性経路の役割である．姿勢と歩行を制御するCPGは腰仙髄部に存在し，歩行動作をつくり出す賦活パターンを生成できる．しかしながら，CPGによって生じる歩行リズムは，感覚フィードバックによって周辺環境に応じた賦活パターンに調整される必要がある．歩行リズムが調節可能なものであることは，脊髄が多くの感覚入力を統合して適切な出力をつくり出していることを示している．固有受容器，前庭および視覚系から生じる感覚入力は，脊髄反射経路の機能を逆転させるほど，歩行リズムに対してかなりの影響を与えうる．例えば，安静条件で求心性Ib求心性信号によって誘発される2シナプス性の抑制は，歩行中に多シナプス性の興奮へと切り替わる（図7.27で示される経路）．脊髄は調節可能な歩行リズムを生成できるが，リズム発生器を賦活してバランスを保つ肢と筋の間の活動を調整するには，下行性入力が必要である．

現在のリハビリテーション戦略は，代償的な戦略を発展させるというよりむしろ機能回復を促進することに焦点が置かれている．これは，脊髄損傷者個々の能力に基づくアプローチによって達成される．リハビリテーションの1つの基礎となっているのは，損傷レベル以下の脊髄ネットワークは，適切な求心性フィードバックによって賦活され，修飾されうるということである．例えば，完全脊髄損傷のネコが示す回復は，訓練の種類に依存している（Roy et al., 2012）．数カ月間，毎日ステップ訓練を受けた個体は，体重を支え，トレッドミル上を歩く能力を回復させることができる．さらに，筋電図記録により，振幅は健康な動物で観察されるよりも小さいものの，適切なタイミングでの筋の賦活が回復していることがわかった．対照的に，立つための訓練を受けた個体は，体重を支え，1時間程度の間立っていられるようになった．適応の特異性は，脊髄ネットワークの機能回復には脊髄が受け取る求心性フィードバックに依存することを示している．そして，それは活動の減少により，ニューロン特性とシナプス接合における適応を減弱させる．ヒトの場合，完全損傷者（ASIA-A）が補助を伴う歩行訓練を行っても，体重を支え，自立して歩けるようにはならないが，訓練の結果は心肺機能や神経筋機能を向上させ，それにより生活の質も向上する．

不完全損傷ではあるが重度の脊髄損傷者が経験する地上歩行時の最初の課題は，不全麻痺（筋力低下），協調性の困難さ，バランスの喪失である．したがって，歩行訓練はセラピストまたはロボット装置による補助歩行から開始する．このような訓練は歩行動作時の筋電図活動の質と量を改善し（図9.33），運動ニューロンの機能低下を軽減することができる（Hubli & Dietz, 2013）．筋電図活動は，伸張や接触力を検知す

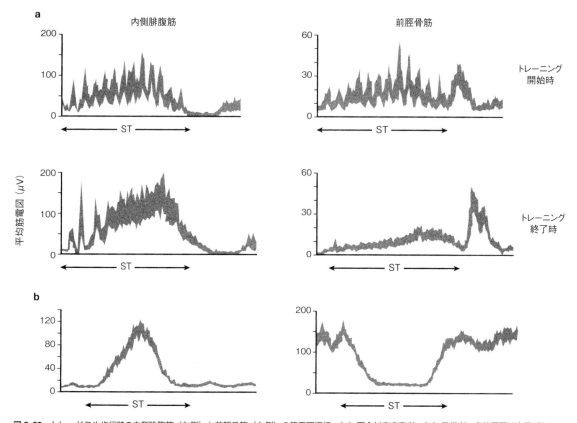

図 9.33 トレッドミル歩行時の内側腓腹筋（左側）と前脛骨筋（右側）の筋電図振幅。（a）不全対麻痺患者，（b）健常者。各筋電図は上段がトレーニング開始時，中段が終了時のものを示す。患者はトレーニング開始時にハーネスで体重の 37% を支持されるが，終了時には支持がなくなるまで減少させた。患者はトレーニング終了後に体重支持なしで 25 歩くことができた。ST ＝ 立脚期。
Reprinted from *Lancet*, Vol. 34, V. Dietz, G. Columbo, and L. Jensen, "Locomotor activity in spinal man," pg. 1260-1263. Copyright 1994, with permission from Elsevier.

筋や皮膚の受容器によって提供される感覚フィードバックによって修飾される。例えば，立脚期から遊脚期への移行は，股関節屈筋群と足関節伸筋群からのフィードバックに依存している。同様に，下肢伸筋群にある腱器官（Ib 求心性神経）や足底にある感覚受容器から生じる接触力についての情報が，歩行中の下肢筋群の筋電図振幅を修飾している（Roy et al., 2012）。

脊髄損傷が脊髄ネットワークの興奮性を低下させるので，この興奮性を上昇させるいくつかのアプローチ法についていくつかの試みがある。これらのアプローチには，感覚フィードバックの増強，中枢神経系経路の人為的な賦活，薬物（セロトニン作動薬やノルエピネフリン作動薬）の使用がある。リズムの修飾に対する感覚フィードバックの重要性に基づいて，大腿四頭筋やハムストリングスへの振動刺激，腓骨神経や腓腹神経への電気刺激，脊髄への磁気刺激といったアプローチがとられてきた（Hubli & Dietz, 2013）。これらの介入では歩行機能をいまだ改善するにはいたらなかったが，そのいくつかでは筋痙性を軽減させた。さらに，直流電気刺激や条件刺激 H 反射のような脊髄の刺激は，脊髄ネットワークの興奮性を修飾し，有効な介入法となる可能性がある。

196 名の不全脊髄損傷者（ASIA-C と ASIA-D）がどの程度まで機能が回復しうるかを評価する包括的研究において，Susan Harkema ら（2012）は，7 つのリハビリテーション・センターで集中的な歩行訓練を実施した後のバランスと歩行の変化を評価した。この訓練プログラムは，3 部（ハーネスによる体重補助下でトレッドミル上を歩行する訓練，歩行訓練の効果を評価するための地面上での訓練，そして改善した機能を参加者が暮らす地域の日常活動に結びつけること）から成っていた。歩行訓練は，適切な身体姿位や四肢のキネマティクスに留意した立位と歩行の回復を促進するための運動を含んでいた。治療セッション数の中央値は 47 回であった（20〜251 回の範囲）。主な評価尺度は，ベルグバランススケールの成績，10 m の歩行時間（最速歩行速度），6 分間の歩行距離（歩行持久力を見る）であった。ベルグバランススケールは，バランスを要する複数の動作に基づいて点数化され，0 点（車椅子常用）から 56 点（自立）の範囲となる。被験

者のベルグバランススケールは平均 9.6 ポイント改善し，開始時点で転倒のリスクありと判断される点数であった 168 名のうち 27％は，最小の転倒リスクを示す点数にまで改善していた．10 m の歩行速度は平均で 0.20 m/s 改善した．そして，歩行持久力（6 分間歩行）は 63 m 増加した．開始時点で 2 つの歩行試験のいずれも実施不可能であった 69 名の被験者のうち，41％は歩行可能となり，訓練の後で 2 つの歩行試験の少なくとも 1 つを実施できるようになった．これらの 3 項目の改善の度合いは，ASIA-D に分類される被験者でより大きかった．さらに，その効果は，受傷後 1 年以内に訓練を開始した場合で最も大きく，トレーニングプログラムの開始時点で受傷から 3 年以上経過している人で最も小さかった．24 名の被験者は 3 つのどの評価項目でも改善を示さなかったものの，この研究は不完全脊髄損傷者が集中的な歩行訓練プログラムに参加することで，機能的な有益性を得ることができることを証明した．

脊髄損傷後の活動性低下から生じる負の適応（廃用性萎縮，易疲労性悪化，骨密度減少）を軽減できるもう 1 つの有益な介入法として，機能的電気刺激がある．電気刺激の効果は，7 人の男性被験者を対象に，脊髄損傷後 6 週以内に開始した 2 年間に及ぶ研究で示された（Shields & Dudley-Javoroski, 2006）．訓練プログラムは片脚の足関節底屈筋に着目し，2 s おきに 1 回，10 パルス（15 Hz で 667 ms 間）与え，連続 125 回その刺激を繰り返し，それを 5 分の休憩を挟んで 4 回実施する構成であった．訓練は約 35 分／日，5 回／週で 2 年間行われた．刺激が与えられる際の脚の位置や固定によって，脛骨にかかる平均的な圧力は体重のおよそ 1.2 倍になると推定された．非訓練脚の値と比較して，訓練により最大トルクは 24％，トルク発生速度は 45％，疲労指数は 50％，そして遠位脛骨の骨梁の骨塩量は 31％改善した．さらに，Kern ら（2010）は，2 年間の在宅による機能的電気刺激が完全脊髄損傷者の機能向上に有益であることを見出した．この独特の訓練プログラムは，立位と歩行動作を促すために，長い 2 相性パルス（120〜150 ms）から始まり，短いパルス（40 ms）で終わる 4 つの段階から成っていた．電流（最高 250 mA）は大腿の筋に置かれた大きな電極（180 cm^2）によって与えられた．課された電流は，除神経された筋線維で直接的に活動電位を生じさせたと考えられる．この介入法で，大腿四頭筋の断面積は 35％拡大し，筋線維の直径は 75％増加し，電気刺激によって生じる膝関節伸筋トルクは 0.8 N・m から 10.3 N・m まで改善した．そして，被験者の 25％で機能的電気刺激の補助により座位からの立ち上がりが可能となった．これらの所見は，脊髄運動ニューロンへの下行性入力が完全に断たれたことで起きる萎縮や変性に対して，電気刺激が有効な対抗手段であることを示している．

脳卒中

中枢神経系が遭遇しうるもう 1 つの大きな難題は，一般に脳卒中として知られる血液供給破綻後に生じる損傷である．脳卒中の機能的な転帰は，血液供給を破綻させた事象や損傷した組織の大きさと場所に依存する．そのような事象はしばしば脳の片側に限局されるので，身体の片側の機能のみが損なわれる．脳卒中の最も明らかな転帰は，日常生活動作における能力低下（例：握る，手を伸ばす，移動する）であるが，根本的な問題は著しい筋力の低下であることがよくある．身体片側における軽度から中等度の筋力低下は，**不全片麻痺**として知られているが，運動機能の完全な喪失は**片麻痺**と呼ばれる．最大筋力の減少に加えて，筋力低下は力の最大発生速度の低下，易疲労性の悪化，努力覚の亢進，そして筋力発揮レベルの調節における困難さを含んでいる（Patten et al., 2004）．これらの機能低下は，適切な賦活信号を主動筋に送る能力の低下に起因しており，痙性症候群をもたらす適応によるものではない．筋力低下は，遠位筋（例：足関節をまたぐ筋）で最も大きい傾向がある．

脳卒中後の最初の 1 年以内では，麻痺肢の除脂肪体重の減少は 5％以下である．このことは，新たに出現する筋力低下は主として神経系の変化によることを示唆している．かなりの個人差はあるが，発火頻度調節の低下を含む運動単位特性の再構築がいくつか存在する．活動電位の自発発火を含む発火頻度調節の変化は，運動ニューロン特性の適応というよりもむしろ，シナプス入力における変化によるところが大きい（Mottram et al., 2010）．重要なことに，単収縮挿入法（図 8.9）で評価される随意性賦活レベルは脳卒中生存者で低下する．結果として，治療的な介入は脊髄ネットワークへのシナプス入力を増大させる活動に焦点を絞るべきであり，それは筋力トレーニングや課題特異的な訓練で達成されうる（Patten et al., 2004）．

例えば，機能的課題によるリハビリテーションの 1 つのアプローチでは，健側肢を拘束して，麻痺肢での活動を強制する．このアプローチは，**拘束運動療法（CI療法**，Wolf et al., 2010）として知られている．典型的な治療プロトコルは，10 日間連続して 1 日 6 時間の麻痺上肢筋のトレーニングを行い，2 週間起きている時間の約 90％は健側肢を制限する．従来のリハビリテーションと比較して，CI 療法を施行した患者ではより大きな運動機能向上が認められる．実用的なリハビリテーションの効果は，体重支持下のトレッドミル

歩行，ロボットによる訓練，神経筋電気刺激，非侵襲性脳刺激，仮想現実訓練，ブレイン・コンピュータ・インターフェースなどでも実現する（Takeuchi & Izumi, 2013）。

若干の自然回復が脳卒中発症後の最初の数週間で生じるため，運動機能の改善の根拠となる適応を決定づけることは難しい。自然回復の一因となる1つの機序は，**機能解離**の反転である。これは脳卒中によって直接損傷を受けなかった脳領域への代謝作用や血流の減少による機能低下を指す（Nudo, 2011）。それにもかかわらず，脳卒中の数カ月後でさえも，治療的介入によってニューロン・ネットワークにおけるシナプスの強さを調整することができ，樹状突起の分岐形成，軸索新芽形成とシナプス形成を促すことができる。そのような適応の中で1つの実測可能な転帰は，大脳皮質における感覚および運動地図の再編である（Cramer et al., 2011）。しかしながら，様々な機能障害に関して，治療の適切なタイミングや強さ，あるいは獲得機能を最大化する方法についてほとんどわかっていない。

年齢に伴う適応

老化は，通常，運動系の能力の著しい低下を伴う。これらの適応は病理学的なプロセスに少なからず起因している可能性があるが，健康で活動的な高齢者でさえも年齢を重ねると，自然と運動機能の低下を経験する（図9.34）。本節では，加齢に伴い運動系に起こる再構築の一部を述べることから始め，これらの適応の機能的な転帰を特徴づける。

●運動系の再構築●

本書を通して，運動単位が運動系の機能的単位を示しているという概念を強調してきた。運動単位は，神経系と筋をつなぐものである。加齢により，運動単位，筋，および運動ニューロンへ入力を供給する神経経路の特性には適応が起こる。

運動単位の特性

ヒトの死体を用いて腰仙髄の運動ニューロン数を数えた研究により，高齢者では運動ニューロンの減少が進行していることがわかった（図9.35a）。運動単位数の推定手法によって評価されるように，運動ニューロン数の減少は，必然的に筋内で機能する運動単位の数を減少させる（例6.1；図9.35b）。前脛骨筋の平均神経支配比が562であることに基づくと（表6.4），

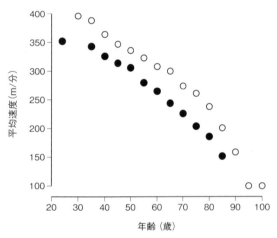

図9.34　5000m走の世界記録保持者の平均走速度（○男性，●女性）。活発で競技にも参加するような高齢者でも，最大パフォーマンスは年齢と共に低下する。

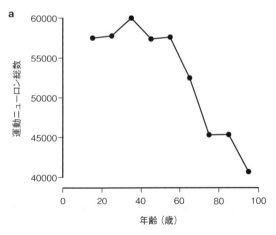
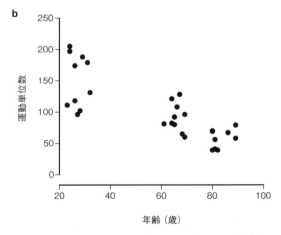

図9.35　(**a**) ヒトの遺体で観察された腰仙髄の運動ニューロン数の減少。(**b**) 3つの年齢層（23〜32歳，61〜69歳，80〜89歳）における被験者の下肢筋（前脛骨）で同定可能であった運動単位数の減少。
Figure 9.35*a*：Data from Tomlinson and Irving（1977）. Figure 9.35*b*：Data from McNeil et al., 2005.

表9.11 若年成人と高齢者の2つの筋における運動単位の動員閾値とマクロEMGサイズ

運動単位の特性	前脛骨筋		第1背側骨間筋	
	若年成人	高齢者	若年成人	高齢者
動員閾値（% MVC）	9.4	12.5	8.7	7.9
マクロ筋電図振幅（mV）	1.04	1.49	0.99	2.39
マクロ筋電図面積（mV × ms）	2.64	3.54	2.32	4.89

MVC＝最大随意収縮。
Filing et al., 2009.

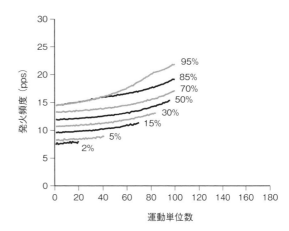

図9.36 最大随意収縮時の力の2〜95%の範囲の標的筋力を高齢者が発揮する際の、運動単位の動員と発火頻度調整の組み合わせのコンピュータシミュレーション。このシミュレーションで使われているデータは、実験的な測定から得られたものである。若年成人の場合（図6.22b）と比較すると、このコンピュータモデルでは、高齢者についてシミュレートされた手筋の運動単位は少なく、また発火頻度調節の範囲も小さかった。
Data from Barry et al., 2007.

運動単位数が若年男性の機能している150から高齢男性（80〜89歳）では59に減少していたことは、50960の筋線維が神経支配を失ったことに相当する。

運動ニューロンの死滅により神経支配を奪われた筋線維は、生き残っている運動ニューロンの軸索による側枝発芽を促進する増殖因子を放つ。そして、除神経された筋線維のいくつかは再支配によって変性から救われる。増殖因子の放出は一過性であり、高齢者の筋では少なかった。それにもかかわらず、見捨てられた一部の筋線維の再支配により、より大きな平均的神経支配比と、より大きな単収縮力を持つ少ない運動単位がもたらされた。運動単位サイズの再構築は、**マクロ筋電図**（EMG）として知られる信号を記録することによって評価できる。この方法では、大きい記録表面を持つ電極で、筋線維の活動電位を記録する。Gary Kamenらは、若年成人（18〜30歳）と高齢者（65〜85歳）の前脛骨筋および第1背側骨間筋における動員閾値とマクロ筋電図サイズの比較にこの方法を用いた。彼らは両群において動員閾値とマクロ筋電図サイズの間の強い関係を見出した。このことは、運動単位の賦活が高齢者でもサイズの原理に従っていることを示唆している。しかしながら、高齢者のより大きなマクロ筋電図の値は、平均神経支配比が両筋共により大きいことを示した（Filing et al., 2009；表9.11）。

運動単位の支配領域の再編に伴って、高齢者の運動ニューロンの発火頻度調整能力は低下を示す。例えば、Gary Kamenらは、最大随意収縮時の最大発火頻度が前脛骨筋と外側広筋の両方で若年成人よりも高齢者で低く、前脛骨筋では28.1 pps vs. 22.3 pps（Rubinstein & Kamen, 2005）、外側広筋では17.8 pps vs. 24.7 ppsであったことを報告している（Kamen & Knight, 2004）。同様に、高齢者の手筋の単一運動単位は、短時間の等尺性収縮時の最小値から最大値までの範囲が減少し、力追従課題時の調節が低下していた。

高齢者の筋の運動単位における発火頻度調節の低下は、特定の筋力を発生させるのに用いる動員と発火頻度調節の組み合わせに変化を生じさせる（図9.36）。それにもかかわらず、手筋の運動単位の発火時間の変わりやすさ（変動係数）は、若年成人と高齢者で同様であった（Barry et al., 2007）。

運動単位発火の相対的なタイミングの測定結果は年齢と共に若干変化するが、その他の変化はなかった。John Semmlerら（2006）は、手筋を神経支配している2つの運動ニューロンによる同時に近い活動電位の発火を示す運動単位同期の量が、若年成人と高齢者で類似していることを見出した。運動単位同期が同程度に起こるということは、2つの運動ニューロンが受けとる共通入力の割合が、年齢と共に変化しないことを示している。対照的に、運動ニューロンへの共通した振動入力は、高齢者の手筋の運動単位でより大きいが、若年者で見られるような等尺性、伸張性および短縮性収縮間の相関的な発火の変調はなかった。高齢者でこうした戦略がとれないことは、彼らがこれらの様々な課題間で筋力を制御するためには、他の機序に依存しなければならないことを示している。

筋の特性

加齢により生じる運動単位の再構築は、筋単位および全筋の特性を変える。これらの適応の筆頭は、運動ニューロンによる神経支配を奪われた筋線維の損失による筋量の低下である（Purves-Smith et al., 2014）。筋量の低下は**筋肉減少症**（サルコペニア）として知ら

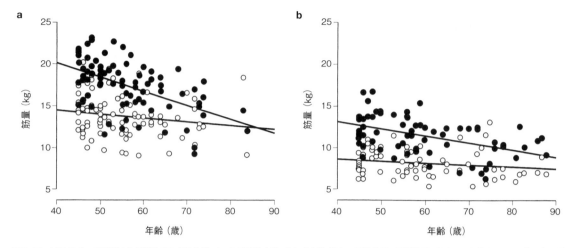

図9.37 MRIによって計測される男性268名と女性200名の下肢（●）および上肢（○）の骨格筋量。骨格筋量の損失は，男女ともに50代以降に増加した。
Reprinted, by permission, from I. Janssen et al., 2000, "Skeletal muscle mass and distribution in 468 men and women aged 18-88 yr," *Journal of Applied Physiology* 89：81-88.

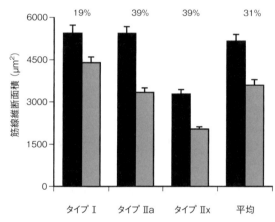

図9.38 若年女性（$n=17$；黒）および高齢女性（$n=11$；灰色）の外側広筋における筋線維断面積（CSA）。上段の数字は，高齢女性に関する筋線維断面積の減少率を示す。
Data from Hunter et al., 1999, "Human skeletal sarcoplasmic reticulum Ca^{2+} uptake and muscle function with aging and strength training," *Journal of Applied Physiology* 86：1858-1865.

れており，男女共に上肢よりも下肢で顕著である（図9.37）。筋量の損失と運動中に測定された筋力の低下との間には強い関連があるため，筋肉減少症は多くの機能障害を伴う。例えば，Walter Fronteraら（2000）は，12名の男性の膝関節伸筋群および屈筋群において12年の間に生じた筋力低下のほとんどが筋量の低下で説明できることを報告している。彼らは，大腿四頭筋の断面積が16.1％，ハムストリングスの断面積が14.9％減少したことを見出した。これらの適応は，等速性収縮時の最大トルクにして20〜30％の減少を伴っていた。加齢に伴う筋量の低下は，しばしば筋の構造における変化，例えば筋厚の減少や筋束の羽状角における減少を伴っている。

加齢により，タイプⅠ筋線維が占める筋の割合が増加する。Sandra Hunterら（1999）は，女性の外側広筋における筋線維の断面積が平均31％減少し，タイプⅠ線維では19％，タイプⅡ線維では39％に及ぶことを見出した（図9.38）。しかしながら，Russ Heppleらは，相当な筋肉減少症を呈している筋では線維タイプを区別することは難しいとしている。筋線維が神経再支配された後，例えば複数のミオシン重鎖アイソフォームが同時に発現して，出生後の形態に向かって後退する。このように，遅筋は速筋に，速筋は遅筋になる（Purves-Smith et al., 2014）。一般的な考えに反して，加齢は，タイプⅡ線維の優先的な損失に関係してはいない。

筋線維が細くなり減少することに加えて，高齢者の筋には遅筋としての収縮特性がある。例えば，Stéphane Baudryら（2005）は，2つの電気刺激（10 ms間隔）による前脛骨筋の反応で生じるトルク発生の最大速度が，若年成人で209 N・m/s，高齢者で106 N・m/sであることを見出した。同様に，トルクの最大減少速度は，若年成人で132 N・m/s，高齢者で68 N・m/sであった。しかしながら，先立って実施した最大随意収縮によるトルク発生速度の増強は，若年成人で33％，高齢者で28％と類似していた。誘発された収縮で見られるように，筋の固有収縮速度が遅くなるため，高齢者が急速な随意収縮時に活動電位を放出することのできる最大速度が低下する。Margo Klassら（2008）は，被験者に可能な限り速く背屈筋群による最大下の等尺性随意収縮をさせたとき，トルク発生の最大速度が若年成人と比較して高齢者で48％遅く（図9.19），これが最初の4つの活動電位（図9.39）の間隔で約27％増加したことに関係することを見出した。若年成

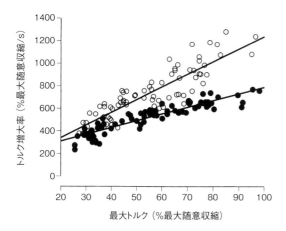

図9.39 背屈筋群に関して最大下の急速な収縮を行った際の最大トルクとトルク発生速度との関係（○：若年者，●：高齢者）。各急速な収縮の間，発揮されるトルクの傾きに対応したトルクの増大率が見られ，図9.18で示されるものと類似していた。
Reprinted, by permission, from M. Klass, S. Baudry, and J. Duchateau, 2008, "Age-related decline in rate of torque development is accompanied by lower maximal motor unit discharge frequency during fast contractions," *Journal of Applied Physiology* 104：739-746.

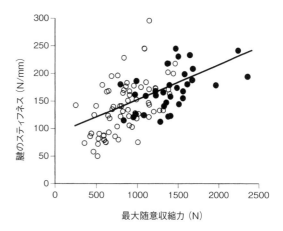

図9.40 若年者（●）と高齢者（○）におけるアキレス腱のスティフネスと腓腹筋の最大随意収縮力との間の相関（$r = 0.58$）。
Reprinted, by permission, from L. Stenroth et al., 2012, "Age-related differences in Achilles tendon properties and triceps surae muscle architecture in vivo," *Journal of Applied Physiology* 113：1537-1544.

人と高齢者で最大随意収縮時のトルクの差がわずか28％であったことから，随意収縮の最大速度を制限した適応は，トルク発揮能力の低下に起因する適応とは異なっていた。図9.39で示されるように，高齢者の背屈筋群のゆっくりとしたトルク発生（トルク増加）速度は，前脛骨筋の運動単位における最大発火頻度の低下と関係していた。

加齢の進行に伴う筋能力の低下は，腱における適応も伴う。Taija Finniらはアキレス腱と腓腹筋の特性を若年成人（24±2歳）と高齢者（75±3歳）で比較し，2者に有意な差を見出した。腓腹筋における最大随意収縮力は，若年成人（約1400 N）と比較して高齢者（約860 N）で39％低かった（Stenroth et al., 2012）。高齢者の内側腓腹筋は，若年成人と比較して線維束が7％短く，断面積が15％小さかった。アキレス腱の特性は，そのスティフネス（力-長さ関係の傾き）と弾性モジュール（応力-歪み関係の傾き）の測定によって特徴づけられた。第6章で説明したように，腱のスティフネス（N/mm）は腱の機械的特性の指標であるが，弾性モジュール（GPa）は腱の持つ物質特性を意味する（これらの特性は，図6.32bで示される）。アキレス腱の弾性モジュールは高齢者で32％少なかったが，そのスティフネスは断面積が16％拡大したことで，減少は17％だけであった。強さを揃えた若年成人と高齢者の特性を比較したとき，腱のスティフネスでは差がなかったが，弾性モジュールは高齢者で小さかった。このように，高齢者は腱断面積を増加させることによって腱の特性の低下を補っていた。全ての被験者で，最大随意収縮力は，アキレス腱のスティフネスおよび弾性モジュールと有意に相関していた（図9.40）。Stenrothら（2012）によって得られたデータは，健常若年成人と高齢者の間のアキレス腱の特性の違いが，ふくらはぎの主要な筋の形態学的特性の差よりもはるかに大きいことを示している。

神経経路

運動ニューロン数の減少に示されるように（図9.35a），加齢に伴いニューロンの数は減少し，中枢神経系の機能は衰える。運動に最も直接的に影響する適応は，脊髄反射から随意動作における複数筋の協調にまで及ぶ。若年成人と高齢者とでは，ある課題時の反射経路の調節が異なりうることを示す研究もある。例えば，ヒラメ筋のH反射（図7.10で示される経路）の振幅は，若年成人ではどのような立位姿勢でもJendrassik法によって増大するが，高齢者では一部の立位姿勢においてのみ増大した。同様に，高齢者は，安静時に比べて，低強度収縮時に若年成人よりもIa求心性フィードバック（図7.17で示される経路）のシナプス前抑制，伸張反射（図7.12で示される経路）の短潜時成分，そして相反性Ia抑制（図7.13で示される経路）に関して修飾が低下していた。しかし，歩行中のH反射の調節や，また訓練によってH反射の振幅を低下させる能力，あるいは難しい立位姿勢中にH反射を低下させる能力に，加齢の影響は認められなかった。

随意収縮時の脊髄反射における修飾の低下とは対照的に，高齢者は，若年成人と比較して単純な運動課題時に，大脳皮質でのより大きな賦活を示す傾向にある。fMRIを用いた研究で，高齢者では反応時間が低下し，皮質および皮質下領域を追加動員していることが明ら

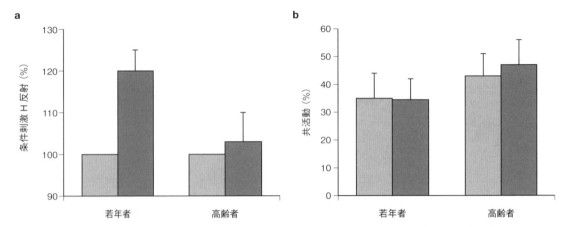

図9.41 手関節伸筋群で一定の最大下収縮を実施するときの若年成人および高齢者による賦活戦略。(a) 位置制御を行う場合は（暗灰色），若年成人は力制御を行う場合（灰白色）よりも，Iaシナプス前抑制のレベルを低下させた（条件刺激H反射の振幅増大；図7.17で示される経路）。高齢者では，2つの課題を通じて条件刺激H反射（Iaシナプス前抑制）の大きさは変わらなかった。(b) 高齢者が力制御を行う場合，若年成人よりも共活動（主動筋に対する拮抗筋の筋電図振幅）が強く見られ，これは力制御から位置制御に変化するときにより顕著であった。
Adapted, by permission, from S. Baudry, A. H. Maerz, and R. M. Enoka, 2010, "Presynaptic modulation of Ia afferents in young and old adults when performing force and position control," *Journal of Neurophysiology* 103：623-631.

かになり，それは特に手指の運動遂行時に，同側の感覚運動野と運動前野で顕著であった。高齢者の同側に広く見られる賦活領域は，単純な運動課題の制御時の機能の側性化との関係が薄い。このことは動作の制御があまり自動的ではないことを示唆している。運動皮質の適応は経頭蓋磁気刺激法で精査されてきた。高齢者では，四肢の筋で運動誘発電位が小さく，皮質内抑制が減弱し，最大運動出力を得るために高い刺激強度を要し，手では大きな左右差を示した。

高齢者では脊髄反射経路と皮質活動の適応が異なっているため，運動条件の変化に対して，しばしば若年成人とは異なる適応をする。例えば，Stéphane Baudryら（2010）は，上肢の筋に2つの異なる負荷を与え，一定の収縮を行わせたとき，若年成人と高齢者がどのような戦略を用いるかを比較した。一方の課題は手の甲（手関節伸筋群）で剛性物体を押すことであり，もう一方はそれと同等の正味の筋トルクによってある質量を支える間，手の位置の維持を必要とする課題であった。これら2つの課題は，力と位置のそれぞれの制御を必要とするものとして，既に区別している（図8.30参照）。被験者は2つの課題中，同じ最大下の筋トルクを発生するが，位置制御（質量を支える）は力制御よりも難易度が高い（表8.3）。したがって，被験者は2つの負荷のそれぞれに対し，一定の収縮を維持するために，異なる賦活戦略を用いる。力の変動によって示されるように，力の安定性は2つの負荷条件で若年成人と高齢者で類似していた。しかしながら，各年齢層は，力制御から位置制御への変化に対し，異なる賦活戦略で対応した。より難しい課題中（位置制御），力の安定性を維持するために，若年成人はIaシ

ナプス前抑制のレベルを低下させ（図9.41a），高齢者は拮抗筋の共活動の量を増加させた（図9.41b）。つまり，若年成人が選択した戦略は，脊髄反射経路（Ia求心性フィードバック）からのフィードバックを増加させることであったが，高齢者は主動筋と拮抗筋の賦活を増強させることによって手関節を堅くするというフィードフォワード戦略を用いたということである。高齢者は，最大下収縮時に若年成人より大きな量の同時賦活をしばしば使用する。例えば，一定の収縮を行っていたり，肢の筋で物体を追従したり，台から降りたりするときであるが，これらの活動を行うにはエネルギーを多く消費する。さらに，ストレスにさらされるなど，運動が実施されるときの条件の変化は，若年成人よりも高齢者において，運動の質に大きく影響する。（図8.39は，力の安定性におけるストレス要因の加齢に伴う影響の一例を示している。）

●高齢者の運動能力●

アメリカ国立衛生研究所（NIH）は，3歳から85歳までの全年齢を対象に，運動，認知，感覚および感情的な機能を評価する一連の標準検査（NIHツールボックス）を開発した（Reuben et al., 2013）。この標準化された検査法は，疫学的，縦断的および臨床的研究で使用可能な発達軌跡や生涯軌跡を確立すると期待されている。NIHツールボックスには，運動機能に関する5つのサブドメイン（筋力，歩行能力，持久力，巧緻性，バランス）があるのが特徴である。

筋力とパワー

NIHツールボックスは，筋力のサブドメインを，筋

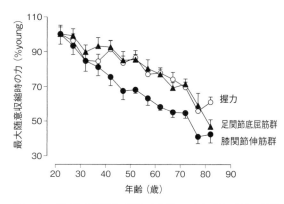

図9.42 5歳ごとの年齢層に分類した女性217名における握力，足関節底屈筋群および膝関節伸筋群の最大随意収縮時の力。力は20〜24歳の女性に関して得られた値に対する割合として表されている。
S. K. Hunter, M. W. White, and R. D. Thompson, *Journal of Gerontology*, "Relationships among age-associated strength changes and physical activity level, limb dominance, and muscle group in women," 2000, Vol. 55：55（6）：B264-273, by permission of The Gerontology Society of America.

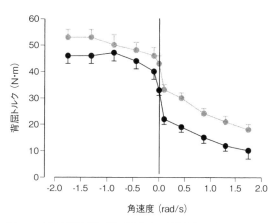

図9.43 最大短縮性収縮（正の速度）および最大伸張性収縮時に背屈筋群によって発揮された最大トルク（灰色＝若年成人；黒＝高齢者）。
Adapted, by permission, from M. Klass, S. Baudry, and J. Duchateau, 2005, "Aging does not affect voluntary activation of the ankle dorsiflexors during isometric, concentric, and eccentric contractions," *Journal of Applied Physiology* 99：34.

骨格系が負荷を支えているときに，姿勢を維持し，運動を制御するのに必要な力やパワーを発生する筋の能力と定義している。筋力は加齢に伴い低下する。低下は多くの場合，成人初期から始まるが，進行の速度は各筋群によって異なる（図9.42）。Walter Frontera ら（2000）は，男性を対象とした12年間にわたる縦断的研究で，肘関節伸筋群に関する高い速度時を除いて，最大随意収縮トルクが肘関節と膝関節の屈筋群および伸筋群で16〜30％まで漸進的に減少することを見出した。彼らは，筋力の低下もまた，たいてい筋量の損失よりも大きいことも明らかにした。例えば，筋断面積は大腿四頭筋で16.1％，膝関節屈筋群では14.9％縮小していたが，筋力は平均して20〜30％低下していた。さらに，筋力（最大トルク）の減少率は，膝関節屈筋群および伸筋群で類似していたが，肘関節屈筋群および伸筋群では異なっていた。この乖離の結果から，12年間の調査開始時点の筋力と断面積の変化は，調査終了時の筋力の独立予測因子となる。加齢に伴う筋力低下における筋の賦活の重要な役割は，筋肉減少症があってもトレーニングプログラムへ参加することで，実質的な筋力を増強する能力があるということで明示される（Aagaard et al., 2010）。

実用的な懸念のため，NIH ツールボックスでは，最大握力および膝関節伸筋群の等尺性最大随意収縮時の最大トルクを測定することによって筋力を特徴づけている。しかしながら，例えば移動能力の障害などの運動機能の低下は，運動中に得られる最大トルクとも関係している。この章の始めで説明したように，筋機能を特徴づけるための1つのアプローチは，ある速度の範囲で行われる等速性収縮時の最大トルクを測定することである（図9.2）。最大随意収縮時の力の低下と一致して（図9.42），Margo Klass ら（2005）は，高齢の男性と女性（75±2歳）の足関節背屈筋群の最大トルクが，計測された全ての速度の等速性運動時で，若年成人（25±1歳）よりも小さいことを見出した（図9.43）。最大トルクが等尺性収縮（0 rad/s）時の値に対して表されるとき，伸張性収縮時の高齢者の最大トルクは若年成人に比べて大きかったが，短縮性収縮では若年成人よりも小さかった。このように，高齢者の筋力低下は，等尺性および短縮性収縮時の最大トルクにおける低下から成っているが，伸張性収縮時の最大トルクは比較的保たれているのである。

最大随意収縮トルク（図9.42）とトルク発生の最大速度（図9.39）がそろって低下することで，筋のパワーは低下し，高齢者の関節をまたぐ筋の分布が変化する。高齢者の場合，最大随意収縮力の低下よりも，パワー生成能力の減少が機能的な機動性（例：歩行，階段上り，椅子からの立ち上がり，転倒予防）に大きな影響を及ぼす（Reid & Fielding, 2012）。図9.44は，3つの被験者群が膝関節伸筋群の等速性収縮時に発生する平均パワーを表している。平均パワーは，中年および健常高齢者では角速度に応じて持続的に増加したが，簡易身体能力バッテリー（SPPB）で機動性に制限があるとされた高齢者ではパワーが頭打ちとなっていた。パワーの産生と大腿四頭筋の断面積の関係を見ると，中年および健常高齢者では差がなかった。しかしながら，正規化されたパワー（W/cm^2）は，機動性に制限のある高齢者では筋の賦活が不十分なため有意に低下していた（Reid & Fielding, 2012）。とはいえ，筋力と同様に，高齢者のパワーの産生はトレーニングによって改善できる（de Vos et al., 2005；Reid & Fielding, 2012）。

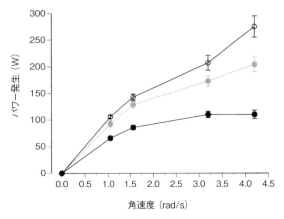 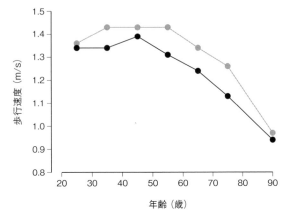

図9.44 膝関節伸筋群の最大等速性収縮において、中年（47 ± 5 歳；白色）、健常高齢者（74 ± 4 歳；灰色）および運動制限のある高齢者（78 ± 5 歳；黒色）が発揮した平均パワー。
D. J. Clark, C. Patten, K. F. Reid, R. J. Carabello, E. M. Phillips, and R. A. Fielding, *Journal of Gerontology*, "Impaired voluntary neuromuscular activation limits muscle power in mobility-limited older adults," 2010, Vol. 65A: (5): 495-502, by permission of Gerontology Society of America.

図9.45 10歳ごとの各世代（20～29, 30～39, …, 70～79, 80～99）に分類された男性（灰色）、女性（黒）の通常ペースにおける平均歩行速度。
Data from Bohanan and Andrews, 2011.

歩行

NIHツールボックスは、異なる地表面上の歩行距離、速度、歩行の質に焦点をあてて、身体をある場所から別の場所に移動させる動作として歩行のサブドメインを定義している。ツールボックスでは、4 mの距離を普段通りの速さで歩く場合と可能な限り速く歩く場合の2つの条件のもと、歩行を特徴づける。普段の（至適な）歩行速度は加齢に伴い低下する。23111名の被験者を含む41の研究のメタアナリシスで、BohananとAndrews（2011）は20～99歳の男女が3～30 mの距離を歩くときの通常の歩行速度を得た。データを10歳間隔で並べたところ、歩行速度は通常、60歳を過ぎたあたりから低下し始めることがわかった（図9.45）。最大歩行速度は通常歩行速度よりも急速に低下し、運動機能のよい高齢者であっても、加齢に伴い最大値の個人差は増大した。

加齢に伴う歩行速度の低下は、主に推進力を生み出す筋群の近位部への移行に起因している。Paul DeVitaとTibor Hortobágyi（2000）は、1.48 m/sで6 m歩いたときの若年成人（22 ± 3 歳）と高齢者（69 ± 7 歳）の関節トルクとパワーを比較した。高齢者は若年成人と同じ速度で歩いたが、歩幅（0.72 m vs. 0.75 m）、とステップ頻度（124 vs. 119 歩/分）にわずかな違い（4%）があった。対照的に、股関節、膝関節、足関節の正味のトルクとパワーには相当な差があった。主な違いは、立脚期の支持と推進力を供給するために、高齢者では若年成人よりも股関節伸筋群に強く依存し、足関節底屈筋群にはあまり依存していないことである。高齢者は、股関節で58%大きい角力積と279%以上の仕事量を発生させ、足関節では23%小さい角力積と29%少ない仕事量を発生させていた。したがって、高齢者が若年成人と同じ速度で歩くとき、適切な床反力を発生させるために、股関節伸筋群に大きく依存し、足関節底屈筋群への依存度は低い。

この結果と一致して、David Clarkら（2013）は、運動機能のよい高齢者（71 ± 5 歳）の最大歩行速度の低下が足関節底屈筋群の筋力低下と関係していることを見出した。彼らは高齢者を、10 mの距離を歩く際の通常速度と最大速度の差が0.6 m/s以上の群（速い群）と0.6 m/s未満の群（遅い群）の2つの群に分け、下肢筋の特性を比較した。最も速い歩行速度は、遅い群で1.76 m/s、速い群で2.17 m/sであった。2群間で下腿三頭筋、膝関節伸筋群、あるいはハムストリングスの断面積に差はなかった。通常歩行速度では関係なかったが、最速歩行速度は、急速な踵上げ動作時の足関節底屈筋群による力発生速度と関係しており、遅い群では38%少なかった。力発生速度の低下は、内側腓腹筋の筋電図振幅の増大率の低下と関係していた。これらの所見は、高齢者によって示される歩行速度の低下が、足関節筋群の機能低下に関係しているという当初の結論を明確に示している。

持久力

NIHツールボックスは持久力サブドメインを、心肺、生体力学および神経筋機能に同時にストレスを加える取り組みを維持する能力と定義している。臨床研究で持久力を定量化する典型的な方法は、定められた距離を歩くのに要する時間または一定の時間内に歩く距離のどちらかの歩行試験の成績を計測することである。NIHツールボックスにおける持久力は、2分間に歩くことができる距離で評価される。この方法はより

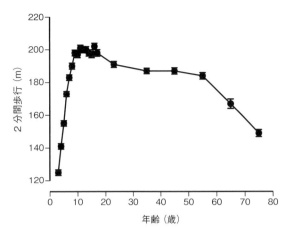

図9.46 3〜85歳の2分間歩行距離に関する標準的データ（平均 ± 標準偏差）。各年齢層（3，4，5，…，16，17，18〜29，30〜39，40〜49，50〜59，60〜69，70〜85歳）に関して最大200名いた。
Data from Kallen et al., 2012；Hunter et al., 2005.

表9.12 自己報告疲労に基づく男女（65〜98歳）の歩行持久力と握力

	男性		女性	
	疲労なし	疲労あり	疲労なし	疲労あり
参加者（n）	314	50	337	128
400 m 歩行（s）	310	331	351	377
400 m 歩行不能（%）	6	21	7	15
握力（kg）	37	34	23	21

注：疲労あり＝前週の少なくとも3日間において著しい疲労を経験したと報告した参加者。
Data are from Vestergaard et al., 2009.

標準的な検査法である6分間歩行テストと高い相関関係がある（Reuben et al., 2013）。2分で歩ける距離に関して，年齢ごとの標準的なデータ（$n = 4305$）が図9.46に示されている。75歳の成人は5歳の子どもと同程度の能力であることに注目したい。

歩行持久力の評価には，400 m を歩くのに要する時間を記録する方法もある。400 m を歩くのに要する時間は，死亡リスク，循環器系リスク，運動制限，運動障害と関係している。さらに，400 m の歩行試験は，潜在的な運動制限の危険性を顕在化できる。2年以内に新たな運動制限が生じる可能性は，400 m を歩くために要する時間が5分を超え，30 s 増えるごとに増加する（Simonsick et al., 2008）。

Jack Guralnik らは，65〜98歳の人の機能障害，機能制限，能力低下を調べ，400 m 歩行試験の有用性を示した（Vestergaard et al., 2009；表9.12）。400 m 歩行試験の成績は，試験実施前の週の少なくとも3日間に著しい疲労症状を自覚していた人で差が出ていた。400 m を歩ききれなかった人もいたように，400 m 歩行試験の平均歩行速度は疲労感を報告した男女で有意に低かった。さらに，疲労していた男女は，筋力（握力）も弱く，日常生活動作にしばしば制約があり，睡眠の質がよくないことを報告していた。

歩行能力試験による持久力の臨床的評価とは対照的に，実験室で行われる身体活動を継続する能力の評価は，易疲労性の測定により一般的に特徴づけられる。これらの課題では一般的に，単一筋群（例：肘関節屈筋群，膝関節伸筋群，足底屈筋群）を可能な限り長く，持続的あるいは間欠的に収縮させる。易疲労性のレベルを確立する調節は課題によって異なるので，ある課題では高齢者が若年成人より疲れやすく，別の課題ではその逆であったとしても不思議ではない（Christie et al., 2011）。2つの研究がこの差を例示している。Stéphane Baudry ら（2007）は，高齢者（70〜87歳）が若年成人（20〜35歳）に比べ，等速性筋力測定器で短縮性および伸張性収縮を行った際に疲労しやすいことを見出した。課題は，足関節背屈筋群による30回の短縮性または伸張性の最大収縮を5セット行うものであった。各最大収縮は 0.87 rad/s の角速度で 0.52 rad（30°）の動作範囲で行われた。そして，セット間に 60 s の休憩を挟むことにより，1回の収縮は 3.5 s ごとに実施された。最大トルクは，短縮性および伸張性収縮の双方において，30回の収縮の各セットおよび，5セットのそれぞれを通じて低下した。150回の収縮後の最大トルクの低下は，短縮性収縮，伸張性収縮のいずれにおいても高齢者で大きく，短縮性収縮では若年成人で -41%，高齢者で -50%，伸張性収縮では若年成人で -27%，高齢者で -42% であった。高齢者では2つの収縮様式で最大トルクが同様に減少したが，若年成人では短縮性収縮時に伸張性収縮時よりも大きな減少を示した。最大トルクの低下（易疲労性）は，両被験者群で興奮-収縮連関の障害が，そして高齢者では神経筋伝播の低下が原因となっていた。

また別の例では，Sandra Hunter ら（2005）は，肘関節屈筋群で最大筋力の20%を維持させたとき，高齢男性（67〜76歳）の持続時間が若年男性（18〜31歳）より長いことを見出している。この研究は，筋力が同等である8組の男性で行われた。トルクが目標値から少なくとも10%低下したとき，または被験者の肘が支持面から離れたとき，持続的な収縮（65 N·m）は終了とされた。被験者の各組は同じ正味の筋トルクを発揮したが，課題終了の平均時間は高齢者で22.6分，若年成人では13.0分であった。課題終了時の最大トルクの低下は両群の男性で類似していた（-31%最大

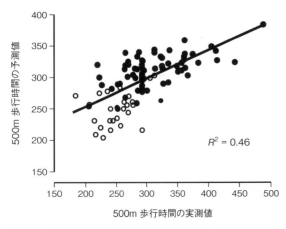

図9.47　高齢者（●）と若年成人（○）に関する500 m歩行時間の実測値と予測値。
Data from Justice et al., 2014b.

表9.13　成人における3つの年齢層の手筋力，手の安定性，グルーヴド・ペグボード・テストに要する時間の比較

結果	若年者	中年	高齢者
年齢（歳）	26	51	75
身長（m）	1.71	1.70	1.68
体重（kg）	72	69	76
握力（N）	350	297	244*
ピンチ力（N）	50	44	41*
示指力（N）	32	30	26*
ピンチ安定性（%）	1.4	1.8	2.2*†
示指安定性（%）	2.2	2.7	4.8*†
ペグボード時間(s)	59	66*	89*†

*＝対若年者で有意差あり；†＝対中年で有意差あり。
Data from Marmon et al., 2011.

随意収縮トルク）。若年男性は，この課題については高齢者よりも疲労しやすかったため，主観的運動強度，心拍数，トルクの変動（標準偏差），平均的筋電図活動の増加率が高齢者より大きかった。両群の目標トルクが類似しているにもかかわらず，若年成人が疲労しやすかったのは，関わっている運動単位の賦活のされ方に関連するようであった。

　これらの結果は，歩行持久力試験の成績と比較されることがまれなため，易疲労性における様々な違いの機能的意義についてはほとんどわかっていない。しかしながら例外的に，Jamie Justiceら（2014a）は69名の高齢者（75±6歳）と26名の若年成人（22±4歳）において，足関節背屈筋群の最大下等尺性収縮時の易疲労性（定められた肢位を保つことができなくなるまでの時間）と500 m歩くのに要する時間を比較した（図9.47）。統計解析により，高齢者が500 m歩くのに要する時間の変動の31%が3つの変数（膝関節屈筋群筋力，足関節背屈筋群筋力，力調節安定性）によって説明されることがわかった。これに対し，若年成人では500 m歩くのに要する時間の変動の42%が，同じ3つの変数と疲労性収縮に関する持続時間によって説明されることがわかった。

巧緻性

　NIHツールボックスは，巧緻性のサブドメインを，指の動作を強調させる能力および対象物を操作する能力と定義している。成人の手の巧みさの評価にはグルーヴド・ペグボード・テストが頻繁に用いられるが，このツールボックスでは手の巧緻性における評価に幼児にも行いやすいRolyanの9ホール・ペグボード・テストを用いる。グルーヴド・ペグボード・テストでは，金属のペグをできるだけ早く板上の小さい穴に入れる必要がある。ペグボードには5行5列に配列された25の穴があいている。ペグと穴は鍵と鍵穴の形状をしており，様々な方向を向いた鍵穴の向きに合わせてペグを入れなければならない。ペグは，左上の穴から右下の穴まで順に入れられる。Adam Marmonら（2011）は，75名の成人（18～89歳）を対象にグルーヴド・ペグボード・テストに要する時間を調べたところ，年齢と共に時間がかかるようになることがわかった。彼らは，手の巧緻性の試験における差異を説明するために，手の筋力の3項目（握力，ピンチ力，示指外転力）と力調節安定性の2項目（ピンチ，示指外転力）の測定を行った。被験者は，若年（18～36歳），中年（40～60歳），高齢（65～89歳）の3つの年齢層に振り分けられた。高齢者では筋力の3項目全てで若年成人より値が低かった。しかし，この3項目は中年と若年成人では手の筋力に差がなかった（表9.13）。対照的に，中年は若年成人よりも安定性で劣っており，また高齢者はその他の2つの群よりも安定性で劣っていた。グルーヴド・ペグボード・テストに要する時間は，3つの年齢層全てで，手の筋力の3項目全てと力調節安定性のいずれの項目とも有意に相関していた。しかしながら，統計解析（重回帰）の結果は，ペグボード・テストに要する時間の変動の重要な2つの予測因子（$R^2 = 0.36$）は，示指の安定性（$r = 0.57$）と握力（$r = -0.34$）であることを示している。これらの結果は，中年の手の筋力における3項目に有意な減少がないにもかかわらず，ペグボード・テストに時間がかかった（手の巧緻性が低下した）ことを示している。

　Marmonら（2011）の研究で，3つの被験者群のペグボード・テストに要する時間的差異に最も強く関係していたのは，5%最大随意収縮の標的筋力を60 s間

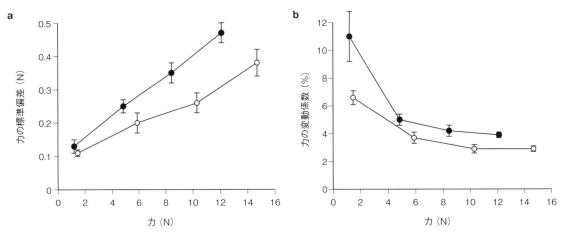

図9.48 若年成人（○）と高齢者（●）が4つの標的筋力（最大随意収縮力の5%, 20%, 35%, 50%）で第1背側骨間筋による等尺性収縮を実施したときに示指が発揮した外転力の変動。(a)力の絶対的な変動は標準偏差で示される。(b)力の相対的な変動は変動係数で示される。変動係数＝（標準偏差/平均）× 100）。
Figure 9.48a：Adapted, by permission, from M. E. Galganski, A. J. Fuglevand, and R. M. Enoka, 1993, "Reduced control of motor output in a human hand muscle of elderly subjects during submaximal contractions," Journal of Neurophysiology 69：2108-2115.：Figure 9.48b：Data from Galganski, Fuglevand, and Enoka 1993.

表9.14 4つの条件下で若年成人と高齢者が立位姿勢をとっているときの足圧中心（動揺）における前後変位 (cm)		
	若年成人	高齢者
固い面		
開眼	1.19 ± 0.14	1.72 ± 0.14
閉眼	1.53 ± 0.23	1.98 ± 0.24
やわらかい面		
開眼	2.48 ± 0.14	3.77 ± 0.16
閉眼	4.14 ± 0.38	5.93 ± 0.40

平均 ± 標準偏差。
Data from Baudry and Duchateau（2012）．

維持するときの示指外転力の安定性であった。Michele Galganskiら（1993）はこれに先立ち，若年成人間の示指の力の安定性における差は，弱い力を発揮しているときに最も大きいことを示している。図9.48は，若年成人および高齢者が第1背側骨間筋を，最大随意収縮の5%，20%，35%，50%の目標値に合わせて収縮させたときの示指の力の安定性における差異を示している。2つの群間で，正規化された安定性の指標（変動係数）に最も差があったのは，最も弱い力の目標値（最大随意収縮の5%）のときであった。第6章で説明したように，単一筋によって発揮される力の安定性は，参画している運動単位の発火特性によって調節される。それは，手の巧緻性（ペグボード所要時間）の個人差が，運動単位の動員や発火頻度調節の変化と少なくとも部分的には関連があることを示唆している。

バランス

NIHツールボックスは，バランスのサブドメインを，身体を正しい位置に置き，平衡を維持する能力と定義している。このツールボックスでは，バランスはスタンディング・バランス・テストで評価される（Rine et al., 2013）。スタンディング・バランス・テストは6つの条件（足を揃えて・開眼，足を揃えて・閉眼，やわらかい面上・足を揃えて・開眼，やわらかい面上・足を揃えて・閉眼，継ぎ足で・開眼，継ぎ足で・閉眼）のもと，前後方向への姿勢の動揺を加速度計によって評価する。継ぎ足とは，一方の足をもう一方の足の前に並べて後ろ足のつま先と前足の踵がつくようにすることである。

立位時の平衡を保つ能力は，固有感覚，前庭，視覚の各受容器からの感覚フィードバックの統合に依存している。スタンディング・バランス・テストの6つの条件は，正常なフィードバックに負荷がかかったときの状態を評価する。やわらかい面上での立位は，固有受容フィードバックを変化させ，眼を閉じることは視覚フィードバックを取り除く。表9.14は，若年成人（23〜36歳）と高齢者（68〜83歳）が両足を離して直立しているときの足圧中心の前後変位の振幅（動揺）に対する上記条件の影響の一部を示している。全ての条件で，高齢者で見られる動揺が若年成人よりも大きかった。いずれの群でも，開眼より閉眼，そして固い面よりやわらかい面の方が動揺は大きかった。

高齢者に見られる姿勢制御の適応は，大脳皮質から脊髄まで，中枢神経系の広範囲に及ぶと考えられる。例えば，経頭蓋磁気刺激法に対する皮質内抑制性経路

の反応性は，固い面に立っているときでもやわらかい面に立っているときでも，高齢者の方が若年成人よりも抑制されていた。そして，反応性の低下は足圧中心の速い変位に関係していた（Papegaaij et al., 2014）。同様に，立位時の脊髄反射経路の修飾は，若年成人と高齢者では異なっていた。BaudryとDuchateau（2012）は，ヒラメ筋からのIa求心性神経におけるシナプス前抑制のレベルを調べた（図7.17で示される経路）。彼らは高齢者が全条件でIaシナプス前抑制を多く利用していることを見出した。これは高齢者が，若年者よりもヒラメ筋からのIa求心性神経によってもたらされるフィードバックを抑えていることを意味する。その代わりに，高齢者はバランスを維持するために腓腹筋のより大きな筋電図活動を好んで用いていた。また，閉眼時とやわらかい面では，両方の群でIaシナプス前抑制の量が増加していた。まとめると，これまでの知見の蓄積から，高齢者における姿勢制御はバランス維持のためにより皮質を活動させ，姿勢制御における認知課題（二重課題成績）の干渉の増大，姿勢への外乱に対する反応時間の遅れ，脊髄反射経路の修飾低下，そして主動筋と拮抗筋の共活動の増大によって特徴づけられる。

加齢に伴うバランスの低下は転倒へ寄与するため，関心が高く（Tucker et al., 2010），公衆衛生上の大きな問題である。毎年，65歳以上の高齢者の3名に1名は転倒を経験しており，高齢者にとって致命的，非致命的な外傷の主要な原因となっている（Centers for Disease Control and Prevention and Merck Company Foundation, 2007）。米国では毎年，65歳以上の高齢者のうち約15000名が転倒による外傷が原因で死亡しており，その数は女性よりも男性で多い。2010年に救急診療部門から出された報告によると，230万例の非致命的な転倒性外傷があり，そのうち66万2000例が入院を必要とした。したがって，高齢者の転倒数や転倒のリスクを少なくするための介入方法が開発されることに強い関心が持たれている。しかしながら，これにはバランスを失うリスクを軽減することと，ひとたび失われたバランスの回復に十分な運動機能を獲得することの両方の戦略が必要であるため，容易ではない。高齢者は，バランスの悪化，複数の作業を同時に遂行する能力の低下，視覚障害，反応時間の遅れ，急速な収縮時の力発生速度の低下，最大筋パワーの減少，4種類以上の薬物または向精神薬の服用などの適応を見せ，これらが転倒の発生率増大に寄与しうる。幸いにも，このような諸機能低下の多くは，適切なトレーニングによって軽減することができる（Gillespie et al., 2012）。また，パーキンソン病，脳卒中の既往，関節炎といった慢性疾患は転倒のリスクを増大させる。これらの疾患は完治することはないが，症状を見定め，治療することで転倒のリスクを低下させることができる。

まとめ

本章は，運動系に対する身体活動の影響について検討した2つの章の内の2番目にあたる。この章は，身体活動レベルの変化に伴うストレスへの長期的な（慢性的な）身体反応に焦点をあて，運動系の慢性的な適応能力を特徴づける，筋力，筋パワー，不使用に対する適応，神経系損傷後の運動回復，そして加齢に伴う適応といった5つのトピックを提示している。第1に，筋力の概念を定義し，筋力を増強させるトレーニング法と負荷法を示し，そして，筋力トレーニングに伴う神経および筋の適応について検討した。第2に，パワー産生の概念と運動におけるその重要性について検討した。そして，パワー産生を増大させるためのトレーニング技術について説明した。第3に，身体活動レベルが低下したときに起こる神経筋の適応について概説し，ギプス固定，下肢免荷そして脊髄離断や脊髄損傷の例について検討した。第4に，神経系の損傷から，運動機能を回復させる神経筋系の能力について検討した。末梢神経系と中枢神経系の機能を区別し，2つの一般的なリハビリテーション戦略について説明した。第5に，高齢者の運動能力を特徴づけ，運動機能評価のためのテスト・バッテリー（NIHツールボックス）と関連づけて加齢に伴う適応について議論した。これらの例は，運動系の適応能力を示すことを意図している。

第3部のまとめ

　第3部（8章と9章）の目的は，運動系の適応能力を特徴づけることであった。第8章は急性適応について，第9章は慢性適応について焦点をあてた。これらの章を読むことで，運動系に関連した以下の特徴と概念を理解し，実践することが可能となるはずである。

・深部体温変化が運動能力に与える影響を理解する。
・柔軟性を変えるために開発された技術の理論的根拠を考える。
・筋肉痛と筋損傷をもたらす身体活動の潜在性を認識する。
・疲労は疲労性と疲労の知覚の間の相互作用から現れる症状であることを認識する。
・疲労性に寄与しうる多くの因子を同定し，パフォーマンスは課題の詳細な部分に依存した異なるプロセスによって障害されるうることを確認する。
・疲労の知覚は，恒常性維持と心理的状態に関係する生理的機序から生じることを概念化する。
・課題の失敗とペーシング戦略という2つのアプローチが，パフォーマンスに及ぼす疲労性の影響を確定するために用いられうることを理解する。
・筋力増強の様々な様式を理解する。
・運動機能が生理的覚醒レベルによって修飾されうることに留意する。
・筋力とパワーのパフォーマンス特性とこれらの能力に変化をもたらす機序を理解する。
・身体活動レベルの低下によって神経筋系に生じる適応の程度を理解する。
・神経系損傷後にいくつかの機能を回復する運動系の能力を認識する。
・脊髄損傷または脳卒中患者に対するリハビリテーション手技とその限界を理解する。
・加齢に伴う運動機能の適応とこれらの変化をもたらす機序を同定する。

SI 系

SI と言う略語は，現代メートル法を表す Le Système Internationale d'Unités（国際単位系）に由来している。この計測系は，異なる計測単位に由来する 7 つの基本単位から成っている。

基本単位	組立単位
長さ — メートル（m）：1 秒の 1/299,792,458 の時間に，真空中を光が進む長さとして定義される。 　1 in（インチ）= 2.54 cm 　1 ft（フィート）= 30.48 cm = 0.3048 m 　1 yd（ヤード）= 0.9144 m 　1 mile（マイル）= 1609 m = 1.609 km	面積 — 平方メートル（m^2）：長さの二次元尺度。 　1 ft^2 = 0.0929 m^2 　1 acre（エーカー）= 0.4047 hectares（ha） 体積 — 立法メートル（m^3）：長さの三次元尺度。SI 単位系の尺度ではないが，しばしばリットル（L）で測定される。 　水 1 mL = 1 cm^3 　1 L = 0.001 m^3
質量 — キログラム（kg）：フランスのセーヴルに保管されているプラチナ・イリジウム合金製の円柱の質量として定義される。 　1 lb（ポンド）= 0.454 kg 　2.2 lb = 1 kg 　1 kg-force（重量キログラム）= 9.81 N 　1 lb-force（重量ポンド）= 4.45 N	密度 — キログラム/立方メートル（kg/m^3）：単位体積あたりの質量。 エネルギー, 仕事 — ジュール（J）：エネルギーは仕事を実行するための能力を示し，仕事はある距離にわたって力を課すことを指す。 　1 J = 1 N·m 　1 kcal = 4.183 kJ 　1 kpm = 9.807 J 力 — ニュートン（N）：1 N とは 1 kg の質量を 1 m/s^2 の速度で加速する力である。 　1 N = 1 kg·m/s^2 　1 kg-force = 9.81 N 　1 lb-force = 4.45 N 力積 — ニュートン・秒（N・s）：ある時間間隔にわたって力を課すこと；力-時間曲線下の面積。 慣性モーメント — キログラム・平方メートル（kg·m^2）：物体が角運動の状態変化に与える抵抗；回転軸に対する物体の質量近くの量。 パワー — ワット（W）：なされる仕事の率。 　1 W = 1 J/s 　1 horsepower = 736 W 圧力 — パスカル（Pa）：単位面積あたりに課される力。 　1 Pa = 1 N/m^2 　1 mmHg = 1.356 N·m トルク — 力のモーメント（N·m）：力の回転効果。 　1 ft-lb = 1.356 N·m

基本単位	組立単位
時間 ― 秒（s）：セシウム原子時計の周波数における一特性から定義される（セシウム 133 原子の特定の遷移に対応する放射の 9192631770 周期の継続時間）。	**加速度** ― メートル毎秒毎秒（m/s^2）：速度の時間変化率。重力は 9.807 m/s^2 の加速度を生み出す。 　1 ft/s^2 = 0.3048 m/s^2 **周波数** ― ヘルツ（Hz）：1 秒あたりの周期数。 　1 Hz = 1 cycle/s **運動量** ― キログラム・メートル毎秒（kg·m/s）：動きの定量化。 　1 slug・ft/s = 4.447 kg·m/s **スピード，速度** ― メートル毎秒（m/s）：位置における時間変化率であり，スピードは変化の大きさ，速度は大きさと方向を示している。 　1 ft/s = 0.3048 m/s 　1 mph = 0.447 m/s = 1.609 km/h
電流 ― アンペア（A）：荷電粒子の流量。アンペアは，真空中に 1 m 離して置いた，無限に長く無限に小さい円形断面積の 2 本の導体間に，2×10^{-7} N/m の力を生成する定電流である。	**静電容量** ― ファラド（F）：コンダクタ間に電位差が存在するとき，電荷を蓄積できるコンダクタと絶縁体の電気系統における特性。 **コンダクタンス** ― ジーメンス（S）：抵抗の逆数で，物体を介した荷電粒子の移動しやすさ。 **電気抵抗** ― オーム（Ω）：物体を介した荷電粒子の移動しにくさ。 **電位差（電圧），起電力** ― ボルト（V）：2 地点間の荷電粒子の正味の分布における違い。
熱力学温度 ― ケルビン（K）：物体の分子の振動速度の尺度で，熱力学温度である。氷点から沸点まで 100 K である。 　0 K = 絶対零度	**セルシウス度，摂氏温度**（℃） 　0℃ = 273.15 K **ファーレンハイト度，華氏温度**（°F） 　32°F = 0℃ = 273.15 K 　°F = 1.8℃ + 32
物質量 ― モル（mol）：12 g の炭素 12（1 mol）に含まれる原子と等しい数の粒子を含む物質の量。	**濃度** ― 1 立方メートルあたりの分子量（mol/m^3）：単位体積当たりの物質の量。
光度 ― カンデラ（cd）：周波数 540×10^{12} Hz の単色放射を放出し，1/683 ワット毎ステラジアンの放射強度を持つ光源からの光度。	**ルーメン**（lm）：光束の測定値。
補助単位	
角度 ― ラジアン（rad）：平面における角度の測定値（すなわち，二次元角度）。 　1 rad = 57.3°	**ステラジアン**（sr）：三次元角度。立体角としても知られている。

用語集

1/2 弛緩時間—単収縮力がピークから半分まで低下するのに要する時間。

Ia 群求心性神経—筋紡錘の求心性神経。

Ia 抑制性介在ニューロン—主動筋の Ia 求心性神経から拮抗筋を支配する運動ニューロンへの経路内にある介在ニューロン。このニューロンは，拮抗筋の運動ニューロンを含む他のニューロンに対して抑制性シナプス後電位を誘発する。

Ib 群求心性神経—腱器官の求心性神経。

II 群求心性神経—I 群求心性神経より 1 段階小さい直径を持つ求心性神経。ほとんどの II 群求心性神経は筋紡錘から発する。

ACh 受容体—神経伝達物質であるアセチルコリンがエフェクター活動を引き起こすための膜タンパク質。

F アクチン—線維状アクチン。数百の G アクチン分子のらせん構造体。

G アクチン—球形アクチン分子。

H 反射→ホフマン反射

Kohnstamm 効果—運動ニューロンの収縮後活動。見かけ上の安静筋における後収縮を誘発する。

M1—伸張反射の短潜時成分（約 30 ms）。

M2—伸張反射の中潜時成分（50〜60 ms）。

M 線—H 帯の中心にある狭く暗い線。

M 波—末梢神経電気刺激によって誘発される筋電図応答。電気刺激によって運動ニューロンの軸索に活動電位が発生する。

Na^+-K^+ ポンプ—細胞内から細胞外液へナトリウムイオンを汲み出しカリウムイオンを取り込む膜結合タンパク質。

T_1 緩和時間—高周波パルスへの曝露後に原子核振動の縦磁化が初期水準に戻るまでの時定数に関する MRI 計測。回復速度が組織によって異なるため，MRI で組織の違いを区別できる。

T_2 緩和時間—高周波パルスへの曝露後に原子核振動が再びランダムになるまでの時定数に関する MRI 計測。T_2 は組織の化学的環境に依存するため，運動により変化しうる。

T 管（横行小管）—筋細胞膜の事象（活動電位）と筋線維内部に位置する筋フィラメント間における急速な伝達を可能にする筋鞘のくぼみ。

Z 線—隣接するサルコメアにおける 2 つの細いフィラメントが結合した構造体。

α-γ 共活動—α 運動ニューロンと γ 運動ニューロンが同時に賦活すること。

α 運動ニューロン—骨格筋線維を神経支配する運動ニューロン。

γ アミノ酪酸（GABA）—神経伝達物質。多くの場合，抑制性シナプス後電位を生じさせる。

γ 運動ニューロン—筋紡錘の錘内筋線維を支配している運動ニューロン。

アイソフォーム—同一のタンパク質とは微妙に異なるアミノ酸組成によって合成されるタンパク質。

アクチン—結合して筋線維の細いフィラメントなどのフィラメントを作る球状のタンパク質。

アセチルコリン—脳と末梢神経系で用いられる小分子の神経伝達物質。

アセチルコリンエステラーゼ—アセチルコリンを分解する酵素。

圧縮力—押す力。

圧電性—圧力によって電荷が発生する材料特性。

圧力中心—地面反力の作用点。

圧力抵抗—物体の前後の圧力の差に起因する抵抗。流れが乱れると増大する。

安定—あるシステムが摂動した後に戻るまでの平衡の状態。

イオンチャネル—1 種類以上のイオンを膜通過させることができる細胞膜のタンパク質。

イオンチャネル型受容体—神経伝達物質の付着部位とイオンチャネルの両方を含む膜タンパク質。

イオン電流—イオンによって運ばれる電流。

位置—ある基準に対する物体の場所。

位置エネルギー—より安定する場所から離れた場所に物体が位置することで系が持つエネルギー。重力とひずみによって生じる 2 種類の位置エネルギーがある。

一次運動野—中心溝の前方に位置する感覚運動皮質の要素で，ブロードマン 4 野に相当する。

一次体性感覚野—中心溝の後方に位置する感覚運動皮質の要素で，ブロードマン 1 野から 3 野に相当する。

位置制御課題——定の体肢位置を持続する疲労性の収縮課題。

異名—協働筋群を神経支配している感覚受容器と運動ニューロンを識別する解剖学的関係。

インテグリン—筋原線維を結合組織の細胞外基質に結合させる膜貫通タンパク質。

インピーダンス—電圧がかかった際に電気回路に流れる電流を阻害する電気的な抵抗。機械的抵抗は組織に力がかかった際にどのくらい動きが制限されるかを評価すること。

ウォームアップ—筋温を上昇させるために軽い運動を行うこと。

羽状角—筋線維方向と筋の引張方向のなす角。

運動—ある時間間隔における位置の変化。

運動依存効果—運動によって身体セグメント間に生じる力。

運動エネルギー—物体の運動に由来する、その物体が持っている仕事をする能力。

運動核—単一の筋を支配する運動ニューロン群。運動ニューロンプールと呼ばれることもある。

運動系—運動に関連する神経筋要素。

運動失調—随意運動を行うことができないこと。

運動指令—運動を実行するために運動野から運動中枢（脳幹、脊髄）へ伝えられる神経信号。

運動前野—中心溝の前方に位置する感覚運動皮質の要素で、ブロードマン6野に相当する。

運動単位—運動ニューロンの細胞体と樹状突起、その軸索における複数の分枝とそれらが支配する筋線維。

運動単位活動電位—単一の運動ニューロンが支配する筋線維群で発生した活動電位に関連する電場電位の総和。

運動単位同期—異なる運動単位から放電された活動電位間における同時発生の増加。

運動単位領域—単一の運動単位に属する筋線維群が位置する筋の一部分。

運動ニューロン—筋線維を支配するニューロン。

運動プログラム—特定の運動学的事象を引き起こす特徴的な筋活動のタイミング。

運動方程式—$F = ma$

運動誘発電位—経頭蓋磁気刺激による運動野の賦活に対する筋電図反応。

運動量—物体が持つ運動の量。ベクトル量であり、測定単位は、並進の運動量は $kg \cdot m/s$、角運動量は $kg \cdot m^2/s$ である。

運動量の保存—物体に外力が作用しない限り、その運動量は変化しないこと。

エキソサイトーシス—シナプス前膜への小胞による融合、およびそれに続く神経伝達物質放出の過程。

エネルギーコスト—特定の課題に必要な仕事をするために要するエネルギー。

遠心性—ニューロンから効果器へ信号を伝達する軸索。

遠心性コピー—脊髄より上位の中枢から発せられた運動指令のコピー。

エンドサイトーシス—エキソサイトーシスと反対の作用。細胞外分子がニューロン内に移送される。

横行小管→T管

横断面積—物体（例：骨、筋、腱）の長軸に対して垂直に切った面の面積。

応力緩和—組織が固有長さまで繰り返し伸張された際に応力（単位面積あたりの力）が低下すること。

オーバーシュート—膜外に対して膜内が正となる活動電位の局面。

オームの法則—$I = gV$（$I =$ 電流、$g =$ 電気伝導率、$V =$ 電位差）。

重みづけ係数—複数の変数で構成される式に対して、各変数の貢献度を調整する係数。例えば、フーリエ解析における倍音の振幅の調整がある。

回帰分析—2変数間の関係を表すために、直線や多項式などの単純な関数を求める統計的解析。

介在ニューロン—あるニューロンから別のニューロンへ情報を伝達するニューロン。

外的仕事—移動運動などにおいて質量中心の変位に作用した仕事。

回転運動—系の各点の変位量が異なる運動。

化学シナプス—神経伝達物質の放出と、シナプス後細胞膜のリガンドゲートチャネルへの神経伝達物質の付着によって情報を伝達するシナプス。

角運動量—物体が持つ回転運動の量。

核鎖線維—核が端から端まで配列されている錘内筋線維。

覚醒度—覚醒の内部状態。

核袋線維—集団で密集した核を持つ錘内筋線維。

角力積—トルク-時間曲線の下側の面積。角力積は身体の角運動量を変化させる。

過形成—筋線維数の増加による筋量の増大。

下行性経路—脳から脳幹や脊髄へ情報を伝達する神経経路。主な経路には、皮質脊髄路、皮質延髄路、錐体路、赤核脊髄路、前庭脊髄路、網様体脊髄路、視蓋脊髄路がある。

下肢ばね—走行の立脚期における身体の質量中心の運動に対して、バネのように振る舞う下肢のモデル。

下肢免荷法—下肢を吊り包帯に入れ、下肢の筋活動を低下させる実験手法。

加速度—時間に対する速度の変化率（m/s^2）。時間に対する速度の微分係数。速度-時間関係のグラフの傾き。

課題失敗アプローチ—ヒトが指示された課題を続けられなくなる生理学的調節要因の同定を試みる実験方法。

片麻痺—片側の運動機能が完全に失われること。

傾き—ある変数（従属変数；y軸の変数）がもう一方の変数（独立変数：x軸の変数）に対して変化する割合。

活性帯—神経伝達物質を放出するシナプス前終末内の特定部位。

活動電位—興奮性膜に沿って伝播する電位差における一過性の逆転現象。

過分極—細胞内が典型的な安静時膜電位よりもさらに陰性になるまで膜全体の電位差が増大すること。

可変負荷トレーニング—運動中に変化する負荷を用いたトレーニング。

ガルバニック前庭刺激—耳の後部に与えられた直流電流によって生じる前庭器から発する求心性神経の興奮。

感覚運動遅延—感覚刺激を検知して運動指令が調整される

までの最小時間。

感覚運動変換—感覚情報を運動指令に転換すること。

干渉筋電図—多くの筋線維における活動電位の正および負局面の重なり合いを記録した筋電図。「生」筋電図と呼ばれることもある。

慣性—物体の運動の変化に対する抵抗。

慣性の法則—静止している物体を運動させる，運動している物体を静止させる，または，物体の運動を変化させるには力が必要であること。

慣性モーメント—回転軸まわりにおける物体の質量分布の量。測定単位は $kg \cdot m^2$ である。

慣性力—物体が外部に及ぼすことのできる力。物体の運動によって生じる。

関節受容器—関節に関連した事象を感知する感覚受容器の一種。

関節スティフネス—角変位に対する合成筋トルク変化の比。

関節反力—筋，腱，骨の接触によって，ある身体セグメントから他のセグメントへ関節を介して及ぼされる正味の力。

完全強縮—単収縮反応の完全な加重を引き起こす周波数において筋線維，運動単位，もしくは筋に誘発される力。

間脳歩行誘発野—脊髄歩行系に投射している内側網様体の神経を賦活する視床下部外側野。

軌跡—運動における位置-時間関係の記録。

規則的動員—特定の課題における再現可能な順序での運動単位の賦活。

拮抗筋—動作に必要な加速度と反対方向の加速度を生み出す活動に動員される筋。

拮抗筋収縮ストレッチ法—固有受容性神経筋促通法に基づいたストレッチ法。補助者が関節可動域の限界まで動かし，その姿勢を保持する。実施者はその中で拮抗筋（例：大腿四頭筋）を収縮させることで，主動筋（例：大腿二頭筋）をさらにストレッチさせる。

起電性—膜全体の電位差に寄与する Na^+-K^+ ポンプによって生じる電流。

基電流—活動電位を起こすためにニューロンに課すべき電流量としてのニューロン興奮性の測定。

キネティクス—力を原因とみなした運動の記述。

キネティックダイアグラム—身体に作用する力の影響（質量×加速度）を示す図式。ニュートンの運動方程式の右辺を定義する図式である。

キネマティクス—位置，速度，加速度による運動の記述。

機能解離—脳卒中で直接損傷を受けていない脳部位への新陳代謝や血流の減少により起こる機能低下。

機能的横断面積—筋線維の長軸方向に直交して計測された筋の横断面積。最大筋力に比例する。

機能的電気刺激—筋機能を高める電気刺激法による人工的な筋活動。

ギプス固定—ギプスや添え木によって体肢を安静に保つこと。

基本周波数—1周期中の信号変動を最もよく表す単一の正弦項と余弦項。

逆 U 字仮説—最大のパフォーマンスは適度な覚醒水準と関連するという考え。

逆転電位—細胞膜におけるイオンの流れの向きを変化させる膜電位。

逆動力学—観測された運動のキネマティクスをもたらす力やトルクを求める解析方法。

逆モデル—初期状態に関する感覚情報を利用して，要求された行動を達成するために必要な運動指令を決定すること。

逆行性—脊髄に向かって逆方向の軸索に沿った活動電位の伝導。

逆行性輸送—細胞体へ向かって細胞内構造を移動する軸索輸送。

ギャップ結合—シナプス前細胞からシナプス後細胞へ電流を伝えるための特殊なタンパク質。

休止期—運動野に対する経頭蓋磁気刺激後に筋電図が短時間（100〜200 ms）消失する局面。

求心性—感覚受容器から中枢神経系へ信号を伝達する軸索。

求心力—曲線運動をする質点に働く，回転中心に向かう力。

求心路遮断—1つ以上の筋に投射する全ての求心性神経軸索を切断し，中枢神経系の機能や回復を調べる実験モデル。

境界層—物体表面付近の流体の層。

驚愕反応—予期しない大きな音刺激に対する身体の応答。視覚，前庭，あるいは体性感覚刺激によって引き起こされる場合もある。

共活動—主動筋の収縮に伴う拮抗筋の賦活。

胸腔内圧—胸郭内の圧力。

共収縮—主動筋と拮抗筋の意図的な共活動。

強縮—一連の単収縮の総和として筋（単線維，運動単位あるいは筋全体）に生じる力。

共存伝達物質—同一のシナプス前終末より放出される2種類以上の神経伝達物質。

共通指令—賦活された運動単位における発火頻度の低周波数（≤4 Hz）修飾を引き起こす入力信号。

曲線近似—データセットを表すために数式を導出すること。

虚血—ある部位への血流の閉塞。

起立歩行不能—起立も歩行もできないこと。

キログラム—質量のメートル法における測定単位。

筋—化学的エネルギーを力学的エネルギーに転換させる収縮性細胞を含む組織。興奮性，伝導性，収縮性，限定的な成長性と再生能を有する。

用語集

筋萎縮—筋量の低下。

筋外膜—筋全体を覆う結合組織の外層。

筋緊張—筋長の変化に対する受動的抵抗。

筋緊張亢進—痙性や固縮のような筋緊張の増大。

筋緊張低下—筋緊張が低下し，受動的伸張に対する抵抗が減少する現象。

筋形質—筋鞘で囲まれた筋線維内の液体。

筋形状—長さ，横断面積，羽状角，骨への付着部位などの筋の構造。

筋けいれん—痛みを伴う不随意の筋収縮。運動単位の活動電位が繰り返し放電されることで生じる。

筋原性—筋による効果。

筋原線維—直列に配列されたサルコメアの列により構成される筋線維の下位単位。

筋原線維疲労—個々のクロスブリッジによる発揮力が運動によって低下すること。

筋骨格の力—筋と骨格の相互作用によって生じるヒト身体内部の力。

筋挫傷—急性の痛みを伴う事象の結果として起こる突発的かつ相当な筋の挫傷。肉離れや筋断裂とも呼ばれる。

筋シナジー—特定の運動を保証するため，あるいは特定の姿勢を保持するための時間にわたって変化する筋賦活の固有バランス。

筋収縮におけるクロスブリッジ理論—クロスブリッジの作用をもって筋収縮による力発揮を説明する理論。

筋周膜—筋線維を束ねて筋束を形成する結合組織基質。

筋鞘—筋線維の興奮性細胞膜。

筋小胞体—筋線維内の膜システム。カルシウムイオンの貯蔵と放出機能を持つ。T管付近の外側嚢に突き出ている。

筋単位—同一の運動ニューロンに支配される全ての筋線維。

筋電図—収縮中の筋における電位を記録したもの。

筋内圧—筋内部の圧力。

筋内埋入筋電図—筋の細胞外空間に電極を刺入して得られる筋電図。

筋内膜—個々の筋線維を取り巻く結合組織基質。

筋肉減少症—加齢に伴う筋量の低下。

筋肥大—筋線維の横断面積増大による筋量の増大。

筋フィラメント—筋線維における収縮性の太いフィラメントと細いフィラメント。

筋紡錘—筋長の予期しない変化を検出する筋内の感覚受容器。骨格筋線維と並列に配列している。

筋力—筋の構造的（受動的）要素と能動的要素（クロスブリッジ）によって発揮される力。

筋力増強—一定の賦活信号によって生じる筋力の増加。

空間的加重—複数のシナプスからの入力の総和。

駆動力—電池やコンデンサを含む電気回路における正味の電位差。

グリア細胞—神経系における2種類の細胞タイプのうちの1つ。ニューロンの構造的，代謝的，および保護的な支持を行う。

繰り返し効果—初回は遅発性筋痛が起きる運動も，繰り返されることで以降の遅発性筋痛の程度が減弱する現象。

クリープ—組織長の緩やかな増大。一定の力を維持するために必要となる。

クロス積（ベクトル積）—2つのベクトルを乗算して1つのベクトル積を得る演算。外積。

クロストーク—ある筋肉から発する信号が周囲の筋上の電極から記録されること。

クロスブリッジ—アクチンと相互作用して仕事を行うためのミオシン分子の拡張子。

クロスブリッジサイクル—筋の力発揮を可能にするアクチンとミオシンの周期的な相互作用。

頸延髄運動誘発電位—乳様突起レベルにおける皮質脊髄路の軸索を賦活することで誘発される筋電図反応。

軽鎖—ミオシン軽鎖などの，分子量が小さいタンパク質。

形状抵抗—物体の前後の圧力の差に起因する抵抗。流れが乱れると増大する。

痙性症候群—不随意性筋張力の異常パターンを生み出す一連の適応現象。

経頭蓋磁気刺激（TMS）—頭蓋を通る磁場を作り出すことによって，皮質ニューロンの軸索に活動電位を誘発する手法。

軽メロミオシン—ミオシン分子の尾部側のフラグメント。

結合系—一連の剛体のリンクとして表される系。バイオメカニクス的解析では，ヒトの身体を結合系とみなすことが多い。

血流制限トレーニング—運動する筋群を部分的に血流阻害（≤200 mmHg）した状態で実施されるトレーニングプログラム。

ゲート開閉—イオンチャネルの開閉。

牽引角—筋力ベクトルと身体セグメントのなす角。

限界出力—長時間維持できる最大パワー。

腱器官—筋力を感知する筋内の感覚受容器。骨格筋線維および骨格と筋をつなぐ結合組織に対して直列に配置されている。

腱反射—筋腱を短時間，軽く叩くことで誘発される単シナプス反射。

腱膜—腱から筋への結合組織の拡張子。

高アンモニア血症—アンモニアの細胞外濃度が上昇すること。血漿や脳における場合も含まれる。

後過分極—細胞膜内の電位が定常状態の電位よりも負になる活動電位の最終局面。

後根—求心性軸索が脊髄に入っていく，脊髄の後ろ側の機構。

後肢懸垂法—数週間にわたって実験動物の後肢を地面から

持ち上げ，後肢が地面およびあらゆる支持面に接触できない状態で実験動物が運動する実験手順。

後収縮—強収縮に続く不随意な収縮。

合成—複数のベクトルの合力を算出すること。

拘束運動療法—症状が少ない側の患者の体肢を拘束することで，症状が大きい体肢の日常生活での使用を強制する治療法。

高速軸索輸送—軸索内細胞骨格が，酵素や前駆体を細胞体とそのシナプス前終末間で輸送する仕組み。輸送の速度は最大で1日あたり400 mmである。

高速フーリエ変換—信号を正弦波と余弦波の重ね合わせとして表すために必要なフーリエ級数（正弦項と余弦項）を求める手続き。

高体温—深部体温の上昇。

後頭頂皮質—中心溝の後部に位置する感覚運動皮質の構成部位。ブロードマン5野と7野に相当する。

興奮-収縮連関—筋の活動電位をクロスブリッジで発揮される力学的仕事に転換する電気化学的過程。

興奮性—入力信号に対する興奮性膜の反応の大きさ。

興奮性シナプス後電位—シナプス後膜（シナプスより遠位）に引き起こされる脱分極（興奮性）シナプス電位。

効率—運動に使ったエネルギーと行われた仕事の比率。単位あたりのエネルギー消費量で行われた仕事が多いほど，効率的なシステムと言える。

抗力—流動方向に対して平行に作用する流体抵抗ベクトルの成分。

固視中心座標系—両眼で凝視している外部のある点に基づいた座標系。

固縮—固縮に伴う症候には，筋の持続的緊張，運動速度に依存しない受動的運動に対する双方向性の抵抗，腱反射亢進の欠如を含む。

コスタメア—筋鞘と周囲の結合組織をつなぐタンパク質。

コネキシン—細隙結合のサブユニット。

コヒーレンス—周波数領域における相関性。

固有感覚—運動の位置や速度，および課題実行のために発揮された筋力に対して知覚された感覚。

固有筋力—筋が張力を発揮できる本来の能力（N/cm^2）。

固有受容器—運動や筋収縮についての知覚を発現させるために利用する情報を供給する感覚受容器（例：筋紡錘，腱器官，関節受容器，皮膚受容器）。

ゴルジ終末—腱器官に類似した細く，カプセルに入った紡錘状の小体。靭帯における張力を感知している可能性がある。

コンダクタンス—物体が電流を伝達する能力であり，抵抗に反比例する。

コンデンサ—絶縁体によって分けられた2つの導体から成る装置。

コンプライアンス—組織に作用する力に対する組織長の変化（mm/N）。

最終共通路—神経系が筋へ制御信号を送る経路として運動ニューロンを説明したもの。

サイズの原理—随意収縮において，小さい運動ニューロンから大きい運動ニューロンの順に動員されること。

最大挙上重量—1回だけ持ち上げることができる最大の重量。

最適機能帯理論—最大パフォーマンスを生み出す覚醒レベルに関する理論。そのレベルは個人間で変化する。

再分極—膜電位が極性逆転（オーバーシュート）状態から静止膜電位へ戻る活動電位の局面。

細胞骨格—収縮性タンパク質の構成と相互作用のための物理的な枠組みをもたらす構造タンパク質。

細胞膜—半透性と興奮性を持つリン脂質二重層。生細胞の細胞質を取り囲んでいる。

サッカード—急速眼球運動。

サブフラグメント1—ミオシン分子における2つの球形の頭部。一方はATP結合部位で，もう一方はアクチン結合部位。

サブフラグメント2—重メロミオシンの球形ではない頭部。

差分ベクトル—標的と手先効果器の位置を定義するベクトル間の差分。

作用線—ベクトルの方向。

作用-反作用の法則—あらゆる作用について，大きさが同じで向きが反対の反作用が存在すること。

サルコメア（筋節）—筋原線維における，隣り合うZ線間の区間。

サルコメア外細胞骨格—サルコメアの側方配列を維持するタンパク質。

サルコメア内細胞骨格—サルコメア内における太いフィラメントと細いフィラメントの配列を維持するタンパク質。

残差分析—曲線近似において，フィルタ前後の値の差を求める手法。また，運動方程式においては，他の全ての変数が求まった後に残る項を求める手法。この項について解くことは筋の合力を算出する最も一般的な方法である。

ジェンドラシック法—運動ニューロンプールの興奮性とH（ホフマン）反射の大きさを増大させるための遠隔筋活動の利用。

時間—期間。秒（s）が測定単位。

時間的加重—任意のシナプスにおける連続的入力の総和。

時間領域—独立変数（x軸）に時間を取ったグラフ。

磁気共鳴画像法（MRI）—磁場の使用による陽子の空間位置の同定を含む画像化手法。運動系の構造や機能の研究に用いられる。

磁気刺激—電場を誘発し軸索の活動電位を引き起こすための磁場を発生させる刺激装置。

次期状態計画器—リーチングやポインティング課題におい

て，体肢の現在の状態に対するフィードバックとターゲット位置の推測を結びつけ，次になすべきことを決定するシステム．

軸索—ニューロンの細胞体から発するチューブ状の突起．ニューロンから発生した電気信号を伝達するケーブルの役割を果たす．

軸索コンダクタンス—軸索や樹状突起がその全長に渡って電流を伝える能力．

軸索小丘—軸索が細胞体から分かれる解剖学的領域．

軸索輸送—軸索内部におけるタンパク質と細胞小器官の移動．この移動は順行性（細胞体-シナプス）と逆行性（シナプス-細胞体）の両方向で起こる．

自己持続的活動—持続性内向き電流によってニューロンが活動電位を持続的に放電すること．

仕事—力とその方向への物体の変位によって表されるスカラー量．SI系での単位はジュール（J）である．

視床—大脳皮質に向かう感覚情報と運動情報の大部分を統合して分配する脳機構．

視床下核—大脳基底核の1つ．

歯状核—小脳の深部皮質下核の1つ．

矢状面—身体を左右に分ける面．

姿勢—課題を実施するための身体の方向，および課題実施中における身体平衡の維持．

姿勢定位—周辺環境に対する身体の位置調整．

姿勢平衡—バランスが維持されていること．

持続性内向き電流—代謝調節型受容体の活動による持続的な電流．

実効シナプス電流—細胞内微小電極によって測定される，ニューロンへのシナプス入力の正味の効果．

ジッター—同一の運動ニューロンによって支配される筋線維における活動電位到達時間の変動．

室頂核—小脳の深部皮質下核の1つ．

質量—物質の量（kg）．

質量中心—系の質量が均等に分布していると仮定される位置．重心と呼ばれることもある．

時定数—指数関数が最終値の63％に到達するまでの時間．

至適方向—ニューロンの放電を安静状態から最も変化させる力あるいは変位の方向．

自動運動—脊髄反射よりも複雑であるが，大脳皮質が通常，含まれない神経経路によって生じる運動．

シナプス—ニューロンが他の神経細胞と情報伝達するための特殊な接触部位．

シナプス間隙—シナプス前膜と後膜の間にある化学シナプスの隙間（20～40 nm）．

シナプス形成—新しいシナプスができること．

シナプス後—シナプスの遠位（出力）側の意．

シナプス効率の低下—神経伝達物質の供給力低下，あるいは制限因子の蓄積によって生じるシナプス伝達の低下．

シナプス小胞—大量の神経伝達物質を蓄える細胞小器官．

シナプス前—シナプスの近位（入力）側の意．

シナプス前終末—神経軸索が特異的に膨らんだ部分．

シナプス前促通—ニューロンが放出する神経伝達物質量が増大する現象．シナプス前終末の近隣に存在するシナプスから受ける修飾によって誘起される．

シナプス前抑制—ニューロンが放出する神経伝達物質量が低下する現象．シナプス前終末の近隣に存在するシナプスから受ける修飾によって誘起される．

シナプスブトン—神経筋シナプスにおいて，神経伝達物質を放出できる運動ニューロンの軸索の膨らみ．

地面反力—支持面からの反力．

遮断周波数—デジタルまたは電気回路フィルタにおいて入力信号のパワーを半減させる周波数．遮断周波数の周辺帯域の減衰の割合は，使用されるフィルタの種類によって変わる．

重鎖—ミオシンなどの高い分子量を持つタンパク質．

収縮—筋線維の活動電位に反応して筋収縮サイクルのクロスブリッジが賦活されている状態．賦活中は，筋長が短くなったり，変わらなかったり，長くなったりする．

収縮後感覚神経放電—筋収縮後に起こる脊髄後根の神経活動の増大．筋紡錘の放電増大が主要因である．

収縮時間—単収縮における力の立ち上がりから最大値に達するまでの時間．

収縮-弛緩，拮抗筋収縮ストレッチ法—固有受容性神経筋促通法に基づいたストレッチの手法．収縮-弛緩ストレッチ法と拮抗筋収縮ストレッチ法を組み合わせた方法．

収縮-弛緩ストレッチ法—固有受容性神経筋促通法に基づいたストレッチの手法．伸張される筋を事前に短時間最大収縮させる．

収縮要素—筋の収縮性を構成するHillモデルの要素．

重症筋無力症—アセチルコリン受容体が免疫系の標的となる免疫疾患．

自由神経終末—力学的ストレスや化学物質の変化を検知する直系の小さい軸索終末．

終端速度—落下している物体において，重力と空気抵抗が釣り合っているときの速度．

集団ベクトル—活動中の全ての皮質ニューロンに関して，至適方向に由来する合成ベクトル（大きさと向き）．

柔軟性—関節まわりの可動域．

周波数領域—周波数（Hz）を独立変数（x軸）とした信号の表現．

終板—神経筋シナプスに関与する筋膜の特定部位．

終板電位—アセチルコリンの結合に反応して筋線維に生じるシナプス電位．

重メロミオシン—ミオシン分子の頭部側のフラグメント．サブフラグメント1とサブフラグメント2に分けられる．

重量—物体と地球間に作用する重力による力．

重力—ある物体と巨大質量物体である惑星との間の引力。地球上では，重力によって 9.81 m/s^2 の加速度が生じる。

重力による位置エネルギー—物体が持つ，重力場内のある基準に対する位置に由来するエネルギー。

樹状突起—神経の細胞体から伸びる軸索以外の枝。

主動筋—動作に必要な加速度を生み出す活動に動員される筋。

順行性—細胞体から神経筋接合部に流れるような，順方向の活動電位の伝導。

順行性輸送—細胞体から離れていく軸索輸送。

準静的—系の加速度が無視できるほどに小さい力学的状態。

順動力学—系に作用する力やトルクから，それらによって生じるキネマティクスを求める解析。

順モデル—現在のフィードバックと運動指令に基づいた未来の状態（位置，速度，加速度）の計算。

上位運動ニューロン—脊髄に投射する皮質ニューロン。

条件刺激—反射経路の機能的状態を調べるために求心性神経の軸索に対して予備的に与えられる刺激。

衝突—物体同士の短時間の接触であり，その接触力は物体に作用する他の力よりはるかに大きい。

小脳—運動制御に関わる脳機構であり，大脳半球の下部，脳幹の後方に位置する。

正味の筋力—ある関節の周辺筋群によって発揮される力（トルク）の総和。

除神経—筋を支配している神経が切断され，神経からの入力がない状態。

初動負荷トレーニング—弛緩した筋群が多自由度の短縮性収縮を開始する際に最大の負荷が発生する装置を用いたトレーニング。

除脳—大脳皮質が脳幹と脊髄から切り離された動物モデル。

神経可塑性—内因性および外因性刺激に対して，構造と機能を再構築することで対応する神経系の能力。

神経筋コンパートメント—運動神経の第一側枝によって支配される筋部位。

神経筋接合部—神経筋シナプス。

神経筋電気刺激—筋内の軸索活動電位によって筋収縮を誘発するために用いられる電気刺激。

神経筋伝播—軸索活動電位を筋線維活動電位へ変換する生理的過程。

神経原性—神経系に起因する効果。

神経再支配—支配筋に対する神経の再接続。

神経支配数—単一運動ニューロンによって支配される筋線維の数。

神経支配帯—筋線維の神経筋接合部を含む筋の領域。

神経修飾受容体—ニューロンの状態を調整する代謝調節型の受容体。

神経伝達物質—ニューロンのシナプス前終末から放出される化学物質。シナプス後細胞の膜に存在する特定の受容体に結合する。

神経発生—新しいニューロンの発生。

振戦—交互の筋活動によって生じる身体一部の振動。この振動は，小脳疾患患者では $3 \sim 5 \text{ Hz}$，パーキンソン病患者では約 6 Hz，健常者では $8 \sim 12 \text{ Hz}$（生理学的振戦）である。

身体図式—身体の内部モデルと周辺環境。

伸張-短縮サイクル—筋が短縮する前に伸張される筋活動のスキーム。

伸張反射—突然の予期しない伸張に対する筋の応答。この応答は，さらなる伸張を抑制するために伸張された筋を賦活する。

振幅の相殺—運動単位の活動電位における正負局面の重なり合いを総和することによって起こる筋電図振幅の減少。

随意収縮—知覚された必要性に応じて大脳皮質により生成される筋収縮。活動。

随意性賦活—筋が発揮できる最大筋力の内，神経系が生じさせる程度を測定すること。

随意動作—知覚された必要性に応じて大脳皮質により生成される複数の筋収縮。

錘内筋線維—筋紡錘の一部を形成する小さな筋線維。

水平面—身体を上部と下部に分割する面。

スカラー—大きさのみで定義される変数。

スカラー積—ベクトル同士をかけてスカラー量（積）を算出する演算。内積。

スケレミン—細胞骨格の一部を構成するタンパク質。

スタッガード配列筋線維—筋の全長よりも短い筋線維の連続的な配列。

スティフネス—単位長あたりの力の変化量（N/mm）。力-長さ関係図における傾き。

ステップ—ストライドの半分。例えば，左足部のつま先離地から右足部のつま先離地までの期間。1歩行周期（1ストライド）は2ステップで構成される。

ストライド—ヒトの移動運動の1サイクル。例えば，左足部のつま先離地から次の左足部のつま先離地まで。1ストライドは2ステップで構成される。

ストライド長—1ストライドにおける距離。

ストライド頻度—ストライドが行われる頻度（Hz）。ストライド頻度の逆数は1ストライドの完了に要する時間である。

ストレス—単位面積あたりにかかる力。

スパイク間隔—同一の運動ニューロンによる連続した活動電位間の時間。

スパイクトリガー平均—筋電図や張力発揮への貢献を推定するための，単一の運動単位放電時間に基づいた平均化手法。

正確度—真の値に対する推定値の近さ。

正規化筋力—筋横断面積に対する正味の力。

静止チャネル—定常状態において開いているイオンチャネル。

静止長—筋が伸張されるときに，受動張力が最初に検出される時点の筋長。

静止膜電位—定常状態における膜透過電圧。

静的解析—系に作用する力が釣り合い，系が加速しない状態の力学解析。この系は静止，または等速運動を行う。

静的ストレッチ—関節まわりの可動域を増大させるために，筋の伸張を15〜30秒持続させる手法。

臍点—臍の中心。

静電容量—コンデンサの2枚の電極板に蓄えられた電荷量。

正の仕事—系が周辺環境に対して行う仕事。正の仕事では，系から周辺環境に向かってエネルギーが流出する。筋のトルクの総和が負荷トルクを上回っている場合，筋は正の仕事を行っている。

正のフィードバック—賦活信号を増幅する経路によって伝達される信号。

整流—信号における負局面を消去または反転させる過程。この過程は，干渉筋電図信号において頻繁に適用される。半波整流は負局面の除去に用いられ，全波整流は負局面の反転に用いられる。整流は数値的または電気的に優れた方法であると考えられる。

赤核脊髄路—赤核から脊髄内の運動ニューロンにつながる下行性経路。

脊髄固有ニューロン—いくつかの脊髄分節をまたぐ軸索を有する脊髄のニューロン。

脊髄小脳—小脳の虫部および半球中間部。脊髄から入力を受け，室頂核と中位核へ出力する。

脊髄反射—脊髄に送られる求心性信号と筋へ送り返される遠心性信号による急速な運動。

脊髄離断—脊髄と脊髄上の中枢を切断する実験手法。脊髄切断とも呼ばれる。

積分—電圧-時間曲線や力-時間曲線と時間軸で囲まれる面積を求める数学的手法。整流筋電図に対して頻繁に用いられ，筋電位-時間曲線と時間軸で囲まれる面積が算出される。整流筋電図の平滑化（高周波成分を除去）も積分と呼ばれることがあるが，正確に言えば，この手法は ARV (averaged rectified value) と呼ばれるべきであり，筋電図信号を積分するときに最も良く用いられる。

セグメント解析—図式を用いて分けた身体セグメントごとにフリーボディダイアグラムを描き，運動に関する式を導くバイオメカニクス的解析。

接触事象—物体を移動させるための把持動作には，指先の接触，物体の持ち上げ，新しい場所への到達，物体の解放の4つの時点がある。

接線成分—線または面に対して平行なベクトル成分。

絶対角度—水平線や垂直線などの固定された基準に対する体節の角度。

セロトニン—モノアミン神経伝達物質。

前額面—身体を前部（腹側）と後部（背側）に分ける全ての鉛直面。

先行随伴性姿勢調節—運動中に予測されるバランスの阻害を相殺するために，運動実施に先立ち，筋活動を変化させること。

前根—遠心性軸索が出ていく，脊髄前側の機構。

潜時—刺激と応答の間の時間遅れ。

線条体—尾状核，被殻，腹側線条体から構成される大脳基底核の主要な入力領域。

漸増抵抗運動—反復トレーニングにおいて，あるセットから次のセットに向けて徐々に負荷を増加させていく戦略。

剪断力—接触面と平行な方向に働く力。

前庭小脳—小脳の片葉小節様を占める機構。前庭核から入力を受け，同じ核に出力する。

前庭脊髄路—前庭神経外側核から同側運動ニューロンへ向かう下行性経路。

増強—定常入力にもかかわらず，ある応答（力や筋電図活動など）が増幅される現象。

双極誘導法—一対の電極によって電荷の差異を記録すること。

走行—両脚が地面から離れる局面を持つヒトの移動運動の様式。

走行抵抗—空気抵抗と転がり抵抗の複合効果。

相互作用トルク—運動する身体セグメントが隣接するセグメントに及ぼす慣性力による回転作用。

相対角度—隣接する身体セグメント間の角度。

相転移—ある局面から別の局面へ運動が変化する瞬間。例として，移動における立脚期から遊脚期への変化が挙げられる。

造波抵抗—水泳選手が受ける波の抵抗効果。おそらく，この抵抗は水の密度と空気の密度間における差に起因している。

相反性 Ia 抑制—ある筋の Ia 求心性神経から，拮抗筋を支配する運動ニューロンに抑制性シナプス後電位を生じさせる介在ニューロンへの投射までを含む経路。

層流—物体まわりにおける流線の均一なの流れ。

側枝発芽—除神経された部位を再支配するために，軸索の遠位分節から芽（神経突起）が発達すること。多くの場合，この現象は対象細胞（例：筋線維，ニューロン）がダメージを受ける，あるいは傷ついた後に起こる。

側転軸—身体を前後に貫く軸。

速度—時間に対する位置の変化率（m/s）。時間に対する位置の微分係数。位置-時間関係のグラフにおける傾き。

側嚢—T管に隣接した筋小胞体の膨大部。終末槽とも呼ば

れる。

塑性域—応力-ひずみ，または張力-長さ関係のグラフにおいて，牽引力が取り除かれても組織が元の長さに戻らない領域。

素量（量子）—小胞から放出される神経伝達物質の量。

代謝調節型受容体—シナプス後神経の細胞内活動を引き起こす神経伝達物質によって活性化される受容体。イオンチャネルの活性化が含まれる。

体性感覚受容器—末梢からのフィードバックを提供する6つの感覚受容器：筋紡錘，腱器官，関節受容器，皮膚機械受容器，侵害受容器，温度センサ。

大脳基底核—皮質下の核（尾状核，被殻，淡蒼球，視床下核，黒質）の集合体。大脳皮質からの入力を受け，脳幹や視床を介して皮質に戻る出力を送る。

大脳小脳—小脳の外側の半球。大脳皮質より入力を受け，歯状核に出力する。

大脳皮質—細胞体が薄く密集した大脳半球の外層。

体部位局在性—身体部位と神経系における場所の対応を示した地図。

打撃の中心—バットでボールを打ったときに，手にその反作用が感じられないバット上の位置。

多項式—変数のべき乗などの複数の項から構成される式。

脱動員—随意収縮における運動単位による活動電位放電の停止。

脱分極—細胞膜全体の電位差の低下。

脱抑制—抑制因子を抑制すること。例えば，レンショウ細胞はIa抑制性介在ニューロンを脱抑制し，カルシウムイオンは制御タンパク質（トロポニンやトロポミオシン）の抑制効果を脱抑制する。

多発性硬化症—中枢神経系の軸索における髄鞘が脱落する全身性疾患。

短期硬化—伸張の初期で高いスティフネスを示す筋の力学的特性。

単シナプス反射—求心性入力と遠心性出力間に単一のシナプスのみを含む経路。

単収縮—単一の活動電位に対する筋（単一線維，運動単位，筋全体）の応答。

単収縮挿入法—随意性賦活の程度を調べるために使われる手法。この手法は，随意収縮中に運動ニューロン軸索に対して1～3回の最大上電気刺激を与え，人工的な筋収縮を起こすことで重畳の筋力が発揮されるかを測定する。

短縮速度—筋長が短縮する比率。

短縮非活性—短縮性収縮後における筋張力の減少。

弾性域—応力-ひずみ関係あるいは張力-長さ関係のグラフにおける初期の線形関係が見られる部分。

弾性エネルギー—伸ばされたバネに蓄えられた位置エネルギー。

弾性係数—応力-ひずみ関係における弾性部分の傾き。ひずみに対する応力の比である。

弾性衝突—衝突する物体が互いに跳ね返る短時間の接触。

淡蒼球—大脳基底核における出力領域。淡蒼球内節，黒質網様部，および腹側淡蒼球から構成される。

力—物体と周辺環境間における力学的相互作用。力の測定に用いられるSI単位はニュートン（N）。

力制御課題—被験者が一定の力を維持する疲労性の収縮課題。

力増強—賦活された筋が一定の長さに伸張されることで力が増大する現象。

力調節安定性—一定の力発揮を維持しようとしたときに見られる力の変動。

力の共有—複数の筋によって発揮された正味の力に対する個々の筋の相対的な貢献。

力の低頻度低下—筋の低頻度刺激によって生じる力の相対的な低下。

力のモーメント—力による回転効果。トルク。

チクソトロピー—振動されたり，撹拌されたり，揺動されたりすることで筋のようなゲル組織が液状になる特性。放置されると再び元の状態に戻る。

チチン—サルコメア内細胞骨格のタンパク質。

遅発性筋痛—細胞の損傷により起こる筋痛（圧痛）。運動後，24～48時間以内に起こる。

中位核—小脳における深部皮質下核の1つ。

宙返り軸—身体を左右に貫く軸。

中間径フィラメント—サルコメア外細胞骨格成分の1つ。サルコメアの縦方向と横方向それぞれに配列され，サルコメアの配列を維持している。

中枢制御モデル—疲労に関するモデル。脳が運動課題達成に必要な代謝コストを連続的に評価し，パワー産生の正味の水準を決定するとされる。また，このとき生産されるパワーによって，環境条件と現在の身体状態において全身の恒常性を維持しながら課題を達成できるとされる。

中枢伝導—運動野で生じた活動電位によって被検筋の反応が起こるまでに要する時間。

中枢パターン発生器（CPG）—感覚入力なしに適切な運動出力パターンを生み出すことができる神経ネットワーク。

中脳歩行誘発野—脊髄の歩行システムに投射する内側網様体のニューロンを賦活する脳幹の領域。

虫部—小脳の中央領域。

超音波法—高周波の音波によって生じるエコーを記録する画像化手法。

調節—外乱に対応できるようにシステム内の定常状態を保持する過程。

調節抵抗機器—使用者が発揮した力に合わせて抵抗が調節されるトレーニング機器。

跳躍伝導—ランビエ絞輪で露出している軸索鞘が脱分極することで，有髄軸索に沿って活動電位が伝達する現象。

張力—牽引力。

直列—端と端がつながる配列。

直列弾性要素—収縮要素と直列に筋の弾性を構成するHillモデルの要素。

直交する—垂直に交わっている状態。または，互いに独立している状態。

椎間板内圧—椎間板内の圧力。

低血糖症—血中グルコース濃度の低下。

抵抗—電流伝導に対する物体の抵抗。

低速軸索輸送—細胞体とシナプス前終末間において酵素および前駆体を輸送する細胞骨格構造の軸索内システム。輸送速度は 0.5〜5 mm/日である。

低頻度疲労—低頻度の賦活によって引き起こされる運動誘発性の力の低下。

適応—一定の興奮性入力にもかかわらずニューロンの発火頻度が減少すること。その減少はニューロンの生物物理的特性に起因する。

デコンポジション（分解）—複合筋電図から運動単位の活動電位を区別する手法。

手先効果器—リーチング運動やポインティング課題中に制御されている肢の遠位構成要素（例：手，レーザービーム，テニスラケット，コンピュータスクリーン上のカーソル）。

デジタルフィルタ—遮断周波数を超える周波数帯域の入力信号を減衰させる数値的処理。

デスミン—細胞骨格におけるタンパク質。

テタヌス後増強—短時間のテタヌス刺激後に生じる一過性の単収縮力増大。

テトロドトキシン—Na^+チャネルの不活性によって活動電位の伝播を阻害する薬。

電圧閾値—静止膜電位からニューロンが活動電位を放電する値までの電位変化に必要な脱分極量。内側へのNa^+電流がNa^+チャネルの不活性化率を上回った時点の膜電位に相当する。

電位依存性チャネル—膜電位が脱分極することによって開かれる興奮性膜を通る経路。

電位固定法—膜を通過する電流によって生じる膜電位を維持する装置。

電位差—2箇所間における正味の電荷量の差。ボルト（V）で測定される。

電気緊張伝導—膜電位における変化の受動的伝播。

電気シナプス—細胞間を電流が直接流れるシナプス。

電極—化学物質（イオン，代謝産物，pH）の濃度や2箇所の電位差，および電流などの物理量を測定するために用いられるプローブ。

電池—化学反応で放出されるエネルギーによって起こる二極間の電位差を含む装置。

伝導速度—活動電位が興奮性膜に沿って伝播する速度。

伝導率—興奮性膜がその興奮を伝達する能力。

伝播—電位の振幅を維持しようとする能動的な再生過程による活動電位の伝達。

電流—2箇所間の電位差によって，正の電荷がある場所から他の場所へ流れること。

動員閾値—随意運動で運動単位が動員された（活動した）時点における力。

動員曲線—刺激強度とM波およびH反射の振幅における関係性のグラフ。

等尺性収縮—筋トルクと負荷トルクが等しく，筋全体の長さが変化しない収縮。

投射物—何にも支えられておらず，重力と空気抵抗のみが作用している物体。

等速性収縮—変位する体節の角速度が外部装置によって一定に保たれる動作形態。

等張性収縮—一定の負荷に対して筋が仕事をする収縮。

動的解析—系に作用する力が釣り合わず，系が加速する場合の力学的解析。ニュートンの運動方程式の右辺がゼロでないときに行われる。

動的視覚情報—網膜全体における像の流れ。オプティックフロー，オプティカルフローとも呼ばれる。

動的ストレッチ—急速かつ反動を伴う筋の伸張を繰り返し行うことで，関節まわりの可動域を増大させる手法。

逃避応答—有害な刺激から体肢を離す逃避行動。

等負荷トレーニング—一定の負荷（例：バーベル）を用いたトレーニング。

同名—同じ筋を神経支配している感覚受容器や運動ニューロンを識別する解剖学的関係。

倒立振子モデル—歩行の立脚期における身体の質量中心の運動に対するモデル。下肢が身体質量を支える支柱として表現され，足関節まわりに回転する。

ドーパミン—欠乏するとパーキンソン病につながる神経伝達物質。

トラクション—地面に突き刺さる要素の数と表面の材料特性に依存する表面を掴む力。

トリガー帯—活動電位を生成するニューロンの部位。

努力感—筋収縮に関連する努力の知覚。

トルク—力とモーメントアームの積（N·m）として定量化される力の回転効果。

トロポニン—3つの構成要素からなる分子。細いフィラメントの一部を形成し，アクチンとミオシン間における相互作用の調整に関与する。

トロポニンC—トロポニンの構成要素であり，カルシウムを結合する。

トロポニンI—トロポニンの構成要素であり，ミオシンに結合することでGアクチンを抑制する。

トロポニンT—トロポニンの構成要素であり，トロポミオシンと結合する。

トロポミオシン—アクチンとミオシン間における相互作用

の調節に関与する細いフィラメントのタンパク質。

内部モデル—運動課題のキネマティクス（運動学）とダイナミクス（動力学）に関する中枢神経系の表象。

長さ—距離。メートル（m）を単位とする。

長さ定数—電流源において，37％の膜電位変化が起きる受動的電流拡散の距離。

二関節筋—2つの関節をまたいで付着する筋。

二重放電—単一運動ニューロンによる10 ms内での2つの活動電位の発射。

二乗平均平方根—干渉信号の振幅を推定する計算方法。

入力コンダクタンス—ニューロンが膜を通じて電流を伝える能力。

入力抵抗—ニューロンの膜を電流が通過する際の電気抵抗。

ニューロパチー—活動電位の伝播を阻害する神経疾患。

ニューロメカニクス—バイオメカニクスと神経生理学を統合させたヒトの身体運動に関する学問。

ねじりばね—ねずみ捕りなどに使われる，回転方向に力を発揮するばね。

ネブリン—サルコメア内細胞骨格に存在するタンパク質。アクチンの格子配列の保持に関与しうる。

ネルンストの式—電場および細胞内外のイオン濃度勾配において，イオンの平衡電位を決定する式。

粘弾性の—粘性と弾性特性両方を持つ材料。粘性は，変形率を得るために流体に与えられた剪断応力の測定により算出でき，温度によって変化し，分子間の凝集力と衝突する分子間の運動量交換に依存する。測定単位はN·s/cm²である。油は水よりも粘性が高い。

脳幹—脳-脊髄間の中枢神経系の構成要素であり，延髄，橋，中脳などを含む。脊髄と末梢神経における情報伝達の主要経路。

能動的触覚—手の感覚受容器を用いた周辺環境の探索。

濃度勾配—高濃度エリアから低濃度エリアに粒子を拡散させる（化学的な）力。

バイオメカニクス—生体系への物理学の応用。

倍音—基本周波数の整数倍となる信号成分。

パイノサイトーシス—開口分泌後において，シナプス前終末の膜から小胞が閉塞し放出されること。

ハイパスフィルタ—信号の高周波数成分のみを残すフィルタ。

パーキンソン病—大脳基底核の機能障害による疾患。

バターワースフィルタ—デジタルフィルタの一種。

パチニ小体—厚くカプセル化された受容器で，8〜12 μmの軸索を伴っている。物理的な圧力に対する閾値が低く，関節における加速度の検出能を持つ。

発火頻度—ニューロンが活動電位を発射する率（パルス/秒）。

ばね-質量系—系の弾性（ばね）および慣性特性（質量）を表すのに用いられる単純なモデル。

ハーフセンターモデル—中枢パターン発生器のモデルであり，2組の神経が互いを相反的に抑制している。

速さ—速度ベクトルの大きさ（位置の変化がどのくらい速く起こるか）。

バルサルバ法—気道を閉じた状態で適度に力強く息を吐こうとすること。これにより腹腔内圧が上昇する。

パワー—仕事率。エネルギーの変化率。力と速度の積。

パワー吸収—周辺環境から系へ向かう力学的エネルギーの流れ。系は負の仕事を行っているときに，パワーを吸収する。

パワー発生—系から周辺環境へ向かう力学的エネルギーの流れ。系は正の仕事を行っているときに，パワーを生み出す。

パワー密度スペクトル—ある信号に含まれる，各周波数（x軸）の成分のパワーまたは振幅について相対的な分布（y軸）を表す図。

反回促通—Ia抑制性介在ニューロンに抑制性シナプス後電位を引き起こすレンショウ細胞によって生じる相反性Ia抑制経路の抑制。

反回抑制—ある運動ニューロンによって放電された活動電位が，軸索側枝を経由してレンショウ細胞を賦活させ，続いて，その運動ニューロンに抑制性シナプス後電位を発生させる局所的な反射経路。

反射亢進—反射の興奮性が増大した状態。

ハンチントン病—大脳基底核の線条体における進行性の萎縮と固有受容器からのフィードバックレベルが減少した状態。

反動ジャンプ—上方へ推進する踏切局面に先立ち，身体の質量中心を下げて反動をつける垂直跳。

バンドストップフィルタ—特定範囲における周波数の振幅を減衰させ，それ以外の周波数の振幅を維持するフィルタ。

バンドパスフィルタ—特定範囲における周波数の振幅を維持し，それ以外の周波数の振幅を減衰させるフィルタ。

反応時間—刺激提示から反応開始までの最短時間。

反応性把持応答—手で持っている物体が滑り始める，あるいはバランスが乱された場合において，自動的に把持力が増大する現象。

反発係数—物体の衝突前の速さに対する衝突後の速さの比。

反復経頭蓋磁気刺激法—経頭蓋磁気刺激を連続して与える実験手法。

万有引力の法則—全ての物体は，質量の積に比例し物体間の距離の平方に反比例する力によって引きつけあうこと。

皮質脊髄路—一次運動野から脊髄への投射。

微小終板電位—神経筋接合部における微小な膜電位の変化。持続的な神経伝達物質の放出によって生じる。

微小神経電図—末梢神経に挿入された電極で記録される軸

索活動電位。

ヒステリシスループ―負荷-変形関係における荷重および除荷局面が一致しない関係性。例えば，力が開放されても，組織長の変化（変形）は最初に力を課された際の曲線をたどらない。

ひずみ―初期長に対する長さ変化（％）。

ひずみエネルギー―静止位置から引き伸ばされることで系に蓄えられる位置エネルギー（J）。

非相反性 I 群抑制性経路―同名筋および異名筋の運動ニューロンに対して抑制性シナプス後電位を引き起こす神経経路。Ia および Ib 求心性神経の両方が同経路に入力を供給している。

ピタゴラスの定理―$a^2 = b^2 + c^2$

非等尺性収縮―筋の全長が変化する収縮。

捻り軸―身体を上下に貫く軸。

皮膚筋応答―皮膚受容器の賦活によって筋に誘発される応答。

皮膚の機械受容器―皮膚の移動，皮膚への圧力，温度などの刺激に鋭敏な感覚受容器。パチニ小体，メルケル盤，マイスナー小体，ルフィニ終末，自由神経終末がこれに含まれる。

ビメンチン―細胞骨格の一部を構成するタンパク質。

表面筋電図―収縮筋上の皮膚に貼付された電極によって記録された筋電図。

表面抵抗―流体の境界層と流体中で運動する物体間に生じる摩擦抵抗。

疲労―疲労性と疲労知覚の相互作用により運動が継続できない状態。

疲労感―個人の恒常性と精神状態の維持に関する内部信号。

疲労性―運動の客観的尺度における低下率。

フィードバック―運動系の力学的状態に関する情報を神経系へ供給する種々の末梢受容器から生じた信号。

フィードバック制御―運動計画とその実行を調節する制御系。

フィードフォワード制御―どんな調節も受けずに指令信号を生成する制御系。

フィルタ―信号の周波数内容を変化させる信号処理過程。

不応性―興奮性膜の興奮性が通常よりも低下している局面。

賦活不全―運動によって，筋の賦活信号としてのカルシウムイオンの供給や効率が低下すること。

腹腔内圧―腹腔内の圧力。体幹を伸展させる。

不全片麻痺―片側の筋力がある程度低下すること。

負の仕事―周辺環境が系に及ぼす仕事。負の仕事では，系が周辺環境からのエネルギーを吸収する。筋トルクの総和が負荷トルクよりも小さい場合，筋は負の仕事を行っている。

負のフィードバック―賦活刺激を相殺する経路によって伝達される信号。

プライオメトリック―伸長-短縮サイクルによるエクササイズ。

フライホイールトレーニング―フライホイールの回転によって抵抗が決まる装置を用いたトレーニング。

プラトー電位―持続性内向き電流によって生じるニューロンの持続的な脱分極。

フーリエ級数―変動する信号を表現する正弦項と余弦項の組み合わせ。

振り子法―系の慣性モーメントを求める方法。

フリーボディーダイアグラム―対象となる系を定義し，系と周辺環境との相互作用を図式によって表す分析法。フリーボディダイアグラムは，ニュートンの運動方程式の左辺を図式化したものである。

浮力―流体中の物体に作用する鉛直上向きの力。浮力の大きさは物体によって退けられた流体の重量に依存する。

フルード数―重力に対する求心力の比。無次元の速度の指標として用いられる。

分圧回路―直列に配置された 2 つの抵抗に対して電池の電位差を分配する回路。分配量は抵抗の大きさに比例する。

分解―あるベクトルを複数の成分に分解すること。

ペア刺激法―筋の張力発揮能をテストするために用いられる一対の電気刺激（約 10 ms 間隔）。

平滑化―信号の変動を減少させる処理。信号の高周波成分を減衰させる効果がある。

平行軸の定理―ある系において，既知の慣性モーメントの軸に平行で，任意の点を通る軸まわりの慣性モーメントを求める理論。

平行四辺形の法則―2 つのベクトルの合力における大きさと方向を求める理論。反対に，1 つのベクトルに対する 2 つの構成要素を求めることもできる。

平衡電位―イオンに作用する化学的あるいは電気的力の大きさが等しく，かつ方向が反対である状態の膜電位。膜電位において，イオンによる正味の力はゼロとなる。

並進運動―系のあらゆる部分で同じ変位をする運動。

並進の運動量―物体が持つ直線運動の量。

平面的な―単一の平面内に存在すること。

並列―並べて配列されること。

並列弾性要素―収縮要素と並列に筋の弾性構成する Hill モデルの要素。

ベクトル―大きさと方向を持つ量。

ベクトル積→**クロス積**

ベッドレスト―頭部を足部よりわずかに低くした状態で，数週間にわたってヒトをベッド上で過ごさせることで身体活動を減らす実験手法。

ベルヌーイの定理―流圧は流速に反比例するという法則。

変位―位置の変化。測定単位はメートル（m）あるいはラ

ジアン（rad）である。

方向性チューニング—身体運動中に皮質ニューロンの発火頻度が安静時よりも増大する力または変位の方向の範囲。

放散—課題に直接関与しない運動系の要素に対し，賦活信号が拡散すること。

法線成分—線または面に対して垂直なベクトル成分。

歩行—少なくとも片側の足部が常に地面に接地している，または，立脚期の中盤に質量中心が最大高に到達する，の方法のどちらかで定義されるヒトの移動運動の様式。

補助歩行訓練—脊髄損傷者の体重の一部を支持した状態で，脚の移動を受動的に補助することによりトレッドミル上を歩くトレーニング。

補足運動野—中心溝の前方に位置する感覚運動野（6野）の要素。

ボツリヌス毒素—ボツリヌス菌が生成したタンパク質。化学的シナプスにおける伝達阻害のために用いられる。

ホフマン（H）反射—末梢神経における Ia 求心性神経の電気刺激によって誘発される筋応答。求心性斉射は同名筋の運動ニューロンを活性化させ，筋電図応答と力応答が生じる。

マイスナー小体—局所の持続的な圧力に対して鋭敏な皮膚機械受容器。

膜比コンダクタンス—興奮性膜 $1\,cm^2$ に流れる電流量。

膜比容量—興奮性膜 $1\,cm^2$ に蓄えられる静電容量。

マクロ筋電図—大きな記録領域を持つ針電極。

摩擦—物体が他の物体上を相対的に滑る，回転する，あるいは流れる場合に，その接触面で生じる抵抗。支持面に接触している運動では，摩擦は地面反力の 2 つの水平成分の合力である。

摩擦抵抗—流体の境界層と物体間の摩擦に起因する抵抗。

マッスル・ウィズダム—疲労性収縮中に，筋線維の力学的状態の変化に合うように運動ニューロンの発火頻度が低下する現象。

ミエリン—軸索を取り囲む脂質の絶縁被覆。

ミオシン—筋線維の太いフィラメントを形成する主なタンパク質。クロスブリッジを含む。

ミオシンアデノシン三リン酸加水分解酵素—クロスブリッジサイクルに関連するアクトミオシンの反応に対して触媒作用を及ぼす酵素。

ミオシン重鎖—ミオシン分子の一部。

右手の法則—ベクトル積の向きの決め方の 1 つ。ベクトル積の方向は，積を取る 2 つのベクトルによって定まる平面に対し常に垂直である。

ミラーニューロン—行動を観察して模倣する際に活動するニューロン。視覚信号と運動ニューロン活動をつなぐネットワークを形成するため，運動スキルの発達において重要な役割を担う。

メートル—長さの測定単位。

メルケル盤—局所の垂直圧に対して鋭敏な皮膚機械受容器。

網様体—脳幹（橋と延髄）に散在する細胞群であり，2 つの網様体脊髄路の起点となる。

網様体脊髄路—網様体から脊髄へ向かう下行性経路。

モーメントアーム—回転軸から力ベクトルの作用線までの最短（垂直）距離。

遊脚期—移動運動の周期において，足部が接地していない局面。

有限差分法—位置から速度や加速度を求めるように，一次および二次の微分係数の算出に用いられる数値的手法。

有効数字—測定の正確さを示す数字の桁数。

陽電子放射断層撮影法—ヌクレオチドで標識化され，活性組織に輸送される化合物の画像化に用いられる手法。

揺動質量—身体セグメントにおける軟部組織要素。

容量性電流—コンデンサの一方の電極に蓄積し，他方の電極から放出される正の電荷に関連した電流。

揚力—流体抵抗ベクトルにおいて，流体の流れの方向に対して垂直に作用する成分。

抑制後リバウンド—抑制期間を経た後に起こるニューロンの興奮性増大。

抑制性シナプス後電位—シナプス後膜（シナプスに対して遠位）に生じる過分極性（抑制性）のシナプス電位。

ラジアン—円の半径に対する弧の長さの割合によって定義される角度。無次元の単位である。

ランバート・イートン筋無力症候群—シナプス前運動神経終末における電位依存性カルシウムイオンチャネルの破壊を引き起こす免疫疾患。

乱流—物体周辺の流体（流線）における不均一な流れ。

リアノジン受容体—筋線維の筋小胞体におけるカルシウム放出チャネル。

リガンド依存性チャネル—神経伝達物質の結合によって活性化するイオンチャネル。

力学的エネルギー保存—摩擦や空気抵抗などによる力が物体に存在しない場合，物体の運動エネルギーと位置エネルギーの変化の合計がゼロになること。

力積—力-時間曲線と時間軸で囲まれる面積（$N\cdot s$）。力の時間積分。

立脚期—移動運動の周期において，足部が地面と接地する局面。

利得—入力信号の振幅が増大することによる量。

流線—物体の周囲の流体の流れを示す図式化された線。

流体抵抗—流体中を移動する物体が流体から受ける抵抗。抵抗の大きさは，流体の物理的特性および流体を妨げる物体の動きに依存する。

両側性筋力低下—片側性収縮時と比較して，両側性収縮時に発揮される筋力が低下する現象。

両側性促通—片側性収縮時と比較して，両側性収縮時に発

揮される筋が増加する現象。

両側性転移—クロスエデュケーション。対側肢によるトレーニングによって安静肢に起こる運動機能の適応。

ルフィニ終末—直径 5～9 μm の有髄神経軸索を持つ 2～6 つの細く，カプセル化された球形小体。この機械受容器は，関節の位置と変位，関節角速度，および，関節内圧を信号伝達できる。

レオロジーモデル—変形と流動に関する研究で用いられるモデル。

レートコーディング—運動ニューロンにおける活動電位の放電頻度の調節。

レンショウ細胞—他のニューロンに抑制性シナプス後電位を発生させる脊髄内の介在ニューロン。運動ニューロンの軸索側枝および下行性経路から入力を受ける。

漏洩チャネル—静止膜電位を生成する電流発生に貢献するイオンチャネル。

漏洩電流—静止チャネルを介したイオンの流動。

ローパスフィルタ—信号の低周波数成分のみを残すフィルタ。

ワークループ—仕事の入力（伸張性収縮）と仕事の出力（短縮性収縮）間の差としての，筋によって行われる正味の仕事を表すグラフ。

参考文献

第1章

Hopkins, W.G., Marshall, S.W., Batterham, A.M., & Hanin, J. (2009). Progressive statistics for studies in sports medicine and exercise science. *Medicine and Science in Sports and Exercise, 41,* 3-12.

Shinohara, M., Keenan, K.G., & Enoka, R.M. (2008). Fluctuations in motor output of a hand muscle can be altered by the mechanical properties of the position sensor. *Journal of Neuroscience Methods, 168,* 164-173.

Winter, D.A. (1990). *Biomechanics and motor control of human movement.* New York: Wiley.

第2章

An, K.N., Hui, F.C., Morrey, B.F., Linscheid, R.L., & Chao, E.Y. (1981). Muscles across the elbow joint: A biomechanical analysis. *Journal of Biomechanics, 10,* 659-669.

Bergmann, G., Graichen, F., & Rohlmann, A. (1993). Hip joint loading during walking and running, measured in two patients. *Journal of Biomechanics, 26,* 969-990.

Cavanagh, P.R., & Lafortune, M.A. (1980). Ground reaction forces in distance running. *Journal of Biomechanics, 13,* 397-406.

Challis, J.H., & Pain, M.T.G. (2008). Soft tissue motion influences skeletal loads during impacts. *Exercise and Sport Sciences Reviews, 36,* 71-75.

Chandler, R.F., Clauser, C.E., McConville, J.T., Reynolds, H.M., & Young, J.W. (1975). *Investigation of inertial properties of the human body* (AMRL-TR-74-137). Wright-Patterson Air Force Base, OH: Aerospace Medical Research Laboratories, Aerospace Medical Division (NTIS No. AD-A016 485).

de Leva, P. (1996). Adjustments to Zatsiorsky-Seluyanov's segment inertia parameters. *Journal of Biomechanics, 29,* 1223-1230.

Dempster, W.T. (1961). Free-body diagrams as an approach to the mechanics of human posture and motion. In G.F. Evans (Ed.), *Biomechanical studies of the musculo-skeletal system* (pp. 81-135). Springfield, IL: Charles C Thomas.

Duda, G.N., Schneider, E., & Chao, E.Y.S. (1997). Internal forces and moments in the femur during walking. *Journal of Biomechanics, 30,* 933-941.

Edgerton, V.R., Apor, P., & Roy, R.R. (1990). Specific tension of human elbow flexor muscles. *Acta Physiologica Hungarica, 75,* 205-216.

Edwards, A.G., & Byrnes, W.C. (2007). Aerodynamic characteristics as determinants of the drafting effect in cycling. *Medicine and Science in Sports and Exercise, 39,* 170-176.

Escamilla, R.F., Fleisig, G.S., Barrentine, S.W., Zheng, N., & Andrews, J.E. (1998a). Kinematic comparisons of throwing different types of baseball pitches. *Journal of Applied Biomechanics, 14,* 1-23.

Escamilla, R.F., Fleisig, G.S., Zheng, N., Barrentine, S.W., Wilk, K.E., & Andrews, J.R. (1998b). Biomechanics of the knee during closed kinetic chain and open kinetic chain exercises. *Medicine and Science in Sports and Exercise, 30,* 556-569.

Finni, T., Komi, P.V., & Lepola, V. (2000). Mechanical output of the triceps surae and quadriceps femoris muscles during jumping in humans. *European Journal of Applied Physiology, 83,* 416-426.

Galea, V., & Norman, R.W. (1985). Bone-on-bone forces at the ankle joint during a rapid dynamic movement. In D.A. Winter, R.W. Norman, R.P. Wells, K.C. Hayes, & A.E. Patla (Eds.), *Biomechanics IX-A* (pp. 71-76). Champaign, IL: Human Kinetics.

Hanavan, E.P. (1964). *A mathematical model of the human body* (AMRL-TR-64-102). Wright Patterson Air Force Base, OH: Aerospace Medical Research Laboratories (NTIS No. AD-608463).

Hanavan, E.P. (1966). A personalized mathematical model of the human body. *Journal of Spacecraft and Rockets, 3,* 446-448.

Hatze, H. (1980). A mathematical model for the computational determination of parameter values of anthropomorphic segments. *Journal of Biomechanics, 13,* 833-843.

Hennig, E.M., & Milani, T.L. (1995). In-shoe pressure distribution for running in various types of footwear. *Journal of Applied Biomechanics, 11,* 299-310.

Jones, D.A., Rutherford, O.M., & Parker, D.F. (1989). Physiological changes in skeletal muscle as a result of strength training. *Quarterly Journal of Experimental Physiology, 74,* 233-256.

Lander, J.E., Bates, B.T., & DeVita, P. (1986). Biomechanics of the squat exercise using a modified center of mass bar. *Medicine and Science in Sports and Exercise, 18,* 468-478.

Miller, D.I., & Nelson, R.C. (1973). *Biomechanics of sport.* London: Kimpton.

Morris, J.M., Lucas, D.B., & Bressler, B. (1961). Role of the trunk in stability of the spine. *Journal of Bone and Joint Surgery, 43A,* 327-351.

Pain, M.T.G., & Challis, J.H. (2006). The influence of soft tissue movement on ground reaction forces, joint torques, and joint reaction forces in drop landings. *Journal of Biomechanics, 39,* 119-124.

Phillips, S.J., & Roberts, E.M. (1980). Muscular and non-muscular moments of force in the swing limb of Masters runners. In J.M. Cooper & B. Haven (Eds.), *Proceedings of the Biomechanics Symposium* (pp. 256-274). Bloomington, IN: Indiana State Board of Health.

Powell, P.L., Roy, R.R., Kanim, P., Bello, M.A., & Edgerton, V.R. (1984). Predictability of skeletal muscle tension from architectural determinations in guinea pig hindlimbs. *Journal of Applied Physiology, 57,* 1715-1721.

Schechtman, H., & Bader, D.L. (1997). In vitro fatigue of human tendons. *Journal of Biomechanics, 30,* 829-835.

Shanebrook, J.R., & Jaszczak, R.D. (1976). Aerodynamic drag analysis of runners. *Medicine and Science in Sports, 8,* 43-45.

Ward-Smith, A.J. (1985). A mathematical analysis of the influence of adverse and favourable winds on sprinting. *Journal of Biomechanics, 18,* 351-357.

Zatsiorsky, V., & Seluyanov, V. (1983). The mass and inertia characteristics of the main segments of the human body. In H. Matsui & K. Kobayashi (Eds.), *Biomechanics VIII-B* (pp. 1152-1159). Champaign, IL: Human Kinetics.

Zatsiorsky, V., Seluyanov, V., & Chugunova, L. (1990a). In vivo body segment inertial parameters determination using a gamma-scanner method. In N. Berme & A. Cappozzo (Eds.), *Biomechanics of human movement: Applications in rehabilitation, sports and ergonomics* (pp. 186-202). Worthington, OH: Bertec.

Zatsiorsky, V.M., Seluyanov, V.N., & Chugunova, L.G. (1990b). Methods of determining mass-inertial characteristics of human body segments. In G.G. Chernyi & S.A. Regirer (Eds.), *Contemporary problems of biomechanics* (pp. 272-291). Boca Raton, FL: CRC Press.

第3章

Brancazio, P.J. (1984). *Sport science: Physical laws and optimum performance.* New York: Simon & Schuster.

DeVita, P., Hortobágyi, T., & Barrier, J. (1998). Gait biomechanics are not normal after anterior cruciate ligament reconstruction and accelerated rehabilitation. *Medicine and Science in Sports and Exercise, 30,* 1481-1488.

Enoka, R.M. (1983). Muscular control of a learned movement: The speed control system hypothesis. *Experimental Brain Research, 51,* 135-145.

Hay, J.G. (1993). *The biomechanics of sports techniques* (4th ed.). Englewood Cliffs, NJ: Prentice-Hall.

Hay, J.G., Wilson, B.D., Dapena, J., & Woodworth, G.G. (1977). A computational technique to determine the angular momentum of the human body. *Journal of Biomechanics, 10,* 269-277.

Hinrichs, R.N. (1987). Upper extremity function in running. II: Angular momentum considerations. *International Journal of Sport Biomechanics, 3,* 242-263.

Hopper, B.J. (1973). *The mechanics of human movement.* New York: Elsevier.

Putnam, C.A. (1983). Interaction between segments during a kicking motion. In H. Matsui & K. Kobayashi (Eds.), *Biomechanics VIII-B* (pp. 688-694). Champaign, IL: Human Kinetics.

Rogers, M.W., & Pai, Y.-C. (1990). Dynamic transitions in stance support accompanying leg flexion movements in man. *Experimental Brain Research, 81,* 398-402.

第4章

Alexander, R.M. (1984). Walking and running. *American Scientist, 72,* 348-354.

Atwater, A.E. (1977). Biomechanics of throwing: Correction of common misconceptions. Paper presented at the Joint Meeting of the National College Physical Education Association for Men and the National Association for Physical Education of College Women, Orlando, FL.

Bundle, M.W., & Weyand, P.G. (2012). Sprint exercise performance: Does metabolic power matter? *Exercise and Sport Sciences Reviews, 40,* 174-182.

Cappellini, G., Ivanenko, Y.P., Poppele, R.E., & Lacquaniti, F. (2006). Motor patterns in human walking and running. *Journal of Neurophysiology, 95,* 3426-3437.

Chang, Y.-H., & Kram, R. (1999). Metabolic cost of generating horizontal forces during human running. *Journal of Applied Physiology, 86,* 1657-1662.

Farley, C.T., & Ferris, D.P. (1998). Biomechanics of walking and running: CM movements to muscle action. *Exercise and Sport Sciences Reviews, 26,* 253-285.

Farley, C.T., Houdijk, H.H.P., van Strien, C., & Louie, M. (1998). Mechanism of leg stiffness adjustment for hopping on surfaces of different stiffnesses. *Journal of Applied Physiology, 85,* 1044-1055.

Feltner, M., & Dapena, J. (1986). Dynamics of the shoulder and elbow joints of the throwing arm during a baseball pitch. *International Journal of Sport Biomechanics, 2,* 235-259.

Ferris, D.P., Liang, K., & Farley, C.T. (1999). Runners adjust leg stiffness for their first step on a new running surface. *Journal of Biomechanics, 32,* 787-794.

Fukashiro, S., & Komi, P.V. (1987). Joint moment and mechanical power flow of the lower limb during vertical jump. *International Journal of Sports Medicine, 8,* 15-21.

Griffin, T.M., Tolani, N.A., & Kram, R. (1999). Walking in simulated reduced gravity: Mechanical energy fluctuations and exchange. *Journal of Applied Physiology, 86,* 383-390.

Ivanenko, Y.P., Poppele, R.E., & Lacquaniti, F. (2006a). Motor control programs and walking. *Neuroscientist, 12,* 339-348.

Ivanenko, Y.P., Poppele, R.E., & Lacquaniti, F. (2006b). Spinal cord maps of spatiotemporal alpha-motoneuron activation in humans walking at different speeds. *Journal of Neurophysiology, 95,* 602-618.

Kakihana, W., & Suzuki, S. (2001). The EMG activity and mechanics of the running jump as a function of takeoff angle. *Journal of Electromyography and Kinesiology, 11,* 365-372.

Kram, R., Domingo, A., & Ferris, D.P. (1997). Effect of reduced gravity on the preferred walk-run transition speed. *Journal of Experimental Biology, 200,* 821-826.

Miller, D.I. (1981). *Biomechanics of diving.* Report to the Canadian Amateur Diving Association.

Munro, C.F., Miller, D.I., & Fuglevand, A.J. (1987). Ground reaction forces in running: A reexamination. *Journal of Biomechanics, 20,* 147-155.

Neptune, R.R., & Sasaki, K. (2005). Ankle plantar flexor force production is an important determinant of the preferred walk-to-run transition speed. *Journal of Experimental Biology, 208,* 799-808.

Nilsson, J., & Thorstensson, A. (1987). Adaptability in frequency and amplitude of leg movements during human locomotion at different speeds. *Acta Physiologica Scandinavica, 129,* 107-114.

Putnam, C.A. (1991). A segment interaction analysis of proximal-to-distal sequential segment motion patterns. *Medicine and Science in Sports and Exercise, 23,* 130-144.

第5章

Agnew, S.P., Schultz, A.E., Dumanian, G.A., & Kuiken, T.A. (2012). Targeted reinnervation in the transfemoral amputee: A preliminary study of surgical technique. *Plastic and Reconstructive Surgery, 129,* 187-194.

Bigland-Ritchie, B. (1981). EMG/force relations and fatigue of human voluntary contractions. *Exercise and Sport Sciences Reviews, 9,* 75-117.

Caleo, M., Antonucci, F., Restani, L., & Mazzocchio, R. (2009). A reappraisal of the central effects of botulinum neurotoxin type A: By what mechanism? *Journal of Neurochemistry, 109,* 15-24.

Camhi, J.M. (1984). *Neuroethology: Nerve cells and the natural behavior of animals.* Sunderland, MA: Sinauer Associates.

Farina, D. (2006). Interpretation of the surface electromyogram in dynamic contractions. *Exercise and Sport Sciences Reviews, 34,* 121-127.

Farina, D., Holobar, A., Merletti, R., & Enoka, R.M. (2010). Decoding the neural drive to muscles from the surface electromyogram. *Clinical Neurophysiology, 121,* 1616-1623.

Farina, D., Merletti, R., & Enoka, R.M. (2004). The extraction of neural strategies from the surface EMG. *Journal of Applied Physiology, 96,* 1486-1495.

Farina, D., Merletti, R., & Enoka, R.M. (2014). The extraction of neural strategies from the surface EMG: An update. *Journal of Applied Physiology, 117,* 1215-1230.

Folkis, V.V., Tanin, S.A., & Gorban, Y.N. (1997). Age-related changes in axonal transport. *Experimental Gerontology, 32,* 441-450.

Heckman, C.J., & Enoka, R.M. (2004). Physiology of the motor neuron and the motor unit. In A. Eisen (Ed.), *Clinical neurophysiology of motor neuron diseases. Handbook of clinical neurophysiology* (Vol. 4, pp. 119-147). Amsterdam: Elsevier.

Heckman, C.J., & Enoka, R.M. (2012). Motor unit. *Comprehensive Physiology, 2,* 2629-2682.

Kuiken, T.A., Li, G., Lock, B.A., Lipschutz, R.D., Miller, L.A., Stubblefield, K.A., et al. (2009). Targeted muscle reinnervation for real-time myoelectric control of multifunctional artificial arms. *Journal of the American Medical Association, 301,* 619-628.

McComas, A.J. (2005). *Skeletal muscle: Form and function* (2nd ed.). Champaign, IL: Human Kinetics.

McKenna, M.J., Medved, I., Goodman, C.A., Brown, M.J., Bjorksten, A.R., Murphy, K.T., et al. (2006). N-acetylcysteine attenuates the decline in muscle Na^+-K^+–pump activity and delays fatigue during prolonged exercise in humans. *Journal of Physiology, 576,* 279-288.

Rogozhin, A.A., Pang, K.K., Bukharaeva, E., Young, C., & Slater, C.R. (2008). Recovery of mouse neuromuscular junctions from single and repeated injections of botulinum neurotoxin A. *Journal of Physiology, 586,* 3163-3182.

Staudenmann, D., Roeleveld, K., Stegeman, D.F., & van Dieën, J.H. (2010). Methodological aspects of SEMG recordings for force estimation—A tutorial and review. *Journal of Electromyography and Kinesiology, 20,* 375-387.

Vila-Chã, C., Falla, D., & Farina, D. (2010). Motor unit behavior during submaximal contractions following six weeks of either endurance or strength training. *Journal of Applied Physiology, 109,* 1455-1466.

Vucic, S., Burke, D., & Kiernan, M.C. (2010). Fatigue in multiple sclerosis: Mechanisms and management. *Clinical Neurophysiology, 121,* 809-817.

第6章

Aagaard, P., Andersen, J.L., Dyhre-Poulsen, P., Leffers, A.M., Wagner, A., Magnusson, S.P., et al. (2001). A mechanism for increased contractile strength in response to strength training: Changes in muscle architecture. *Journal of Physiology, 534,* 613-623.

Alexander, R.M., & Ker, R.F. (1990). The architecture of leg muscles. In J.M. Winters & S.L.-Y. Woo (Eds.), *Multiple muscle systems: Biomechanics and movement organization* (pp. 568-577). New York: Springer-Verlag.

Biewener, A.A. (1998). Muscle function in vivo: A comparison of muscles used as springs for elastic energy savings versus muscles used to generate mechanical power. *American Zoologist, 38,* 703-717.

Blevins, C.E. (1967). Innervation patterns of the human stapedius muscle. *Archives of Otolaryngology, 86,* 136-142.

Botterman, B.R., Iwamoto, G.A., & Gonyea, W.J. (1986). Gradation of isometric tension by different activation rates in motor units of cat flexor carpi radialis muscle. *Journal of Neurophysiology, 56,* 494-506.

Bottinelli, R., Canepari, M., Pellegrino, M.A., & Reggiani, C. (1996). Force-velocity properties of human skeletal muscle fibres: Myosin heavy chain isoform and temperature dependence. *Journal of Physiology, 495,* 573-586.

Buchthal, F. (1961). The general concept of the motor unit. Neuromuscular disorders. *Research Publication of the Association for Research on Nervous and Mental Disorders, 38,* 3-30.

Burke, R.E., Dum, R., Fleshman, J., Glenn, L., Lev-Tov, A., O'Donovan, M., et al. (1982). An HRP study of the relation between cell size and motor unit type in cat ankle extensor motoneurons. *Journal of Comparative Neurology, 209,* 17-28.

Burke, R.E., Levine, D.N., Tsairis, P., & Zajac, F.E. (1973). Physiological types and histochemical profiles in motor units of the cat gastrocnemius. *Journal of Physiology, 234,* 723-748.

Burke, R.E., & Tsairis, P. (1973). Anatomy and innervation ratios in motor units of cat gastrocnemius. *Journal of Physiology, 234,* 749-765.

Caiozzo, V.J., & Rourke, B. (2006). The muscular system: Structural and functional plasticity. In C.M. Tipton (Ed.), *ACSM's advanced exercise physiology* (pp. 112-143). Philadelphia: Lippincott Williams & Wilkins.

Canepari, M., Pellegrino, M.A., D'Antona, G., & Bottinelli, R. (2010). Skeletal muscle fibre diversity and the underlying mechanisms. *Acta Physiologica Scandinavica, 199,* 465-476.

Carlsöö, S. (1958). Motor units and action potentials in masticatory muscles. An electromyographic study of the form and duration of the action potentials and an anatomic study of the size of the motor units. *Acta Morphologica Neerlando-Scandinavica, 2,* 13-19.

Christensen, E. (1959). Topography of terminal motor innervation in striated muscles from stillborn infants. *American Journal of Physical Medicine, 38,* 65-78.

Cullheim, S., & Kellerth, J.-O. (1978). A morphological study of the axons and recurrent axon collaterals of cat α-motoneurones supplying different hind-limb muscles. *Journal of Physiology, 281,* 285-299.

de Carvalho, V.C. (1976). Study of motor units and arrangement of myons of human musculus plantaris. *Acta Anatomica, 96,* 444-448.

Desmedt, J.E., & Godaux, E. (1977). Fast motor units are not preferentially activated in rapid voluntary contractions in man. *Nature, 267,* 717-719.

Duchateau, J., & Enoka, R.M. (2011). Human motor unit recordings: Origins and insights into the integrated motor system. *Brain Research, 409,* 42-61.

Edman, K.A.P. (1988). Double-hyperbolic force-velocity relation in frog muscle fibres. *Journal of Physiology, 404,* 301-321.

Edman, K.A.P. (1996). Fatigue vs. shortening-induced deactivation in striated muscle. *Acta Physiologica Scandinavica, 156,* 183-192.

Enoka, R.M. (1995). Morphological features and activation patterns of motor units. *Journal of Clinical Neurophysiology, 12,* 538-559.

Enoka, R.M., & Fuglevand, A.J. (2001). Motor unit physiology: Some unresolved issues. *Muscle and Nerve, 24,* 4-17.

Farina, D., & Negro, F. (2015). Common synaptic input to motor neurons, motor unit synchronization, and force control. *Exercise and Sport Sciences Reviews, 43,* 23-33.

Feinstein, B., Lindegård, B., Nyman, E., & Wohlfart, G. (1955). Morphologic studies of motor units in normal human muscles. *Acta Anatomica, 23,* 127-142.

Fitts, R.H., & Metzger, J.M. (1993). Mechanisms of muscular fatigue. In J.R. Poortmans (Ed.), *Principles of exercise biochemistry* (pp. 248-268). Basel: Karger.

Fleshman, J.W., Munson, J.B., & Sypert, G.W. (1981a). Homonymous projection of individual group Ia-fibers to physiologically characterized medial gastrocnemius motoneurons in the cat. *Journal of Neurophysiology, 46,* 1339-1348.

Fleshman, J.W., Munson, J.B., Sypert, G.W., & Friedman, W.A. (1981b). Rheobase, input resistance, and motor-unit type in medial gastrocnemius motoneurons in the cat. *Journal of Neurophysiology, 46,* 1326-1338.

Friederich, J.A., & Brand, R.A. (1990). Muscle fiber architecture in the human lower limb. *Journal of Biomechanics, 23,* 91-95.

Friedman, W.A., Sypert, G.W., Munson, J.B., & Fleshman, J.W. (1981). Recurrent inhibition in type-identified motoneurons. *Journal of Neurophysiology, 46,* 1349-1359.

Gillies, A.R., & Lieber, R.L. (2011). Structure and function of the skeletal muscle extracellular matrix. *Muscle and Nerve, 44,* 318-331.

Gregor, R.J., Roy, R.R., Whiting, W.C., Lovely, R.G., Hodgson, J.A., & Edgerton, V.R. (1988). Mechanical output of the cat soleus during treadmill locomotion: In vivo vs. in situ characteristics. *Journal of Biomechanics, 21,* 721-732.

Gustafsson, B., & Pinter, M.J. (1984). An investigation of threshold properties among cat spinal alpha-motoneurons. *Journal of Physiology, 357,* 453-483.

Harridge, S.D.R., Bottinelli, R., Canepari, M., Pellegrino, M.A., Reggiani, C., Esbjörnsson, M., & Saltin, B. (1996). Whole-muscle and single-fibre contractile properties and myosin heavy chain isoforms in humans. *Pflügers Archiv, 432,* 913-920.

Harris, A.J., Duxson, M.J., Butler, J.E., Hodges, P.W., Taylor, J.L., & Gandevia, S.C. (2005). Muscle fiber and motor unit behavior in the longest human skeletal muscle. *Journal of Neuroscience, 25,* 8528-8533.

Heckman, C.J., & Enoka, R.M. (2012). Motor unit. *Comprehensive Physiology, 2,* 2629-2682.

Henneman, E. (1957). Relation between size of neurons and their susceptibility to discharge. *Science, 126,* 1345-1347.

Herzog, W. (1996). Force-sharing among synergistic muscles: Theoretical considerations and experimental approaches. *Exercise and Sport Sciences Reviews, 24,* 173-202.

Jenny, A.B., & Inukai, J. (1983). Principles of motor organization of the monkey cervical spinal cord. *Journal of Neuroscience, 3,* 567-575.

Josephson, R.K. (1985). Mechanical power output from striated muscle during cyclic contraction. *Journal of Experimental Biology, 114,* 493-512.

Kalliokoski, K.K., Oikonen, V., Takala, T.O., Sipila, H., Knuuti, J., & Nuutila, P. (2001). Enhanced oxygen extraction and reduced flow heterogeneity in exercising muscle in endurance-trained men. *American Journal of Physiology, 280,* E1015-E1021.

Kawakami, Y., Kubo, K., Kanehisa, H., & Fukunaga, T. (2002a). Effect of series elasticity on isokinetic torque-angle relationship in humans. *European Journal of Applied Physiology, 87,* 381-387.

Kawakami, Y., Muraoka, T., Ito, S., Kanehisa, H., & Fukunaga, T. (2002b). In vivo muscle-fibre behaviour during counter-movement exercise in human reveals significant role for tendon elasticity. *Journal of Physiology, 540,* 635-646.

Lieber, R.L., & Fridén, J. (2000). Functional and clinical significance of skeletal muscle architecture. *Muscle and Nerve, 23,* 1647-1666.

Lieber, R.L., Loren, G.J., & Fridén, J. (1994). In vivo measurement of human wrist extensor muscle sarcomere length changes. *Journal of Neurophysiology, 71,* 874-881.

Loren, G.J., Shoemaker, S.D., Burkholder, T.J., Jacobson, M.D., Fridén, J., & Lieber, R.L. (1996). Influences of human wrist motor design on joint torque. *Journal of Biomechanics, 29,* 331-342.

Macefield, V.G., Fuglevand, A.J., & Bigland-Ritchie, B. (1996). Contractile properties of single motor units in human toe extensors assessed by intraneural motor axon stimulation. *Journal of Neurophysiology, 75,* 2509-2519.

MacIntosh, B.R., Gardiner, P.F., & McComas, A.J. (2006). *Skeletal muscle: Form and function.* Champaign, IL: Human Kinetics.

Marsh, E., Sale, D., McComas, A.J., & Quinlan, J. (1981). The influence of joint position on ankle dorsiflexion in humans. *Journal of Applied Physiology, 51,* 160-167.

McComas, A.J. (1995). Motor unit estimation: Anxieties and achievements. *Muscle and Nerve, 18,* 369-379.

McCully, K.K., & Faulkner, J.A. (1985). Injury to skeletal muscle fibers of mice following lengthening contractions. *Journal of Applied Physiology, 59,* 119-126.

Milner-Brown, H.S., Stein, R.B., & Yemm, R. (1973). The orderly recruitment of human motor units during voluntary isometric contractions. *Journal of Physiology, 230,* 359-370.

Monroy, J.A, Powers, K.L., Gilmore, L.A., Uyeno, T.A., Lindstedt, S.L., & Nishikawa, K.C. (2012). What is the role of titin in active muscle? *Exercise and Sport Sciences Reviews, 40,* 73-78.

Monster, A.W., Chan, H.C., & O'Connor, D. (1978). Activity patterns of human skeletal muscle: Relation to muscle fiber type composition. *Science, 200,* 314-317.

Moritz, C.T., Barry, B.K., Pascoe, M.A., & Enoka, R.M. (2005). Discharge rate variability influences the variation in force fluctuations across the working range of a hand muscle. *Journal of Neurophysiology, 93,* 2449-2459.

Negro, N., Holobar, A., & Farina, D. (2009). Fluctuations in isometric muscle force can be described by one linear projection of low-frequency components of motor unit discharge rates. *Journal of Physiology, 587,* 5925-5938.

Person, R.S., & Kudina, L.P. (1972). Discharge frequency and discharge pattern of human motor units during voluntary contraction of muscle. *Electroencephalography and Clinical Neurophysiology, 32,* 471-483.

Pillen, S., & van Alfen, N. (2011). Skeletal muscle ultrasound. *Neurology Research, 33,* 1016-1024.

Ralston, H.J., Inman, V.T., Strait, L.A., & Shaffrath, M.D. (1947). Mechanics of human isolated voluntary muscle. *American Journal of Physiology, 151,* 612-620.

Rassier, D.E., MacIntosh, B.R., & Herzog, W. (1999). Length dependence of active force production in skeletal muscle. *Journal of Applied Physiology, 86,* 1445-1457.

Richardson, R.S., Frank, L.R., & Haseler, L.J. (1998). Dynamic knee-extensor and cycle exercise: Functional MRI of muscular activity. *International Journal of Sports Medicine, 19,* 182-187.

Rudroff, T., Kalliokoski, K.K., Block, D.E., Gould, J.R., Klingensmith, W.C. III, & Enoka, R.M. (2013). PET/CT imaging of age- and task-associated differences in muscle activity during fatiguing contractions. *Journal of Applied Physiology, 114,* 1211-1219.

Russ, D.W., Ruggeri, R.G., & Thomas, J.S. (2009). Central activation and force–frequency responses of the lumbar extensor muscles. *Medicine and Science in Sports and Exercise, 41*(7), 1504-1509.

Santo Neto, H.S., de Carvalho, V.C., & Peneteado, C.V. (1985). Motor units of the human abductor digiti minimi. *Archives of Italian Anatomy and Embriology, XC,* 47-51.

Santo Neto, H.S., Filho, J.M., Passini, R., & Marques, M.J. (2004). Number and size of motor units in thenar muscles. *Clinical Anatomy, 17,* 308-311.

Schiaffino, S., & Reggiani, C. (2011). Fiber types in mammalian skeletal muscles. *Physiological Reviews, 91,* 1447-1531.

Stein, R.B., Gossen, E.R., & Jones, K.E. (2005). Neuronal variability: Noise or part of the signal. *Nature Reviews Neuroscience, 6,* 389-398.

Torre, M. (1953). Nombre et dimensions des unités motrices dans les muscles extrinsèques de l'oeil et, en général, dans les muscles squélettiques reliés à des organes de sens. *Archives Suisses de Neurologie et de Psychiatrie, 72,* 362-376.

Ulfhake, B., & Kellerth, J-O. (1982). Does α-motoneurone size correlate with motor unit type in cat triceps surae? *Brain Research, 251,* 201-209.

Van Cutsem, M., Feiereisen, P., Duchateau, J., & Hainaut, K. (1997). Mechanical properties and behaviour of motor units in the tibialis anterior during voluntary contractions. *Canadian Journal of Applied Physiology, 22,* 585-597.

van Ingen Schenau, G.J. (1990). On the action of bi-articular muscles, a review. *Netherlands Journal of Zoology, 40,* 521-540.

van Ingen Schenau, G.J., Bobbert, M.F., & Van Soest, A.J. (1990). The unique action of bi-articular muscles in leg extensions. In J.M. Winters and S.L.Y. Woo (Eds.), *Multiple muscle systems: Biomechanics and movement organization* (pp. 639-652). New York: Springer-Verlag.

Voigt, M., Chelli, F., & Frigo, C. (1998). Changes in the excitability of soleus muscle short latency stretch reflexes during human hopping after 4 weeks of hopping training. *European Journal of Applied Physiology, 78,* 522-532.

Whalen, R.G. (1985). Myosin isoenzymes as molecular markers for muscle physiology. *Journal of Experimental Biology, 115,* 43-53.

Wickiewicz, T.L., Roy, R.R., Powell, P.L., & Edgerton, V.R. (1983). Muscle architecture of the human lower limb. *Clinical Orthopaedics and Related Research, 179,* 275-283.

Zengel, J., Reid, S., Sypert, G., & Munson, J. (1985). Membrane electrical properties and prediction of motor-unit type of medial gastrocnemius motoneurons in the cat. *Journal of Neurophysiology, 53,* 1323-1344.

Zhang, L., Butler, J., Nishida, T., Nuber, G., Huang, H., & Rymer, W.Z. (1998). In vivo determination of the direction of rotation and moment-angle relationship of individual elbow muscles. *Journal of Biomechanical Engineering, 120,* 625-633.

第7章

Al-Falahe, N.A., Nagaoka, M., & Vallbo, Å.B. (1990). Response profiles of human muscle afferents during active finger movements. *Brain, 113,* 325-346.

Botterman, B.R., Binder, M.D., & Stuart, D.G. (1978). Functional anatomy of the association between motor units and muscle receptors. *American Zoologist, 18,* 135-152.

Brooke, J.D., & Zehr, E.P. (2006). Limits to fast-conducting somatosensory feedback in movement control. *Exercise and Sport Sciences Reviews, 34,* 22-28.

Capaday, C., & Stein, R.B. (1986). Amplitude modulation of the soleus H-reflex in the human during walking and standing. *Journal of Neuroscience, 6,* 1308-1313.

Cappellini, G., Ivanenko, Y.P., Poppele, R.E., & Lacquaniti, F. (2006). Motor patterns in human walking and running. *Journal of Neurophysiology, 95,* 3426-3437.

Cattaneo, L., Voss, M., Brochier, T., Prabhu, G., Wolpert, D.M., & Lemon, R.N. (2005). A cortico-cortico-spinal mechanism mediating object-driven grasp in humans. *Proceedings of the National Academy of Sciences USA, 102,* 898-903.

Cordo, P.J., & Nashner, L.M. (1982). Properties of postural adjustments associated with rapid arm movements. *Journal of Neurophysiology, 47,* 287-302.

Crone, C., Hultborn, H., Jespersen, B., & Nielsen, J. (1987). Reciprocal Ia inhibition between ankle flexors and extensors in man. *Journal of Physiology, 389,* 163-185.

d'Avella, A., Portone, A., Fernandez, L., & Lacquaniti, F. (2006). Control of fast-reaching movements by muscle synergy combinations. *Journal of Neuroscience, 26,* 7791-7810.

Dominici, N., Ivanenko, Y.P., Cappellini, G., d'Avella, A., Mondi, V., Cicchese, M., Fabiano, A., Silei, T.,

Di Paolo, A., Giannini, C., et al. (2011). Locomotor primitives in newborn babies and their development. *Science, 334,* 997-999.

Edgerton, V.R., & Roy, R.R. (2012). A new age for rehabilitation. *European Journal of Physical Rehabilitation Medicine, 48,* 99-109.

Georgopoulos, A.P., Kalaska, J.F., Caminiti, R., & Massey, J.T. (1982). On the relations between the direction of two-dimensional arm movements and cell discharge in primate motor cortex. *Journal of Neuroscience, 2,* 1527-1537.

Gordon, J., Ghilardi, M.F., & Ghez, C. (1994). Accuracy of planar reaching movements. I. Independence of direction and extent variability. *Experimental Brain Research, 99,* 97-111.

Graham Brown, T. (1911). The intrinsic factors in the act of progression in the mammal. *Proceedings of the Royal Society of London B, 84,* 308-319.

Grillner, S., Hellgren, J., Ménard, A., Saitoh, K., & Wikström, M.A. (2005). Mechanisms for selection of basic motor programs—Roles for the striatum and pallidum. *Trends in Neurosciences, 28,* 364-370.

Hägglund, M., Dougherty, K.J., Borjius, L., Itohara, S., Iwasato, T., & Kiehn, O. (2013). Optogenetic dissection reveals multiple rhythmogenic modules underlying locomotion. *Proceedings of the National Academy of Sciences, 110,* 11589-11594.

Harkema, S.J., Hurley, S.L., Patel, U.K., Requejo, P.S., Dobkin, B.H., & Edgerton, V.R. (1997). Human lumbosacral spinal cord interprets loading during stepping. *Journal of Neurophysiology, 77,* 797-811.

Hoffmann, P. (1918). Über die Beziehungen der Sehnenreflexe zur willkürlichen Bewegung und Zum Tonus. *Zeitschrift für Biologie, 68,* 351-370.

Hoffmann, P. (1922). *Untersuchungen über die Eigenreflexe (Sehnenreflexe) menschlischer Muskeln.* Berlin: Springer.

Hudson, T.E., & Landy, M.S. (2012). Motor learning reveals existence of multiple codes for movement. *Journal of Neurophysiology, 108,* 2708-2716.

Ivanenko, Y.P., Poppele, R.E., & Lacquaniti, F. (2006). Motor control programs and walking. *Neuroscientist, 12,* 339-348.

Johansson, R.S., Riso, R., Häger, C., & Bäckström, L. (1992). Somatosensory control of precision grip during unpredictable pulling loads. I. Changes in load force amplitude. *Experimental Brain Research, 89,* 181-191.

Kalaska, J.F., & Rizzolatti, G. (2013). Voluntary movement: The primary motor cortex. In E.R. Kandel, J.H. Schwartz, T.M. Jessell, S.A. Siegelbaum, & A.J. Hudspeth (Eds.), *Principles of neural science* (5th ed., pp. 835-864). New York: Elsevier.

Kozlov, A., Huss, M., Lansner, A., Kotaleski, J.H., & Grillner, S. (2009). Simple cellular and network control principles govern complex patterns of motor behavior. *Proceedings of the National Academy of Sciences USA, 106,* 20027-20036.

Lewis, G.N., MacKinnon, C.D., & Perreault, E.J. (2006). The effect of task instruction on the excitability of spinal and supraspinal reflex pathways projecting to the biceps muscle. *Experimental Brain Research, 174,* 413-425.

Loram, I.D., Maganaris, C.N., & Lakie, M. (2005). Active, non-spring-like muscle movements in human postural sway: How might paradoxical changes in muscle length be produced? *Journal of Physiology, 564,* 281-293.

Loram, I.D., van de Kamp, V., Lakie, M., Gollee, J., & Gawthrop, P.J. (2014). Does the motor system need intermittent control? *Exercise and Sport Sciences Reviews, 42,* 117-125.

Morasso, P. (1981). Spatial control of arm movements. *Experimental Brain Research, 42,* 223-227.

Nashner, L.M. (1976). Adapting reflexes controlling the human posture. *Experimental Brain Research, 26,* 59-72.

Pearson, K. (1993). Common principles of motor control in vertebrates and invertebrates. *Annual Reviews in Neuroscience, 16,* 265-297.

Pearson, K., & Gordon, J. (2000a). Spinal reflexes. In E.R. Kandel, J.H. Schwartz, & T.M. Jessell (Eds.), *Principles of neural science* (4th ed., pp. 713-736). New York: The McGraw-Hill Companies.

Pearson, K., & Gordon, J. (2000b). Locomotion. In E.R. Kandel, J.H. Schwartz, & T.M. Jessell (Eds.), *Principles of neural science* (4th ed., pp. 737-755). New York: The McGraw-Hill Companies.

Pearson, K.G., & Gordon, J.E. (2013a). Spinal reflexes. In E.R. Kandel, J.H. Schwartz, T.M. Jessell, S.A. Siegelbaum, & A.J. Hudspeth (Eds.), *Principles of neural science* (5th ed., pp. 790-811). New York: Elsevier.

Pearson, K.G., & Gordon, J.E. (2013b). Locomotion. In E.R. Kandel, J.H. Schwartz, T.M. Jessell, S.A. Siegelbaum, & A.J. Hudspeth (Eds.), *Principles of neural science* (5th ed., pp. 812-834). New York: Elsevier.

Pearson, K.G., & Ramirez, J.M. (1997). Sensory modulation of pattern-generating circuits. In P.S.G. Stein, S. Grillner, A.I. Selverston, & D.G. Stuart (Eds.), *Neurons, networks, and motor behavior* (pp. 225-235). Cambridge, MA: MIT Press.

Perez, M.A., Lundbye-Jensen, J., & Nielsen, J.B. (2007). Task-specific depression of the soleus H-reflex after cocontraction training of antagonistic muscles. *Journal of Neurophysiology, 98,* 3677-3687.

Pierrot-Deseilligny, E., & Burke, D. (2005). *The circuitry of the human spinal cord.* Cambridge, UK: Cambridge University Press.

Prochazka, A. (1996). Proprioceptive feedback and movement regulation. In L.B. Rowell & J.T. Shepherd (Eds.), *Handbook of physiology: Sec. 12. Exercise: Regulation and integration of multiple systems* (pp. 89-127). New York: Oxford University Press.

Renshaw, B. (1941). Influence of discharge of motoneurons upon excitation of neighboring motoneurons. *Journal of Neurophysiology, 4,* 167-183.

Rizzolatti, G., & Kalaska, J.F. (2013). Voluntary movement: The parietal and premotor cortex. In E.R. Kandel, J.H. Schwartz, T.M. Jessell, S.A. Siegelbaum, & A.J. Hudspeth (Eds.), *Principles of neural science* (5th ed., pp. 865-893). New York: Elsevier.

Roy, R.R., Harkema, S.J., & Edgerton, V.R. (2012). Basic concepts of activity-based interventions for improved recovery of motor function after spinal cord injury. *Archives of Physical Medicine and Rehabilitation, 93,* 1487-1497.

Schieppati, M., & Nardone, A. (1991). Free and supported stance in Parkinson's disease. The effect of posture and postural set on leg muscle responses to perturbation, and its relation to the severity of the disease. *Brain, 114,* 1227-1244.

Scott, S.H., Gribble, P.L., Graham, K.M., & Cabel, D.W. (2001). Dissociation between hand motion and population vectors from neural activity in motor cortex. *Nature, 413,* 161-165.

Shadmehr, R., & Krakauer, J.W. (2008). A computational neuroanatomy for motor control. *Experimental Brain Research, 185,* 359-381.

Shadmehr, R., & Wise, S.P. (2005). *The computational neurobiology of reaching and pointing.* Cambridge, MA: MIT Press.

Sherrington, C.S. (1910). Flexion-reflex of the limb, crossed extension-reflex, and reflex stepping and standing. *Journal of Physiology, 40,* 28-121.

Shik, M.L., Severin, F.V., & Orlovsky, G.N. (1966). Control of walking and running by means of electrical stimulation of the mid-brain. *Biophysics, 11,* 756-765.

Soechting, J.F., & Flanders, M. (1989). Sensorimotor representation for pointing to targets in three-dimensional space. *Journal of Neurophysiology, 62,* 582-594.

Stein, P.S.G., Grillner, S., Selverston, A.I., & Stuart, D.G. (Eds.). (1997). *Neurons, networks, and motor behavior.* Cambridge, MA: MIT Press.

Windhorst, U. (2007). Muscle proprioceptive feedback and spinal networks. *Brain Research Bulletin, 73,* 155-202.

第8章

Amann, M., Proctor, L.T., Sebranek, J.J., Pegelow, D.F., & Dempsey, J.A. (2009). Opioid-mediated muscle afferents inhibit central motor drive and limit peripheral muscle fatigue development in humans. *Journal of Physiology, 587,* 271-283.

Amann, M., Venturelli, M., Ives, S.J., McDaniel, J., Layec, G., Rossman, M.J., & Richardson, R.S. (2013). Peripheral fatigue limits endurance exercise via a sensory feedback-mediated reduction in spinal motoneuronal output. *Journal of Applied Physiology, 115,* 355-364.

Asmussen, E., & Mazin, B. (1978a). A central nervous component in local muscular fatigue. *European Journal of Applied Physiology, 38,* 9-15.

Asmussen, E., & Mazin, B. (1978b). Recuperation after muscular fatigue by "diverting activities." *European Journal of Applied Physiology, 38,* 1-7.

Balog, E.M. (2010). Excitation-contraction coupling and minor triadic proteins in low-frequency fatigue. *Exercise and Sport Sciences Reviews, 38,* 135-142.

Barry, B.K., Pascoe, M.A., Jesunathadas, M., & Enoka, R.M. (2007). Rate coding is compressed but variability is unaltered for motor units in a hand muscle of old adults. *Journal of Neurophysiology, 97,* 3206-3218.

Baudry, S., & Duchateau, J. (2004). Postactivation potentiation in human muscle is not related to the type of maximal conditioning contraction. *Muscle & Nerve, 30,* 328-336.

Baudry, S., & Duchateau, J. (2007). Postactivation potentiation in human muscle: Effect on the rate of torque development of tetanic and voluntary isometric contractions. *Journal of Applied Physiology, 103,* 1318-1325.

Baudry, S., Maerz, A.H., & Enoka, R.M. (2010). Presynaptic modulation of Ia afferents in young and old adults when performing force and position control. *Journal of Neurophysiology, 103,* 623-631.

Baudry, S., Rudroff, T., Pierpoint, L.A., & Enoka, R.M. (2009). Load type influences motor unit recruitment in biceps brachii during a sustained contraction. *Journal of Neurophysiology, 102,* 1725-1735.

Bergh, U., & Ekblom, B. (1979). Influence of muscle temperature on maximal muscle strength and power output in human skeletal muscles. *Acta Physiologica Scandinavica, 107,* 33-37.

Bigland-Ritchie, B. (1981). EMG and fatigue of human voluntary and stimulated contractions. *Human muscle fatigue: Physiological mechanisms* (Ciba Foundation Symposium 82), London: Pitman Medical, pp. 130-156.

Bigland-Ritchie, B., Cafarelli, E., & Vøllestad, N.K. (1986). Fatigue of submaximal static contractions. *Acta Physiological Scandinavia, 128* (Suppl. 556), 137-148.

Bigland-Ritchie, B., Furbush, F., & Woods, J.J. (1986). Fatigue of intermittent submaximal voluntary contractions: Central and peripheral factors. *Journal of Applied Physiology, 61,* 421-429.

Black, M.I., Durant, J., Jones, A.M., & Vanhatalo, A. (2014). Critical power derived from a 3-min all-out test predicts 16.1-km road time-trial performance. *European Journal of Sport Science, 14,* 217-233.

Brockett, C.L., Morgan, D.L., & Proske, U. (2004). Predicting hamstring strain injury in elite athletes. *Medicine and Science in Sports and Exercise, 36,* 379-387.

Burnley, M., Vanhatalo, A., & Jones, A.M. (2012). Distinct profiles of neuromuscular fatigue during muscle contractions below and above the critical torque in humans. *Journal of Applied Physiology, 113,* 215-233.

Butterfield, T.A., & Herzog, W. (2006). Effect of altering length and activation timing of muscle on fiber strain and muscle damage. *Journal of Applied Physiology, 100,* 1489-1498.

Cady, E.B., Jones, D.A., Lynn, J., & Newham, D.J. (1989). Changes in force and intracellular metabolites during fatigue of human skeletal muscle. *Journal of Physiology, 418,* 311-325.

Cairns, S.P. (2006). Lactic acid and exercise performance. Culprit or friend? *Sports Medicine, 36,* 279-291.

Carpentier, A., Duchateau, J., & Hainaut, K. (2001). Motor unit behaviour and contractile changes during fatigue in the human first dorsal interosseus. *Journal of Physiology, 534,* 903-912.

Christou, E.A., Grossman, M., & Carlton, L.G. (2002). Modeling variability of force during isometric contractions of the quadriceps femoris. *Journal of Motor Behavior, 34,* 67-81.

Christou, E.A., Jakobi, J.M., Critchlow, A., Fleshner, M., & Enoka, R.M. (2004). The 1- to 2-Hz oscillations in muscle force are exacerbated by stress, especially in older adults. *Journal of Applied Physiology, 97,* 225-235.

Cook, D.B., O'Connor, P.J., Lange, G., & Steffner, J. (2007). Functional neuroimaging correlates of mental fatigue induced by cognition among chronic fatigue syndrome patients and controls. *NeuroImage, 36,* 108-122.

de Ruiter, C.J., & de Haan, A. (2000). Temperature effect on the force/velocity relationship of the fresh and fatigued human adductor pollicis muscle. *Pflügers Archiv, 440,* 163-170.

de Ruiter, C.J., Goudsmit, F.A., van Tricht, J.A., & de Haan, A. (2007). The isometric torque at which knee-extensor muscle reoxygenation stops. *Medicine and Science in Sports and Exercise, 39,* 443-452.

Dideriksen, J.L., Enoka, R.M., & Farina, D. (2011). Neuromuscular adjustments that constrain submaximal EMG amplitude at task failure of sustained isometric contractions. *Journal of Applied Physiology, 111,* 485-494.

Dideriksen, J.L., Farina, D., Baekgaard, M., & Enoka, R.M. (2010). An integrative model of motor unit activity during sustained submaximal contractions. *Journal of Applied Physiology, 108,* 1550-1562.

Di Giulio, C., Daniele, F., & Tipton, C.M. (2006). Angelo Mosso and muscular fatigue: 116 years after the first congress of physiologists: IUPS commemoration. *Advances in Physiology Education, 30,* 51-57.

Edwards, R.H.T., Hill, D.K., Jones, D.A., & Merton, P.A. (1977). Fatigue of long duration in human skeletal muscle after exercise. *Journal of Physiology, 272,* 769-778.

Enoka, R.M. (2012). Muscle fatigue—From motor units to clinical symptoms. *Journal of Biomechanics, 45,* 427-433.

Enoka, R.M., Christou, E.A., Hunter, S.K., Kornatz, K.W., Semmler, J.G., Taylor, A.M., & Tracy, B.L. (2003). Mechanisms that contribute to differences in motor performance between young and old adults. *Journal of Electromyography and Kinesiology, 13,* 1-12.

Enoka, R.M., & Duchateau, J. (2008). Muscle fatigue: What, why, and how it influences muscle function. *Journal of Physiology, 586,* 11-23.

Enoka, R.M., & Stuart, D.G. (1992). Neurobiology of muscle fatigue. *Journal of Applied Physiology, 72,* 1631-1648.

Enoka, R.M., Trayanova, N., Laouris, Y., Bevan, L., Reinking, R.M., & Stuart, D.G. (1992). Fatigue-related changes in motor unit action potentials of adult cats. *Muscle & Nerve, 14,* 138-150.

Farina, D., Holobar, A., Gazzoni, M., Zaula, D., Merletti, R., & Enoka, R.M. (2009). Adjustments differ among low-threshold motor unit during intermittent, isometric contractions. *Journal of Neurophysiology, 101,* 350-359.

Fuglevand, A.J., & Keen, D.A. (2003). Re-evaluation of muscle wisdom in the human adductor pollicis using physiological rates of stimulation. *Journal of Physiology, 549,* 865-875.

Fuglevand, A.J., Zackowski, K.M., Huey, K.A., & Enoka, R.M. (1993). Impairment of neuromuscular propagation during human fatiguing contractions at submaximal forces. *Journal of Physiology, 460,* 549-572.

Gandevia, S.C., Allen, G.M., Butler, J.E., & Taylor, J.L. (1996). Supraspinal factors in human muscle fatigue: Evidence for suboptimal output from the motor cortex. *Journal of Physiology, 490,* 529-536.

Gimenez, P., Kerhervé, H., Messonnier, L.A., Féasson, L., & Millet, G.Y. (2013). Changes in the energy cost of running during a 24-h treadmill exercise. *Medicine and Science in Sports and Exercise, 45,* 1807-1813.

Griffin, L., Garland, S.J., & Ivanova, T. (1998). Discharge patterns in human motor units during fatiguing arm movements. *Journal of Applied Physiology, 85,* 1684-1692.

Griffin, L., Garland, S.J., & Ivanova, T. (2000). Role of limb movement in the modulation of motor unit discharge rate during fatiguing contractions. *Experimental Brain Research, 130,* 392-400.

Guissard, N., & Duchateau, J. (2004). Effect of static training on neural and mechanical properties of the human plantar-flexor muscles. *Muscle & Nerve, 29,* 248-255.

Guissard, N., & Duchateau, J. (2006). Neural aspects of muscle stretching. *Exercise and Sport Sciences Reviews, 34,* 154-158.

Heckman, C.J., & Enoka, R.M. (2012). Motor unit. *Comprehensive Physiology, 2,* 2629-2682.

Hermansen, L., Hultman, E., & Saltin, B. (1967). Muscle glycogen during prolonged severe exercise. *Acta Physiologica Scandinavica, 71,* 129-139.

Hosseinzadeh, M., Andersen, I.O.K., Arendt-Nielsen, L., & Madeleine, P. (2013). Pain sensitivity is normalized after a repeated bout of eccentric exercise. *European Journal of Applied Physiology, 113,* 2595-2602.

Howell, J.N., Chleboun, G., & Conaster, R. (1993). Muscle stiffness, strength loss, swelling and soreness following exercise-induced injury in humans. *Journal of Physiology, 464,* 183-196.

Hufschmidt, A., & Mauritz, K.-H. (1985). Chronic transformation of muscle in spasticity: A peripheral contribution to increased tone. *Journal of Neurology, Neurosurgery, and Psychiatry, 48,* 676-685.

Hunter, S.K., Butler, J.E., Todd, G., Gandevia, S.C., & Taylor, J.L. (2006). Supraspinal fatigue does not explain the sex difference in muscle fatigue of maximal contractions. *Journal of Applied Physiology, 101,* 1036-1044.

Hunter, S.K., Critchlow, A., Shin, I.S., & Enoka, R.M. (2004). Men are more fatigable than strength-matched women when performing intermittent submaximal contractions. *Journal of Applied Physiology, 96,* 2125-2132.

Hunter, S.K., Ryan, D.L., Ortega, J.D., & Enoka, R.M. (2002). Task differences with the same load torque alter the endurance time of submaximal fatiguing contractions in humans. *Journal of Neurophysiology, 88,* 3087-3096.

Hutton, R.S., Smith, J.L., & Eldred, E. (1973). Postcontraction sensory discharge from muscle and its source. *Journal of Neurophysiology, 36,* 1090-1103.

Ikai, M., & Steinhaus, A.H. (1961). Some factors modifying the expression of human strength. *Journal of Applied Physiology, 16,* 157-163.

Jones, A.M., Vanhatalo, A., Burnley, M., Morton, R.H., & Poole, D.C. (2010). Critical power: Implications for determination of VO2max and exercise tolerance. *Medicine and Science in Sports and Exercise, 42,* 1876-1890.

Jones, D.A. (1993). How far can experiments in the laboratory explain the fatigue of athletes in the field? In A.J. Sargeant & D. Kernell (Eds.), *Neuromuscular fatigue* (pp. 100-108). Amsterdam: North-Holland.

Keenan, K.G., Farina, D., Merletti, R., & Enoka, R.M. (2006). Influence of motor unit properties on the size of the simulated evoked surface EMG potential. *Experimental Brain Research, 169,* 37-49.

Keller, M.L., Pruse, J., Yoon, T., Schindler-Delap, B., Harkins, A., & Hunter, S.K. (2011). Supraspinal fatigue is similar in men and women for a low-force fatiguing contraction. *Medicine and Science in Sports and Exercise, 43,* 1873-1883.

Klass, M., Guissard, N., & Duchateau, J. (2004). Limiting mechanisms of force production after repetitive dynamic contractions in human triceps surae. *Journal of Applied Physiology, 96,* 1516-1521.

Klass, M., Roelands, B., Lééenez, M., Fontenelle, V., Pattyn, N., Meeusen, R., & Duchateau, J. (2012). Effects of noradrenaline and dopamine on supraspinal fatigue in well-trained men. *Medicine and Science in Sports and Exercise, 44,* 2299-2308.

Kluger, B., Krupp, L.B., & Enoka, R.M. (2013). Fatigue and fatigability in neurologic illnesses: Proposal for a unified taxonomy. *Neurology, 80,* 409-416.

Kohnstamm, O. (1915). Demonstration einer katatonieartigen Erscheinung beim esunden (Katatonusversuch). *Neurologisches Centralblatt, 34,* 290-291.

Kouzaki, M., & Shinohara, M. (2006). The frequency of alternate muscle activity is associated with the attenuation of muscle fatigue. *Journal of Applied Physiology, 101,* 715-720.

Kozhina, G.V., Person, R.S., Popov, K.E., Smetanin, B.N., & Shlikov, V.Y. (1996). Motor unit discharge during muscular after-contraction. *Journal of Electromyography and Kinesiology, 6,* 169-175.

Lambert, E.V., St. Clair Gibson, A., & Noakes, T.D. (2005). Complex systems model of fatigue: Integrative homeostatic control of peripheral physiological systems during exercise in humans. *British Journal of Sports Medicine, 39,* 52-62.

Lloyd, D.P.C. (1949). Post-tetanic potentiation of response in monosynaptic reflex pathways of the spinal cord. *Journal of General Physiology, 33,* 147-170.

Magnusson, S.P. (1998). Passive properties of human skeletal muscle during stretch maneuvers. A review. *Scandinavian Journal of Medicine and Science in Sports, 8,* 65-71.

Maluf, K.S., Shinohara, M., Stephenson, J.L., & Enoka, R.M. (2005). Muscle activation and time to task failure differ with load type and contraction intensity for a human hand muscle. *Experimental Brain Research, 167,* 165-177.

Martin, P.G., Smith, J.L., Butler, J.E., Gandevia, S.C., & Taylor, J.L. (2006). Fatigue-sensitive afferents inhibit extensor but not flexor motoneurons in humans. *Journal of Neuroscience, 26,* 4796-4802.

McCloskey, D.I., Ebeling, P., & Goodwin, G.M. (1974). Estimation of weights and apparent involvement of a "sense of effort." *Experimental Neurology, 42,* 220-232.

McHugh, M.P., Kremenic, I.J., Fox, M.B., & Gleim, G.W. (1998). The role of mechanical and neural restraints to joint range of motion during passive stretch. *Medicine and Science in Sports and Exercise, 30,* 928-932.

McNeil, C.J., Martin, P.G., Gandevia, S.C., & Taylor, J.L. (2009). The response to paired motor cortical stimuli is abolished at a spinal level during human muscle fatigue. *Journal of Physiology, 587,* 5601-5612.

Millet, G.Y., Martin, V., Lattier, G., & Ballay, Y. (2003). Mechanisms contributing to knee extensor strength loss after prolonged running exercise. *Journal of Applied Physiology, 94,* 193-198.

Minetto, M.A., Holobar, A., Botter, A., & Farina, D. (2013). Origin and development of muscle cramps. *Exercise and Sport Sciences Reviews, 41,* 3-10.

Moopanar, T.R., & Allen, D.G. (2005). Reactive oxygen species reduce myofibrillar Ca^{2+} sensitivity in fatiguing mouse skeletal muscle at 37° C. *Journal of Physiology, 564,* 189-199.

Mottram, C.J., Hunter, S.K., Rochette, L., Anderson, M.K., & Enoka, R.M. (2006). Time to task failure varies with the gain of the feedback signal for women, but not for men. *Experimental Brain Research, 174,* 575-587.

Mottram, C.J., Jakobi, J.M., Semmler, J.G., & Enoka, R.M. (2005). Motor-unit activity differs with load type during a fatiguing contraction. *Journal of Neurophysiology, 93,* 1381-1392.

Newham, D.J., Jones, D.A., & Clarkson, P.M. (1987). Repeated high-force eccentric exercise: Effects on muscle pain and damage. *Journal of Applied Physiology, 63,* 1381-1386.

Neyroud, D., Rüttimann, J., Mannion, A.F., Millet, G.Y., Maffiuletti, N.A., Kayser, B., & Place, N. (2013). Comparison of neuromuscular adjustments associated with sustained isometric contractions of four different muscle groups. *Journal of Applied Physiology, 114,* 1426-1434.

Noakes, T.D., St. Clair Gibson, A., & Lambert, E.V. (2005). From catastrophe to complexity: A novel model of integrative central neural regulation of effort and fatigue during exercise in humans: Summary and conclusions. *British Journal of Sports Medicine, 39,* 120-124.

Noteboom, J.T., Barnholt, K.R., & Enoka, R.M. (2001a). Activation of the arousal response and impairment of performance increase with anxiety and stressor intensity. *Journal of Applied Physiology, 91,* 2093-2101.

Noteboom, J.T., Fleshner, M., & Enoka, R.M. (2001b). Activation of the arousal response can impair performance on a simple motor task. *Journal of Applied Physiology, 91,* 821-831.

Nybo, L. (2003). CNS fatigue and prolonged exercise: Effect of glucose supplementation. *Medicine and Science in Sports and Exercise, 35,* 589-594.

Nybo, L., Møller, K., Pedersen, B., Nielsen, B., & Secher, N.H. (2003a). Association between fatigue and failure to preserve cerebral energy turnover during prolonged exercise. *Acta Physiologica Scandinavica, 179,* 67-74.

Nybo, L., & Nielsen, B. (2001). Hyperthermia and central fatigue during prolonged exercise in humans. *Journal of Applied Physiology, 91,* 1055-1060.

Nybo, L., Nielsen, B., Blomstrand, E., Møller, K., & Secher, N.H. (2003b). Neurohumoral responses during prolonged exercise in humans. *Journal of Applied Physiology, 95,* 1125-1131.

Parkinson, A., McDonagh, M., & Vidyasagar, R. (2009). Brain activation in an involuntary human action. *Brain Research, 1304,* 57-65.

Pasquet, B., Carpentier, A., Duchateau, J., & Hainaut, K. (2000). Muscle fatigue during concentric and eccentric contractions. *Muscle & Nerve, 23,* 1727-1735.

Prasartwuth, O., Allen, T.J., Butler, J.E., Gandevia, S.C., & Taylor, J.L. (2006). Length-dependent changes in voluntary activation, maximum voluntary torque and twitch responses after eccentric damage in humans. *Journal of Physiology, 571,* 243-252.

Requena, B., Sáez-Sáez de Villarreal, E., Gapeyeva, H., Ereline, J., Garcia, I., & Pääsuke, M. (2011). Relationship between postactivation potentiation of knee extensor muscles, sprinting and vertical jumping performance in professional soccer players. *Journal of Strength and Conditioning Research, 25,* 367-373.

Rodrigues, J.P, Mastaglia, F.L., & Thickbroom, G.W. (2009). Rapid slowing of maximal finger movement rate: Fatigue of central motor control? *Experimental Brain Research, 196,* 557-563.

Rube, N., & Secher, N.H. (1990). Effect of training on central factors in fatigue following two- and one-leg static exercise in man. *Acta Physiologica Scandinavica, 141,* 87-95.

Rudroff, T., Barry, B.K., Stone, A.L., Barry, C.J., & Enoka, R.M. (2007). Accessory muscle activity influences variation in time to task failure for different arm postures and loads. *Journal of Applied Physiology, 102,* 1000-1006.

Rudroff, T., Justice, J.N., Matthews, D., Zuo, R., & Enoka, R.M. (2010). Muscle activity differs with load compliance during fatiguing contractions with the knee extensor muscles. *Experimental Brain Research, 203,* 307-316.

Saugen, E., & Vøllestad, N.K. (1995). Nonlinear relationship between heat production and force during voluntary contractions in humans. *Journal of Applied Physiology, 79,* 2043-2049.

Sgherza, A.L., Axen, K., Fain, R., Hoffman, R.S., Dunbar, C.C., & Haas, F. (2002). Effect of naloxone on perceived exertion and exercise capacity during maximal cycle ergometry. *Journal of Applied Physiology, 93,* 2023-2028.

Søgaard, K., Gandevia, S.C., Todd, G., Petersen, N.T., & Taylor, J.L. (2006). The effect of sustained low-intensity contractions on supramaximal fatigue in human elbow flexor muscles. *Journal of Physiology, 573,* 511-523.

Spielberger, C.D., Gorsuch, R.L., Lushene, R.E., Vagg, P.R., & Jacobs, G.A. (1983). *Manual for the State–Trait Anxiety Inventory STAI (Form Y).* Palo Alto, CA: Consulting Psychologists Press.

St. Clair Gibson, A., & Noakes, T.D. (2004). Evidence for complex system integration and dynamic neural regulation of skeletal muscle recruitment during exercise in humans. *British Journal of Sports Medicine, 38,* 797-806.

Steens, A., de Vries, A., Hemmen, J., Heersema, T., Heerings, M., Maurits, N., & Zijdewind, I. (2012). Fatigue perceived by multiple sclerosis patients is associated with muscle fatigue. *Neurorehabilitation and Neural Repair, 26,* 48-57.

Steinen, G.J.M., Kiers, J.L., Bottinelli, R., & Reggiani, C. (1996). Myofibrillar ATPase activity in skinned human skeletal muscle fibres: Fibre type and temperature dependence. *Journal of Physiology, 493,* 299-307.

Suzuki, S., & Hutton, R.S. (1976). Postcontractile motoneuronal discharge produced by muscle afferent activation. *Medicine and Science in Sports, 8,* 258-264.

Taylor, D.C., Dalton, J., Seaber, A.V., & Garrett, W.E. (1990). The viscoelastic properties of muscle-tendon units. *American Journal of Sports Medicine, 18,* 300-309.

Toft, E., Espersen, C.T., Kalund, S., Sinkjær, T., & Hornemann, B.C. (1989). Passive tension of the ankle before and after stretching. *American Journal of Sports Medicine, 17,* 489-494.

Walsh, L.D., Hess, C.W., Morgan, D.L., & Proske, U. (2004). Human forearm position sense after fatigue of elbow flexor muscles. *Journal of Physiology, 558,* 705-715.

Weinberg, R.S., & Hunt, V.V. (1976). The interrelationships between anxiety, motor performance and electromyography. *Journal of Motor Behavior, 8,* 219-224.

Westerblad, H., Bruton, J.D., & Katz, A. (2010). Skeletal muscle: Energy metabolism, fiber types, fatigue and adaptability. *Experimental Cell Research, 316,* 3093-3099.

Zijdewind, I., Butler, J.E., Gandevia, S.C., & Taylor, J.L. (2006). The origin of activity in the biceps brachii muscle during voluntary contractions of the contralateral elbow flexor muscles. *Experimental Brain Research, 175,* 526-535.

第9章

Aagaard, P., Andersen, J.L., Dyhre-Poulsen, P., Leffers, A.M., Wagner, A., Magnusson, S.P., Halkjær-Kristensen, J., & Simonsen, E.B. (2001). A mechanism for increased contractile strength in response to strength training: Changes in muscle architecture. *Journal of Physiology, 534,* 613-623.

Aagaard, P., Simonsen, E.B., Andersen, J.L., Magnusson, S.P., & Dyhre-Poulsen, P. (2002). Neural adaptation to resistance training: Changes in evoked V-wave and H-reflex responses. *Journal of Applied Physiology, 92,* 2309-2318.

Aagaard, P., Suetta, C., Caserotti, P., Magnusson, S.P., & Kjær, M. (2010). Role of the nervous system in sarcopenia and muscle atrophy with aging: Strength training as a countermeasure. *Scandinavian Journal of Medicine and Science in Sports, 20,* 49-64.

Adams, G.R., & Bamman, M.M. (2012). Characterization and regulation of mechanical loading-induced compensatory muscle hypertrophy. *Comprehensive Physiology, 2,* 2829-2870.

Adams, G.R., Caiozzo, V.J., & Baldwin, K.M. (2003). Skeletal muscle unweighting: Spaceflight and ground-based models. *Journal of Applied Physiology, 95,* 2185-2201.

Adkins, D.L., Boychuk, J., Remple, M.S., & Kleim, J.A. (2006). Motor training induces experience-specific patterns of plasticity across motor cortex and spinal cord. *Journal of Applied Physiology, 101,* 1776-1782.

American College of Sports Medicine. (2009). American College of Sports Medicine position stand. Progression models in resistance training for healthy adults. *Medicine and Science in Sports and Exercise, 41,* 687-708.

Amiridis, I.G., Martin, A., Morlon, B., Martin, L., Cometti, G., Pousson, M., & van Hoecke, J. (1996). Co-activation and tension-regulating phenomena during isokinetic knee extension in sedentary and highly skilled humans. *European Journal of Applied Physiology, 73,* 149-156.

Bamman, M.M., Newcomer, B.R., Larson-Meyer, D.E., Weinsier, R.L., & Hunter, G.R. (2000). Evaluation of the strength-size relationship *in vivo* using various muscle size indices. *Medicine and Science in Sports and Exercise, 32,* 1307-1313.

Bamman, M.M., Petrella, J.K., Kim, J., Mayhew, D.L., & Cross, J.M. (2007). Cluster analysis tests the importance of myogenic gene expression during myofiber hypertrophy in humans. *Journal of Applied Physiology, 102,* 2232-2239.

Banerjee, P., Caulfield, B., Crowe, L., & Clark, A. (2005). Prolonged electrical muscle stimulation exercise improves strength and aerobic capacity in healthy sedentary adults. *Journal of Applied Physiology, 99,* 2307-2311.

Barry, B.K., Pascoe, M.A., Jesunathadas, M., & Enoka, R.M. (2007). Rate coding is compressed but variability is unaltered in a hand muscle of old adults. *Journal of Neurophysiology, 97,* 3206-3218.

Baudry, S., & Duchateau, J. (2012). Age-related influence of vision and proprioception on Ia presynaptic inhibition in soleus muscle during upright stance. *Journal of Physiology, 590,* 5541-5554.

Baudry, S., Klass, M., & Duchateau, J. (2005). Postactivation potentiation influences differently the nonlinear summation of contraction in young and elderly adults. *Journal of Applied Physiology, 98,* 1243-1250.

Baudry, S., Klass, M., Pasquet, B., & Duchateau, J. (2007). Age-related fatigability of the ankle dorsiflexor muscles during concentric and eccentric contractions. *European Journal of Applied Physiology, 100,* 543-551.

Baudry, S., Maerz, A.H., & Enoka, R.M. (2010). Presynaptic modulation of Ia afferents in young and old adults when performing force and position control. *Journal of Neurophysiology, 103,* 623-631.

Beck, S., Taube, W., Gruber, W., Amtage, F., Gollhofer, A., & Schubert, M. (2007). Task-specific changes in motor evoked potentials of lower limb muscles after different training interventions. *Brain Research, 1179,* 51-60.

Berg, H.E., & Tesch, P.A. (1996). Changes in muscle function in response to 10 days of lower limb unloading in humans. *Acta Physiologica Scandinavica, 157,* 63-70.

Biering-Sørensen, B., Kristensen, I.B., Kjær, M., & Biering-Sørensen, F. (2009). Muscle after spinal cord injury. *Muscle & Nerve, 40,* 499-519.

Bohanan, R.W., & Andrews, A.W. (2011). Normal walking speed: A descriptive meta-analysis. *Physiotherapy, 97,* 182-189.

Brooks, S.V., & Faulkner, J.A. (1991). Forces and powers of slow and fast skeletal muscle in mice during repeated contractions. *Journal of Physiology, 436,* 701-710.

Calancie, B., Alexeeva, N., Broton, J.G., & Molano, M.R. (2005). Interlimb reflex activity after spinal cord injury in man: Strengthening response patterns are consistent with ongoing synaptic plasticity. *Clinical Neurophysiology, 116,* 75-86.

Carrroll, T.J., Barton, J., Hsu, M., & Lee, M. (2009). The effect of strength training on the force of twitches evoked by corticospinal stimulation in humans. *Acta Physiologica, 197,* 161-173.

Carroll, T.J., Selvanayagam, V.S., Riek, S., & Semmler, J.G. (2011). Neural adaptations to strength training: Moving beyond transcranial magnetic stimulation and reflex studies. *Acta Physiologica, 202,* 119-140.

Centers for Disease Control and Prevention and The Merck Company Foundation. (2007). *The state of aging and health in America.* Whitehouse Station, NJ: The Merck Company Foundation.

Christie, A., Snook, E.M., & Kent-Braun, J.A. (2011). Systematic review and meta-analysis of skeletal muscle fatigue in old age. *Medicine and Science in Sports and Exercise, 43,* 568-577.

Clark, D.J., Manini, T.M., Fielding, R.A., & Patten, C. (2013). Neuromuscular determinants of maximum walking speed in well-functioning older adults. *Experimental Gerontology, 48,* 358-363.

Clark, D.J., Patten, C., Reid, K.F., Carabello, R.J., Phillips, E.M., & Fielding, R.A. (2011). Muscle performance and physical function are associated with voluntary rate of neuromuscular activation in older adults. *Journal of Gerontology A Biological Sciences and Medical Sciences, 66,* 115-121.

Collins, D.F. (2007). Central contributions to contractions evoked by tetanic neuromuscular electrical stimulation. *Exercise and Sport Sciences Reviews, 35,* 102-109.

Collins, D.F., Burke, D., & Gandevia, S.C. (2002). Sustained contractions produced by plateau-like behavior in human motoneurones. *Journal of Physiology, 538,* 289-301.

Cormery, B., Beaumont, E., Csukly, K., & Gardiner, P.F. (2005). Hindlimb unweighting for 2 weeks alters physiological properties of rat hindlimb motoneurones. *Journal of Physiology, 568,* 841-850.

Cormie, P., McGuidan, M.R., & Newton, R.U. (2010). Adaptations in athletic performance after ballistic power versus strength training. *Medicine and Science in Sports and Exercise, 42,* 1582-1598.

Cormie, P., McGuidan, M.R., & Newton, R.U. (2011). Developing maximal neuromuscular power. Part 2—Training considerations for improving maximal power production. *Sports Medicine, 41,* 125-146.

Cramer, S.C., Sur, M., Dobkin, B.H., O'Brien, C., Sanger, T.D., Trojanowski, J.Q., Rumsey, J.M., Hicks, R., Cameron, J., Chen, D., et al. (2011). Harnessing neuroplasticity for clinical applications. *Brain, 134,* 1591-1609.

de Koning, F.L., Binkhorst, R.A., Vos, J.A., & van't Hof, M.A. (1985). The force–velocity relationship of arm flexion in untrained males and females and arm-trained athletes. *European Journal of Applied Physiology, 54,* 89-94.

Delecluse, C., Roelants, M., & Verschueren, S. (2003). Strength increase after whole-body vibration compared with resistance training. *Medicine and Science in Sports and Exercise, 35,* 1033-1041.

DeLorme, T.L. (1945). Restoration of muscle power by heavy-resistance exercises. *Journal of Bone and Joint Surgery, 27,* 645-667.

del Pozo-Cruz, B., Adsuar, J.C., Parraca, J.A., del Pozo-Cruz, J., Olivares, P.R., & Guzi, N. (2012). Using whole-body vibration training in patients with common neurological diseases: A systematic literature review. *Journal of Alternative and Complementary Medicine, 18,* 29-41.

Deng, W., Aimone, J.B., & Gage, F.H. (2010). New neurons and new memories: How does adult hippocampal neurogenesis affect learning and memory? *Nature Reviews Neuroscience, 11,* 339-350.

de Ruiter, C.J., van Raak, S.M., Schilperoort, J.V., Hollander, A.P., & de Haan, A. (2003). The effects of 11 weeks' whole body vibration training on jump height, contractile properties, and activation of human knee extensors. *European Journal of Applied Physiology, 90,* 595-600.

Deschenes, M.R., McCoy, R.W., & Mangis, K.A. (2012). Factors relating to gender specificity of unloading-induced declines in strength. *Muscle & Nerve, 46,* 210-217.

de Villarreal, E.S.S., Izquierdo, M., & Gonzalez-Badillo, J.J. (2011). Enhancing jump performance after combined vs. maximal power, heavy-resistance, and plyometric training alone. *Journal of Strength and Conditioning Research, 25,* 3274-3281.

DeVita, P., & Hortobágyi, T. (2000). Age causes a redistribution of joint torques and powers during gait. *Journal of Applied Physiology, 88,* 1804-1811.

de Vos, N.J., Singh, N.A., Ross, D.A., Stavrinos, T.M., Orr, R., & Fiatarone Singh, M.A. (2005). Optimal load for increasing muscle power during explosive resistance training in older adults. *Journal of Gerontology, 60A,* 638-647.

Dietz, V., Columbo, G., & Jensen, L. (1994). Locomotor activity in spinal man. *Lancet, 344,* 1260-1263.

Dietz, V., Grillner, S., Trepp, A., Hubli, M., & Bolliger, M. (2009). Changes in spinal reflex and locomotor activity after a complete spinal cord injury: A common mechanism? *Brain, 132,* 2196-2205.

Duchateau, J., & Hainaut, K. (1990). Effects of immobilization on contractile properties, recruitment, and firing rates of human motor units. *Journal of Physiology, 422,* 55-65.

Duchateau, J., & Hainaut, K. (1991). Effects of immobilization on electromyogram power spectrum changes during fatigue. *European Journal of Applied Physiology, 63,* 458-462.

Duchateau, J., Semmler, J.G., & Enoka, R.M. (2006). Training adaptations in the behavior of human motor units. *Journal of Applied Physiology, 101,* 1766-1775.

Edgerton, V.R., Leon, R.D., Harkema, S.J., Hodgson, J.A., London, N., Reinkensmeyer, D.J., Roy, R.R., Talmadge, R.J., Tillakaratne, N.J., Timoszyk, W., & Tobin, A. (2001). Retraining the injured spinal cord. *Journal of Physiology, 533,* 15-22.

Enoka, R.M. (1988). Muscle strength and its development: New perspectives. *Sports Medicine, 6,* 146-168.

Feiereisen, P., Duchateau, J., & Hainaut, K. (1997). Motor unit recruitment order during voluntary and electrically induced contractions in the tibialis anterior. *Experimental Brain Research, 114,* 117-123.

Fitts, R.H., Riley, D.A., & Widrick, J.J. (2000). Microgravity and skeletal muscle. *Journal of Applied Physiology, 89,* 823-839.

Fling, B.W., Knight, C.A., & Kamen, G. (2009). Relationships between motor unit size and recruitment threshold in older adults: Implications for size principle. *Experimental Brain Research, 197,* 125-133.

Fournier, M., Roy, R.R., Perham, H., Simard, C.P., & Edgerton, V.R. (1983). Is limb immobilization a model of muscle disuse? *Experimental Neurology, 80,* 147-156.

Frontera, W.R., Hughes, V.A., Fielding, R.A., Fiatarone, M.A., Evans, W.J., & Roubenoff, R. (2000). Aging of skeletal muscle: A 12-yr longitudinal study. *Journal of Applied Physiology, 88,* 1321-1326.

Galganski, M.E., Fuglevand, A.J., & Enoka, R.M. (1993). Reduced control of motor output in a human hand muscle of elderly subjects during submaximal contractions. *Journal of Neurophysiology, 69,* 2108-2115.

Geertsen, S.S., Lundbye-Jensen, J., & Nielsen, J.B. (2008). Increased central facilitation of antagonist reciprocal inhibition at the onset of dorsiflexion following explosive strength training. *Journal of Applied Physiology, 105,* 915-922.

Gillespie, L.D., Robertson, M.C., Gillespie, W.J., Sherrington, C., Gates, S., Clemson, L.M., & Lamb, S.E. (2012). Interventions for preventing falls in older people living in the community. *Cochrane Database Systematic Reviews, 9,* CD007146.

Gopalakrishnan, R., Genc, K.O., Rice, A.J., Lee, S.M., Evans, H.J., Maender, C.C., Ilaslan, J., & Cavanagh, P.R. (2010). Muscle volume, strength, endurance, and exercise loads during 6-month missions in space. *Aviation Space and Environmental Medicine, 81,* 91-102.

Gondin, J., Guette, M., Ballay, Y., & Martin, A. (2005). Electromyostimulation training effects on neural drive and muscle architecture. *Medicine and Science in Sports and Exercise, 37,* 1291-1299.

Gordon, T. (2010). The physiology of neural injury and regeneration: The role of neurotrophic factors. *Journal of Communication Disorders, 43,* 265-273.

Harkema, S.J., Schmidt-Read, M., Lorenz, D.J., Edgerton, V.R., & Behrman, A.L. (2012). Balance and ambulation improvements in individuals with chronic incomplete spinal cord injury using locomotor training-based rehabilitation. *Archives of Physical Medicine and Rehabilitation, 93,* 1508-1517.

Hartkopp, A., Harridge, S.D.R., Mizuno, M., Ratkevicius, A., Quistorff, B., Kjær, M., Biering-Sörensen, F. (2003). Effect of training on contractile and metabolic properties of wrist extensors in spinal cord-injured individuals. *Muscle & Nerve, 27,* 72-80.

Hather, B.M., Adams, G.R., Tesch, P.A., & Dudley, G.A. (1992). Skeletal muscle responses to lower limb suspension in humans. *Journal of Applied Physiology, 72,* 1493-1498.

Hatze, H. (1998). Validity and reliability of methods for testing vertical jumping performance. *Journal of Applied Biomechanics, 14,* 127-140.

Hornberger, T.A. (2011). Mechanotransduction and the regulation of mTORC1 signaling in skeletal muscle. *International Journal of Biochemistry and Cell Biology, 43,* 1267-1276.

Horstman, A.M., de Ruiter, C.J., van Duijnhoven, N.T., Hopman, M.T., & de Haan, A. (2012). Changes in muscle contractile characteristics and jump height following 24 days of unilateral lower limb suspension. *European Journal of Applied Physiology, 112,* 135-144.

Hortobágyi, T., Dempsey, L., Fraser, D., Zheng, D., Hamilton, G., Lambert, J., & Dohm, L. (2000). Changes in muscle strength, muscle fibre size and myofibrillar gene expression after immobilization and retraining in humans. *Journal of Physiology, 524,* 293-304.

Hortobágyi, T., & Maffiuletti, N.A. (2011). Neural adaptations to electrical stimulation strength training. *European Journal of Applied Physiology, 111,* 2439-2449.

Hortobágyi, T., Scott, K., Lambert, J., Hamilton, G., & Tracy, J. (1999). Cross-education of muscle strength is greater with stimulated than voluntary contractions. *Motor Control, 3,* 205-219.

Howard, J.D., & Enoka, R.M. (1991). Maximum bilateral contractions are modified by neurally mediated interlimb effects. *Journal of Applied Physiology, 70,* 306-316.

Howatson, G., Zult, T., Farthing, J.P., Zijdewind, I., & Hortobágyi, T. (2013). Mirror training to augment cross-education during resistance training: A hypothesis. *Frontiers in Human Neuroscience, 7,* 1-11.

Hubli, M., & Dietz, V. (2013). The physiological basis of neurorehabilitation—Locomotor training after spinal cord injury. *Journal of Neuroengineering and Rehabilitation, 10,* 5.

Hunter, S.K., Critchlow, A., & Enoka, R.M. (2005). Muscle endurance is greater for old men compared with strength-matched young men. *Journal of Applied Physiology, 99,* 890-897.

Hunter, S.K., Thompson, M.W., & Adams, R.D. (2000). Relationships among age-associated strength changes and physical activity level, limb dominance, and muscle group in women. *Journal of Gerontology Biological Sciences, 55A,* B264-B273.

Hunter, S.K., Thompson, M.W., Ruell, P.A., Harmer, A.R., Thom, J.M., Gwinn, T.H., & Adams, R.D. (1999). Human skeletal sarcoplasmic reticulum Ca^{2+} uptake and muscle function with aging and strength training. *Journal of Applied Physiology, 86,* 1858-1865.

Janssen, I., Heymsfield, S.B., Wang, Z., & Ross, R. (2000). Skeletal muscle mass and distribution in 468 men and women aged 18-88 yr. *Journal of Applied Physiology, 89,* 81-88.

Justice, J.N., Mani, D., Pierpoint, L.A., & Enoka, R.M. (2014a). Fatigability of the dorsiflexors and associations among multiple domains of motor function in young and old adults. *Experimental Gerontology, 55,* 92-101.

Justice, J.N., Pierpoint, L.A., Mani, D., Schwartz, R.S., & Enoka, R.M. (2014b). Motor function is associated with 1,25(OH)2D and indices of insulin-glucose dynamics in non-diabetic older adults. *Aging Clinical and Experimental Research, 26,* 249-254.

Kadi, F. (2000). Adaptation of human skeletal muscle to training and anabolic steroids. *Acta Physiologica Scandinavica, 168*(Suppl. 646), 1-52.

Kadi, F., Charifi, N., Denis, C., Lexell, J., Andersen, J.L., Schjerling, P., Olsen, C., & Kjaer, M. (2005). The behaviour of satellite cells in response to exercise: What have we learned from human studies? *Pflügers Archiv, 41,* 319-327.

Kallen, B., Slotkin, J., Griffith, J., Magasi, S., Salsman, J., Nowinski, C., & Gershon, R. (2012). *NIH Toolbox technical manual.* Available at www.nihtoolbox.org.

Kamen, G., & Knight, C.A. (2004). Training-related adaptations in motor unit discharge rate in young and older adults. *Journal of Gerontology: Medical Sciences, 59A,* 1334-1338.

Karabulut, M., Abe, T., Sato, Y., & Bemben, M.G. (2010). The effects of low-intensity resistance training with vascular restriction on leg muscle strength in older men. *European Journal of Applied Physiology, 108,* 147-155.

Kelly, J.P. (1985). Reactions of neurons to injury. In E.R. Kandel & J.H. Schwartz (Eds.), *Principles of neural science,* 2nd ed. (pp. 187-195). New York: McGraw-Hill.

Kern, H., Carraro, U., Adami, N., Biral, D., Hofer, C., Forstner, C., Mödlin, M., Vogelauer, M., Pond, A., Boncompagni, S., et al. (2010). Home-based functional electrical stimulation rescues permanently denervated muscles in paraplegic patients with complete lower motor neuron lesion. *Neurorehabilitation and Neural Repair, 24,* 709-721.

Klass, M., Baudry, S., & Duchateau, J. (2005). Aging does not affect voluntary activation of the ankle dorsiflexors during isometric, concentric, and eccentric contractions. *Journal of Applied Physiology, 99,* 31-38.

Klass, M., Baudry, S., & Duchateau, J. (2008). Age-related decline in rate of torque development is accompanied by lower maximal motor unit discharge frequency during fast contractions. *Journal of Applied Physiology, 104,* 739-746.

Kleim, J.A. (2011). Neural plasticity and neurorehabilitation: Teaching the new brain old tricks. *Journal of Communication Disorders, 44,* 521-528.

Kobayashi, H., Koyama, Y., Enoka, R.M., & Suzuki, S. (2014). A unique form of light-load training improves steadiness and performance on some functional tasks in older adults. *Scandinavian Journal of Medicine and Science in Sports, 24,* 98-110.

Koyama, Y., Kobayashi, J., Suzuki, S., & Enoka, R.M. (2010). Enhancing the weight training experience: A comparison of limb kinematics and EMG activity on three machines. *European Journal of Applied Physiology, 109,* 789-801.

Kubo, K., Morimoto, M., Komuro, Y., Yata, H., Tsunoda, N., Kanehisa, H., & Fukunaga, T. (2007). Effects of plyometric and weight training on muscle-tendon complex and jump performance. *Medicine and Science in Sports and Exercise, 39,* 1801-1810.

Kubo, K., Ohgo, K., Takeishi, R., Yoshinaga, K., Tsunoda, N., Kanehisa, H., & Fukunaga, T. (2006). Effects of isometric training at different knee angles on muscle-tendon complex *in vivo. Scandinavian Journal of Medicine and Science in Sports, 16,* 159-167.

Kyparos, A., Feeback, D.L., Layne, C.S., Martinez, D.A., & Clarke, M.S. (2005). Mechanical stimulation of the plantar foot surface attenuates soleus muscle atrophy induced by hindlimb unloading in rats. *Journal of Applied Physiology, 99,* 739-746.

Ladak, A., Schembri, P., Olson, J., Udina, E., Tyreman, N., & Gordon, T. (2011). Side-to-side nerve grafts sustain chronically denervated peripheral nerve pathways during axon regeneration and result in improved functional reinnervation. *Neurosurgery, 68,* 1654-1665.

LaStayo, P.C., Pierotti, D.J., Pifer, J., Hoppeler, J., & Lindstedt, S. (2000). Eccentric ergometry: Increases in locomotor muscle size and strength at low training intensities. *American Journal of Physiology, 278,* R1282-R1288.

Lee, M., Gandevia, S.C., & Carroll, T.J. (2009). Unilateral strength training increases voluntary activation of the opposite untrained limb. *Clinical Neurophysiology, 120,* 802-808.

Lee, M., Hinder, M.R., Gandevia, S.C., & Carroll, T.J. (2010). The ipsilateral motor cortex contributes to cross-limb transfer of performance gains after ballistic motor practice. *Journal of Physiology, 588,* 201-212.

Lundbye-Jensen, J., & Nielsen, J.B. (2008a). Central nervous adaptations following 1 wk of wrist and hand immobilization. *Journal of Applied Physiology, 105,* 139-151.

Lundbye-Jensen, J., & Nielsen, J.B. (2008b). Immobilization induces changes in presynaptic control of group Ia afferents in healthy humans. *Journal of Physiology, 586,* 4121-4135.

MacIntosh, B.R., Gardiner, P.F., & McComas, A.J. (2006). *Skeletal muscle: Form and function.* Champaign, IL: Human Kinetics.

Maffiuletti, N.A. (2010). Physiological and methodological considerations for the use of neuromuscular electrical stimulation. *European Journal of Applied Physiology, 110,* 223-234.

Malisoux, L., Francaux, M., Nielens, H., & Theisen, D. (2006). Stretch-shortening exercises: An effective training paradigm to enhance power output of human single muscle fibers. *Journal of Applied Physiology, 100,* 771-779.

Marmon, A.R., Pascoe, M.A., Schwartz, R.S., & Enoka, R.M. (2011). Associations among strength, steadiness, and hand function across the adult life span. *Medicine and Science in Sports and Exercise, 43,* 560-567.

McNeil, C.J., Doherty, T.J., Stashuk, D.W., & Rice, C.L. (2005). Motor unit number estimates in the tibialis anterior muscle of young, old, and very old men. *Muscle & Nerve, 31,* 461-467.

Mikhael, M., Orr, R., & Fiatarone-Singh, M.A. (2010). The effect of whole body vibration exposure on muscle or bone morphology and function in older adults: A systematic review of the literature. *Maturitas, 66,* 150-157.

Mjølsnes, R., Arnason, A., Østhagen, T., Raastad, T., & Bahr, R. (2004). A 10-week randomized trial comparing eccentric vs. concentric hamstring strength training in well-trained soccer players. *Scandinavian Journal of Medicine and Science in Sports, 14,* 311-317.

Moss, B.M., Refsnes, P.E., Abildgaard, A., Nicolaysen, K., & Jensen, J. (1997). Effects of maximal effort strength training with different loads on dynamic strength, cross-sectional area, load-power and load-velocity relationships. *European Journal of Applied Physiology, 75,* 193-199.

Mottram, C.J., Wallace, C.L., Chikando, C.N., & Rymer, W.Z. (2010). Origins of spontaneous firing of motor units in the spastic-paretic biceps brachii muscle of stroke survivors. *Journal of Neurophysiology, 104,* 3168-3179.

Munn, J., Herbert, R.D., Hancock, M.J., & Gandevia, S.C. (2005). Training with unilateral resistance exercise increases contralateral strength. *Journal of Applied Physiology, 99,* 1880-1884.

Newton, R.U., Kraemer, W.J., & Häkkinen, K. (1999). Effects of ballistic training on preseason preparation of elite volleyball players. *Medicine and Science in Sports and Exercise, 31,* 323-330.

Nordstrom, M.A., Enoka, R.M., Callister, R.J., Reinking, R.M., & Stuart, D.G. (1995). Effects of six weeks of limb immobilization on the cat tibialis posterior: 1. Motor units. *Journal of Applied Physiology, 78,* 901-913.

Norrbrand, L., Fluckey, J.D., Pozzo, M., & Tesch, P.A. (2008). Resistance training using eccentric overload induces early adaptations in skeletal muscle size. *European Journal of Applied Physiology, 102,* 271-281.

Norrbrand, L., Tous-Fajardo, J., Vargas, R., & Tesch, P.A. (2011). Quadriceps muscle use in the flywheel and barbell squat. *Aviation, Space, and Environmental Medicine, 82,* 31-19.

Nudo, R.J. (2011). Neural basis of recovery after brain injury. *Journal of Communication Disorders, 44,* 515-520.

Ohira, Y., Yoshinaga, T., Ohara, M., Kawano, F., Wang, X.D., Higo, Y., Terada, M., Matsuoka, Y., Roy, R.R., & Edgerton, V.R. (2006). The role of neural and mechanical influences in maintaining normal fast and slow muscle properties. *Cells, Tissues, and Organs, 182,* 129-142.

Ohtsuki, T. (1983). Decrease in human voluntary isometric arm strength induced by simultaneous bilateral exertion. *Behavioural Brain Research, 7,* 165-178.

Papegaaij, S., Taube, W., Hogenhout, M., Baudry, S., & Hortobágyi, T. (2014). Age-related decrease in motor cortical inhibition during standing under different sensory conditions. *Frontiers in Aging Neuroscience, 6,* 126.

Patten, C., Lexell, J., & Brown, H.E. (2004). Weakness and strength training in persons with poststroke hemiplegia: Rationale, method, and efficacy. *Journal of Rehabilitation Research and Development, 41,* 293-312.

Petrella, J.K., Kim, K., Mayhew, D.L., Cross, J.M., & Bamman, M.M. (2008). Potent myofiber hypertrophy during resistance training in humans is associated with satellite cell-mediated myonuclear addition: A cluster analysis. *Journal of Applied Physiology, 104,* 1736-1742.

Ponsot, E., Echaniz-Laguna, A., Delis, A.-M., & Kadi, F. (2012). Telomere length and regulatory proteins in human skeletal muscle with and without ongoing regenerative cycles. *Experimental Physiology, 97,* 774-784.

Porcelli, S., Marzorati, M., Pugliese, L., Adamo, S., Gondin, J., Bottinelli, R., & Grassi, B. (2012). Lack of functional effects of neuromuscular electrical stimulation on skeletal muscle oxidative metabolism in healthy humans. *Journal of Applied Physiology, 113,* 1101-1109.

Prathare, N.C., Stevens, J.E., Walter, G.A., Shah, P., Jayaraman, A., Tillman, S.M., Scarborough, M.T., Parker Gibbs, C., & Vandenborne, K. (2006). Deficit in human muscle strength with cast immobilization: Contribution of inorganic phosphate. *European Journal of Applied Physiology, 98,* 71-78.

Purves-Smith, F.M., Sgarioto, N., & Hepple, R.T. (2014). Fiber typing in aging muscle. *Exercise and Sport Sciences Reviews, 42,* 45-52.

Rafuse, V.F., & Gordon, T. (1998). Incomplete matching of nerve and muscle properties in motor units after extensive nerve injuries in cat hindlimb muscle. *Journal of Physiology, 509,* 909-926.

Ramirez-Campillo, R., Alvarez, C., Henriquez-Olguin, C., San Martin, E.B., Martinez, C., Andrade, D.C., & Izquierdo, M. (2013). Effects of plyometric training on endurance and explosive-strength performance in competitive middle and long distance runners. *Journal of Strength and Conditioning Research, 28,* 97-104.

Reeves, N.D., Maganaris, C.N., Longo, S., & Narici, M.V. (2009). Differential adaptations to eccentric versus conventional resistance training in older humans. *Experimental Physiology, 94,* 825-833.

Reid, K.F., & Fielding, R.A. (2012). Skeletal muscle power: A critical determinant of physical functioning in older adults. *Exercise and Sport Sciences Reviews, 40,* 4-12.

Reuben, D.B., McCreath, H.E., Bohanan, R.W., Wang, Y.-C., Bubela, D.J., Rymer, W.Z., Beaumont, J., Rine, R.M., Lai, J.L., & Gershon, R.C. (2013). Motor assessment using the NIH Toolbox. *Neurology, 80*(Suppl. 3), S65-S75.

Riley, D.A., Slocum, G.R., Bain, J.L., Sedlak, F.R., Sowa, T.E., & Mellender, J.W. (1990). Rat hindlimb unloading: Soleus histochemistry, ultrastructure, and electromyography. *Journal of Applied Physiology, 68,* 58-66.

Rine, R.M., Schubert, M.C., Whitney, S.L., Roberts, D., Redfern, M.S., Musolino, M.C., Roche, J.L., Steed, D.P., Corbin, B., Lin, C.C., et al. (2013). Vestibular assessment using the NIH Toolbox. *Neurology, 80*(Suppl. 3), S25-S31.

Roig, M., O'Brien, K., Kirk, G., Murray, R., McKinnon, P., Shadgan, B., & Reid, W.D. (2009). The effects of eccentric versus concentric resistance training on muscle strength and mass in healthy adults: A systematic review with meta-analysis. *British Journal of Sports Medicine, 43,* 556-568.

Roy, R.R., & Edgerton, V.R. (2012). Neurobiological perspective of spasticity as occurs after a spinal cord injury. *Experimental Neurology, 235,* 116-122.

Roy, R.R., Harkema, S.J., & Edgerton, V.R. (2012). Basic concepts of activity-based interventions for improved recovery of motor function after spinal cord injury. *Archives of Physical Medicine and Rehabilitation, 93,* 1487-1497.

Roy, R.R., Zhong, H., Khalili, N., Kim, S.J., Higuchi, N., Monti, R.J., Grossman, E., Hodgson, J.A., & Edgerton, V.R. (2007). Is spinal cord isolation a good model of muscle disuse? *Muscle & Nerve, 35,* 312-321.

Rubinstein, S., & Kamen, G. (2005). Decreases in motor unit firing rate during sustained maximal-effort contractions in young and older persons. *Journal of Electromyography and Kinesiology, 15,* 536-543.

Rutherford, O.M., & Jones, D.A. (1986). The role of learning and coordination in strength training. *European Journal of Applied Physiology, 55,* 100-105.

Sabatier, M.J., To, B.N., Nicolini, J., & English, A.W. (2011). Effect of axon misdirection on recovery of electromyographic activity and kinematics after peripheral nerve injury. *Cells, Tissues, and Organs, 193,* 298-309.

Sale, D.G., & MacDougall, J.D. (1981). Specificity in strength training: A review for the coach and athlete. *Canadian Journal of Applied Sport Sciences, 6,* 87-92.

Seki, K., Kizuka, T., & Yamada, H. (2007). Reduction in maximal firing rate of motoneurons after 1-week immobilization of finger muscle in human subjects. *Journal of Electromyography and Kinesiology, 17,* 113-120.

Semmler, J.G., Kornatz, K.W., Meyer, F.G., & Enoka, R.M. (2006). Diminished task-related adjustments of common inputs to hand muscle motor neurons in older adults. *Experimental Brain Research, 172,* 507-518.

Semmler, J.G., Kutzscher, D.V., & Enoka, R.M. (2000). Limb immobilization alters muscle activation patterns during a fatiguing isometric contraction. *Muscle & Nerve, 23,* 1381-1392.

Seynnes, O.R., de Boer, M., & Narici, M.V. (2007). Early skeletal muscle hypertrophy and architectural changes in response to high-intensity resistance training. *Journal of Applied Physiology, 102,* 368-373.

Seynnes, O.R., Maganaris, C.N., de Boer, M.D., di Prampero, P.E., & Narici, M.V. (2008). Early structural adaptations to unloading in the human calf muscles. *Acta Physiologica (Oxford), 193,* 265-274.

Shields, R.K., & Dudley-Javoroski, S. (2006). Musculoskeletal plasticity after acute spinal cord injury: Effects of long-term neuromuscular electrical stimulation training. *Journal of Neurophysiology, 95,* 2380-2390.

Simonsick, E.M., Newman, A.B., Visser, M., Goodpaster, B., Kritchevsky, S.B., Rubin, S., Nevitt, M.C., Harris, T.B. (2008). Mobility limitation in self-described well-functioning older adults: Importance of endurance walking test. *Journal of Gerontology A Biological Sciences and Medical Sciences, 63,* 841-847.

Smith, F. (1982). Dynamic variable resistance and the universal system. *National Strength and Conditioning Association Journal, 4,* 14-19.

Stenroth, L., Peltonen, J., Cronin, N.J., Sipilä, S., & Finni, T. (2012). Age-related differences in Achilles tendon properties and triceps surae muscle architecture in vivo. *Journal of Applied Physiology, 113,* 1537-1544.

Stevens, J.E., Pathare, N.C., Tillman, S.M., Scarborough, M.T., Gibbs, C.P., Shah, P., Jayaraman, A., Walter, G.A., & Vandenborne, K. (2006). Relative contributions of muscle activation and muscle size to plantarflexor torque during rehabilitation after immobilization. *Journal of Orthopaedic Research, 24,* 1729-1736.

Stevens-Lapsley, J.E., Balter, J.E., Wolfe, P., Eckhoff, D.G., & Kohrt, W.M. (2012). Early neuromuscular electrical stimulation to improve quadriceps muscle strength after total knee arthroplasty: A randomized controlled trial. *Physical Therapy, 92,* 210-226.

Takarada, Y., Sato, Y., & Ishii, N. (2002). Effects of resistance exercise combined with vascular occlusion on muscle function in athletes. *European Journal of Applied Physiology, 86,* 308-314.

Takeuchi, N., & Izumi, S.-I. (2013). Rehabilitation with poststroke motor recovery: A review with a focus on neural plasticity. *Stroke Research and Treatment,* article ID 128641, 1-13.

Tam, S.L., & Gordon, T. (2003). Neuromuscular activity impairs axonal sprouting in partially denervated muscles by inhibiting bridge formation of perisynaptic Schwann cells. *Journal of Neurobiology, 57,* 221-234.

Tesch, P.A. (1992). Training for bodybuilding. In P.V. Komi (Ed.), *Strength and power in sport* (pp. 370-380). Oxford, UK: Blackwell Scientific.

Tesch, P.A., Ekberg, A., Lindquist, D.M., & Trieschmann, J.T. (2004). Muscle hypertrophy following 5-week resistance training using a non-gravity-dependent exercise system. *Acta Physiological Scandinavica, 180,* 89-98.

Thomas, C.K. (1997). Contractile properties of human thenar muscles paralyzed by spinal cord injury. *Muscle & Nerve, 20,* 788-799.

Thomas, C.K., Bakels, R., Klein, C.S., & Zijdewind, I. (2014). Human spinal cord injury: Motor unit properties and behaviour. *Acta Physiologica (Oxford), 210,* 5-19.

Thomas, C.K., Stein, R.B., Gordon, T., Lee, R.G., & Elleker, M.G. (1987). Patterns of reinnervation in human hand muscles after complete ulnar and median nerve section and resuture. *Journal of Neurology, Neurosurgery, and Psychiatry, 50,* 259-268.

Thomason, D.B., & Booth, F.W. (1990). Atrophy of the soleus muscle by hindlimb unweighting. *Journal of Applied Physiology, 68,* 1-12.

Tomlinson, B.E., & Irving, D. (1977). The number of limb motor neurons in the human lumbosacral cord throughout life. *Journal of Neurological Sciences, 34,* 213-219.

Trappe, S., Costill, D., Gallagher, P., Creer, A., Peters, J.R., Evans, H., Riley, D.A., & Fitts, R.H. (2009). Exercise in space: Human skeletal muscle after 6 months aboard the International Space Station. *Journal of Applied Physiology, 106,* 1159-1168.

Trappe, S., Harber, M., Creer, A., Gallagher, P., Slivka, D., Minchev, K., & Whitsett, D. (2006). Single muscle fiber adaptations with marathon training. *Journal of Applied Physiology, 101,* 721-727.

Trappe, S., Williamson, D., Godard, M., Porter, D., Rowden, G., & Costill, D. (2000). Effect of resistance training on single muscle fiber contractile function in older men. *Journal of Applied Physiology, 89,* 143-152.

Tucker, M.G., Kavanagh, J.J., Morrison, S., & Barrett, R.S. (2010). What are the relations between voluntary postural sway measures and falls-history in community-dwelling older adults? *Archives and Physical Medicine and Rehabilitation, 91,* 750-758.

Vanderthommen, M., Depresseux, J.-C., Dauchat, L., Degiueldre, C., Croisier, J.-L., & Crielaard, J.-M. (2000). Spatial distribution of blood flow in electrically stimulated human muscle: A positron emission tomography study. *Muscle & Nerve, 23,* 482-489.

Vanderthommen, M., & Duchateau, J. (2007). Electrical stimulation as a modality to improve performance of the neuromuscular system. *Exercise and Sport Sciences Reviews, 35,* 180-185.

van Ingen Schenau, G.J., Bobbert, M.F., Huijing, P.A., & Woittiez, R.D. (1985). The instantaneous torque-angular velocity relation in plantar flexion during jumping. *Medicine and Science in Sports and Exercise, 17,* 422-426.

van Ingen Schenau, G.J., van Woensel, W.W.L.M., Boots, P.J.M., Snackers, R.W., & de Groot, G. (1990). Determination and interpretation of mechanical power in human movement: Application to ergometer cycling. *European Journal of Applied Physiology, 61,* 11-19.

Vestergaard, S., Nayfield, S.G., Patel, K.V., Eldadah, B., Cesari, M., Ferrucci, L., Ceresini, G., & Guralnik, J.M. (2009). Fatigue in a representative population of older persons and its association with functional impairment, functional limitation, and disability. *Journal of Gerontology Biological Sciences Medical Sciences, 64A,* 76-82.

Vila-Chã, C., Falla, D., & Farina, D. (2010). Motor unit behavior during submaximal contractions following six weeks of either endurance or strength training. *Journal of Applied Physiology, 109,* 1455-1466.

Wernbom, M., Augustsson, J., & Thomeé, R. (2007). The influence of frequency, intensity, volume and mode of strength training on whole muscle cross-sectional area in humans. *Sports Medicine, 37,* 225-264.

Widrick, J.J., Romatowski, J.G., Norenberg, K.M., Knuth, S.T., Bain, J.L., Riley, D.A., Trappe, S.W., Trappe, T.A., Costill, D.L., & Fitts, R.H. (2001). Functional properties of slow and fast gastrocnemius muscle fibers after a 17-day spaceflight. *Journal of Applied Physiology, 90,* 2203-2211.

Widrick, J.J., Trappe, S.W., Romatowski, J.G., Riley, D.A., Costill, D.L., & Fitts, R.H. (2002). Unilateral lower limb suspension does not mimic bed rest or spaceflight effects on human muscle fiber function. *Journal of Applied Physiology, 93,* 354-360.

Wilson, G.J., Murphy, A.J., & Walshe, A. (1996). The specificity of strength training: The effect of posture. *European Journal of Applied Physiology, 73,* 346-352.

Wolf, S.L., Thompson, P.A., Winstein, C.J., Miller, J.P., Blanton, S.R., Nichols-Larsen, D.S., Morris, D.M., Uswatte, G., Taub, E., Light, K.E., & Sawaki, L. (2010). The EXCITE stroke trial: Comparing early and delayed constraint-induced movement therapy. *Stroke, 41,* 2309-2315.

Wolpaw, J.R. (2012). Harnessing neuroplasticity for clinical applications. *Brain, 135,* 1-4.

Yu, D.X., Marchetto, M.C., & Gage, F.H. (2013). Therapeutic translation of iPSCs for treating neurological disease. *Cell Stem Cell, 12,* 678-688.

Yue, G.H., Bilodeau, M., Hardy, P.A., & Enoka, R.M. (1997). Task-dependent effect of limb immobilization on the fatigability of the elbow flexor muscles in humans. *Experimental Physiology, 82,* 567-592.

Zatsiorsky, V.M., & Kraemer, W.J. (2006). *Science and practice of strength training* (2nd ed.). Champaign, IL: Human Kinetics.

Zijdewind, I., & Thomas, C.K. (2003). Motor unit firing during and after voluntary contractions of human thenar muscles weakened by spinal cord injury. *Journal of Neurophysiology, 89,* 2065-2071.

Zijdewind, I., & Thomas, C.K. (2012). Firing patterns of spontaneously active motor units in spinal cord-injured subjects. *Journal of Physiology, 590,* 1683-1697.

Zvijac, J.E., Toriscelli, T.A., Merrick, S., Papp, D.F., & Kiebzak, G.M. (2014). Isokinetic concentric quadriceps and hamstring normative data for elite collegiate American football players participating in the NFL Scouting Combine. *Journal of Strength and Conditioning Research, 28,* 875-883.

索引

数字

1/2 弛緩時間　146
Ⅰa 求心性神経　170, 173
Ⅰa 求心性フィードバック　296
Ⅰa 群求心性神経　168
Ⅰa 終末のシナプス前抑制　179, 180
Ⅰa 抑制性介在ニューロン　170, 176
Ⅰb 介在ニューロン　178
Ⅰb 求心性神経　170, 178
Ⅰb 群求心性神経　170
Ⅱ群求心性神経　168, 170, 178
Ⅲ群求心性神経　224
Ⅳ群求心性神経　224

アルファベット

ACh 受容体　122
ADP　139
ATP　114, 138, 228
ATP アーゼ　144, 209
Ca^{2+} 脱抑制　137
cAMP　125
cAMP 依存性プロテインキナーゼ　125
cGMP　125
CI 療法　291
CMEP　204
cos　18
CPG　187-192, 244, 289
F アクチン　135
GABA　192, 232
G アクチン　135
G タンパク質　125
Hill の筋モデル　152
H 反射　172, 177, 266
K^+ チャネル　119
Kohnstamm 効果　243
M1　175
M2　175
MEP　204
MHC-Ⅰ　145, 275, 282, 283
MHC-Ⅱa　145, 275, 282, 283
MHC-Ⅱx　145
MRI　139
mRNA　270
mTOR　270
MVC　248
M 線　135
M 波　173, 226, 241
Na^+-K^+ ポンプ　114, 115
Na^+ チャネル　118
NIH ツールボックス　296
PET　140
PNF　210
RPE　230
sin　18
SI 系　2
T_1 緩和時間　139
T_2 緩和時間　139
TMS　204, 265
T 管　134
VAS　233, 244
Z 線　135

ギリシャ文字

$α$-$γ$ 共活動　169
$α$ 運動ニューロン　168, 171, 176
$γ$ アミノ酪酸　117, 192, 231
$γ$ 運動ニューロン　168, 171, 224

あ

アイソフォーム　144
アクチン　135
アセチルコリン　121, 122, 231, 241
アセチルコリンエステラーゼ　122, 127
圧挫損傷　286
圧縮力　42
圧痛　213
圧電性　25
圧力中心　36
圧力抵抗　39
アデニリルシクラーゼ　125
アデノシン三リン酸　114, 115
アデノシン三リン酸分解酵素　209
アデノシン二リン酸　139
アミノ酸神経伝達物質　232
アラキドン酸　125
アレー電極　128
安静時単収縮力　215
安定　184
アンモニア　232

い

イオンチャネル　112
イオンチャネル型受容体　117
イオン電流　116
位相　18
位置　4
位置エネルギー　77, 272
一次運動野　201
一次体性感覚野　201
位置制御課題　234
イノシトールリン酸　125
異名　170
インテグリン　137
インピーダンス　253

う

ウェイトスタック装置　261
ウェーブレット解析　132
ウォームアップ　208
羽状角　153
宇宙飛行　282
運動　4
運動依存効果　33
運動エネルギー　76
運動核　141
運動系　105
運動系の再構築　292
運動失調　195
運動指令　105
運動前野　201
運動単位　141, 144, 266, 277, 283, 292
運動単位活動電位　129
運動単位同期　150
運動単位領域　144
運動地図の再編　292
運動ニューロン　141, 166, 292
運動ニューロンプール　287
運動プログラム　195
運動方程式　24, 54, 68
運動誘発電位　204
運動量　24, 68
運動量の保存　73

索引

え

エキソサイトーシス　122
エネルギーコスト　90, 92
遠心性コピー　196
遠心性ニューロン　166
エンドサイトーシス　123

お

横行小管　134
横断面積　44
応力緩和　211
オーバーシュート　119
オプティカルフロー　186
オプティックフロー　186
オームの法則　108
重みづけ係数　19
オリゴデンドロサイト　120

か

回帰分析　17
介在ニューロン　166
外積　13, 26
外的仕事　90
回転運動　14
回復率　90
解剖学的横断面積　268
化学シナプス　120
過灌流　230
角運動量　68, 72, 99
角加速度　15
核鎖線維　168
覚醒度　243
角速度　15
核袋線維　168
角度　15
角力積　74
過形成　271
下行性経路　181, 192
下肢ばね　88
下肢免荷法　278, 281
ガス性セカンドメッセンジャー　125
加速度　5
課題失敗　234
課題失敗アプローチ　234
片麻痺　175, 291
傾き　4
活性帯　122
活動性の低下　279
活動電位　118
カテコラミン　232
過分極　116
過分極性電流　121
可変負荷装置　261
可変負荷トレーニング　259
ガルバニック前庭刺激　195
加齢　292, 294
感覚運動遅延　197
感覚運動変換　196
感覚ニューロン　125
感覚フィードバック　93, 290, 301
環状アデノシン一リン酸　125
干渉筋電図　128
環状グアノシン一リン酸　125
慣性　24
慣性主軸　29
慣性の法則　24
慣性負荷　234
慣性モーメント　29, 30
慣性力　33
関節受容器　171
関節スティフネス　89
関節反力　42, 43, 46, 63
完全強縮　164
間代性痙攣　93
間脳歩行誘発野　192
関連結合組織　211

き

機械的特性　88
基質可用性　229
軌跡　6
規則的動員　148
拮抗筋　176
拮抗筋収縮ストレッチ法　210
起電性　114
基電流　142
キネティクス　24
キネティックダイアグラム　60
キネマティクス　2
機能解離　292
機能的横断面積　153
機能的電気刺激　255
ギプス固定　276
基本周波数　19
逆U字仮説　243
逆転電位　118
逆動力学　62
逆モデル　196
逆行性　173
逆行性輸送　126

ギャップ結合　121
休止期　223
求心性経路　181
求心性ニューロン　166
求心性フィードバック　167, 224, 256
求心力　86
求心路遮断　190
急速眼球運動　192, 199
境界層　38
驚愕反応　186, 244
共活動　182
胸腔内圧　52
共収縮　176
強縮　146
共線的な　15
共存伝達物質　125
共通指令　150
協働筋　167
曲線近似　17
曲率半径　24
虚血　224
起立歩行不能　195
キログラム　2
筋　134
筋萎縮　267
筋横断面積　254
筋外膜　134
筋緊張　182
筋緊張亢進　93, 182
筋緊張低下　182, 195
筋形質　134
筋痙縮　216, 284
筋形状　157
筋いれん　216
筋原性　127
筋原線維　134
筋原線維疲労　227
筋拘縮　216
筋骨格の力　42
筋挫傷　217
筋シナジー　204
筋収縮　128
筋収縮におけるクロスブリッジ理論　139
筋周膜　134
筋鞘　134
筋小胞体　134
筋節　134
筋線維　2, 134, 277, 283

筋線維横断面積　268
筋線維タイプ　277
筋単位　143
筋痛　213
筋電図　128
筋内圧　230
筋内埋入筋電図　128
筋内膜　134
筋肉減少症　293
筋の賦活低下　278
筋肥大　267，269
筋フィラメント　152
筋紡錘　167，169
筋力　43，248，296
筋力増強　242
筋力低下　214

く

空間的加重　124
空気抵抗　38，41
空中立ち直り反応　75
駆動力　110
グリア細胞　120
グリア線維性酸性タンパク質　126
繰り返し効果　216
グリシン　117，121
クリープ　211
グルーヴド・ペグボード・テスト　300
グルタミン　121
グルタミン酸　117，231
クロス積　13，15，26
クロストーク　130
クロスブリッジ　135，162
クロスブリッジサイクル　138
クローヌス　93

け

頸延髄運動誘発電位　204
軽鎖　136
形状抵抗　39
痙性　93
痙性症候群　182
経頭蓋磁気刺激　204，265
経乳様突起法　218
軽メロミオシン　135
結合系　33
血流制限トレーニング　259
ゲート開閉　112
ケラチン　126

腱　51，155
牽引角　47
限界出力　239，271
腱器官　170
腱反射　173
腱膜　51，155

こ

高アンモニア血症　232
後過分極　119
後根　167
後肢懸垂法　278-280
後収縮　243
恒常性　231
合成　11
拘束運動療法　291
高速軸索輸送　127
高速フーリエ変換　18
剛体　28
高体温　231
巧緻性　300
後頭頂皮質　194
興奮-収縮連関　137，226，299
興奮性　105
興奮性シナプス後電位　124，189
興奮性膜　111
合力　11，12
効率　163，227
抗力　38
コーエンクラスの時間-周波数分布　132
国際単位系　2
固視中心座標系　197
固縮　182
コスタメア　137
コネキシン　121
コヒーレンス　132
固有感覚　183
固有筋力　44，270
固有受容器　166
固有受容性神経筋促通法　210
ゴルジ終末　171
転がり抵抗　40
コンダクタ　108-111
コンダクタンス　108
コンデンサ　108-111
コンプライアンス　90

さ

最終共通路　141

サイズの原理　141
最大運動エネルギー　272
最大挙上重量　248
最大随意収縮　248
最大発火頻度　277
最大摩擦力　37
最適機能帯理論　243
再分極　119
細胞骨格　136
細胞骨格タンパク質　281
細胞膜　269
作業出力　164
作業入力　164
サッカード　192，199
サブフラグメント1　135
サブフラグメント2　135
差分ベクトル　197
作用線　11
作用-反作用の法則　25
サルコペニア　293
サルコメア　134，214，216
サルコメア外細胞骨格　136
サルコメア内細胞骨格　136
残差分析　22，42
酸素消費量　92

し

ジアシルグリセロール　125
ジェンドラシック法　175
視覚的アナログ尺度　233，244
時間　2
時間的加重　124
時間領域　20
磁気共鳴画像法　139
磁気刺激　253
次期状態計画器　200
軸索　116
軸索間シナプス　125
軸索コンダクタンス　116
軸索再生　286
軸索小丘　116，143
軸索切断　286
軸索輸送　126
自己回帰　132
自己持続的活動　126
仕事　76
視床　192
視床下核　192
歯状核　193
矢状面　13

ジストニア　175
姿勢　184
姿勢定位　184
姿勢平衡　184
持続性内向き電流　126
実効シナプス電流　143
ジッター　123
室頂核　193
質量　2
質量中心　28, 57, 58
時定数　110
至適筋長　215
至適方向　202
自動運動　166, 183
シナプス　115, 120
シナプス間隙　121
シナプス形成　288
シナプス後因子　241
シナプス後細胞　120
シナプス後ニューロン　124
シナプス効率の低下　188
シナプス小胞　121
シナプス前因子　241
シナプス前細胞　120
シナプス前終末　121
シナプス前促通　126
シナプス前ニューロン　124
シナプス前抑制　125, 295, 302
シナプス伝達　120
シナプス入力　291
シナプスブトン　122
地面反力　25, 34, 35, 84
遮断周波数　21
重鎖　136
収縮　139
収縮後感覚神経放電　243
収縮時間　146
収縮-弛緩, 拮抗筋収縮ストレッチ法　210
収縮-弛緩ストレッチ法　210
収縮性タンパク質　112
収縮要素　152
重症筋無力症　123
自由神経終末　171, 172
終端速度　41
集団ベクトル　203
蹴動作　100, 101
柔軟性　210
周波数　18
周波数領域　20

終板　122
終板電位　122
重メロミオシン　135
重量　27
重力　5, 27
重力による位置エネルギー　77
主観的運動強度　230
樹状突起　116
主動筋　176
シュワン細胞　120
順行性　173
順行性輸送　126
準静的　61
順動力学　62
順モデル　196
上位運動ニューロン障害　283
条件刺激　176
衝突　70, 71
小脳　193
正味の筋力　43
除神経　287
初動負荷トレーニング　262
除脳　190
神経可塑性　288
神経活性ペプチド　121
神経筋コンパートメント　140
神経-筋シナプス　122
神経筋接合部　122, 137
神経筋電気刺激　252
神経筋伝播　123, 226
神経原性　127
神経再支配　127, 131, 284
神経支配数　143, 287
神経支配帯　129
神経修飾受容体　125, 233
神経伝達物質　93, 121, 241
神経発生　288
振戦　195
身体図式　186
人体測定学　28
伸張性収縮　249
伸張-短縮サイクル　163, 251
伸張反射　174
伸展あるいは圧依存性チャネル　113
振動刺激（バイブレーション）トレーニング　257
振幅　18
振幅の相殺　129

す

随意収縮　148
随意性賦活　215, 218, 265
随意動作　166, 195
錘内筋線維　168
水平面　13
スカラー　11
スカラー積　13
スケレミン　137
スタッガード配列筋線維　154
スタンディング・バランス・テスト　301
スティックピクチャ　25
スティフネス　88, 89, 209
ステップ　82
ストライド　82
ストライド長　83
ストライド頻度　83
ストレス　155
ストレッサー　243
ストレッチ耐性　213
スパイク間隔　150
スパイクトリガー平均　148
スペクトル解析　20

せ

正確度　3
正規化筋力　44
正弦波　18
静止チャネル　113
静止長　51
静止膜電位　113
静止摩擦係数　37
生体信号　20
静的解析　54
静的ストレッチ　210
臍点　32
正電荷　107
静電容量　108
正の仕事　76
正のフィードバック　198
生理学的横断面積　268
整流　130
セカンドメッセンジャー　125
赤核脊髄路　193
脊髄固有ニューロン　181
脊髄小脳　193
脊髄損傷　283, 289
脊髄反射　166, 266
脊髄離断　283

積分　63
セグメント　28
セグメント解析　28, 63
接触事象　205
接線　57
接線成分　42
絶対角度　96
セロトニン　126, 192, 232
前額面　13
先行随伴性姿勢調節　184
前根　166
潜時　175
線条体　192
漸増抵抗運動　258
剪断力　37
前庭小脳　193
前庭脊髄路　187

そ

増強　241
双極誘導法　128
走行　82
走行抵抗　40
相互作用トルク　66
相対角度　96
相転移　190
造波抵抗　39
相反性Ⅰa抑制　176, 295
層流　39
速筋線維　145
側枝発芽　284, 287
側転軸　13
速度　4
側囊　134
塑性域　52
素量　122

た

体温　208
滞空時間　11
代謝調節型受容体　125
体性感覚受容器　167
大脳基底核　93, 192, 200
大脳小脳　193
大脳皮質　201
タイプⅠ線維　145, 281
タイプⅡa線維　145
タイプⅡx線維　145
タイプⅡ線維　145, 281
体部位局在性　201

打撃の中心　72
多項式　17
脱髄軸索　120
脱動員　148
脱分極　115
脱分極性電流　121
脱抑制　137
多発性硬化症　120, 234
短期硬化　162
単脚支持期　82
単シナプス性Ⅰa興奮　173
単シナプス性応答　240
単シナプス反射　173
単収縮　146
単収縮挿入法　214, 218
短縮性収縮　249
短縮速度　145
短縮非活性　164
弾性域　51
弾性エネルギー　77
弾性係数　52
弾性衝突　70
弾性負荷　234
弾性モジュール　295
短潜時の反応　285
淡蒼球　192

ち

力　24
力制御課題　234
力増強　162
力調節安定性　245
力の共有　159
力の低頻度低下　215
力のモーメント　26
遅筋線維　145
チクソトロピー　210
チチン　136, 270, 281
遅発性筋痛　213
中位核　193
宙返り軸　13
中間径フィラメント　137
中枢神経系　221, 288
中枢制御モデル　231
中枢伝導　204
中枢パターン発生器　187, 244, 289
中脳歩行誘発野　192
虫部　193
チューブリン二量体　126
超音波法　141

重畳された単収縮力　215
調節　231
調節抵抗機器　250
長潜時応答　285
跳躍　94
跳躍角度　11
跳躍高　11
跳躍伝導　120
張力　46
直列　108
直列弾性要素　152
直交する　29

つ

椎間板内圧　53
対側肢一致実験　230
対麻痺　93

て

低血糖症　231
抵抗　108
低速軸索輸送　127
低頻度疲労　228
低分子伝達物質　121
適応　188
デコンポジション　128
手先効果器　196
デジタルフィルタ　21
デスミン　126, 137
テタヌス後増強　242
テトロドトキシン　127
電圧　107
電圧閾値　142
電位依存性チャネル　113, 117
電位固定法　117
電位差　107
電気化学勾配　114
電気緊張伝導　116
電気シナプス　120
電極　115
電池　107
電動式人工装具　131
伝導速度　120
伝導率　108
伝播　119
電流　107
電流発生器　110

と

動員閾値　148

動員曲線　173
等加速度運動　6
等尺性収縮　131, 248
投射物　9
等速円運動　15
等速性収縮　161, 250
等速直線運動　24
等張性収縮　157
動的解析　59
動的視覚情報　186
動的ストレッチ　210
投動作　100
逃避応答　180
等負荷トレーニング　259
動摩擦係数　37
同名　170
倒立振り子モデル　85
ドット積　13
ドーパミン　93, 232
飛板飛込　97
トラクション　37
トリガー帯　124
努力感　183
トルク　26, 48, 55, 60, 63, 158
トロポニン　135
トロポニンC　135
トロポニンI　135
トロポニンT　135
トロポミオシン　135

な

内在性膜タンパク質　125
内積　13
内部モデル　196
長さ　2
長さ定数　117

に

二関節筋　159, 160
二重放電　150
二乗平均平方根　131
入力コンダクタンス　116
入力抵抗　116, 121
ニューロパチー　287
ニューロメカニクス　1
ニューロン　115, 286

ね

ねじりばね　88
ネブリン　136

ネルンストの式　113
粘性負荷　234
粘弾性　155

の

脳幹　192
脳卒中　291
能動的触覚　187
濃度勾配　113
脳波　132
ノルアドレナリン　126, 232
ノルエピネフリン　126, 232, 244

は

バイオメカニクス　1
倍音　19
パイノサイトーシス　127
ハイパスフィルタ　130
パーキンソン病　93, 175, 183, 233
走幅跳　95
バターワースフィルタ　22
パチニ小体　171, 172
発火頻度　119, 149
ばね-質量系　88
ハーフセンターモデル　188
速さ　4
バランス　184, 301
バルサルバ法　52
パワー　79, 80, 271, 296
パワー吸収　79
パワー発揮能力　273, 274
パワー発生　79
パワー密度スペクトル　20, 21
反回促通　177
反回抑制　177
反射経路　172, 258
反射亢進　93, 285
ハンチントン病　175, 201
反動ジャンプ　94
バンドストップフィルタ　130
バンドパスフィルタ　130
反応時間　186
反応性把持応答　187
反発係数　70
反復経頭蓋磁気刺激法　204
万有引力の法則　27

ひ

非ガス性セカンドメッセンジャー　125

皮質脊髄路　201
微重力状態　282
微小終板電位　241
微小神経電図　169
ヒステリシスループ　156
ひずみ　52
ひずみエネルギー　77
非相反性I群抑制性経路　171
ピタゴラスの定理　13
非等尺性収縮　132
捻り軸　13
皮膚筋応答　180
皮膚の機械受容器　172
微分係数　5
ビメンチン　126, 137
標準的ピリオドグラム　132
表面筋電図　128
表面抵抗　38
疲労　217, 218
疲労感　217, 230
疲労性　147, 217, 218
ビンキュリン　281

ふ

フィードバック　167, 193
フィードバック制御　197
フィードフォワード　193
フィードフォワード制御　197
フィードフォワード戦略　296
フィルタ　129
不応性　119
フォースプレート　34
賦活不全　227
腹腔内圧　52
不全片麻痺　291
フックの法則　51
負電荷　107
不動性負荷　234
負の仕事　76
負のフィードバック　198
踏切速度　11
プライオメトリック　251
フライホイール装置　261, 262
フライホイールトレーニング　260
プラトー電位　126
フーリエ解析　18
フーリエ級数　18
フーリエ係数　19
振り子法　30
フリーボディダイアグラム　25

浮力　42
プルキンエ細胞　125
フルード数　86
分圧回路　108
分解　12，129

へ

ペア刺激法　215，219
平滑化　17
平行軸の定理　29
平行四辺形の法則　11
平衡電位　113
並進運動　14
平面的な　14
並列　108
並列弾性要素　152
ベクトル　11
ベクトル積　13，26
ペース配分　239，240
ベッドレスト　278
ヘムオキシゲナーゼ　125
ベルヌーイの定理　39
変位　4

ほ

方向性チューニング　202
放散　247
法線　57
法線成分　42
放物線　9
歩行　82，298
歩行から走行への移行　86
歩行訓練　290
歩行持久力　299
歩行周期　82，187
歩行障害　93
保護効果　216
補助歩行訓練　191
ポストポリオ症候群　233
補足運動野　201
ボツリヌス毒素　123
ホフマン（H）反射　172

ま

マイスナー小体　172
膜貫通分子　115

マグヌス力　39
膜比コンダクタンス　108
膜比容量　108
マクロ筋電図　293
摩擦　37，38
摩擦抵抗　38
末梢神経系　286
マッスル・ウィズダム　221

み

ミエリン　120
ミオシン　135，138
ミオシン ATP アーゼ　144，282
ミオシンアデノシン三リン酸加水分解酵素　136
ミオシン重鎖　145
ミオシン重鎖Ⅰ　145，275
ミオシン重鎖Ⅱa　145，275
右手座標系　13
右手の法則　26
ミラーニューロン　263

め

メタビンキュリン　281
メッセンジャーリボ核酸　270
メートル　2
メルケル盤　172

も

網様体　189
網様体脊髄路　187，189
モーションキャプチャシステム　7
モーメントアーム　14，26，27，47，50，158，260

ゆ

遊脚期　82，187
有限差分法　23
有効数字　3

よ

陽電子放射断層撮影法　140
揺動質量　32
容量性電流　116
揚力　38
抑制後リバウンド　188

抑制性シナプス後電位　124，189
余弦波　18

ら

ラジアン　2
ラジオアイソトープ　140
ランバート・イートン筋無力症候群　123
乱流　39

り

リアノジン受容体　137
リガンド依存性チャネル　113，117
力学的エネルギーの変動　91
力学的エネルギー保存　78
力積　68
立脚期　34，82，187
利得　191
流線　38
流体抵抗　38，39
両脚支持期　82
量子　122
両側性筋力低下　264
両側性促通　264
両側性転移　263
リン酸化依存性チャネル　113
リン脂質　112

る

ルフィニ終末　171，172

れ

レオロジーモデル　152
レートコーディング　147，149
レンショウ細胞　176
連続跳躍動作　88，89

ろ

漏洩チャネル　117
漏洩電流　114
ローパスフィルタ　130

わ

ワークループ解析　164

総監訳者

鈴木秀次（すずき・しゅうじ）

早稲田大学人間科学学術院教授。早稲田大学教育学部卒業。1975年ワシントン大学大学院修士課程修了。杏林大学医学部生理学教室講師，早稲田大学人間科学部講師，助教授を経て1996年4月より教授。医学博士（千葉大学）。日本生理学会，日本体力医学会，日本神経科学学会，国際電気生理運動学会，アメリカスポーツ医学会等会員。

ニューロメカニクス　身体運動の科学的基盤

2017年2月1日　初版第1刷発行

著　者	ロジャー・M・エノーカ
総監訳者	鈴木秀次
監訳者	関口浩文，井上 恒，小川哲也，植松 梓，小林裕央
発行者	西村正徳
発行所	西村書店　東京出版編集部
	〒102-0071 東京都千代田区富士見2-4-6
	Tel.03-3239-7671　Fax.03-3239-7622
	www.nishimurashoten.co.jp
印　刷	三報社印刷株式会社
製　本	株式会社難波製本

本書の内容を無断で複写・複製・転載すると，著作権および出版権の侵害となることがありますのでご注意ください。

ISBN 978-4-89013-470-0

西村書店 好評図書

圧倒的に美しいフルカラーイラスト、"生きた"ビジュアル解剖学！

解剖学 基礎と臨床に役立つ《全3巻》 完結！

[著]ベン・パンスキー／トーマス・R・ジェスト　●B5判・並製

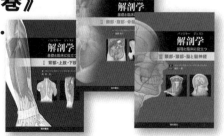

I 背部・上肢・下肢
[訳]星 治　288頁　◆2800円

II 胸部・腹部・骨盤と会陰
[訳]海藤 俊行　312頁　◆2800円

III 頸部・頭部・脳と脳神経
[監訳]樋田 一徳　376頁　◆2900円

構造と機能の関係の重要性が強調された、フルカラーイラストと概略的かつ網羅的なテキスト。各項目ごとに、臨床的な情報に富んだ「臨床的考察」を付加。三分冊で、持ち運びもでき、手軽に本が開ける。

ランニング医学大事典
評価・診断・治療・予防・リハビリテーション

[編]オコナー／ワイルダー　[監訳]福林 徹／渡邊好博
●B5判・640頁　◆9500円

スポーツの基本、ランニングで見られる医学的問題と、その対応を網羅。応急的な処置から予防も含めてランニング障害を検討する。泌尿器・循環器系などの内科的問題も収載。

図説 ダンスの解剖・運動学大事典
テクニックの上達と損傷予防のための基礎とエクササイズ

[著]クリッピンガー　[監訳]森下はるみ
●B5判・464頁　◆9500円

解剖学と運動学からダンスにおいて特に重要な内容を選び出して解説。上肢、脊柱、股関節など部位ごとに5つの章に分け、骨・関節・筋・アライメント・力学・損傷について詳述。

EBM スポーツ医学
エビデンスに基づく診断・治療・予防

[編]マッコーリー／ベスト　[総監訳]宮永 豊
●B5判・416頁　◆5400円

スポーツ外傷・障害における診断法・治療法・検査法・リハビリテーションに対する最新の科学的エビデンスを明示し、エビデンスに基づく合理的な対処法を解説。

スポーツ心理学大事典

[編]シンガー／ハウゼンブラス／ジャネル
[監訳]山崎勝男
●B5判・808頁　◆12000円

国際スポーツ心理学会公認！ スポーツ心理学における諸領域を幅広くカバー。モデリング、自己効力感、精神生理学、集団凝集性、イメージトレーニング、自信の増強などを網羅。

ビジュアル・アナトミー カラー 人体図鑑

[編]ジェーン・ダ・バーグ　[訳]金澤寛明
●四六判・324頁　◆1500円

毛髪から内臓、骨、血管まで、人体を構成するあらゆる部位と要素を8章300項目に分けて1ページ単位で徹底解剖。詳細なカラーイラストと簡潔な表により人体の構造と機能を解説。

運動科学の基礎 アスリートのパフォーマンス向上のために

[編著]G・カーメン　[監訳]足立和隆
●B5判・304頁　◆4500円

運動生理学、栄養学、損傷の予防と治療・リハビリ、バイオメカニクス、スポーツ心理学、加齢変化や発達レベル、様々な環境下における問題などをわかりやすく解説。

スポーツ精神生理学

[監修]山崎勝男　●A5判・360頁　◆3500円

脳と自律神経の構造と機能、学習と記憶、情動と認知、動作発現の機序、運動学習、バイオフィードバック、スキル動作など、基礎から実践まで。

米国スポーツ・コーチングの第一人者による好評書！

カラー版 スポーツ・コーチング学
指導理念からフィジカルトレーニングまで

[著]R・マートン
[監訳]大森俊夫／山田 茂
●B5判・376頁　◆3900円

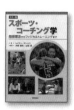

若者を一流のアスリートに育てることはもとより、よりよい人間になるよう手助けするために、あらゆるスポーツに広く応用可能なコーチングの理念と原則、実践法を紹介する。指導目的の設定法、選手とのコミュニケーションの取り方、人格教育の行い方など、実際的な例を挙げながらわかりやすく解説した指導者必読の書。

カラー版 マイヤーズ 心理学

[著]D・マイヤーズ　[訳]村上郁也
●B5判・716頁　◆9500円

科学的心理学の全体像がわかる新バイブル！ 身近な例を多用し、基礎心理学、応用心理学の基本を習得できる。カラー写真・イラストを満載。

※価格は税別